食管癌精准诊疗

主编　李　涛　韩泳涛

科学出版社
北　京

内 容 简 介

精准诊断和精准治疗是提高食管癌治疗疗效和患者生活质量的重要方法。本书由四川省肿瘤医院李涛教授和韩泳涛教授组织国内食管癌诊疗专家编写，汇集了多学科的资源，对食管癌的定义、流行病学、精准诊断（影像、内镜、病理等）、精准治疗（手术、放疗、内科治疗、营养治疗、心理治疗、康复等）和精准随访等重要问题进行了精要总结，阐述了食管癌精准诊疗的发展过程，反映了食管癌多学科诊疗最新进展和发展方向。本书注重理论联系实际，既立足于系统阐述国际国内最新研究进展，又结合作者自身的诊疗理念、治疗经验、设备和技术的发展，诊疗要点简洁明了，对从事食管癌诊断、治疗、康复等相关工作的外科、内科、放疗科、影像科、内镜、病理相关专业医师、护理人员具有很好的指导作用。

图书在版编目（CIP）数据

食管癌精准诊疗 / 李涛，韩泳涛主编 .—北京：科学出版社，2022.8
ISBN 978-7-03-072864-7

Ⅰ.①食…　Ⅱ.①李…　②韩…　Ⅲ.①食管癌－诊疗　Ⅳ.①R735.1

中国版本图书馆 CIP 数据核字（2022）第 145312 号

责任编辑：程晓红 / 责任校对：张　娟
责任印制：赵　博 / 封面设计：赫　健

科学出版社出版
北京东黄城根北街 16 号
邮政编码：100717
http：//www.sciencep.com

三河市春园印刷有限公司　印刷
科学出版社发行　各地新华书店经销
*
2022 年 8 月第　一　版　开本：787 × 1092　1/16
2022 年 8 月第一次印刷　印张：20 1/2
字数：480 000

定价：180.00 元

编著者名单

主　编　李　涛　四川省肿瘤医院

　　　　韩泳涛　四川省肿瘤医院

副主编　吕家华　四川省肿瘤医院

　　　　冷雪峰　四川省肿瘤医院

　　　　周　进　四川省肿瘤医院

　　　　王立东　郑州大学第一附属医院

　　　　魏文强　中国医学科学院肿瘤医院

　　　　唐丽丽　北京大学肿瘤医院

编　委　（按姓氏笔画排序）

　　　　丁　婧　四川省肿瘤医院

　　　　王　春　四川省肿瘤医院

　　　　王康宁　四川省肿瘤医院

　　　　王程浩　四川省肿瘤医院

　　　　方　强　四川省肿瘤医院

　　　　白寒松　四川省肿瘤医院

　　　　匡　浩　四川省肿瘤医院

　　　　朱科第　四川省肿瘤医院

　　　　刘光源　四川省肿瘤医院

　　　　刘宇笛　四川省肿瘤医院

　　　　江庆华　四川省肿瘤医院

　　　　江格非　四川省肿瘤医院

　　　　李林涛　四川省肿瘤医院

　　　　李濠君　四川省肿瘤医院

　　　　李厨荣　四川省肿瘤医院

　　　　肖　苓　四川省肿瘤医院

　　　　肖文光　四川省肿瘤医院

　　　　何文武　四川省肿瘤医院

　　　　汪　艳　北京大学肿瘤医院

宋丽莉　北京大学肿瘤医院
张　敏　四川省肿瘤医院
张杭月　四川省肿瘤医院
张榕珂　四川省肿瘤医院
陈　茹　中国医学科学院肿瘤医院
陈泰聿　四川省肿瘤医院
青浩渺　四川省肿瘤医院
林晓丹　中山大学肿瘤防治中心
易　珑　四川省肿瘤医院
罗　稀　四川省肿瘤医院
罗孔嘉　中山大学肿瘤防治中心
周　红　四川省肿瘤医院
周　强　四川省肿瘤医院
周　鹏　四川省肿瘤医院
赵学科　郑州大学第一附属医院
姜龙琳　四川省肿瘤医院
聂昕宇　四川省肿瘤医院
贾　蓉　四川省肿瘤医院
贾洪源　四川省肿瘤医院
徐瑞华　郑州大学第一附属医院
殷　鸿　四川省肿瘤医院
唐　斌　四川省肿瘤医院
唐建宁　四川省肿瘤医院
唐淳翰　四川省肿瘤医院
梁　龙　四川省肿瘤医院
彭　林　四川省肿瘤医院
缪　艳　四川省肿瘤医院
潘诗怡　四川省肿瘤医院
魏　星　四川省肿瘤医院

前言一

食管癌是我国的高发病、特色病。说它高发，全世界约50%的食管癌发生在我国，目前我国每年有22万～24万人死于食管癌；说它是特色病，因为与欧美国家相比，我国食管癌发病有明显的地域特色，主要发生于太行山脉、四川及潮汕等地区，在其他地区较为散发；我国的食管癌主要发生于食管的中上段，病理细胞学类型以鳞癌为主，而欧美国家的食管癌主要发生在食管中下段，以腺癌为主。就我与食管癌患者打交道30余年来看，我国的食管癌发生与生活方式“遗传”和生物基因“遗传”密切相关。生活方式主要是“烫食”，改变广大人民群众进食“烫食”的习惯，可明显减少食管的发生；生物基因问题是一个较大的难题，随着人口迁移有可能减少食管癌的发生。我在20世纪80代和食管癌外科专家交流学习中发现，即使在彻底根治的“结肠代食管”手术后仍然有相当比例的患者出现手术区复发，而在放疗科采用外放疗联合后装治疗将食管的肿瘤区“烤”到纤维化，也有可能再长出肿瘤。由于食管癌患者身体状态差，几乎少有患者能够耐受化疗。后来我和韩泳涛教授一起做“综合治疗”，即将精准的腔内手术和精准放疗进行有机结合，同时关注营养治疗，这种治疗方法获得了国内外同行的认可，我们先后在美国临床肿瘤学会（ASCO）、美国放射肿瘤学会年会（ASTRO）、国际食管疾病学会（ISDE）等国际会议上报告并交流了相关研究成果。但手术后患者失去了食管，放疗后有可能局部纤维化，故而心理疏导和康复指导更为重要，尤其是居家康复和营养。以分子靶向药物和免疫治疗为代表的肿瘤内科治疗的进步为食管癌的治疗注入了新的活力，但在基础的研究中没有像肺癌那样发现有明确的靶点和免疫治疗的特异分子，因此食管癌至今没有特异的靶向治疗药物，PD-1/PD-L1 在食管癌治疗上的作用也是非常有限的。食管癌患者治疗的出路在哪里呢？只有回到基础医学研究和临床实践中去找答案。本书的编者总结了自己的研究和目前的一些国内外临床实践，希望对读者有所启示，书中内容若有失偏颇，敬请批评指正。

四川省肿瘤医院放疗科（放疗中心）主任　李　涛

2022年5月

前 言 二

食管癌是全球发病率第7位、死亡率第6位的恶性肿瘤。2020年全球约80%的食管癌新发病例和死亡病例都在亚洲。中国食管癌发病率及死亡率均居世界第1位，2015年中国新发病例24.6万，死亡病例18.8万，新发病例和死亡病例约占全球50%。我国食管癌90%是鳞癌，欧美则以腺癌为主。目前，日本的食管癌生存率为36%，排名全球第一，我国的食管癌生存率为30.3%。2020年全日本食管癌手术后的5年生存率为59.3%，同期，作者所在医院食管癌手术后5年生存率为53%，可见高质量的外科手术对于食管癌治疗是极其重要的。

近年来，食管癌的诊断已经从临床诊断向分子病理诊断发展，治疗也从传统的手术、放疗、化疗向靶向治疗、免疫治疗快速发展，因此，食管癌的诊断治疗已发展到了精准诊断治疗的阶段，为食管癌患者制订"个体化"的诊治方案已成为现阶段临床研究和临床工作的重点，其目的是改善食管癌患者的最终治疗结局，提高生存率。本书总结了作者的临床研究和临床经验，同时纳入国际前沿的临床实践，为广大读者提供有益的借鉴。希望能够对各位读者的临床研究和临床工作起到一定的启发作用，如果有不当之处，敬请谅解。

中国抗癌协会食管癌专委会副主任委员　韩泳涛

2022年8月

目　录

第一篇　概　述

第二篇　食管癌的精准诊断

第三篇 食管癌的精准治疗

第四篇　食管癌的精准康复与随访

第一篇

概　　述

第1章

食管癌的定义

食管癌是指原发于食管黏膜上皮，由食管鳞状上皮或腺上皮的异常增生所形成的恶性肿瘤。食管癌的发展经过上皮不典型增生、原位癌、浸润癌等不同阶段。食管鳞状上皮或腺上皮细胞不典型增生是食管癌的重要癌前病变，由不典型增生发展成癌一般需要几年甚至十几年。因此，食管癌可以早期发现并可完全治愈。对于吞咽梗阻或有异物感的患者，应尽早行上消化道内镜等检查以便发现癌前病变或早期食管癌。

第一节　食管的癌前病变

随着社会和医学的发展，我们普遍认为，慢性食管炎、贲门失弛缓症、Barrett食管、食管上皮增生、食管黏膜损伤、Plummer-Vinson综合征、食管憩室、食管息肉、食管溃疡、食管白斑、食管良性狭窄、食管裂孔疝等是食管癌的癌前病变或癌前疾病，如何在早期及时干预并治疗这些疾病，成为预防食管癌的关键。

一、慢性食管炎

慢性食管炎主要是由于食管黏膜长期接触物理的温热、烟酒刺激及维生素和矿物质缺乏等而产生的一种慢性非特异性炎症。慢性食管炎的主要症状为胃灼热、胸痛、吞咽困难、反酸、嗳气等，常于餐后出现，弯腰、卧位或腹压增高时可加重。慢性食管炎发病原因很多，如细菌感染、化学物质刺激、物理损伤等，而胃食管反流是最常见的原因。临床上消化道内镜检查是诊断慢性食管炎的主要方法。

据研究报道，我国食管癌高发地区的慢性食管炎检出率比低发地区检出率高30%以上，提示慢性食管炎可能是我国食管癌变的一个重要危险因素。对于慢性食管炎患者，应在去除病因的情况下，尽早使用抑酸药物和黏膜保护药物。

二、贲门失弛缓症

贲门失弛缓症（achalasia，AC）主要表现为食管下括约肌（lower esophageal sphincter，LES）松弛障碍，吞咽时食管蠕动停止。贲门失弛缓症主要临床表现为吞咽困难、食物反流、胸骨后疼痛、体重下降、胃灼热等。该病起病隐匿、进展缓慢，部分患者因症状不典型而被误诊为其他疾病，如胃食管反流病等。少数患者可并发呼吸道疾病（如吸入性肺炎、肺脓肿等）。由于长期食物潴留、细菌及化学因素刺激，贲门失弛缓症患者的食管癌发生率大大升高。因此，临床怀疑贲门失弛缓症的患者，应尽早行上消化道内镜检查并接受正规的治疗。

贲门失弛缓症的治疗措施主要是降低LES的静息压，从而使食物能够顺利通过此处进入胃内。具体方法包括机械性破坏LES的肌纤维，如贲门失弛缓症球囊扩张术、外科肌切开术或经口内镜下肌切开术，或利用药物降低LES压力。

三、Barrett食管

Barrett食管是指化生的柱状上皮取代食管内正常覆盖的复层鳞状上皮。化生的柱状上皮同时具有胃上皮和肠上皮的特征。Barrett食管多由慢性胃食管反流病导致，长期、持续胃酸反流刺激食管黏膜上皮，容易使其发展为食管腺癌。Barrett食管典型的特殊柱状肠上皮化生并不会引起症状。大多数患者最初是因为伴随胃食管反流病的症状（如胃灼热或胃内容物反流）就诊而发现患Barrett食管。存在Barrett食管相关并发症的患者可能出现食管溃疡或狭窄所致吞咽困难或吞咽疼痛，极少数情况下还会出现溃疡所致胃肠道出血。Barrett食管通常通过上消化道内镜检查联合活检确诊。世界各地的Barrett食管诊断标准有所不同。在美国，诊断Barrett食管需同时满足以下两条标准：①食管远段柱状上皮≥1cm；②柱状上皮处采集的活检标本的组织学检查结果必须显示有杯状细胞的肠上皮化生。胃食管反流病是Barrett食管的重要危险因素之一，抑酸药物、黏膜保护药物是改善反流症状的主要药物。观察性研究表明积极抗反流、抑酸治疗可以预防癌症发生发展。因此，几乎所有Barrett食管患者都需要进行长时间的质子泵抑制剂治疗。Barrett食管合并重度不典型增生者需要进行手术治疗，手术切除食管是首选的治疗方法。定期随访能早期发现不典型增生或食管癌以提供有效治疗，从而改善结局。

四、食管白斑

食管白斑，又称食管黏膜角化，是由于黏膜增生角化，进而食管黏膜发生白色斑块变化，是一种较为少见的疾病。内镜检查可见到食管黏膜单个或散在白色斑块，略高于正常食管黏膜，边界清楚，部分患者也可见到整个食管黏膜发白。如果放任食管白斑发生发展，病理上可能会发生不典型增生改变，恶变率可以达到5%。

食管白斑可能与反流性食管炎或幽门螺杆菌感染有关，该病多见于中年男性，食管白斑早期一般无明显临床症状，但是后期白斑对冷、热和刺激性食物特别敏感，患者多于此时前来就诊。食管白斑一般不需特殊治疗，但减少或者杜绝相关的病因是很关键的，如减少过热、过烫食物的刺激，杜绝食用含有有害成分的食物，多吃天然绿色蔬菜，同时也可以口服身体所需的各种维生素和矿物质。早期食管白斑患者需要定期复查胃镜，如发现食管白斑迅速扩大、增厚、皲裂、破溃、硬结，或出现胸骨后疼痛，应引起重视，应进行活检排除癌变。癌变者应立即手术治疗。食管癌患者多合并食管白斑并且食管白斑伴随食管癌的检出率高于整体水平，因此要对食管白斑予以高度重视。

五、食管憩室

食管憩室是指在某些食管疾病或者先天性畸形的情况下，食管壁多层或者全层局限性向外囊样膨出，可发生于食管的任何部位。食管憩室临床上较为少见，其发生与食管本身的局部解剖结构、患者年龄及饮食种类等多种因素有关。根据憩室壁结构，食管憩室可分为真性憩室、假性憩室和壁内憩室。真性憩室指消化道壁全层膨出，假性憩室指仅黏膜和黏膜下层膨出，壁内憩室局限于黏膜下层膨出。根据憩室在食管上的位置，其也可分为Zenker憩室、食管中段憩室、膈上憩室。Zenker憩室又称咽食管憩室，是指憩室靠近食管上括约肌，食管中段憩室是指憩室靠近食管中段，膈上憩室是指憩室紧邻食管下括约肌上方。食管憩室的发病机制及影响因素十分复杂，至今仍未阐明，多数学者认为其与食管运动障碍、反流性食管炎有关。大部分食管憩室患者没有任何临床症状，少部分患者可能会出现吞咽困难和胃灼热等症状，而且食管憩室多发于老年人，这可能是食管憩室不易被早期诊断的主要原因。而食管憩室诊治不及时有可能发生一系列的并发症，如消化道出血、自发性破裂、食管癌变。由于憩室部食管的结构改变导致排空减慢，残留食物长期刺激导致憩室发生慢性炎症，长期的慢性炎症如果没能得到及时与正规的治疗，就可能会导致食管憩室癌变。电子胃镜对诊断食管憩室具有重要作用，值得在临床推广。食管憩室要根据病情选择合适的治疗方案，如满足手术适应证，应及早手术，以免引起并发症等加重病情，部分患者也可以利用药物治疗食管憩室引起的炎症。

六、食管息肉

食管息肉是指起源于食管黏膜层及黏膜下层的息肉样外观的良性肿瘤，在食管良性肿瘤中居第二位。息肉大小不等，可单发或多发，可发生于食管的任何部位，一般单发较多见。根据形态其可分为无蒂、亚蒂和有蒂息肉。食管息肉病因不明，发病可能与幽门螺杆菌感染、慢性炎症等有关。食管息肉临床上多无明显症状，息肉较大者可以出现吞咽困难、上消化道出血、呕吐、肿块等表现，息肉更大者也可出现气管压迫症状，如呼吸困难，从而危及生命。息肉反复被食物、消化液等刺激后，有可能发生恶变，常引起息肉表面溃疡形成，可能伴有呕血、黑便等临床症状。食管息肉的诊断主要依靠食管造影和食管镜检查。食管造影对诊断息肉有一定的困难，但如果息肉足够大，可见一长条状或棒状充盈缺损，表面光滑，可随吞咽动作上下移动。而食管镜检查能为息肉定性诊断提供十分准确的依据。因息肉可发生出血、溃疡、恶变，故一旦确诊，应及时治疗。较小的息肉一般可在内镜下进行电凝、电切治疗。较大的息肉通常带蒂，因此可在内镜下使用勒除器去除。应在切除前进行超声内镜检查，以确定息肉是否有较粗大的滋养血管。如果息肉有粗大的供血血管或内镜下无法达到蒂的基底部，可能需要直接进行手术切除。存在粗大的供血血管时，仍有可能实施内镜下切除，即将套圈器置于息肉蒂后再进行息肉切除术，但术后应进行严密的随访观察，防止出血。

七、食管溃疡

食管溃疡是指由不同病因引起的食管各段黏膜层、黏膜下层甚至肌层破坏而形成的坏死性病变。食管溃疡的病因复杂多样，按病因食管溃疡可分为常见良性食管溃疡、感染性食管溃疡、恶性肿瘤性食管溃疡、自身免疫性疾病相关食管溃疡、特发性食管溃疡等，其中良性食管溃疡可分为胃食管反流病所致的食管溃疡、外因性食管溃疡、药物性食管溃疡、食管憩室伴溃疡、食管动力障碍致溃疡、食管异位胃黏膜溃疡、嗜酸性粒细胞性食管溃疡。感染性食管溃疡常分为细菌感染性食管溃疡、病毒感染性食管溃疡及真菌感染性食管溃疡，包括巨细胞病毒（CMV）感染性食管溃疡、单纯疱疹病毒（HSV）感染性食管溃疡、人乳头瘤病毒（HPV）感染性食管溃疡、人类免疫缺陷病毒（HIV）

感染性食管溃疡、结核杆菌感染性食管溃疡等。自身免疫性疾病相关食管溃疡可分为食管克罗恩病性溃疡、食管系统性硬化症性溃疡等。上述所有病因中，反流性食管炎是最主要的病因。食管溃疡好发于男性，发病年龄以中老年为主。临床表现以吞咽困难、反酸和胃灼热、胸骨后不适或疼痛、上腹不适或疼痛及呕血、黑便为主。在患者有上述主诉时，医师应警惕食管溃疡的可能。由于食管溃疡病因繁多，需针对病因进行个性化治疗，多数患者治疗反应良好。食管溃疡的治疗分为一般治疗和对因治疗。一般治疗包括休息、舒缓情绪、避免刺激性饮食及过快过烫饮食、戒烟酒等。对因治疗主要针对不同病变选择合理治疗方案。胃食管反流病继发的食管溃疡治疗重点是抑酸、促动力和黏膜愈合，合并幽门螺杆菌感染时，建议根除。药物诱导的食管溃疡的治疗包括停用药物和给予质子泵抑制剂。由巨细胞病毒感染引起的食管溃疡应用抗病毒药物治疗。氟康唑是治疗念珠菌病所致食管溃疡的首选药物。克罗恩病引起的食管溃疡需口服美沙拉嗪、糖皮质激素、生物制剂，如联合治疗法，则有更好的效果。内镜治疗是控制食管溃疡并发症的重要手段之一，必要时积极外科干预。此外，中医药亦可用于食管溃疡治疗。

八、食管黏膜损伤

食管黏膜损伤是消化系统最常见的疾病，一般是由进食粗糙干硬或刺激性食物、误吞尖锐异物、食管胃镜检查或放置胃管等医源性操作、胃液反流等原因造成的食管损伤，常表现为胸骨后疼痛、烧灼感等。如果食管黏膜长期不能修复，在各种物理、化学、生物因素的作用下可能会发生癌变。一般以药物治疗为主，症状轻微者可自愈，大部分患者可治愈。

九、胃食管反流病

胃食管反流病（gastroesophageal reflux disease，GERD）是由胃、十二指肠内容物反流入食管引起的食管炎症性病变。反流性食管炎可发生于任何年龄，成年人发病率随年龄增长而升高。中老年人及肥胖、吸烟、饮酒及精神压力大者是胃食管反流病的高发人群。根据上消化道内镜所示食管黏膜外观，可将GERD分为：①反流性食管炎，特征为内镜下可见食管远端黏膜破损，伴或不伴GERD症状；②非糜烂性胃食管反流病：特征为有GERD症状，但未见食管黏膜损伤。GERD的典型症状包括胃灼热和反流。其他症状包括吞咽困难、胸痛、反酸、癔球症、吞咽痛、食管外症状（如慢性咳嗽、声音嘶哑、喘鸣），较少情况下还可能出现恶心。在有典型症状（如反流、胃灼热）的患者中，通常仅根据临床症状就可诊断GERD。不过，如果患者有警示特征、Barrett食管的危险因素或行胃肠道影像学检查评估症状发现异常，可能需要进行其他评估。GERD患者可能出现胸痛、癔球症、慢性咳嗽、声音嘶哑、喘鸣和恶心等症状，但若没有胃灼热和反流这些典型症状，单凭上述症状不足以临床诊断为GERD，需要排除其他疾病，才能判定症状是由GERD引起的。例如，对于原因不明的胸痛，进行胃肠道评估之前应行心电图和运动负荷试验进行评估。长期的反流可能会导致食管癌变，提示胃肠道恶性肿瘤的警示特征包括≥60岁患者新发消化不良、消化道出血证据（呕血、黑便、便血、粪便隐血）、缺铁性贫血、厌食、不明原因的体重减轻、吞咽困难、吞咽痛、持续呕吐、一级亲属患胃肠癌。

GERD的治疗包括抑制胃酸分泌、保护胃黏膜、促进胃肠动力、抗焦虑等保守治疗，若患者症状未见明显缓解，且症状较严重，影响正常生活，还可进行手术治疗。

十、食管良性狭窄

食管是连接咽与胃的一段消化道，而食管狭窄是指食管变窄，可由长期存在的GERD导致。GERD患者的胃部酸液可反流至食管，酸液会逐渐导致食管形成瘢痕，让其更加狭窄。其他病因包括：先前的食管手术或其他操作、放疗、吞咽伤害食管的物质（如家用清洁剂、碱液或纽扣电池）、癌症、嗜酸性细胞性食管炎（一种过敏性疾病）等。主要症状是吞咽困难，存在胃酸反流时，可能还有如下症状：胸部烧灼感、咽部烧灼感、口中有酸味、胃痛或胸痛、声音嘶哑或咽痛、不明原因的咳嗽。诊断上可通过食管造影观察造影剂是否在沿食管向下的途中卡住或减慢速度或者通过内镜检查直接发现狭窄病灶。良性食管狭窄的治疗目标是缓解吞咽困难并防止狭窄复发。治疗上通常采用食管扩张器，食管扩张后，应给予患者质子泵抑制剂治疗，以促进愈合并降低狭窄复发的风险。

第二节　食　管　癌

一、早期食管癌

早期食管癌（early esophageal cancer，EEC）是指病灶局限在黏膜或黏膜下层，且无淋巴结转移。食管鳞癌常经历“食管鳞状上皮单纯性增生→低级别上皮内瘤变→高级别上皮内瘤变→早期食管癌→进展期食管癌”病变逐步发展的过程。所以定期检测十分重要，通过消化道内镜能够发现影像学检查不能发现的微小病变。早发现、早诊断、早治疗能在一定程度上阻止中晚期食管癌发生。

早期食管癌大体可分为隐伏型、糜烂型、斑块型和乳头型。其中以斑块型最为常见，隐伏型有时肉眼不易察觉，容易漏诊。早期食管癌通常没有明显的临床症状，多在肿瘤普查或因其他原因进行内镜检查时发现。提高早期食管癌诊断率并进行早期干预是提高早期食管癌患者生存率的关键。

早期食管癌是指分期为Tis（重度不典型增生，包含所有非浸润性上皮内瘤变，即原位癌）或T1的肿瘤，其中T1期又根据肿瘤浸润深度分为T1a和T1b期。日本研究者已提出更加全面的早期食管癌亚分期系统，该系统有助于判断预后及选择治疗策略。根据该分期系统，可按浸润深度将黏膜层肿瘤分为3类，M1期，局限于上皮层，M2期，侵及固有层，M3期，侵及黏膜肌层，但尚未穿透。M1期肿瘤与美国癌症联合委员会（American Joint Committee on Cancer，AJCC）分期定义的Tis期相对应，而M2期和M3期则可认为是T1a期。侵袭黏膜下层的肿瘤可进行以下亚分期：SM1，侵及黏膜下层上1/3；SM2，侵及黏膜下层中1/3；SM3，侵及黏膜下层下1/3。T1b期肿瘤发生淋巴结转移的风险高于T1a期肿瘤，一项研究纳入了美国国家癌症数据库（National Cancer Database，NCDB）中3963例通过手术治疗局部食管癌的患者，发现T1a和T1b期肿瘤发生淋巴结转移的风险分别为5%和16.6%。准确评估疾病范围，是选择合适的浅表性食管癌治疗策略的关键内容。黏膜下层受累是早期食管癌最重要的预后决定因素，因为黏膜下层存在的淋巴管可促进癌细胞播散。在浅表性食管癌患者中，侵袭深度是淋巴结转移风险的重要指标。目前，高频超声内镜（endoscopic ultrasound，EUS）是评估侵袭深度最准确无创的方法。如果EUS发现食管癌侵及黏膜肌层或有淋巴结受累证据，则通常推荐手术治疗。另外，如果EUS发现仅为黏膜病变，并且患者可能符合内镜治疗的条件，则进行内镜下切除（endoscopic resection，ER）以明确侵袭深度。可根据ER样本的病理结果（特别是有无淋巴血管侵犯）最终确定是单纯内镜下治疗还是应推荐手术。

对于早期食管癌的治疗，平素体健的黏膜下层癌症（T1b）患者，笔者更推荐食管切除术，而非ER，因为前者的治愈概率最大。对于M1期、M2期肿瘤患者及未侵犯淋巴血管且分化良好的M3期肿瘤患者，食管切除术最具根治性，但在ER技术成熟的医疗机构，也可选择ER。若黏膜肿瘤病情乐观的患者有意接受保留食管的治疗，或者是有多种共存疾病/其他外科高风险的老年患者，且治疗机构的ER技术过硬，笔者大多建议行ER而非手术切除（证据等级：2C）。对于淋巴管受累的平素体健M3期患者，笔者建议食管切除术而非内镜治疗（证据等级：2C）。对于淋巴管受累且手术风险较高的M3期患者，可采取ER联合光动力治疗或射频消融治疗。食管切除术的其他适应证：内镜治疗后切缘持续呈阳性，无法通过内镜治疗的复发，不适合内镜治疗的长段黏膜内病变，以及极少数情况下患者倾向手术。由于治疗结局与外科医师及医疗机构的经验直接相关，因此，需要食管切除术的患者应转诊至专门负责食管癌治疗且手术量大的医疗机构。

由于可能发生晚期复发，对接受内镜治疗的患者延长随访时间非常重要。如能早期发现复发，则通常能够得到有效的治疗。

二、进展期食管癌

食管癌（esophageal cancer，EC）是原发于食管黏膜上皮细胞的恶性肿瘤，95%以上的食管恶性肿瘤是鳞癌（squamous ell carcinoma，SCC）和腺癌。偶见鳞癌及腺癌合并发生于一个病灶中，称为鳞腺癌，此外还有癌肉瘤、腺样囊性癌及未分化癌，但更少见。进展期食管癌是指病灶突破黏膜下层，侵犯肌层甚至外膜，和（或）伴淋巴结、远处器官转移。吞咽食物时有哽噎感、异物感、胸骨后疼痛一般考虑早期食管癌，而出现明显的吞咽困难一般提示食管病变进入进展期。临床诊断为食管癌的患者出现胸痛、咳嗽、发热等，应考虑有食管穿孔的可能。进展期食管癌通常表现为食管狭窄、溃疡性肿块、环形肿块或大溃疡。食管癌治疗前分期对下一步治疗方案有很重要的决策意义。食管癌分期目前普遍采用美国癌症联合委员会（AJCC）/国际抗癌联盟（UICC）联合制定的食管癌TNM分期系统。治疗前分期包括评估局部区域疾病范围和远处转移。超声内镜（EUS）检查是首选的局部区域分期方法。远处转移的评估方法包括：颈部、胸部和腹部增强计算机断层扫描（CT），全身氟脱氧葡萄糖正电子发射断层成像/计算机断层扫描（FDG-PET/CT），EUS和（或）诊断性腹腔镜检查。FDG-PET/CT检测转移灶的敏感度高于增强CT，因此在初始CT分期检查未见转移灶时，可将FDG-PET/CT广泛用于检测隐匿性转移灶。手术、放疗、化疗等综合治疗是进展期食管癌最重要的治疗原则。

参 考 文 献

曹毛毛，陈万青，2021. GLOBOCAN 2020全球癌症统计数据解读. 中国医学前沿杂志（电子版），13（3）：63-69.

贺建元，李汝敏，李予镇，等，2005. 早期食管癌X线诊断（附276例分析）. 实用放射学杂志，21（2）：154.

余红妹，谭韡，沈磊，等，2014. 食管溃疡临床和内镜特点及其对良恶性鉴别的意义. 中华全科医师杂志，13（6）：501-504.

中华医学会消化内镜学分会消化系早癌内镜诊断与治疗协作组，中华医学会消化病学分会消化道肿瘤协作组，中华医学会消化病学分会消化病理学组，2016. 中国早期食管鳞状细胞癌及癌前病变筛查与诊治共识（2015年·北京）. 中华消化内镜杂志，33（1）：3-18.

American Gastroenterological Association，Spechler SJ，Sharma P，et al，2011. American Gastroenterological Association medical position statement on the management of Barrett's esophagus. Gastroenterology，140（3）：1084-1091.

Avezzano EA，Fleischer DE，Merida MA，et al，1990. Giant fibrovascular polyps of the esophagus. Am J Gastroenterol，85（3）：299-302.

Boeckxstaens GE，Annese V，des Varannes SB，et al，2011. Pneumatic dilation versus laparoscopic Heller's myotomy for idiopathic achalasia. N Engl J Med，364（19）：1807-1816.

Boeckxstaens GE，Zaninotto G，Richter JE，2014. Achalasia. Lancet，383（9911）：83-93.

Bray F，Ferlay J，Soerjomataram I，et al，2018. Global cancer statistics 2018：GLOBOCAN estimates of incidence and mortality worldwide for 36 cancers in 185 countries. CA Cancer J Clin，68（6）：394-424.

de Oliveira RB，Filho JR，Dantas RO，et al，1995. The spectrum of esophageal motor disorders in Chagas' disease. Am J Gastroenterol，90（7）：1119-1124.

Endo M，Yoshino K，Kawano T，et al，2000. Clinicopathologic analysis of lymph node metastasis in surgically resected superficial cancer of the thoracic esophagus. Dis Esophagus，13（2）：125-129.

Engel LS，Chow WH，Vaughan TL，et al，2003. Population attributable risks of esophageal and gastric cancers. J Natl Cancer Inst，95（18）：1404-1413.

Francis DL，Katzka DA，2010. Achalasia：update on the disease and its treatment. Gastroenterology，139（2）：369-374.

Giannini EG，Zentilin P，Dulbecco P，et al，2008. Management strategy for patients with gastr esophageal reflux disease：a comparison between empirical treatment with esomeprazole and endoscopy-oriented treatment. Am J Gastroenterol，103（2）：267-275.

Kahrilas PJ，2016. Treating achalasia；more than just flipping a coin. Gut，65（5）：726-727.

Kastelein F，Spaander MCW，Sterterberg EW，et al，2013. Proton pump inhibitors reduce the risk of neoplastic progression in patients with Barrett's esophagus. Clin Gastroenterol Hepatol，11（4）：382-388.

Kensing KP，White JG，Korompai F，et al，1994. Massive bleeding from a zenker's diverticulum：case report and review of the literature. South Med J，87（10）：1003-1004.

Khashab MA，Vela MF，Thosani N，et al，2020. ASGE guideline on the management of achalasia.

Gastrointest Endosc，91（2）：213-227.
Merkow RP，Bilimoria KY，Keswani RN，et al，2014. Treatment trends，risk of lymph node metastasis，and outcomes for localized esophageal cancer. J Natl Cancer Inst，106（7）：dju133.
Ponds FA，Fockens P，Lei A，et al，2019. Effect of peroral endoscopic myotomy vs pneumatic dilation on symptom severity and treatment outcomes among treatment-naive patients with achalasia：a randomized clinical trial. JAMA，322（2）：134-144.
Shaheen NJ，Falk GW，Iyer PG，et al，2016. ACG clinical guideline：Diagnosis and management of Barrett's esophagus. Am J Gastroenterol，111（1）：30-50.
Spechler SJ，1996. Barrett's esophagus. Semin Gastrointest Dis，7（2）：51-60.
Spechler SJ，2002. Clinical practice. Barrett's esophagus. N Engl J Med，346（11）：836-842.
Spechler SJ，2013. Barrett's esophagus：the American perspective. Dig Dis，31（1）：10-16.
Taylor JB，Rubenstein JH，2010. Meta-analyses of the effect of symptoms of gastr esophageal reflux on the risk of Barrett's esophagus. Am J Gastroenterol，105（8）：1729 -1737.
Vakil N，van Zanten SV，Kahrilas P，et al，2006. The montreal definition and classification of gastr esophageal reflux disease：a global evidence-based consensus. Am J Gastroenterol，101（8）：1900-1920，quiz1943.
Wani S，Rubenstein JH，Vieth M，et al，2016. Diagnosis and management of low-grade dysplasia in Barrett's esophagus：expert review from the clinical practice updates committee of the American Gastroenterological Association. Gastroenterology，151（5）：822-835.
Werner YB，Hakanson B，Martinek J，et al，2019. Endoscopic or surgical myotomy in patients with idiopathic achalasia. N Engl J Med，381（23）：2219-2229.
Yendamuri S，Swisher SG，Correa AM，et al，2009. Esophageal tumor length is independently associated with long-term survival. Cancer，115（3）：508-516.
Zeng H，Chen W，Zheng R，et al，2018. Changing cancer survival in China during 2003-15：a pooled analysis of 17 population-based cancer registries. Lancet Glob Health，6（5）：e555-e567.

第2章

食管癌的病因学

食管癌是一种地域因素极强的恶性肿瘤，其发病率在世界各国和地区之间存在着明显的地域差异，高发区与低发区形成鲜明对比。食管癌在我国高发，是我国第六大常见的恶性肿瘤，占全世界每年发病总数的50%以上，美国和欧洲等西方国家的发病率则明显低于亚洲和非洲地区。在人群分布的因素中，食管癌的发生与年龄、性别、职业、种族、地域、环境、饮食习惯、遗传易感性等存在着相关性，因此，食管癌是一种多因素所致的疾病。

第一节　化 学 因 素

一、亚硝胺类化合物

在我国，腌制食品备受欢迎，泡菜、咸肉、咸鱼、咸鸭蛋等都是餐桌上常见的菜肴。而亚硝酸盐作为一种常见的食品添加剂，被广泛应用于食物的腌制过程当中，长期大量食用含有亚硝酸盐的食物会诱导食管癌发生。在食管癌高发区，经检测得知粮食和饮水中的亚硝胺含量明显比其他地区要高出几倍之余，因此有研究表明，亚硝酸盐的摄取量与当地食管癌或食管上皮重度增生的患病率呈正相关。根据化学结构分析得知亚硝酸盐是亚硝胺类化合物的前体物质，而亚硝胺是导致食管癌发生的重要因素。研究人员用甲基苄基亚硝胺（*N*-methyl-*N*-benzylnitrosamine，NMBZA）诱导胎儿食管上皮（HFE）组织，通过Southern印迹杂交和免疫组织化学分析发现：经NMBZA诱导24小时的HFE组织中*EGFR*基因能显著扩增和高表达；随着诱导时间的延长，在NMBZA诱导1周和3周的HFE组织中分别发现*c-myc*和*Int-2*基因的扩增，经组织学观察发现这些组织中有局部乳头状增生；在NMBZA诱导的胎儿食管上皮癌中，发现*Rb*基因完全缺失，*P53*基因部分缺失和高表达。

腌制食品中的亚硝酸盐也含有大量的*N*-亚硝基化合物，而*N*-亚硝基化合物又可分为*N*-亚硝胺和*N*-亚硝基酰胺两大类。*N*-亚硝基酰胺化学性质更为活泼。*N*-亚硝基化合物通过其易生成烷基偶氮羟基化合物和氨氮化合物的化学性质而呈现致癌活性，因此*N*-亚硝基化合物本身不具有直接致癌作用。有关研究表明，亚硝胺可引起食管上皮细胞相关抑癌基因发生改变，从而促进肿瘤发生。

二、烟草

众所周知，吸烟的危害极大，在众多引起肿瘤发生的病因中，吸烟均占有一定的作用。烟草中存在大量的致癌物质，这些物质可以随唾液或食物下咽到食管，或吸收后作用于食管，从而刺激食管黏膜，破坏食管屏障，引起食管黏膜病变，促进食管炎、食管溃疡等发生，并进一步恶变，直至肿瘤形成。香烟烟雾也能导致食管癌发生。通过有关香烟烟雾慢性暴露细胞模型实验可发现，在吸烟者中，*H19*的相对表达水平在Ⅲ～Ⅳ期患者中较高，并与肿瘤大小呈正相关，而非吸烟者则无此趋势。研究还发现，*H19*启动子区CTCF6结合位点的DNA甲基化水平降低，但未能观察到吸烟者与非吸烟者的食管癌患者组织甲基化水平的改变，且DNA甲基化水平与患者临床病理特征无显著相关性。因此，香烟烟雾慢性暴露能够促使食管上皮细胞的恶性转化能力显著增强。香烟烟雾慢性暴露的食管成瘤细胞与自然成瘤细胞有显著不同的基因表达谱，也有研究表明长链非编码RNA（LncRNA）*H19*可能参与了香烟烟雾慢性暴露促食管鳞癌的成瘤作用，但*H19*的表达不受DNA甲基化的调控。因此无论是吸烟还是香烟烟雾都易促使食管癌发生，吸烟有害健康。

三、酒精

长期饮酒，食管黏膜会在反复受损—修复—受损的循环中癌变。据研究报道，少量饮酒就易脸红的人患食管癌的风险更高，这种风险与人体内乙醛脱氢酶2（ALDH2）的活性密切相关。乙醇致癌的机制与乙醇的代谢产物乙醛存在一定联系，现国际癌症研究组织已将乙醛列为食管癌的一级致癌物。在实际的发生发展过程中，乙醇在进入肝脏后容易被乙醇脱氢酶（ADH）氧化成乙醛，乙醛再被乙醛脱氢酶（ALDH）代谢为乙酸。因此乙醇和乙醛都可以通过局部渗透或全身循环进入食管上皮细胞，唾液中的乙醇浓度与血液中的浓度相当，而乙醇在唾液中能被微生物氧化为乙醛，由于口腔中细菌对乙醛的进一步代谢作用有限，因此乙醛会在唾液中大量聚集，唾液中的乙醛浓度显著高于血液中的浓度。乙醛也能够与DNA形成稳定的结合物，如果DNA结合物逃避了细胞修复机制并在人体中持续存在，则可能导致错误编码，甚至形成永久的基因突变。Uemura等在酗酒者的淋巴细胞DNA中发现了高水平的乙醛-DNA结合物，其中一个比较重要的结合物是甲基-C-OH-丙酰-脱氧鸟苷，此结合物有高度致畸性，能够诱导姐妹染色体交换和畸变，并且在多胺的作用下可以大量生成，多胺多存在于高再生组织环境中，口腔及食管黏膜的乙醛聚积，能导致这种高再生组织环境的形成，进而导致癌症的发生。因此，对于乙醛脱氢酶2（ALDH2）活性低的个体，如果过量饮酒，其发生食管癌的风险则将显著增加。乙醛在人体内由乙醇转化代谢而来，这主要与人体唾液淀粉酶的代谢有关。人体内的ALDH2有清除乙醛的能力，因此，人体能否及时清除乙醛与个体ALDH2的活性呈正相关，活性较高，血液对乙醛的清除率就高，不会因为大量堆积而出现少量饮酒就脸红的现象；活性较低，人体无法对乙醛进行快速清除，因而容易产生头晕、头痛、心动过速等症状。

然而ALDH2活性降低的主要原因与其编码基因有关，*ALDH2*主要位于第12号染色体上，那么为什么ALDH2食物活性会降低呢？这主要与纯合子缺陷有关，即ALDH2的两个等位基因都有缺陷，这类人在饮酒后就会产生一系列不舒服的症状。如果是杂合子缺陷，即两个等位基因中一个是正常的，而另一个存在缺陷，那么这部分人体内的酶基本无活性，而这类个体在饮酒后出现不舒服的症状反而较轻，这也可能与人体长期饮酒所形成的耐受性相关。通过酒后脸红反应与相关基因检测结果对比发现，在有长期饮酒史的人群中，并不能用饮酒后是否导致脸红来评判该个体有无存在*ALDH2*基因缺陷，因为无论是否存在*ALDH2*纯合子或杂合子缺陷，均有近50%以上会报道有饮酒后脸红的反应，而没有*ALDH2*缺陷的这部分个体中，却有大部分人存在大量饮酒后才会出现脸红，或根本不会出现脸红，因此，如果将饮酒后是否脸红作为评判指标，则会造成很大的误差，同时也会漏诊很多有基因缺陷的个体。

四、乙醇与烟草的协同作用

大量流行病学研究表明，乙醇与烟草对食管癌的发生有协同作用。这是由于烟草中含有超过60种致癌物质，包括烟草特异性亚硝胺及多环芳烃。而长期饮酒则可以诱导肝脏和胃肠道黏膜产生细胞色素P450家族成员2E1（CYP2E1）。CYP2E1能够增强烟草致癌物活性；乙醇能够增加细胞膜通透性，并作为溶剂促进致癌物质如多环芳烃渗透到黏膜上皮的细胞内。烟草是口腔细菌群体的调节剂。有长期饮酒史、吸烟史的人群口腔中含有较多的需氧革兰氏阳性菌和酵母菌，这些菌群能够氧化乙醇而产生大量的乙醛，并以直接或间接的方式将口腔乙醛浓度提高数倍。

第二节　饮食因素

一、新鲜水果与蔬菜摄入不足

研究报道，增加新鲜水果和蔬菜的摄入可降低食管癌的发生率。J.Liu等的一项荟萃分析共纳入32项研究，10 037例食管癌患者。研究结果发现，蔬菜摄入量最高与最低者的患食管癌的总相对风险为0.56（95% CI：0.45 ～ 0.69），水果摄入量最高与最低者的患食管癌的总相对风险为0.53（95% CI：0.44 ～ 0.64），这说明水果和蔬菜的摄入量与食管癌风险的降低显著相关。世界卫生组织推荐每天应摄入400g水果和蔬菜。而一项基于中国农村人群的水果及蔬菜的摄入情况显示，与其最低摄入量相比，最高摄入量人群的食管癌风险降低了30%。

二、不良进食习惯

有研究结果显示，不良饮食习惯与吸烟、饮酒一样是诱导食管癌发生的主要危险因素。总而言之，不按时进食、进食速度快、吃烫食等不良生活习惯是食管癌发病的危险因素，这些因素均可对食管黏膜和胃黏膜造成物理性损伤，以致黏膜发生充血、水肿、糜烂等一系列病理改变。Andrici等还对饮料中多环芳烃（PAH）含量和温度导致食管癌发生的风险进行了评估，其结果显示，热饮（≥65℃）会增加食管癌的发病风险，尤其是食管鳞癌，且与持续时间有关，与饮料的类型无关。据统计，90%的食管癌患者都有喜食热饮或烫食的习惯，这些不良的生活习惯也为食管癌的发生埋下了隐患。在我国的饮食习惯中，不少人有“趁热吃、趁热喝”的习惯，然而，这种习惯对我们的口腔及食管黏膜损伤极为严重。人体正常的食管内壁是一层薄薄的且湿润光滑的娇嫩黏膜，研究发现，食管的最适宜温度是10 ～ 40℃，超过65℃就会对管壁黏膜造成灼伤。我们每个人对温度的感知不同，有的人对热比较敏感，而有的人却认为要超过自身口腔耐受温度才觉得舒适，这些对温度感知的不同主要取决于人体的温度感受器，一般情况下，人体在接触热食时，口腔中的温度感受器都会被激活，从而将信号传入大脑，然而食管黏膜表面的温度感受器的分布密度远远小于口腔的分布密度，因此食管壁比口腔更易被灼伤。如果食管反复灼伤，则容易造成食管黏膜慢性炎症的发生，久而久之则易癌变。因而在日常生活饮食中，我们应当将热食稍微晾凉后再食用，这样可以避免诸多对食管不必要的伤害。

油炸及烧烤类食物作为食管癌的诱发因素也不可忽视，经过高温加热后的食物和油脂中绝大部分的维生素A、维生素C、维生素B、维生素E被破坏，食物中大量的营养成分流失，从而营养价值大大降低，除此之外，油的沸点为210℃，而在反复的长时间加热过程中，油会发生一系列的化学反应，如氧化、水解、热聚合等，这些反应都能将食用油转化为劣化油，这种油含有大量的醛、铜、低级脂肪酸、氧化物、环氧化物、热聚合物等多种化学成分，这些有害成分被人体大量食用后，会沉积于人体内，对人体的酶系统造成极大损害，从而诱导癌症发生。并且据相关研究显示，食物尤其是肉类在经高温油炸或烧烤后，肉中的脂肪被炸焦化后，会产生毒性很强的苯并芘，而且其蛋白质和某些氨基酸会被热解为二氮衍生物，这种物质的致癌作用比苯并芘还强100倍。因而在现代社会中，应当严格控制油炸食品的摄入量，以降低食管癌及癌前病变的发生风险。

由此可见，在我们的日常生活中，吸烟，饮酒，喜食硬食、粗食，食用腌制、烫热、霉变食物，食管癌家族史，精神情绪长期压抑等是食管癌的危险因素，因此食用新鲜水果蔬菜、肉蛋奶类食品及豆类食品是食管癌易发患者的保护因素。

第三节　生物因素

一、生长抑素的高甲基化

有研究报道，生长抑素（SST）的高甲基化可能是食管癌发生的早期事件。1973年，SST首次被确立为绵羊下丘脑的生长激素释放抑制因子。它不仅存在于下丘脑中，而且还存在于各种其他内分泌和非内分泌组织中。在胃肠道中，SST调节内分泌和外分泌等相关胃肠活动，是胃酸分泌的主要抑制剂。近年来，一些研究表明，SST也可充当肿瘤抑制基因，具有有效的抗肿瘤和抗分泌活性。肿瘤抑制基因上游启动子CpG岛异常甲基化现已被公认为肿瘤发生中基因失活的主要表观遗传机制，包括食管鳞癌（ESCC）和食管腺癌（EAC）。据相关数据显示，通过实时定量甲基化特异性聚合酶链反应（PCR）研究SST基因启动子的甲基化，在食管癌细胞系中研究了DNA甲基转移酶抑制剂5-杂氮-z′-脱氧胞苷（5-Aza-dC）对表观遗传沉默SST再表达的影响。研究结果显示，SST启动子高甲基化是人类食管癌中高度普遍的早期事件，并且与Barrett食管肿瘤进展的其他风险相关。

二、蛋白激酶A锚定蛋白12高甲基化

蛋白激酶A锚定蛋白12（AKAP12）是一种具有已知肿瘤抑制活性的激酶支架蛋白。最近，AKAP12启动子高甲基化在胃癌和结直肠癌中被报道。AKAP12高甲基化频率在正常食管中为零，但在肿瘤进展期逐渐增加，因此AKAP12启动子高甲基化是人类EAC中常见的组织特异性事件，发生于Barrett食管相关的食管肿瘤进展的早期，并且是检测EAC的早期潜在生物标志物。

三、口腔微生态失调

食管癌的发生无不与口腔微生态失调有关，其主要原因之一是口腔与食管在解剖结构上存在一定的连续性，口腔中存在的某些菌群会随唾液穿过食管进入胃，而有些细菌容易寄生于食管壁，从而诱发癌变。口腔中的微生物群主要包括牙龈卟啉单胞菌、福赛坦氏菌、草绿色链球菌及含有齿垢密螺旋体在内的牙周红色复合体等，因而通过根除这些口腔病原微生物可能有助于减少食管癌发生。日常生活中也应对口腔卫生做到三级预防。①避免水源污染，减少水中亚硝胺及其他有害化学物质；②积极预防食管上皮病变，积极治疗食管癌前病变；③提高生活质量，积极进行对症治疗，并做好生理及心理的康复。

因此，应当注重口腔卫生，维持好口腔微生态的平衡才能够健全黏膜免疫系统，从而维持内环境稳定。

四、癌前病变或癌前疾病

大量临床实践发现，食管癌的发生并非“一蹴而就”，食管癌是在许多食管基础疾病上进一步发展而来的。许多食管基础疾病如慢性食管炎、Barrett食管、食管裂孔疝、食管白斑等被忽视或者治疗不及时，随着年龄的增长和生活饮食习惯的影响渐渐发展为食管癌。因此基础的病理检查和疾病早期的及时诊治对预防食管癌发生具有非常重大的意义。

五、真菌感染

真菌及其代谢产物能够导致食管癌发生，如黄曲霉毒素、白地霉、圆弧青霉等真菌及真菌毒素会导致人体免疫功能降低，诱导癌细胞生成。这些真菌能够将硝酸盐还原为亚硝酸盐，通过分解蛋白质，增加食物中的胺含量，生成诱发食管癌的重要物质之一——亚硝胺。在食管癌高发区的粮食及食管癌患者的病理切片和食管中均能发现真菌的存在。

六、人乳头瘤病毒感染

食管癌的发病也可能与人乳头瘤病毒（HPV）感染有关。高危型HPV感染食管黏膜上皮，易引起食管上皮细胞癌变，国内的相关研究也证实了这一点，有专家为探讨HPV感染与食管癌的发病关系，应用PCR及原位杂交（ISH）的实验方式对该地健康人群进行测定，研究发现，食管癌高发区与低发区的HPV阳性率不同。在调查中，高发

区抽取了138例，低发区抽取了68例，其检测结果为高发区HPV阳性率72%，低发区HPV阳性率37%，这些检测所测定的HPV癌基因的阳性率与食管上皮细胞癌变发生呈正相关。

第四节 营养学因素

缺乏某些微量元素可导致食管癌发生，调查证实，食管癌高发区粮食、蔬菜、饮水中钼、铁、锌、硒等含量偏低。缺乏维生素A、维生素B_2、维生素C及动物蛋白、水果及新鲜蔬菜摄入不足是食管癌高发区的一个共同特点。这些元素的缺乏，会使得机体免疫功能下降，细胞凋亡受阻，进而增加食管癌的易感性。

一、微量元素缺乏

有学者将硒、钼、碘、铁这四种微量元素称作“四大金刚”。钼是人体必需的微量元素，同时也是必要的生命元素。钼大多来源于大豆、肉类及乳制品，是食物中含量丰富的微量元素。而人体对钼元素的需要量极其微小，研究报道一个体重为70kg的健康人，体内钼的总量也不超过9g，所以人体内钼的含量极少，但钼元素可以有效抑制亚硝酸胺类强致癌物质在体内合成，如长期缺钼，患者可出现头痛、头晕、心动过速、精神障碍、昏迷等一系列不良反应。钼还是植物硝酸还原酶的组成部分，环境中缺钼，会使植物硝酸还原酶活性降低，硝酸盐不能还原为氨，因此使得环境中亚硝酸及羟胺含量增多，导致人体摄入量增加，亚硝酸盐在外界和体内pH为3时，可合成致癌的亚硝胺，同时抑制其对人体遗传物质的诱变作用。食用在贫钼土壤中生长的食物也是导致食管癌高发的一个重要因素。

膳食锌缺乏症（ZD）是一个重要的公共健康问题，ZD通过诱导癌症相关炎症基因上调促进食管癌的发生。有研究表明，微RNA（miRNA）失调与食管癌的发展状况取决于膳食中锌缺乏的程度。人类肿瘤组织miRNA表达谱已经被确定与食管癌分期、进展、预后和治疗反应有关，在研究中对致癌物处理和未处理的大鼠食管黏膜进行miRNA分析，重度缺锌（3mg锌/kg）饮食易诱导高增殖的炎症性食管癌，而中度和轻度缺锌也同样会引起持续的增生和炎症。这表明miRNA信号不仅可以区分食管癌的起始与进展过程，而且还强调了膳食锌缺乏对食管癌的发病机制中miRNA失调的分子影响。此外，Fbxw7、Pdcd4和Stk40（miRNA-223的肿瘤抑制靶点）分别在显著缺陷的队列中被下调，以此改变癌症通路中的靶蛋白网络。因此锌作为微量元素也应得到重视，均衡饮食，防患于未然。

铁作为血红蛋白、肌红蛋白、细胞色素A及某些呼吸酶的重要成分，是人体必需微量元素中含量最多的一种。食管癌、胃癌、肝癌等的发生都与铁的缺乏关系密切。铁在机体内能够参与氧与二氧化碳的转逆交换和组织呼吸过程；铁与红细胞的形成和成熟也相关。当机体缺铁时，新生红细胞中血红蛋白量不足，甚至影响DNA的合成及幼红细胞的分裂增殖。有研究在分析食管癌高发区人群营养状况时发现哈萨克族青少年缺铁现象较汉族严重，而食管癌在哈萨克族居民中呈高发倾向，因此也提示食管癌的发生可能与铁缺乏相关，维持好人体内铁的正常含量是防治癌症发生的重要措施之一。

流行病学研究表明，食管癌的发生与微量元素硒的缺乏也密切相关。硒缺乏则会抑制人体DNA、RNA及蛋白质的合成。在关于血硒浓度与患癌风险的评定中发现，硒可以降低致癌物质的诱癌性。硒在人体内，不仅能够对癌细胞进行选择性抑制，还可以选择性对机体的遗传物质进行相应保护，因而微量元素硒在一定剂量范围内对人体免疫具有一定的促进作用。天然食品如大米、小麦、鸡蛋、蘑菇、海带、大蒜、坚果等含有丰富的硒元素，世界卫生组织（WHO）推荐健康成人每天摄硒量为50～200μg，且人体最高耐受量为400μg。美国亚利桑那大学癌症中心的一位教授对1312例癌症患者进行了为期13年的对照试验，结果表明，每天200μg硒可使癌症死亡率降低50%，总发病率降低37%，前列腺癌发病率降低63%。因此我们应当重视硒元素的补给，并利用硒来防癌、抗癌及减轻癌症患者的痛苦。

二、维生素缺乏

自然界中存在大量的维生素，其中B族维生素与食管癌的发生紧密相关，B族维生素是水溶性的，它在人体内滞留的时间只有几小时，所以必须每天补充。其中维生素B_2，又称核黄素，是生物体内许多重要辅酶的组成部分，它能参与生物氧化，维持身体康健，促进人体生长发育，而维生素B_2缺乏则会引起物质代谢紊乱，细胞呼吸受阻，肝脏及肌肉中氨基氮浓度增加，脂肪代谢异常，从而导致亚硝胺的代谢改变，促进食管上皮增生，诱发食管癌发生。除此之外，针对6404例食管癌患者的研究发现，在剂量效应和亚组分析中发现每天增加1mg维生素B_6的膳食摄入，也可以将患食管癌风险降低16%。

三、肥胖

世界癌症研究基金会通过研究发现肥胖与多种癌症的发生有着密切的关系，维多利亚癌症委员会通过追踪30 500名成年人长达30年调查他们成年后体重指数和癌症发生率之间的相关性。调查结果显示，与体重增加密切相关的癌症有食管癌、乳腺癌、肝癌、胆囊癌等，超重或肥胖者患食管癌的风险是正常体重者的2倍，极度肥胖者患食管腺癌的风险是正常体重者的4倍以上。肥胖会造成慢性炎症和缺氧，会改变癌症细胞的信号机制，会产生和改变支持肿瘤生长的微环境。体脂过多会诱发胰岛素抵抗，促进雌激素产生，进而导致癌症的发生率升高。坚持运动、健康的饮食习惯可以调整血中雌激素的含量，降低女性肿瘤的发生率，同时也可以增强人体免疫能力，降低癌症术后复发风险。

第五节　遗传因素

从大多数癌症疾病中可以看出，肿瘤性疾病几乎都与遗传有着紧密的联系，癌症是各种环境因素对具有不同遗传因素的个体长期反复作用的结果。大量的研究表明，正常细胞的恶化与遗传物质结构和调控的改变密切相关。食管癌本身并没有发现有直接的家族聚集倾向，但是确实发现有一定的家族聚集倾向，如果家族中有人患食管癌，那么他的后代患食管癌的概率通常高于一般人群，这被称为家族遗传性。结果表明，在食管癌高发区，家族史阳性率为20%～45%，其中父系最高，母系次之，旁系最低。食管癌高发家族的外周血淋巴细胞染色体畸变率较高，食管癌高发区外周血染色体畸变率为20%～45%，可能是遗传因素决定了高发区食管癌的易感性。

除此之外，从大量文献中可以得知，某些基因表达产物相互之间还存在着密切的功能性关联，*VEGFR*、*MMP9*、*IL6*、*RAD51*、*CCND1*、*CD44*、*MDM2*、*PTGS2*、*TP53*、*EGFR*、*ATM*、*BRCA2*、*TNF*等基因在食管癌的基因诊断领域具有重要意义。基因对食管癌的影响主要涉及表观遗传学、过表达和突变等多方面。BCL2抗凋亡基因ala43ala基因型和BCL-2 rs2279115多态性均能显著增加食管癌的发病风险。RAD51-G135C位点多态性改变、*PTGS2*基因失调也是食管癌的关键易感因素。EGFR 497Arg＞Lys和EGF＋61A＞G基因多态性相互作用协同增强食管癌的风险。肿瘤坏死因子对食管癌的发生过程有较大影响，其中TNFβ NcoI A/A基因型最为常见。在国外的报道中，*BRCA2*基因与食管鳞癌的家族聚集性存在关联性。在针对食管癌发病机制的研究中发现，*TP53*基因变异可增加总人群食管癌的患病风险。

参 考 文 献

曾瑶池，胡敏予，2008．食物中N-亚硝基化合物与肿瘤关系的研究进展．中华肿瘤防治杂志，(2)：151-155．

范雪娇，任朋亮，卢钟娇，等，2013．DNA损伤修复基因XRCC4、RAD51单核苷酸多态性与中国地区食管癌易感相关性研究．四川大学学报（医学版），44（4）：568-572．

顾晓平，王银存，智恒奎，等，2016．大丰市食管癌、胃癌发病危险因素及其聚集性病例对照研究．中国公共卫生，32（10）：1406-1409．

郭兰伟，刘曙正，张萌，等，2017．油炸食品与食管癌及癌前病变关系的多元有序logistic回归分析．中华流行病学杂志，38（12）：1616-1619．

郭永军，陆士新，梁苑苑，1994．亚硝胺对人食管上皮中癌基因的作用．中华肿瘤杂志，(6)：407-410．

王春萌，洪丽华，王渝，等，2020．口腔微生物与食管癌关系的研究进展．口腔疾病防治，28（3）：195-199．

颜海强，周旺，何昌进，2019．宁德地区畲族人群食管癌发病的影响因素分析．福建医药杂志，41（3）：34-37．

Adulcikas J，Sonda S，Norouzi S，et al，2019．Targeting the zinc transporter ZIP7 in the treatment of insulin resistance and type 2 diabetes．Nutrients，11（2）：408．

Bhat S，Coleman HG，Yousef F，et al，2011．Risk of malignant progression in Barrett's esophagus patients：results from a large population-based study．J Natl Cancer Inst，103（13）：1049-1057．

Curry-McCoy TV，Guidot DM，Joshi PC，2013．Chronic alcohol ingestion in rats decreases Krüppel-like factor 4 expression and intracellular zinc in the lung．Alcohol ClinExp Res，37（3）：361-371．

Dirks W，Nolte M，Werner M，et al，1996．Preservation of functional and regulatory domains of expressed bcl-2 genes in non-Hodgkin's lymphoma．Leukemia，10（1）：150-158．

Dong J，Thrift AP，2017．Alcohol，smoking and risk of oesophago-gastric cancer．Best Pract Res Clin Gastroenterol，31（5）：509-517．

Fang P，Jiao SH，Zhang X，et al，2011．Meta-analysis of ALDH2 variants and esophageal cancer in Asians．Asian Pac J Cancer Prev，12（10）：2623-2627．

Fong LY, Farber JL, Croce CM, 2016. Zinc intake, microrna dysregulation, and esophageal cancer. Aging (Albany NY), 8 (6): 1161-1162.

Hong Y, Miao XP, Zhang XM, et al, 2005. The role of P53 and MDM2 polymorphisms in the risk of esophageal squamous cell carcinoma. Cancer Res, 65 (20): 9582-9587.

Huang FL, Yu SJ, 2018. Esophageal cancer: Risk factors, genetic association, and treatment. Asian J Surg, 41 (3): 210-215.

Jin Z, Hamilton JP, Yang J, et al, 2008. Hypermethylation of the AKAP12 promoter is a biomarker of Barrett's-associated esophageal neoplastic progression. Cancer Epidemiol Biomarkers Prev, 17 (1): 111-117.

Jin Z, Mori Y, Hamilton JP, et al, 2008. Hypermethylation of the somatostatin promoter is a common, early event in human esophageal carcinogenesis. Cancer, 112 (1): 43-49.

Kaushal M, Chattopadhyay I, Phukan R, et al, 2010. Contribution of germ line BRCA2 sequence alterations to risk of familial esophageal cancer in a high-risk area of India. Dis Esophagus, 23 (1): 71-75.

Kaz AM, Grady WM, 2014. Epigenetic biomarkers in esophageal cancer. Cancer Lett, 342 (2): 193-199.

Lewis SJ, Smith GD, 2005. Alcohol, ALDH2, and esophageal cancer: a meta-analysis which illustrates the potentials and limitations of a mendelian randomization approach. Cancer Epidemiol Biomarkers Prev, 14 (8): 1967-1971.

Mu YS, Wang QF, Tan L, et al, 2020. Microrna-144 inhibits cell proliferation and invasion by directly targeting TIGAR in esophageal carcinoma. Oncol Lett, 19 (4): 3079-3088.

Nayfe R, Ascha MS, Rehmus EH, 2017. Esophageal squamous cell carcinoma presenting with streptococcus intermedius cerebral abscess. Case Rep Pathol: 5819676.

Nishitani S, Noma K, Ohara T, et al, 2016. Iron depletion-induced downregulation of N-cadherin expression inhibits invasive malignant phenotypes in human esophageal cancer. Int J Oncol, 49 (4): 1351-1359.

Pan WT, Yang JY, Wei JY, et al, 2015. Functional BCL-2 regulatory genetic variants contribute to susceptibility of esophageal squamous cell carcinoma. Sci Rep, 5: 11833.

Rotthauwe J, Lingenfelser T, Malfertheiner P, 2002. Reflux, smoking, alcohol. Approach to prevention of esophageal carcinoma. MMW Fortschr Med, 144 (27-28): 26-31.

Tan D, Wu Y, Hu L, et al, 2017. Long noncoding RNA H19 is up-regulated in esophageal squamous cell carcinoma and promotes cell proliferation and metastasis. Dis Esophagus, 30 (1): 1-9.

Upadhyay R, Jain M, Kumar S, et al, 2008. Interaction of EGFR 497Arg>Lys with EGF +61A>G polymorphism: modulation of risk in esophageal cancer. Oncol Res, 17 (4): 167-174.

Wang G, Ye M, Zheng S, et al, 2020. Cigarette smoke extract induces H19 in esophageal squamous cell carcinoma in smoking patients: based on a chronic exposed cell model. Toxicol Lett, 333: 62-70.

Wang ZX, Kambhampati S, Cheng YL, et al, 2019. Methylation biomarker panel performance in esophacap cytology samples for diagnosing Barrett's esophagus: a prospective validation study. Clin Cancer Res, 25 (7): 2127-2135.

Yamamura K, Baba Y, Nakagawa S, et al, 2016. Human microbiome fusobacterium nucleatum in esophageal cancer tissue is associated with prognosis. Clin Cancer Res, 22 (22): 5574-5581.

第3章

食管癌的流行病学

食管癌（esophageal cancer，EC）是常见的恶性消化道肿瘤之一，严重威胁居民健康。国际癌症研究机构（International Agency for Research on Cancer，IARC）最新数据显示，食管癌是全球第九大常见癌症和第六大常见癌症死亡原因。食管癌根据病理类型主要可分为食管鳞状细胞癌（esophageal squamous cell carcinoma，ESCC，简称食管鳞癌）和食管腺癌（esophageal adenocarcinoma，EAC），其中西方发达国家以腺癌为主，而发展中国家以鳞癌为主。食管癌的分布具有显著的人群和地区差异，其发病和死亡也因病理类型的差异呈现出不同的变化趋势。我国是世界上食管癌负担最重的国家之一，发病率和死亡率均高于世界平均水平。虽然随着经济水平的发展和医疗条件的改善，我国的食管癌生存率有所提高，但食管癌带来的社会和经济负担依然沉重，防控工作任重道远。本章旨在阐明食管癌的流行病学特征，为食管癌的三级防控提供基础数据和科学参考。

根据国际癌症研究机构的报道，2020年全球新发食管癌604 100例，占所有新发癌症的3.1%，居癌症发病谱第9位；死亡544 076例，占所有癌症死亡的5.5%，居癌症死亡谱第6位。

我国是世界上食管癌发病率和死亡率最高的国家，2020年统计数据显示，全球50%以上新发病例和死亡病例在中国。根据国家癌症中心的数据得知，2015年我国食管癌新发病例数为24.6万，发病率为17.87/10万，世界人口年龄标化（以下简称世标）发病率为11.28/10万，居恶性肿瘤发病率第6位，食管癌死亡例数为18.8万，死亡率为13.68/10万，世标死亡率为8.36/10万，居恶性肿瘤死亡率的第4位。我国食管癌发病率和死亡率远高于世界平均水平。

第一节　食管癌发病和死亡的分布特征

食管癌的分布具有明显的人群和地区差异，全球70%的病例为男性，80%的病例发生在发展中国家，此外，不同病理类型的分布也存在差异。我国的食管癌发病和死亡呈男性高于女性、农村高于城市的特征。

一、人群分布

根据世界卫生组织年报（*GLOBALCAN*）的数据统计，2020年全球男性新发食管癌418 350例，世标发病率为9.3/10万，女性新发食管癌185 750例，世标发病率为3.6/10万，男性世标发病率是女性的2.58倍。全球男性食管癌死亡374 313例，世标死亡率为8.3/10万，女性食管癌死亡169 763例，世标死亡率为3.2/10万，男性世标死亡率是女性的2.59倍（图3-1-1，图3-1-2）。

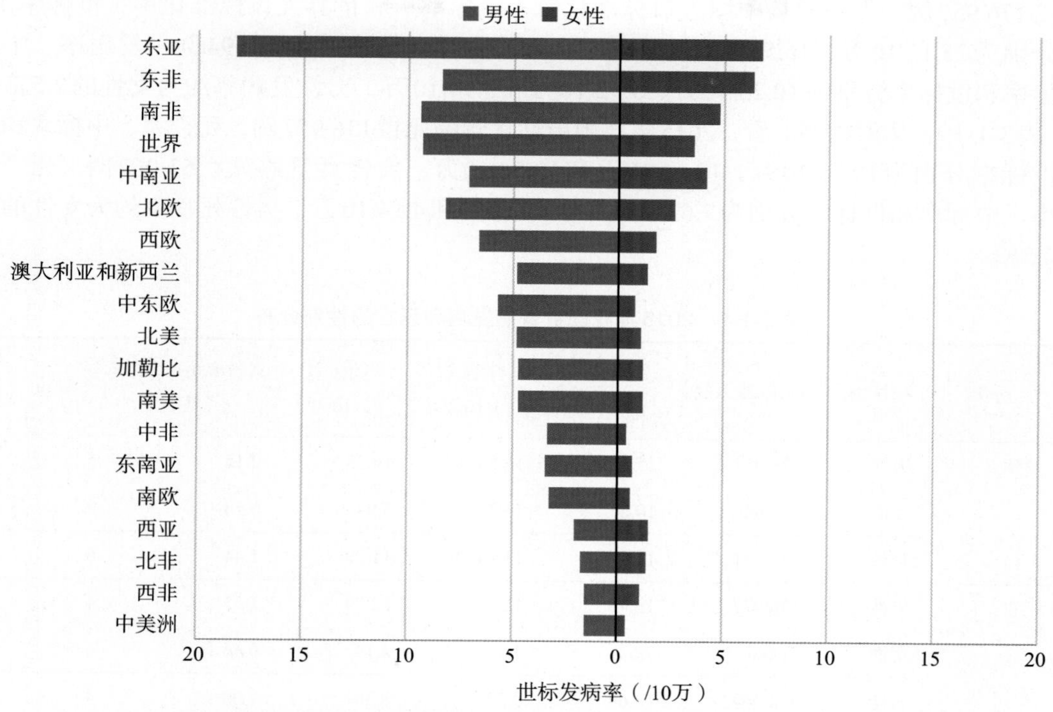

图3-1-1　全球不同地区食管癌发病率的性别分布（数据来源：*GLOBACAN*）

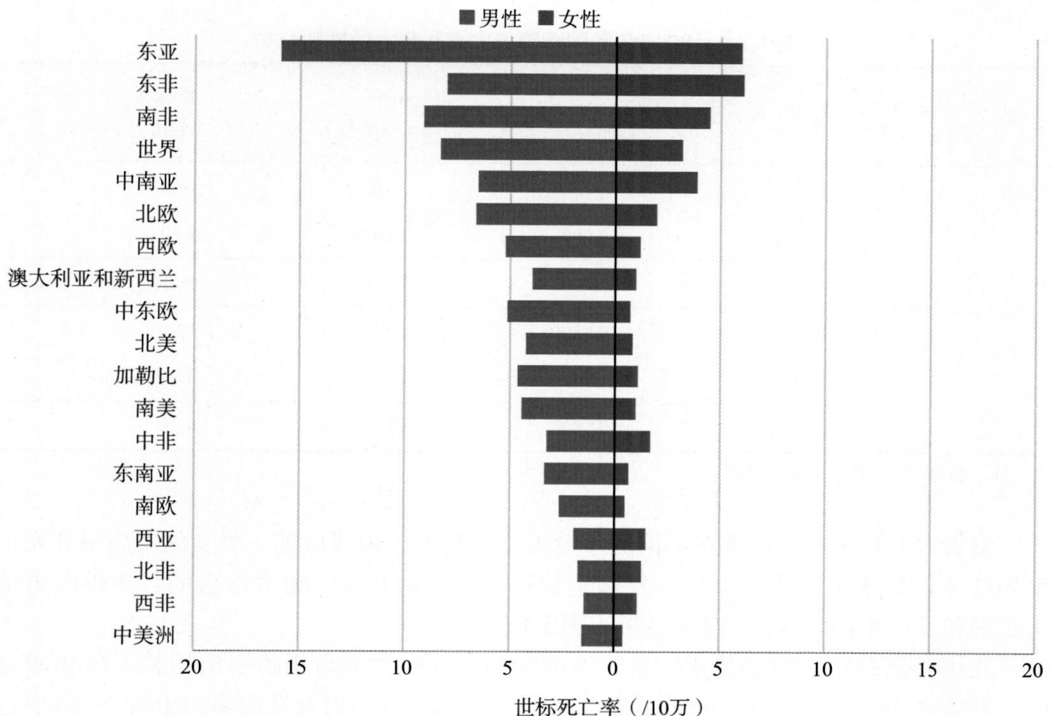

图3-1-2　全球不同地区食管癌死亡率的性别分布（数据来源：*GLOBACAN*）

我国食管癌发病和死亡的性别分布见表3-1-1、表3-1-2。2015年我国男性食管癌新发176 957例，发病率、中国人口标准化率（中标率）和世界人口标准化率（世标率）分别为25.13/10万、16.50/10万和16.75/10万，女性食管癌新发68 694例，发病率、中标率和世标率分别为10.25/10万、5.92/10万和5.94/10万，男性发病率约为女性的2.5倍（表3-1-1）。从死亡率上看，2015年我国男性食管癌死亡136 977例，死亡率、中标率和世标率分别为19.45/10万、12.66/10万和12.74/10万，女性食管癌死亡51 067例，死亡率、中标率和世标率分别为7.62/10万、4.17/10万和4.14/10万，男性死亡率约为女性的2.5倍。

表3-1-1　2015年我国食管癌发病和死亡的性别分布

分类	性别	病例数（例）	粗率（1/10万）	中标率（1/10万）	世标率（1/10万）	累积率0～74岁（%）	顺位
发病	男性	176 957	25.13	16.50	16.75	2.15	5
	女性	68 694	10.25	5.92	5.94	0.74	9
	合计	245 651	17.87	11.14	11.28	1.44	6
死亡	男性	136 977	19.45	12.66	12.74	1.55	4
	女性	51 067	7.62	4.17	4.14	0.46	6
	合计	188 044	13.68	8.33	8.36	1.00	4

注：中标率.中国人口标准化率；世标率.世界人口标准化率。

表3-1-2　2016年我国食管癌发病和死亡的性别分布

分类	性别	病例数（例）	粗率（1/10万）	世标率（1/10万）
发病	男性	184 500	26.05	16.81
	女性	68 000	10.07	5.60
	合计	252 500	18.26	11.13
死亡	男性	142 300	20.10	12.73
	女性	51 600	7.64	4.00
	合计	193 900	14.02	8.28

注：世标率.世界人口标准化率。

食管癌发病率和死亡率在不同的年龄组差异较大。40岁以前，男女的发病率和死亡率均处于较低水平，40岁以后，发病率和死亡率迅速升高，40岁以后的各年龄组男性发病率和死亡率均为女性的2～3倍（图3-1-3）。

我国肿瘤登记的数据显示，食管癌的发病率和死亡率与年龄密切相关。在40岁之前，发病率和死亡率较低，40岁后随年龄增长急剧上升，男女发病率均于80～84岁达到高峰，男性各年龄段发病率均明显高于女性（图3-1-4）。

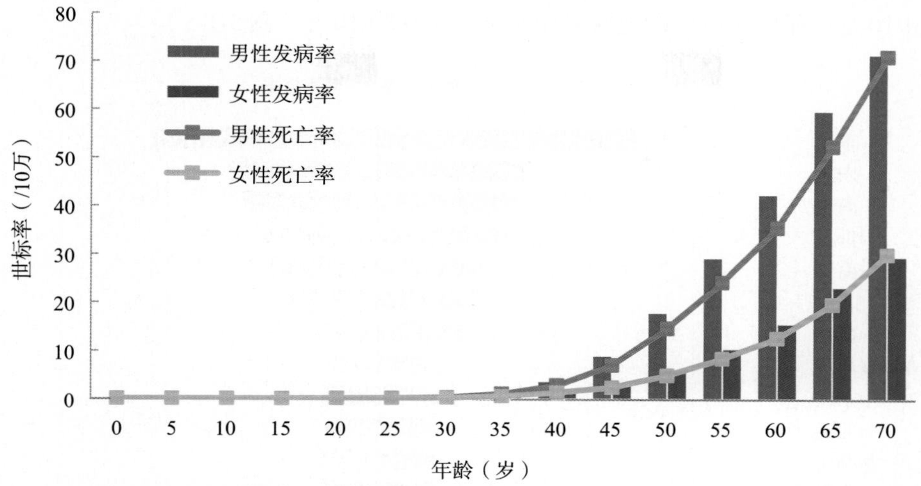

图3-1-3　全球食管癌年龄段发病率和死亡率（数据来源：*GLOBACAN*）

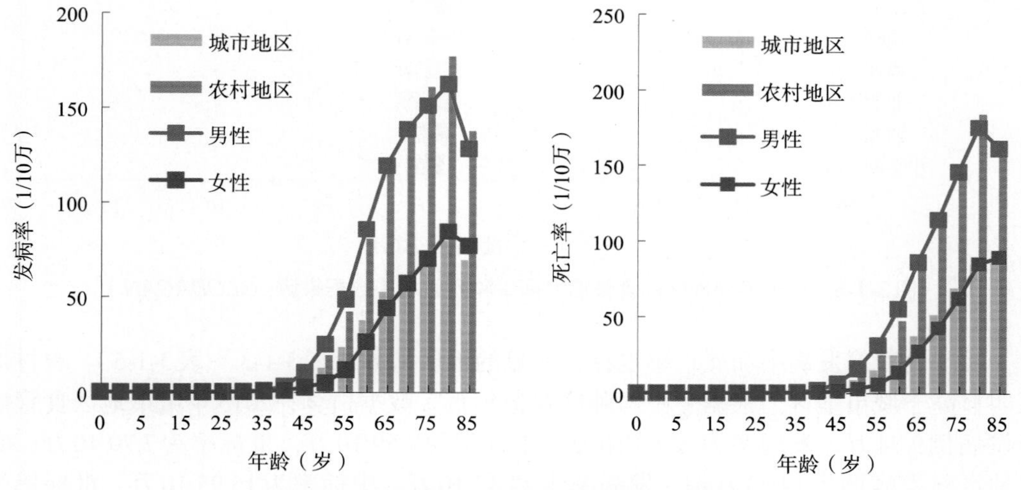

图3-1-4　我国食管癌年龄段发病率和死亡率

食管癌在不同人种的发病率也存在差异，我国绝大多数食管癌病例为食管鳞癌，而西方国家则以食管腺癌多发。移民流行病学研究显示，移居美国的中国人食管癌死亡率虽然比美国白种人高，但其危险性一代比一代降低。此外，食管癌还呈现家族聚集的特征。这些都提示食管癌的发病可能与遗传和生活习惯有关。

二、地区分布

食管癌的发病有明显的地区差异，全球食管癌发病率最高的地区是亚洲的“食管癌带”，包括伊朗高发区贡巴达区，并由伊朗北部延伸，通过中亚诸国，一直到我国太行山区。另一条高发带沿着印度洋海岸向东非大裂谷延伸。分地区看，根据*GLOBALCAN 2020*的数据，食管癌发病率最高的是东亚地区，为12.3/10万，其次是东非和南非，分别为7.3/10万和6.7/10万，三者均高于全球平均水平；发病率较低的地区为中美洲、西非和北非。食管癌死亡率较高的地区是东亚、东非和南非，死亡率分别为10.7/10万、7/10

万和6.4/10万；死亡率最低的地区是中美洲，为0.89/10万（图3-1-5）。

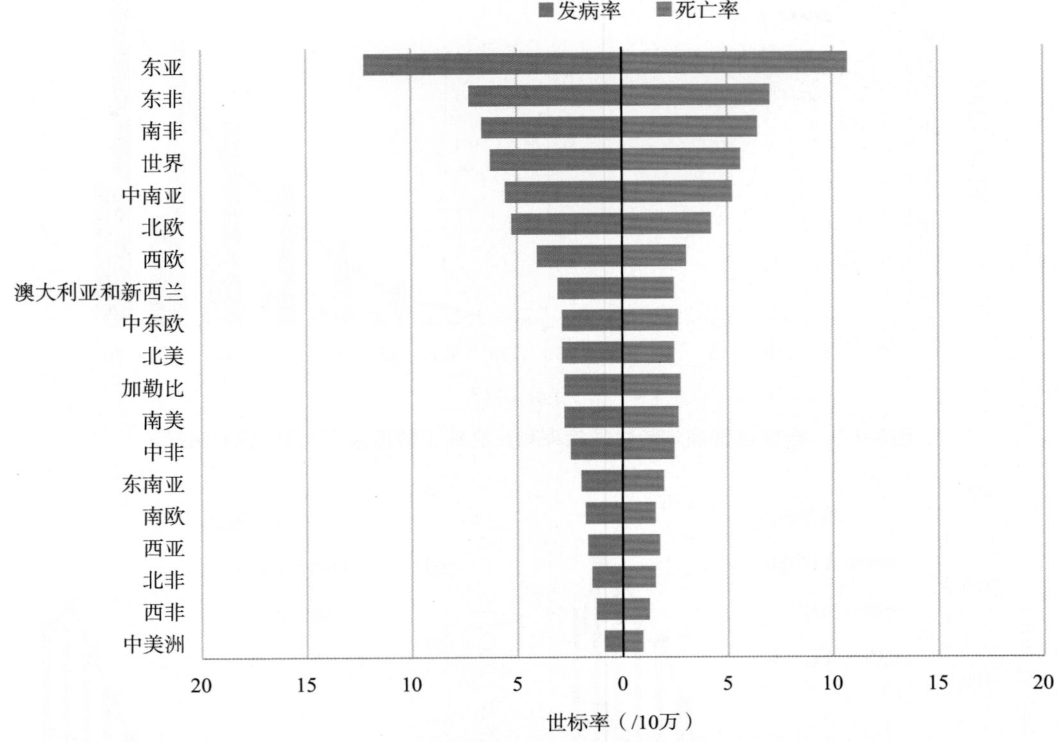

图3-1-5 全球不同地区的食管癌发病率和死亡率（数据来源：*GLOBACAN*）

我国食管癌发病率和死亡率也存在明显的地区差异（表3-1-3～表3-1-5）。农村地区明显高于城市地区。根据《中国肿瘤登记年报》数据估算，2015年城市地区食管癌新发病例9.74万，发病率为12.63/10万，中标率为7.59/10万，世标率为7.70/10万；农村地区新发病例为14.83万例，发病率为24.57/10万，中标率为15.95/10万，世标率为16.12/10万。农村地区食管癌发病率、中标率和世标率均高于城市地区，分别为城市地区的1.95倍、2.10倍和2.09倍（表3-1-3）。2015年城市地区食管癌死亡病例7.70万，

表3-1-3 2015年我国食管癌发病情况

地区	性别	发病数（万）	发病率（/10万）	中标率（/10万）	世标率（/10万）	累积率0～47岁（%）	位次
城市	男性	7.52	19.11	12.03	12.22	1.55	5
	女性	2.22	5.87	3.25	3.26	0.39	13
	合计	9.74	12.63	7.59	7.70	0.97	7
农村	男性	10.17	32.76	22.53	22.86	2.93	4
	女性	4.65	15.88	9.54	9.57	1.19	7
	合计	14.83	24.57	15.95	16.12	2.06	4

死亡率为9.99/10万，中标率为5.87/10万，世标率为5.90/10万；农村地区死亡病例为11.10万例，死亡率为18.39/10万，中标率为11.67/10万，世标率为11.67/10万。农村地区食管癌死亡率、中标率和世标率均高于城市地区，分别为城市地区的1.84倍、1.99倍和1.98倍（表3-1-4，表3-1-5）。

表3-1-4 2015年我国食管癌死亡情况

地区	性别	死亡数（万）	死亡率（/10万）	中标率（/10万）	世标率（/10万）	累积率0～47岁（%）	位次
城市	男性	5.95	15.13	9.44	9.52	1.15	5
	女性	1.75	4.64	2.42	2.41	0.26	8
	合计	7.70	9.99	5.87	5.90	0.70	5
农村	男性	7.74	24.93	17.01	17.08	2.07	4
	女性	3.36	11.46	6.56	6.50	0.74	4
	合计	11.10	18.39	11.67	11.67	1.40	4

表3-1-5 2016年中国食管癌发病和死亡情况

地区	发病率（/10万）	死亡率（/10万）
城市	8.2	6.2
农村	15.0	11.0
合计	11.5	8.5

注：总体年龄标准化率。

此外，我国食管癌有明显的高发地区分布特点，主要分布于太行山系、秦岭山系及淮河水系的广大地区，其次还有广东、福建沿海地区。从区域上看，食管癌中标发病率和死亡率均以中部地区最高，其次是西部地区，东部地区最低；华东地区食管癌的发病率和死亡率最高，其次是华中地区和西南地区，华南地区的食管癌的发病率和死亡率最低，其次是东北地区和华北地区（图3-1-6）。

三、病理类型分布

不同类型的食管癌同样存在人群和地区分布的差异。Arnold等根据*Cancer Incidence in Five Continents Vol. XI*，（简称CI5 XI和*GLOBALCAN 2018*的数据估算了全球食管癌的病理类型分布（图3-1-7），2018年全球新发食管鳞癌482 000例，占所有新发食管癌的84%，新发腺癌86 000例，占15%。北欧、北美和大洋洲以腺癌为主，其余地区均以鳞癌为主。男性的发病率明显高于女性，腺癌男性发病人数是女性的3.6倍，而鳞癌的男性发病人数是女性的2.2倍。

从腺癌的分布看（图3-1-8），大多数腺癌病例发生在东亚（29 000例，占33.7%），其次是北美（15 000例，占17.5%）和西欧（8000例，占9.6%）。分国家来看，负担最

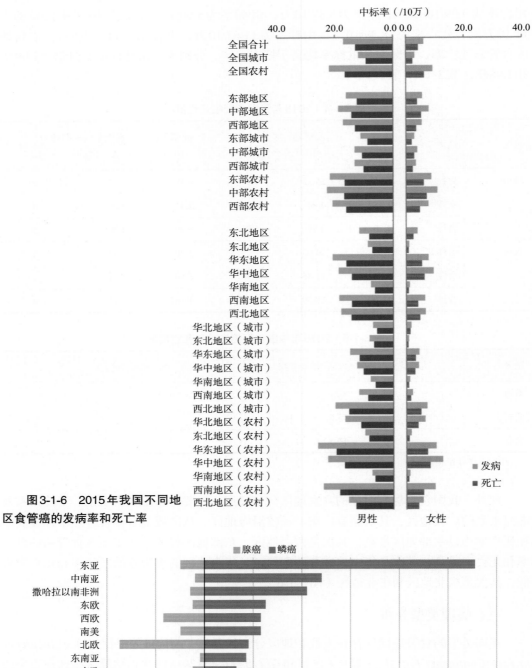

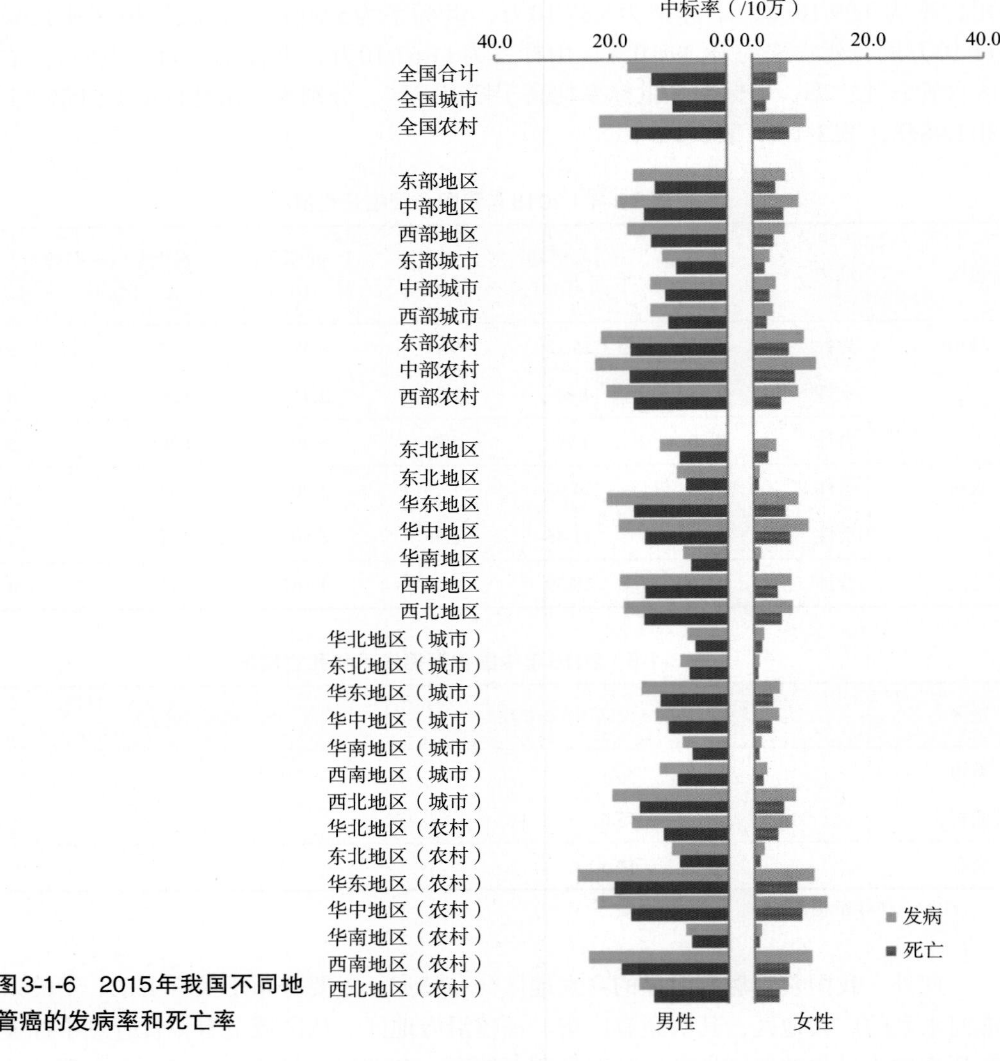

图3-1-6　2015年我国不同地区食管癌的发病率和死亡率

腺癌　鳞癌

东亚
中南亚
撒哈拉以南非洲
东欧
西欧
南美
北欧
东南亚
南欧
大洋洲
西亚
加勒比和中美洲
北美
北非

4　2　0　2　4　6　8　10　12

世标发病率（/10万）

图3-1-7　全球不同地区的食管癌分病理类型发病率（数据来源：*CI5 XI*）

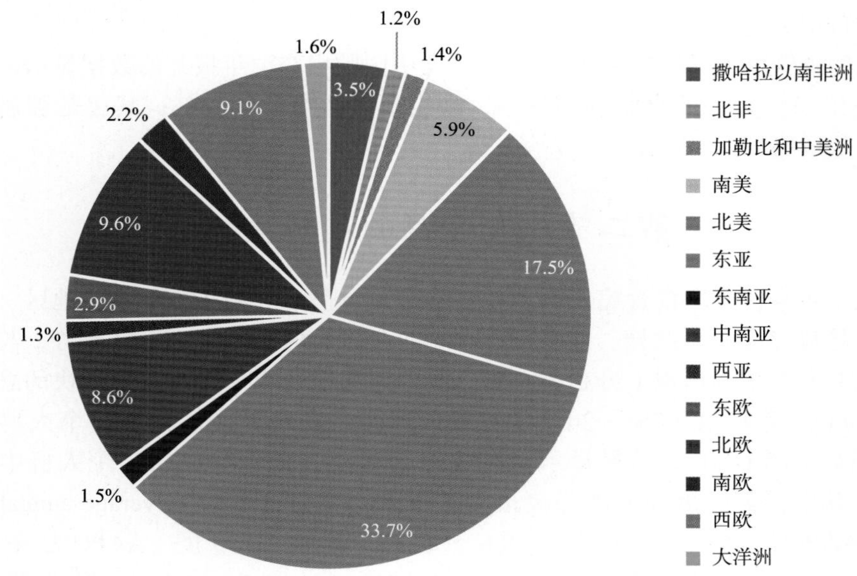

图3-1-8　全球食管腺癌的地区分布（数据来源：*CI5 XI*）

重的是中国（27 000例，占31.%）和美国（13 000例，占15.1%）。

从鳞癌的分布看（图3-1-9），全球约80%的食管鳞癌发生在亚洲，其中，中国占全球病例的一半以上（277 000例，57.5%）。在其余地区中，撒哈拉以南非洲（22 000例，

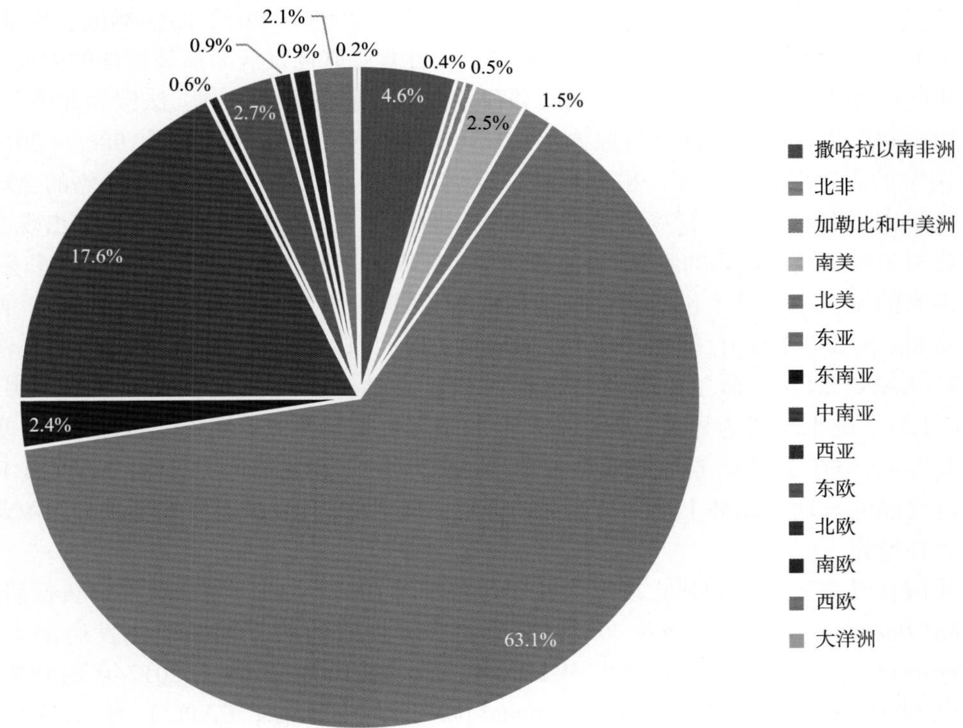

图3-1-9　全球食管鳞癌的地区分布（数据来源：*CI5 XI*）

4.6%）的负担最重。

我国的食管癌以鳞癌为主要病理类型。《中国肿瘤登记年报》的数据显示，在2015年有明确组织学类型的食管癌病例中，鳞癌最多，约占86.30%；其次是腺癌，约占11.07%；腺鳞癌约占1.08%。

第二节 食管癌的趋势变化

近几十年来，全球食管癌发病和死亡水平总体呈下降趋势，但不同地区、不同病理类型的趋势存在明显差异。许多西方国家的食管鳞癌发病率呈下降趋势，与此相反食管腺癌的发病率则出现上升趋势，在一些国家和地区成为增长速度最快的恶性肿瘤之一。Rumgay等利用1975～2012年的五大洲肿瘤发病数据估算了28个人群的食管癌发病趋势（图3-2-1），结果显示，2003～2012年，食管鳞癌在14个人群中发生显著下降，其中，美国黑种人的降幅最大，年平均百分比变化（average annual percent change，AAPC）为−7.6（95% CI：−9.6～5.6），其次为印度［AAPC为−6.2（95% CI：−9.4～5.8）］和土耳其［AAPC为−5.1（95% CI：−7.7～2.3）］。男性鳞癌的发病率在立陶宛［AAPC为2.5（95% CI：0.8～4.2）］和日本［AAPC为2.4（95% CI：1.8～3.0）］显著升高。女性鳞癌发病率显著降低的人群包括美国黑种人、印度人、中国人、加拿大人和英格兰人，而发病率显著升高的包括捷克、日本和西班牙。食管腺癌在8个人群的男性中显著增加，其中增加最多的为德国［AAPC为7.9（95% CI：5.2～10.6），2003～2012年］，日本［AAPC为6.4（95% CI：1.7～11.2），2001～2010年］和捷克［AAPC为4.3（95% CI：2.3～6.3），2003～2012年］。挪威、加拿大、荷兰、英国和澳大利亚的发病率有小幅增加。女性食管腺癌发病率显著增加的人群除与男性相同的加拿大、捷克、德国、英国和荷兰以外，还包括奥地利、法国和北爱尔兰。而在中国和斯洛伐克，女性食管腺癌出现显著下降。而Huang等分析了1980～2017年48个国家的癌症登记数据库，根据年龄、性别和组织学亚型，研究了食管癌的全球负担、风险因素和趋势。食管癌的最高发病率出现在东亚。腺癌的最高发病率出现在荷兰、英国和爱尔兰。较高的腺癌/鳞癌发病率与较高的肥胖症和高胆固醇的流行率有关。一些国家的发病率上升（包括食管腺癌和鳞癌），其中捷克（女性：AAPC 4.66）、西班牙（女性：AAPC 3.41）、挪威（男性：AAPC 3.10）、日本（女性：AAPC 2.18）、泰国（男性：AAPC 2.17）、荷兰（男性：AAPC 2.11；女性：AAPC 1.88）和加拿大（男性：AAPC 1.51）的上升最为显著。死亡率上升的国家包括泰国（男性：AAPC 5.24）、奥地利（女性：AAPC 3.67）、拉脱维亚（男性：AAPC 2.33）和葡萄牙（男性：AAPC 1.12）。尽管食管癌的发病率总体上呈下降趋势，但在一些食管腺癌/鳞癌发病率高的国家却出现了上升趋势。

我国食管癌发病率和死亡率近十几年也呈下降趋势。《2017年全球疾病负担研究》（*Global Burden of Disease Study 2017*）报道的中国食管癌的年龄标准化发病率（age-standardized incidence rate，ASIR）从1990年的19.38/10万下降到2017年的12.23/10万，年估计百分比变化（estimated annual percentage change，EAPC）为−2.53（95% CI：−2.16～−2.90），但食管癌的病例数从164 473增加到234 624。在研究期间，女性

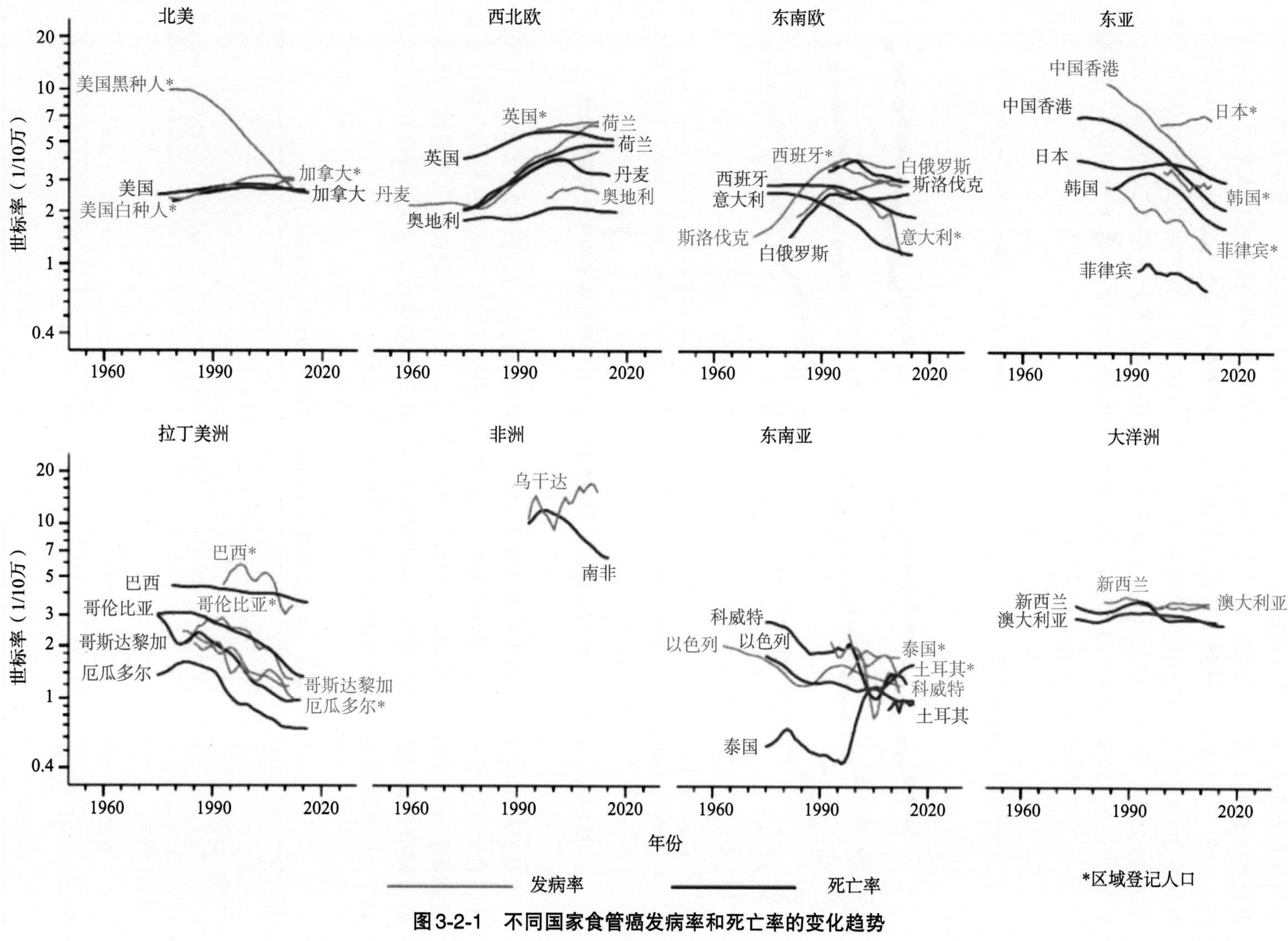

图3-2-1　不同国家食管癌发病率和死亡率的变化趋势

食管癌的年龄标准化率始终低于男性，而且有下降的趋势，女性比男性更明显。男性最常见的风险因素是吸烟和饮酒，而女性最常见的风险因素是饮食中水果含量低和体重指数（BMI）高。据预测，在未来25年内，食管癌的新病例和死亡人数将增加约1.5倍。2000 ～ 2015年中国22个肿瘤登记地区食管癌发病率变化情况显示，全国食管癌发病率由2000年的19.81/10万下降至2015年的16.21/10万，其中男性由25.12/10万下降至23.19/10万，女性由14.31/10万下降至9.23/10万；食管癌死亡率由2000年的16.09/10万下降至2015年的13.05/10万，其中，男性由20.65/10万下降至18.66/10万，女性由11.36/10万下降至7.44/10万（图3-2-2）。

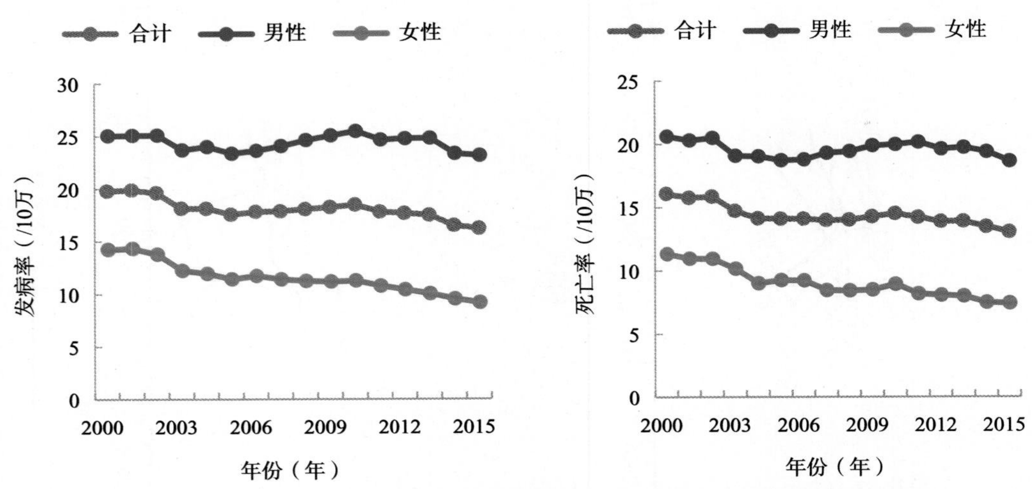

图3-2-2 2000 ～ 2015年中国22个肿瘤登记地区食管癌发病率和死亡率变化曲线

从世标率的年度平均变化百分比（APC%）来看（表3-2-1，表3-2-2），2000 ～ 2015年，食管癌发病率和死亡率均以每年4.2%和4.6%的速度持续下降。从性别分析，男女发病率和死亡率的年度平均变化均具有统计学意义，且女性下降幅度大于男性。从地区看，城市和农村的发病率和死亡率的年度平均变化均具有统计学意义，城市和农村的发病率下降幅度接近，但农村的死亡率下降幅度大于城市。

表3-2-1 中国食管癌发病和死亡趋势（2000 ～ 2015年）

分类	指标	合计（%）			城市（%）			农村		
		合计	男	女	合计	男	女	合计	男	女
发病	粗率	−1.4*	−0.6	−3.0*	−0.3	0.5	−1.9*	−0.6	−0.2	−1.2*
	标化率	−4.2*	−3.9*	−5.8*	−3.2*	−2.1*	−4.7*	−3.3*	−3.0*	−4.0*
死亡	粗率	−1.4*	−0.7*	−2.8*	0.1	0.9*	−1.6*	−1.1*	−0.7*	−1.5*
	标化率	−4.6*	−4.0*	−6.3*	−2.8*	−1.8*	−4.2*	−3.9*	−3.5*	−4.4*

*年度平均变化百分比（APC%）有统计学意义。

表3-2-2　2000～2016年中国不同性别的食管癌发病率趋势

分类	性别	年度百分比变化趋势（APC，95% CI）			年平均百分比变化（AAPC，95% CI）		
		2000～2004年	2004～2009年	2009～2016年	2000～2016年	2007～2016年	2012～2016年
发病	男性	−5.3 （−7.9～−2.5）	−1.8 （−4.6～1.0）	−4.5 （−5.7～−3.4）	−3.9 （−4.9～−2.8）	−3.9 （−4.9～−3.0）	−4.5 （−5.7～−3.4）
	女性	−7.9 （−11.4～−4.2）	−4.2 （−6.8～−1.5）	−7.5 （−9.4～−5.5）	−6.4 （−7.7～−5.0）	−6.4 （−7.8～−5.0）	−7.5 （−9.4～−5.5）
死亡	男性	−6.2 （−9.0～−3.4）	−2.4 （−5.2～0.6）	−4.0 （−5.2～−2.8）	−4.1 （−5.2～−3.0）	−3.7 （−4.7～−2.7）	−4.0 （−5.2～−2.8）
	女性		−6.3 （−6.6～−5.9）		−6.3 （−6.6～−5.9）	−6.3 （−6.6～−5.9）	−6.3 （−6.6～−5.9）

虽然我国食管癌整体的发病率呈现下降趋势，但不同地区人群食管癌发病率的时间变化趋势在方向和变化强度上存在较大差别。大部分历史上的高发地区的发病率呈明显下降趋势，且下降幅度较大。而非高发地区食管癌发病率下降幅度相对较小，还有部分非高发地区则呈上升趋势。

食管癌的预后较差，根据美国癌症协会（American Cancer Society）基于SEER数据库的统计，2006～2012年美国食管癌的5年生存率为20.5%。图3-2-3展示的是*GLOBALCAN 2020*中提供的部分发达国家的5年生存率，生存率最高的是澳大利亚，为23.2%，最低为丹麦，生存率为14.6%。

在我国，Zeng等分析了17个肿瘤登记点的数据，结果显示2012～2015年我国食管癌的5年生存率为30.3%，我国食管癌生存率高于发达国家水平，主要是食管癌的病理类型不同。食管癌的预后与其病变程度有关，流行病学调查数据显示，超过90%的食管癌患者确诊时已进展至中晚期，生存率不到10%，而对于早期食管癌及癌前病变，进

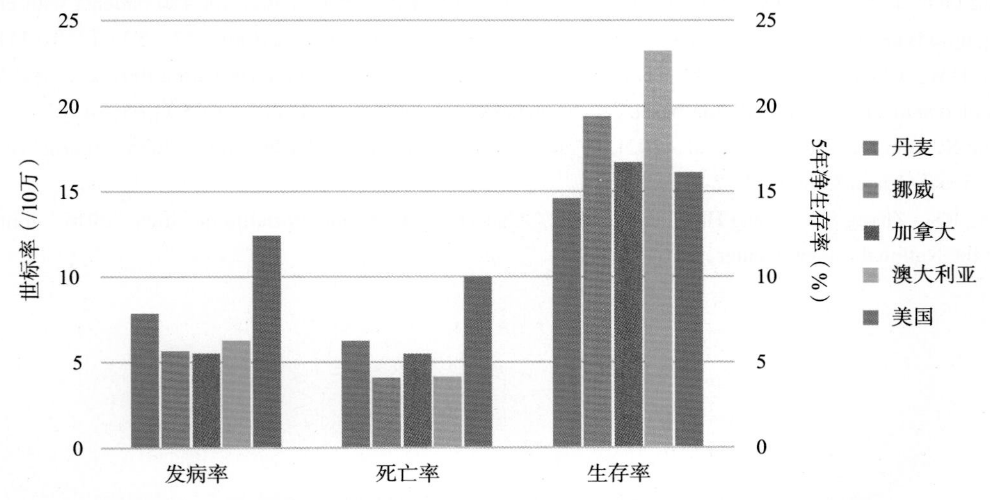

图3-2-3　部分发达国家的食管癌生存率（数据来源：*GLOBALCAN 2020*）

行经内镜下微创治疗效果良好，患者5年生存率可达85%。因此，筛查和早诊早治是提高食管癌生存率的有效途径。

参 考 文 献

陈茹，郑荣寿，张思维，等，2019. 2015年中国食管癌发病和死亡情况分析. 中华预防医学杂志，53（11）：1094-1097.

赫捷，2019. 2018中国肿瘤登记年报. 北京：人民卫生出版社.

周家琛，郑荣寿，张思维，等，2020. 2000—2015年中国肿瘤登记地区食管癌发病及年龄变化趋势. 中华肿瘤防治杂志，27（18）：1437-1442.

Abnet CC，Arnold M，Wei WQ，2018. Epidemiology of esophageal squamous cell carcinoma. Gastroenterology，154（2）：360-373.

Arnold M，Abnet CC，Neale RE，et al，2020. Global Burden of 5 Major Types of Gastrointestinal Cancer. Gastroenterology，159（1）：335-349，e15.

Arnold M，Ferlay J，van Berge Henegouwen MI，et al，2020. Global burden of oesophageal and gastric cancer by histology and subsite in 2018. Gut，69（9）：1564-1571.

Coleman HG，Xie SH，Lagergren J，2018. The epidemiology of esophageal adenocarcinoma. Gastroenterology，154（2）：390-405.

Huang J，Koulaouzidis A，Marlicz W，et al，2021. Global burden，risk factors，and trends of esophageal cancer：an analysis of cancer registries from 48 countries. Cancers（Basel），13（1）：141.

Jemal A，Ward EM，Johnson CJ，et al，2017. Annual report to the nation on the status of cancer，1975-2014，featuring survival. J Natl Cancer Inst，109（9）：djx030.

Li SB，Chen H，Man JY，et al，2021. Changing trends in the disease burden of esophageal cancer in China from 1990 to 2017 and its predicted level in 25 years. Cancer Med，10（5）：1889-1899.

Rumgay H，Arnold M，Laversanne M，et al，2021. International Trends in Esophageal Squamous Cell Carcinoma and Adenocarcinoma Incidence. Am J Gastroenterol，116（5）：1072-1076.

Sung H，Ferlay J，Siegel RL，et al，2021. Global cancer statistics 2020：globocan estimates of incidence and mortality worldwide for 36 cancers in 185 countries. CA Cancer J Clin，71（3）：209-249.

Wang GQ，Jiao GG，Chang FB，et al，2004. Long-term results of operation for 420 patients with early squamous cell esophageal carcinoma discovered by screening. Ann Thorac Surg，77（5）：1740-1744.

Zeng HM，Chen WQ，Zheng RS，et al，2018. Changing cancer survival in China during 2003-15：a pooled analysis of 17 population-based cancer registries. Lancet Glob Health，6（5）：e555-e567.

Zhang S，Sun K，Zheng R，et al，2021. Cancer incidence and mortality in China，2015. Journal of the National Cancer Center，1：2-11.

Zheng RS，Zhang SW，Zeng HM，et al，2022. Cancer incidence and mortality in China，2016. Journal of the National Cancer Center，2（1）：1-9.

第二篇

食管癌的精准诊断

第4章

食管的解剖学

食管（esophagus），亦称食道，是人体一前后扁平的肌性空腔器官。它既是消化道的重要起始部分，也是消化道中最为狭窄的一部分。然而食管虽是消化系统中小小的一部分，但其并无消化功能，它的主要功能是通过自身肌性组织的收缩将食团输送至胃内，如有外伤、异物、化学性腐蚀或肿瘤等情况损伤了其结构，就会出现吞咽困难等症状。

在中国，成年人的食管总长度为25～30cm，其最外上端的入口平第6颈椎并且与咽相连，始于环咽肌下缘，在后纵隔内沿着脊柱前方下降，穿过位于膈肌中部并稍偏左平第10胸椎平面的食管裂孔到腹腔与胃的贲门相连，后者约位于第11胸椎平面。食管长度、管腔直径主要与整个胸腔纵径长度、肋骨长度、身高等有关，此外，还考虑与年龄、性别、个体及体位等有关。食管上括约肌（upper esophageal sphincter，UES）主要由三个极小的肌肉组成，分别是甲咽肌、环咽肌、近端食管环形肌。食管下括约肌（lower esophageal sphincter，LES）位于食管胃结合部，长仅1～3cm，是一种特异性增厚的环形肌。上下括约肌可共同控制食管管腔的闭合。食管腔的直径为2cm左右，无病变的食管未进食时管腔狭窄扁平，上部明显比下部扁平，向下管腔逐渐增大，行至膈肌以上的部分是最粗大的。在未进食的情况下，管腔处于闭合状态而使前后壁相贴，其内只有少量无色的稀薄黏液。

食管周围组织众多，其位于人体前后中心位，是消化道中位置最为固定的部分，但当人们进食吞咽时，食管入口处与末端胃贲门以上的位置可见1～4cm的活动距离。

第一节　食管的分段、解剖层次及蠕动波

一、食管的分段

食管自上而下可分为颈、胸、腹3段（详细介绍见后文）。

食管有两个特别重要的形态特征，其常是食管疾病定位的重要标志。第一个重要的特征是3处重要的生理性狭窄：第1处位于食管起始部，约平第6颈椎平面，距门齿15cm左右，此处是幼童进食最易卡住的位置；第2处则恰好位于食管与左主支气管并行的位置，约平第4、5胸椎平面，距门齿25cm左右；第3处则位于食管穿过膈肌上的食管裂孔处，约平第10胸椎平面，距门齿约有40cm。异物滞留、憩室、炎症、瘢痕狭窄及食管癌最好发于以上的各狭窄部位。

四川省肿瘤医院头颈外科联合胸外科行“全喉全食管切除术”术后标本见图4-1-1。标本上端前侧为喉部，包括甲状软骨、环状软骨等结构，喉部后侧为颈段食管，向下依次为胸段食管及腹段食管。食管下段可见肿大的病灶（箭头）

第二个重要的特征是通常在侧位的胸部平片上才能观察到的3个生理压迹：第1处是主动脉弓压迹，大概位于食管左缘与主动脉弓毗邻处，是一弧形压迹；第2处则是左主支气管压迹，是位于食管左前缘与左主支气管毗邻部浅而长的压迹；第3处是食管前壁被左心房向后向上压迫所逐渐形成的压迹。

此外，食管壁中有两种小型腺体，分别为食管腺和贲门腺。食管腺是一种小型的复泡管状腺，其分泌细胞是典型的黏液腺细胞，在食管上段和下段的前壁较多见，但绝大多数腺体位于食管上段，其数目不会超过300个。贲门腺腺体则在固有膜内，深度比食管腺浅，是分支的小管状腺。食管腺癌（esophageal adenocarcinoma）就是由食管腺腺体癌变而来的。

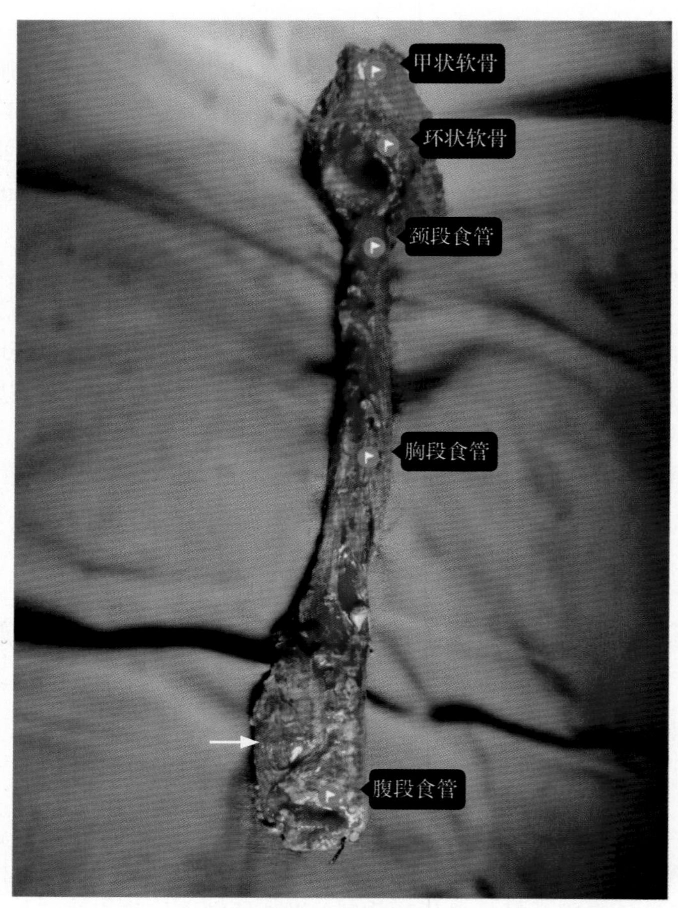

图4-1-1　食管的形态

二、食管的解剖层次

食管管壁仅有4mm左右厚，其结构由管腔中心从内向外可分为4层，依次为黏膜层、黏膜下层、肌层和外膜层（纤维层）。与消化道的其他器官不同，食管壁外在发育过程中没有形成浆膜层（腹段食管除外），这使得晚期的食管恶性肿瘤容易突破外膜层而侵犯到邻近的组织和器官，使之不具有手术指征而难以进行手术治疗。同时，食管壁缺乏浆膜层也是食管术后吻合口瘘发生的重要解剖因素之一。

（一）黏膜层

食管黏膜层又可分为上皮层、固有层及黏膜肌层。

正常黏膜层呈稍苍白的淡红色，食管下端则呈灰白色，表面湿润光滑。黏膜表面的被覆上皮是未角化的复层鳞状上皮，由20～25层细胞组成，年龄及黏膜张力不同时，厚度也会相应发生变化，此结构发生癌变即是食管鳞癌。黏膜层中的上皮向上与咽部的鳞状上皮相移行，分界不清；向下与胃黏膜的单层柱状细胞有明显分界表现，两种细胞形态不同，且颜色差异较明显，因此两者交界处极不规则，可见色泽潮红且有细微绒毛样外观的单层柱状上皮与食管下段灰白色的上皮形成明显对比。食管胃结合部下方可见胃食管阀瓣，即食管胃结合部下方、贲门上部近胃底侧的一个半环形功能性阀瓣，其本质是肌性黏膜皱襞。如上所述，鳞状上皮、柱状上皮的移行处的位置可见较大的变异。食管黏膜下层较疏松而使得食管黏膜层比较松动，在未进食时黏膜层形成纵行的皱襞突向管腔，它与胃小弯的黏膜皱襞相接，与食管内黏液等共同作用而利于食物下滑。进食引起一系列生理反应使食管舒张扩大，则皱襞变为平坦。

固有层是一层致密的结缔组织，其内有一些散在的淋巴结。固有层浅层有突向上皮的基底面的多血管乳头。

黏膜肌层在固有层与黏膜下层之间形成的纤维组织，包括稀疏网状的弹性纤维和薄层纵行交错排列紧密的平滑肌纤维两部分。

（二）黏膜下层

食管黏膜下层组织是黏膜层与肌层之间的一个移动层，是一层厚而疏松的结缔组织。食管黏膜下层内含有较多的血管、神经和淋巴管等，并通过导管将黏液分泌到食管腔内的黏液腺。

（三）肌层

食管肌层一般厚约2mm，由内环肌与外纵肌两部分组成，两者之间由弹性纤维相互连接。肌层种类因位置不同而有差异，其上、中、下三部分分别是横纹肌、横纹肌与平滑肌移行区、平滑肌。另可有淋巴管穿行于食管肌层内。

（四）外膜层

食管的外膜层除腹段为浆膜组织外，其余各段的外膜层均由疏松的纤维结缔组织构成，使食管既与周围的组织器官相连，又可进行收缩、膨胀等运动。此层内包含小血管、小淋巴管及支配食管的神经纤维。

三、食管的蠕动波

影像学检查中可见食管的蠕动波，下面详细介绍食管的4种蠕动波。

（一）第一蠕动波

第一蠕动波，又可称为原发性蠕动波。它是一种食管传导性蠕动或收缩。它一般是吞咽食物引起神经反射支配食管肌层收缩引起，并且是推进食物的主要动力。食物一旦顺利通过食管入口，食管上括约肌就会在神经支配下收缩而关闭入口，食管上段随之开始持续出现环形收缩，并逐步向食管胃端推进，使食物顺利快速向下通过食管下括约肌，随后食管下括约肌开始持续收缩而防止食物反流。第一蠕动波的传播速度从上段到下段逐渐减慢。食管的部位，食物的大小、状态与黏度，还有食物运动阻力都是影响食管蠕动波幅度、速度及时间的因素。

（二）第二蠕动波

第二蠕动波，又可称为继发性蠕动波，是一类由食物直接引发帮助食物入胃的生理性收缩。当食管内有残留的食物或出现胃内容物反流入食管时，食管上括约肌会强力关闭，并且沿食管向下移行来产生此蠕动波。当第一蠕动波不能推送食管内咽下的食物时，第二蠕动波就可来完成此项工作。出现第二蠕动波时并不伴有口和咽部的任何运动，而是食管体部发生形态与第一蠕动波一样的收缩，将食管内残留及反流物推进胃内，这是其与第一蠕动波的主要区别，这也是机体的自我保护机制之一。

（三）第三收缩波

第三收缩波常在食管中、下段出现。食管壁不规则、局限性收缩产生第三收缩波，持续时间只有几秒，然后迅速恢复常态，这也是食管壁对食物刺激的反应，但其常在特定人群中出现，如老年人和贲门失弛缓症患者的食管运动中常见此种收缩波。

（四）病理性蠕动

当食管没有吞咽活动时，局部组织产生节段性收缩，但此收缩与平常蠕动波不同，不会产生向食管下端推进性的节律收缩，因此称病理性蠕动，此影像学表现是诊断食管动力性疾病的重要依据。此种收缩常由特定组织产生，一般认为是食管壁外层纵行肌收缩的结果。其好发部位为食管下段，可能与食管下段肌肉组织是横纹肌有关。其出现时可使食管长度变短，缩短长度常为食管全长的10%。

第二节　颈段食管

颈段食管长度为4～5cm，范围是从环状软骨下缘或者食管入口到胸骨柄上缘，其下界即胸骨柄上缘，距离门齿约18cm。颈段食管位于人体中线稍偏左侧，故颈段食管手术操作多选择左侧入路。

一、颈段食管的毗邻

颈段食管前方与气管膜部及甲状腺叶（前外侧）相毗邻，左、右喉返神经从气管食管沟内通过；后方与颈椎相邻，两者之间有椎前筋膜与颈交感干；颈段食管的左右两侧有颈动脉鞘和甲状腺侧叶，颈动脉鞘内则有迷走神经、颈总动脉、颈外动脉、颈内动脉和颈内静脉（图4-2-1）。

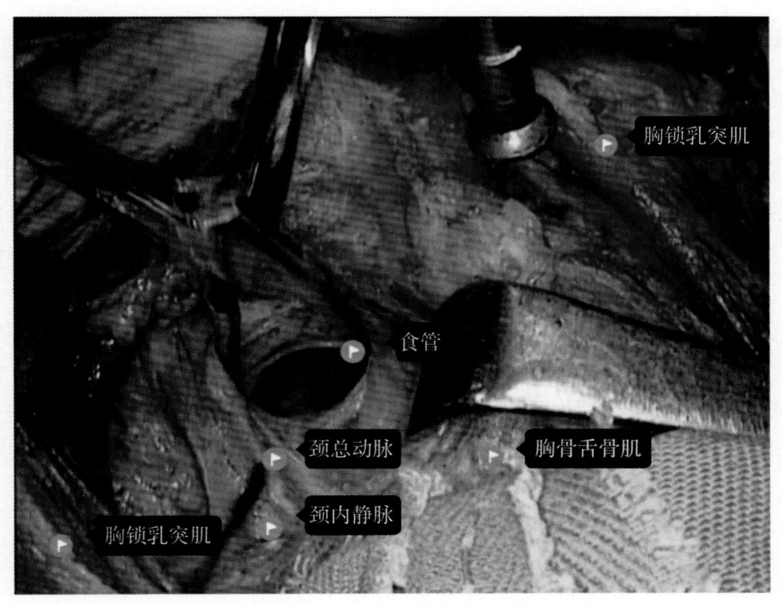

图4-2-1　颈段食管的毗邻

图为四川省肿瘤医院行“食管癌根治术颈部淋巴结清扫”术中图，图片下方为头侧。拉钩牵拉开左侧胸锁乳突肌及左侧胸骨舌骨肌后，沿左侧颈动脉鞘与气管之间的间隙向深部钝性分离，即可见到食管

二、颈段食管的动脉血供与静脉回流

食管的血管分布是其一重要特征，其与手术治疗与介入治疗预后极其相关。食管的血管在黏膜下形成一个广泛且密集的网络，重叠分布极少，其动脉血供和静脉回流均呈节段性。

颈段食管血供极其复杂丰富，其最主要的来源为甲状腺动脉的食管支，即甲状腺下动脉，其次为锁骨下动脉和甲状颈干等。其中右侧甲状腺动脉升支的气管食管支与喉返神经伴行，以供应颈部的气管及食管。此外，颈段食管可能的动脉来源有肋颈干、颈升动脉、胸廓内动脉、颈总动脉、椎动脉等。颈段食管的回流静脉有甲状腺下静脉、椎静脉、甲状腺下极静脉丛、颈深静脉和气管周围静脉丛。

三、颈段食管的神经支配

交感神经和迷走神经均可支配食管。但两者功能不同，食管的颈胸交感神经控制食管蠕动、血管收缩和食管括约肌收缩等方面。食管左喉返神经和迷走神经分支共同支配食管颈段与胸上段。

颈段食管的迷走神经是左、右喉返神经发出的分支，其与甲状腺下动脉伴行到达食管。左迷走神经在主动脉弓下缘发出左侧喉返神经，右迷走神经在右锁骨下动脉下缘发出右喉返神经，双侧喉返神经沿气管食管沟上行，在环甲关节后方入喉。左侧行程较长，右侧行进路线较表浅。肿瘤侵犯或手术操作损伤左/右喉返神经后，均会引起声音嘶哑、饮水呛咳、呼吸困难等症状。

四、颈段食管的淋巴回流

食管肌层的淋巴管较少，但是黏膜层、黏膜下层和外膜层内的淋巴管网丰富，相互交通密切，故而容易引起食管癌转移。其中黏膜层的毛细淋巴管网细密交错，并且主要位于黏膜固有层内；黏膜下层的淋巴管主要呈纵行密布。食管的淋巴引流有自己的特点，即双向引流，其上2/3部分的淋巴向头侧引流，下1/3部分向腹侧引流。虽然外膜层内也主要是与黏膜下层相似的纵行分布的淋巴管，但不如黏膜下层淋巴管排列有规律。

颈段食管的淋巴液主要注入气管旁淋巴结和颈内静脉淋巴结（又称颈深淋巴结），后者又常分为颈深上淋巴结与颈深下淋巴结两群。颈深上淋巴结向颈深下淋巴结注入后，后者的集合淋巴管形成颈干。左、右两侧颈干分别注入胸导管和右淋巴导管。颈段食管的淋巴液除了可直接注入颈深淋巴结外，还可以经过颈部的气管旁淋巴结和咽后淋巴结后再注入颈深淋巴结。

第三节　胸段食管

胸段食管位于上纵隔后部和后纵隔的气管与脊柱之间，长度最长，为18～20cm。胸段食管自胸骨上切迹起始，向下行至横膈上的食管裂孔，其还可分为胸上段、胸中段、胸下段。胸上段下界距门齿约24cm，范围为胸骨柄上缘平面到气管杈平面；胸中段下界距门齿约32cm，范围是气管杈到食管胃结合部全长近侧1/2段；胸下段下界距门齿约40cm，范围是气管杈到食管胃结合部全长远侧1/2段。

一、胸段食管的毗邻

胸上段食管前方毗邻的器官有气管与气管杈，神经有左、右喉返神经和食管前丛，血管有主动脉弓及右肺动脉，后方毗邻脊柱；胸中下段前方毗邻的有左主支气管、迷走神经、心包、左心房等；后方毗邻的有胸主动脉、胸导管、右肋间动脉、奇静脉、副半奇静脉、半奇静脉及食管后丛；胸上段左侧毗邻的结构有主动脉弓、胸主动脉、左颈总动脉、左锁骨下动脉、胸导管上段、左纵隔胸膜等；胸中下段左侧毗邻的结构有胸主动脉、左纵隔胸膜等。胸段食管右侧毗邻的主要是右纵隔胸膜及奇静脉弓等（图4-3-1，图4-3-2）。

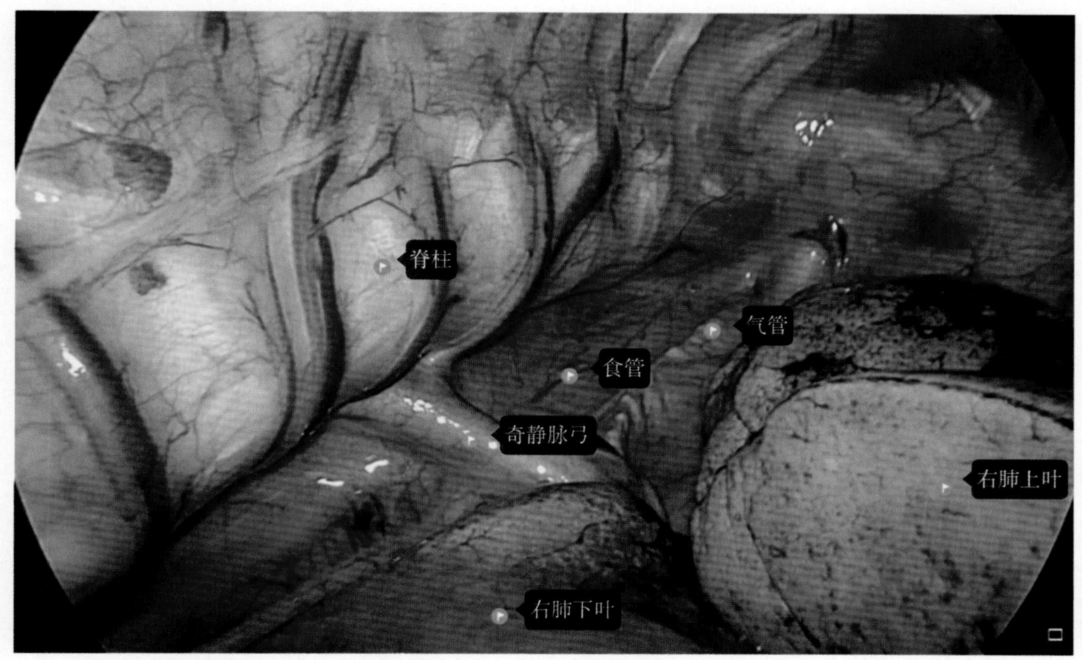

图4-3-1　胸上段食管的毗邻

图为四川省肿瘤医院胸外科“胸腹腔镜下三切口食管癌根治术”术中视频画面，食管由画面右上进入胸腔，沿脊柱前方向左下走行进入腹腔。食管前侧可见气管及气管杈，右侧可见奇静脉弓横跨

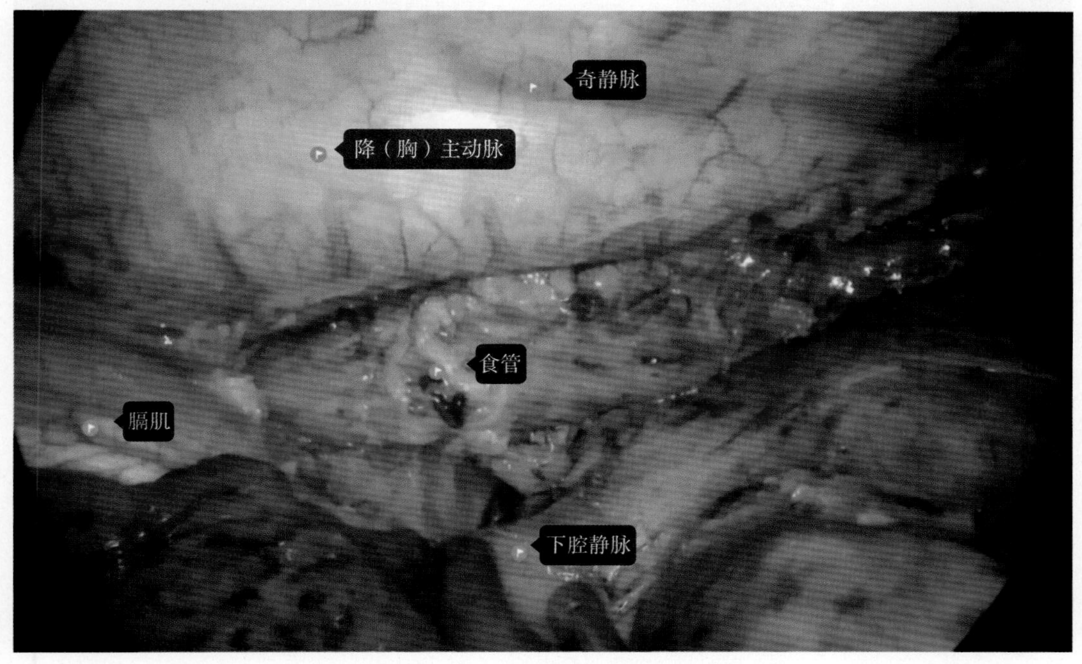

图4-3-2　胸下段食管的毗邻

图为四川省肿瘤医院胸外科“胸腹腔镜下三切口食管癌根治术”术中视频画面。充分游离食管后，背侧为降主动脉，前侧为下腔静脉。食管经食管裂孔突入腹腔

二、胸段食管的动脉血供与静脉回流

胸上段食管的动脉来源也较多，主要来自支气管动脉。其他还有主动脉弓、胸主动脉、胸廓内动脉、肋间动脉、锁骨下动脉等。胸下段食管的动脉则主要来自于胸主动脉发出的食管动脉，也称“食管固有动脉”。其他的血供来源有胃左动脉、左膈下动脉、锁骨下动脉、肝总动脉等。胸段食管静脉向两侧流入半奇静脉或奇静脉，在奇静脉弓水平以上的食管静脉向左侧流入半奇静脉，然后汇入左颈内静脉，胸段食管静脉向右侧流入奇静脉，经右肺根上方汇入上腔静脉；胸下段食管的静脉向下经胃左静脉、胃右静脉流入肝脏门静脉系统。

三、胸段食管的神经支配

胸上段食管的迷走神经主要来自喉返神经和迷走神经下行至上纵隔时发出的分支，而胸中下段则直接来自迷走神经形成的食管前丛、后丛。迷走神经在发出喉返神经后继续沿食管两侧下行，发出食管支后沿食管前后壁下行分布至食管表面。迷走神经在气管杈与食管裂孔之间形成食管前丛、后丛。同时，食管丛也接受来自胸交感干的分支，食管丛在穿过食管裂孔前将汇成迷走神经前干、后干，迷走神经前干、后干均含有左、右迷走神经纤维，但前干以左迷走神经纤维为主，后干以右迷走神经纤维为主（图4-3-3，图4-3-4）。

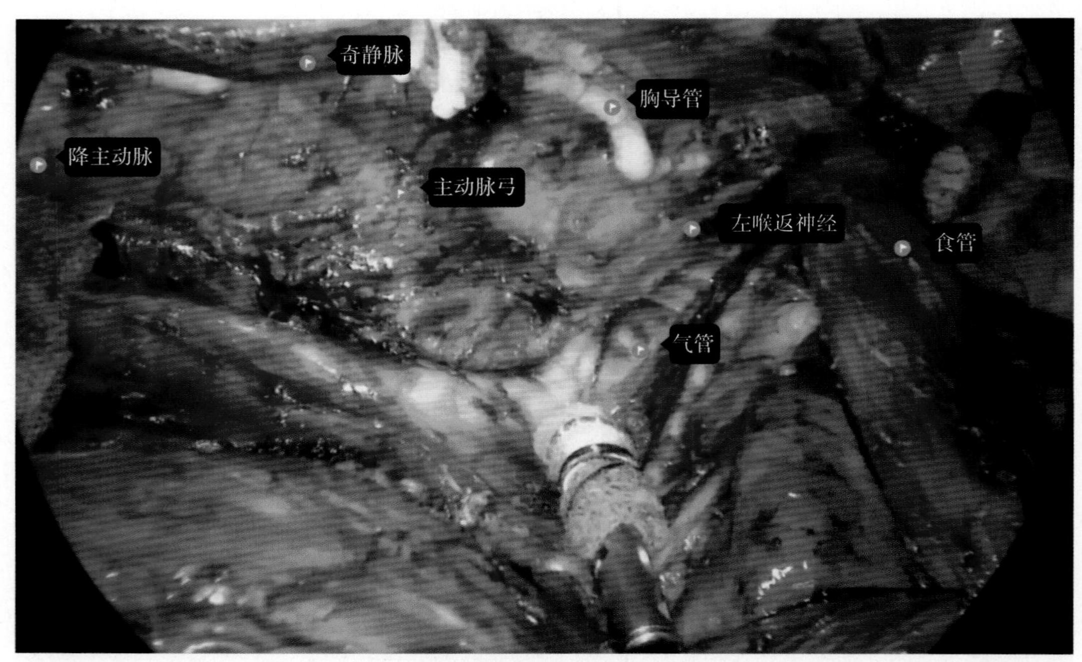

图4-3-3　左喉返神经区域

图为四川省肿瘤医院胸外科“胸腹腔镜下三切口食管癌根治术”术中“清扫左喉返神经旁淋巴结”的视频画面。游离食管后，将食管牵离操作区域，压迫气管软骨后，显露左侧喉返神经，喉返神经周围可见多枚肿大淋巴结

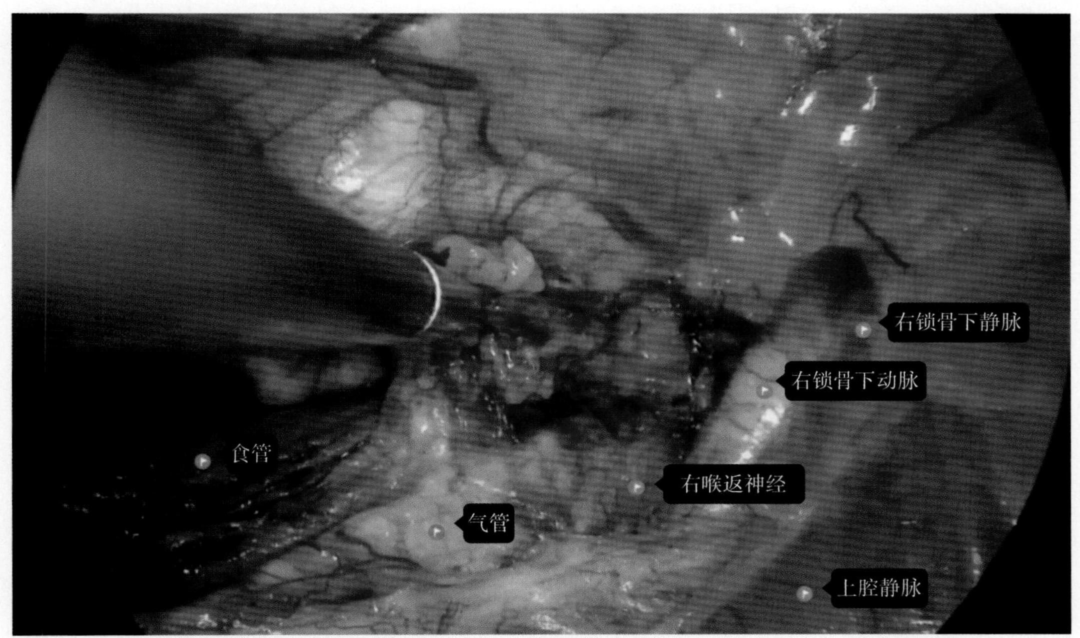

图4-3-4　右喉返神经区域

图为四川省肿瘤医院胸外科“胸腹腔镜下三切口食管癌根治术”术中“清扫右喉返神经旁淋巴结”的视频画面。抓持钳提起右喉返神经旁淋巴结，可见多条神经分支及血管走行

四、胸段食管的淋巴回流

胸段食管的淋巴引流可分为4个区。

（一）弓上区

弓上区是指从胸骨上切迹到主动脉弓的食管段，此区域的左右两侧分别有两组淋巴集合管，即前、外侧淋巴集合管与后、外侧淋巴集合管。前、外侧淋巴集合管在食管纤维膜内上行至食管入口处注入食管两侧各一个的淋巴小结内；在食管两侧有很多后、外侧淋巴集合管的分支，其行于脊柱前方的食管后间隙内，注入位于颈升动脉与甲状腺下动脉夹角处的左右各一个的淋巴结。最后上述淋巴结都注入颈深淋巴结。

（二）弓后区

弓后区是指主动脉弓后偏右至气管杈处的一部分食管。其淋巴引流入位于气管与食管之间的左右各2或3个的气管旁淋巴结。

（三）肺门区

肺门区是指行至右侧肺门后方的食管。此区的淋巴管从食管壁穿出后，左侧引流入位于食管与降主动脉之间的气管支气管淋巴结；右侧则引流入右侧韧带两层之间的淋巴结。

（四）食管下区

食管下区是指肺门下缘至食管裂孔的小段食管。此区淋巴管大多数下行，经膈的食管裂孔引流入腹腔淋巴结。

总之，以气管杈水平或气管隆突为界，其上方的食管淋巴上行，经食管旁淋巴结、气管旁淋巴结的上组，最后至甲状腺下动脉部位的淋巴结；其下方的食管的淋巴液下行引流入主动脉旁淋巴结或腹腔淋巴结（图4-3-5）。

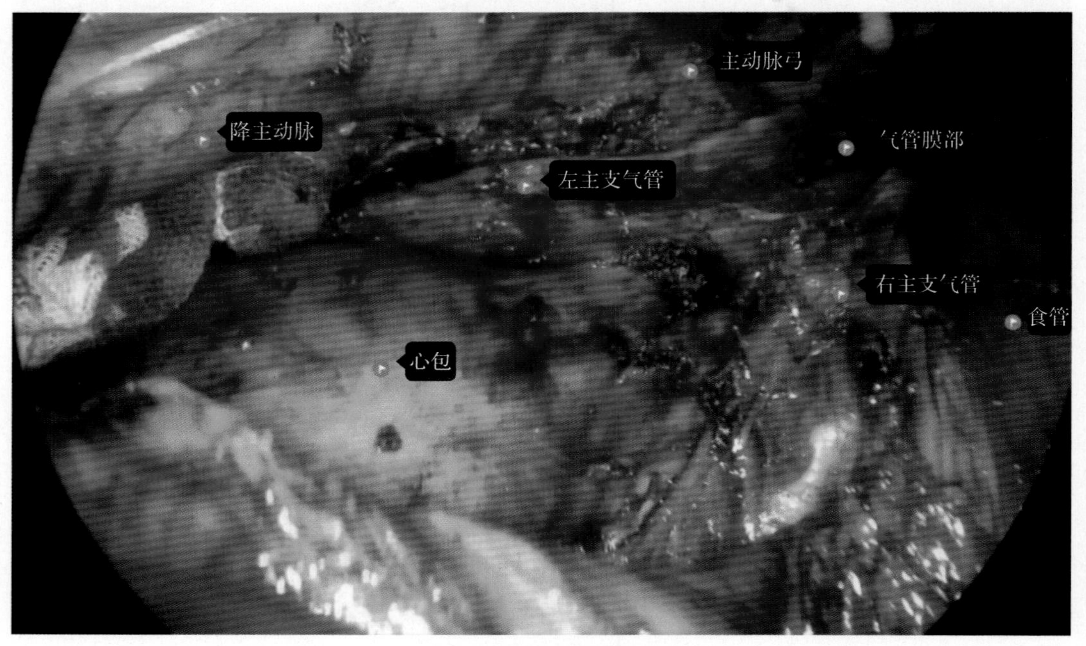

图4-3-5　隆突下淋巴结区域

图为四川省肿瘤医院胸外科“胸腹腔镜下三切口食管癌根治术”术中“清扫气管隆突下淋巴结”后的视频画面

第四节　腹段食管

腹段食管是指从膈肌上食管裂孔斜行至胃贲门（第11胸椎或第12胸椎水平）之间的食管。其位于肝左叶之后，周围有坚韧的纤维组织固定。腹段食管的长度最短且个体差异很大，成人腹段食管长1～3cm。腹段食管左缘与胃底之间可见明显分界，即贲门切迹，而右缘与胃小弯之间并无明显界线。

一、腹段食管毗邻

食管入腹后周围的毗邻器官明显减少，此段食管前方的器官组织有肝左叶及迷走神经的前干；后方则是腹主动脉及迷走神经后干；右侧毗邻器官组织是下腔静脉；左侧则是略微向上膨出的胃底（图4-4-1）。

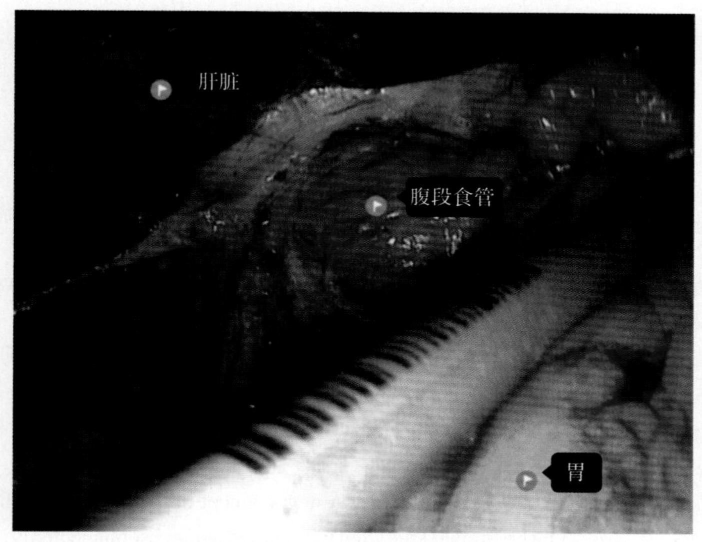

图4-4-1　腹段食管的毗邻

图为四川省肿瘤医院胸外科“胸腹腔镜下三切口食管癌根治术”术中“腹腔部分”的视频画面。游离胃网膜及胃小弯侧血管后，打开食管裂孔，可见腹段食管突入腹腔

二、腹段食管的动脉血供与静脉回流

腹段食管的供血动脉主要是左膈下动脉和胃左动脉，但血供相对较少。此外，还有一些分支血管如副肝左动脉、腹腔动脉分支、脾动脉、左肾上腺动脉、胸主动脉食管支、肝总动脉、肝固有动脉、肝左动脉。黏膜下的腹段食管的静脉也是食管静脉丛的组成部分，主要是在胃小弯处静脉食管支与胃左静脉汇合，然后回流至肝门静脉系统。

三、腹段食管的神经支配

腹段食管的支配神经主要为迷走神经和交感神经，其中迷走神经是迷走神经前干、后干的分支；交感神经则主要是内脏大神经经腹腔神经丛的分支与食管丛交感神经的下行纤维。

四、腹段食管的淋巴回流

腹段食管淋巴管穿出食管壁后注入胃上淋巴结、胃贲门淋巴结及腹腔淋巴结。

其中胃贲门部周围的贲门淋巴结根据位置可分为3组：①贲门旁淋巴结，又称贲门左淋巴结，是指位于贲门左侧的贲门切迹附近的1～2个淋巴结；②贲门前淋巴结，是指位于贲门前方的1～4个淋巴结；③贲门后淋巴结，一般是指位于贲门后的一个淋巴结。贲门淋巴结的淋巴集合管主要至胃上淋巴结、胃胰淋巴结或直接回流入腹腔淋巴结。

参 考 文 献

涂丽莉，徐胜春，刘业海，等，2006. 食管上括约肌的应用解剖及临床意义. 安徽医科大学学报，41（5）：508-510.

王海杰，戴正寿，李大伟，等，2004. 食管胃粘膜线的解剖和胃镜观察. 中国临床解剖学杂志，22（3）：274-276.

张珂，薛金伟，黄峻岭，等，2018. 人食管下括约肌收缩和舒张调节机制的研究进展. 中华胸部外科电子杂志，5（4）：239-242.

赵晓晓，赵景润，谢佳平，2017. 胃食管阀瓣的解剖、影像与临床应用. 影像研究与医学应用，1（17）：152-153.

Bleys RLAW，Weijs TJ，2017. Surgical anatomy of esophagus. Minimally Invasive Surgery for Upper Abdominal Cancer，11-20.

Cuesta MA，Weijs TJ，Bleys RLAW，et al，2015. A new concept of the anatomy of the thoracic oesophagus：the meso-oesophagus. Observational study during thoracoscopic esophagectomy. Surg Endosc，29（9）：2576-2582.

Ferhatoglu MF，Kvlcm T，2017. Anatomy of esophagus. Esophageal Abnormalities. IntechOpen.

Goyal RK，Sivarao DV，1999. Functional anatomy and physiology of swallowing and esophageal motility. In：Catell OD，Richter JE，eds. The Esophagus，3rd ed. Philadelphia：Lippincott Williams & Wilkins，24-26.

Kuge K，Murakami G，Mizobuchi S，et al，2003. Submucosal territory of the direct lymphatic drainage system to the thoracic duct in the human esophagus. J Thorac Cardiovasc Surg，125（6）：1343-1349.

Kuo B，Urma D，2006. Esophagus-anatomy and development. GI Motility Online，2006.

Liebermann-Meffert DM，Luescher U，Neff U，et al，1987. Esophagectomy without thoracotomy：is there a risk of intramediastinal bleeding? A study on blood supply of the esophagus. Ann Surg，206（2）：184-192.

Murakami G，Sato I，Shimada K，et al，1994. Direct lymphatic drainage from the esophagus into the thoracic duct. Surg Radiol Anat，16（4）：399-407.

Rice TW，Bronner MP，2011. The esophageal wall. Thorac Surg Clin，21（2）：299-305.

Tachimori Y，2017. Pattern of lymph node metastases of squamous cell esophageal cancer based on the anatomical lymphatic drainage system：efficacy of lymph node dissection according to tumor location. J Thorac Dis，9（Suppl 8）：S724-S730.

Wang YC，Zhu LY，Xia WL，et al，2018. Anatomy of lymphatic drainage of the esophagus and lymph node metastasis of thoracic esophageal cancer. Cancer manag Res，10：6295-6303.

第5章

食管癌的临床表现和分期

不同发展时期（分期）的食管癌会有不同的临床表现。早期临床表现多不明显，通常表现为吞咽干硬食物时的不适感，包括哽噎感，胸骨后烧灼样、针刺样或牵拉摩擦样疼痛，食物通过缓慢并有停滞感或异物感，症状时轻时重，进展缓慢。食管癌发展为中晚期，其典型症状是进行性吞咽困难，开始表现为进食干硬食物困难，继而就是半流食，最后甚至水和唾液也不能吞咽，严重者出现呕吐，内容物似黏液样痰。肿瘤发展为晚期，患者通常表现为全身症状，如消瘦、脱水、乏力、体重明显减轻、贫血等。因此，准确把握患者的临床表现有助于食管癌的早诊早治。食管癌TNM分期是指根据患者食管癌肿块的侵犯程度及是否有淋巴结转移，以及是否有远处转移进行分期，包括临床分期、病理分期等，且不断更新中。准确把握食管癌的TNM分期可以指导临床医师制订治疗方案及根据患者食管癌的分期判断患者的预后。

第一节　食管癌的临床表现

一、食管癌常见的临床表现

（一）吞咽困难/进食障碍

食管是一个内壁光滑的管状空腔，除了大口吞咽未被充分咀嚼的食物时，正常情况下进食时食管收缩产生蠕动波推动食团顺利通过食管进入胃中，不会有哽噎的感觉。但是食管癌时，患者的食管内壁出现异常占位，并且食管壁被癌细胞侵袭变硬而扩张受限，食管腔隙就会变小，食团就会受到不同程度的阻挡，进而出现吞咽困难甚至进食障碍。

食管癌早期时食管内壁的肿块比较小，甚至肉眼不可见，需要借助病理筛查才能发现，因此早期食管癌并不会造成明显的管腔狭窄。在此期间进食特别硬的食物时会有轻微异物感，或者只在进食后出现轻微胸骨后疼痛，疼痛性质可为针刺样或烧灼样，并不会有明显的吞咽困难症状。但是如果病情未被发现并进行干预而出现进展，肿块开始逐渐增大，食管管腔就会随之越来越狭窄，继而出现逐渐明显的进食后梗阻症状。起初是进食干硬的食物如饼干会有咽下困难，然后是米饭和面条等偏软的食物，到最后水都不能咽下。这种症状就是食管癌最典型的临床表现，即进行性加重的吞咽困难。

吞咽困难按照程度分级，可大致分为正常、轻度、中度、重度4个程度等级，详见表5-1-1。

表5-1-1　吞咽困难程度分级

分级	表现
重度（不能经口进食）	
1级	完成吞咽动作有困难或不能进行吞咽动作，不适合做吞咽训练
2级	大量误吸，吞咽较困难或不能自然吞咽，适合做吞咽基础训练
3级	如能做好准备，可减少误吸，可以进行进食训练
中度（经口及辅助营养）	
4级	作为兴趣进食可以，但营养摄取仍需非口途径
5级	仅有1～2顿的营养摄取可以经口
6级	3顿的营养摄取均可经口，但需补充适量辅助营养
轻度（可经口营养）	
7级	如为能完全吞咽的食物，3顿均可经口摄取
8级	除少数难以被吞咽的食物，3顿均可经口摄取
9级	可吞咽普通食物，但需给予指导
正常	
10级	进食，吞咽能力正常

（二）疼痛

疼痛是许多肿瘤患者都会出现的临床表现，食管癌也不例外，但它也有自己的特点，主要表现为以下3种情况。

1. *剑突下与胸骨后疼痛*　疼痛部位位于食管前方，但疼痛部位并不是病变部位，这与支配的神经有关。当食管癌患者的食管管腔内黏膜层被浸润破坏时，食团通过食管病变部位时会引起针刺样、烧灼样又或者牵拉样疼痛。初始阶段疼痛比较轻微，但当患者咽下干硬、刺激性或烫热的食物时，疼痛比较明显。随着病情进展甚至出现食管壁穿孔时，疼痛明显加剧。

2. *持续性的胸、背痛*　食管周围组织器官众多，特别是胸段食管。食管肿瘤细胞向食管壁外浸润时，就会侵犯周围的重要组织结构，如气管、主动脉、脊柱、心包等。若肿瘤细胞已经侵犯了右侧脊柱，就会出现明显的后背疼痛且呈持续性。此外还需要注意一种由特殊原因引起的疼痛，即纵隔内产生炎症反应引起的剧烈疼痛。一种原因是食管穿孔时内容物流出而引起的纵隔炎症，而穿孔的原因多是放射治疗引起的放射性食管炎；另外一种特殊原因是肿瘤生长过度及进食困难引起营养不良共同导致食管壁出现局部坏死，此时在炎症刺激和细菌感染的双重影响下，纵隔内就会出现明显的肿胀、充气、炎症渗出等，并表现为剧烈的持续性疼痛，甚至影响呼吸。

3. *远处转移疼痛*　当晚期食管癌突破基底膜并通过邻近血管及淋巴循环向远处转移时，转移部位也会出现明显疼痛，甚至个别患者会以远处转移部位明显疼痛为首发症状。常见远处转移有骨转移、肝转移、脑转移等。肿瘤细胞随正常血流迅速到达骨髓后，通过与破骨细胞、骨基质细胞及其相关小分子细胞直接相互协同作用，可充分破坏骨组织，释放出骨组织中贮存的多种生长因子，促使该肿瘤细胞不断分化增生成熟而形成转移病灶。这时患者就会有明显的转移骨的疼痛症状。发生肝转移与脑转移时，患者也会出现不同类型的疼痛表现，但是可能不会像骨转移那样具有明显特征，如肝转移会表现为右季肋区疼痛，而脑转移可能伴发颅内高压、恶心、呕吐和精神行为异常等症状。

（三）声音改变

根据第4章介绍可知，双侧喉返神经均会沿气管食管沟上行，而喉返神经主要支配声带的运动。那么当食管癌压迫或者发生转移侵犯到喉返神经时，患者会有不同程度的声音改变，其中最常见的就是因喉返神经损伤致声带外展、内收受限而出现的声音嘶哑。

（四）消化道出血

食管癌肿瘤组织快速生长过程中需消耗大量的营养物质，然而食管癌患者会有进食困难的情况，因此患者所摄取的营养不能满足其生长需要。那么处于顶端的肿瘤组织就极易出现坏死溃烂，而会出现“火山口”样特殊形态，并且出现不同程度的渗血表现。当肿瘤只侵犯细小血管时，出血量比较少，患者不会有不适表现，但是若侵犯了稍粗的血管，就会引起大量而持续的出血，经过胃酸与肠道内细菌作用后，就会出现“黑便”。若出血量较大且急，血液未充分在胃与肠道内停留，胃酸与细菌不能与之作用，就不会出现“黑便”，而出现淡红色的血便；出血量大时，部分患者还会出现呕血症状。若食管癌侵袭主动脉等大的血管，患者就会短时间内大量出血，甚至出现休克的表现，如心悸、烦躁、面色发白、血压下降等，预后极差。

（五）体表异常包块

食管位于气管与脊柱之间，体表不能触及，且食管癌早期肿块较小，于体表一般不能触到包块。中晚期食管癌出现淋巴结转移时，就可在体表摸到或看到受累肿大的淋巴结，而颈部淋巴结浅，且颈部容易发生食管癌转移，所以颈部是最易摸到肿块的位置。转移的淋巴结常无痛性、进行性地增大且质地硬。包块过度生长时，还会出现皮肤溃烂、感染等。

（六）异常消瘦

食管是进食的第一站，食管癌会造成进食困难，营养摄入不足；患者也会因疼痛等原因出现食欲不佳；此外，食管癌发生远处转移时会消耗大量的能量。这些因素均会造成食管癌患者异常消瘦，体重明显下降。

（七）食管反流

食管癌病灶明显增大致食管狭窄，而压力又增加时可使食物发生反流。

二、食管癌不同时期的临床表现

上述症状并不是所有患者均会出现，食管癌进展程度不同，临床表现也不同。

（一）早期症状

进食习惯无异常，只是偶尔吞咽食物感觉有哽噎感；胸骨后或剑突下不适感，大多伴有轻度的咽下疼痛症状；食管内轻微异物感，吞咽动作后不消失。

（二）中晚期症状

1.吞咽困难　进行性吞咽困难是典型的食管癌中晚期临床症状。开始时只是食团通过缓慢或有阻滞感，随着病情进展，食物会被逐渐增大的肿块阻挡，到最后会出现即便是流食，在进食后出现呕吐或者完全不能进食。患者出现阻塞感的位置往往是肿块的部位。

2.胸骨后疼痛　中期食管癌时肿块侵犯至食管壁外，累及周围组织引起疼痛，但因内脏神经定位不准确，故常表现为胸骨后疼痛。疼痛严重说明癌可能侵及或压迫了胸膜、神经。

3.反流　食管癌病灶阻碍食物下行且管腔内因收缩而压力增高时，食物会发生反流，若反流位置较高，患者可出现梗阻性呕吐。

4.便血　食管癌导致食管黏膜溃疡出血时，患者可出现不同程度的便血，但需与胃溃疡、结直肠癌等引起的便血鉴别。

5.声音嘶哑　肿瘤侵及喉返神经时，患者会出现声音嘶哑。

（三）晚期症状

晚期食管癌患者因长期营养不良或放射治疗并发症可出现体重明显减轻、严重脱水及贫血等症状。

第二节　食管癌的分期

一、食管癌手术分期

国际上最常用的食管癌TMN分期标准主要有国际抗癌联盟（Union for International Cancer Control，UICC）与美国癌症联合委员会（American Joint Committee on Cancer，AJCC）联合发布TNM分期标准和日本食管协会（Japan esophageal society，JES）的TNM分期标准。两个分期系统虽然都是由T、N和M三个主要类别组成，但是每个类别的具体分层存在较大差异。

1987年开始，UICC与AJCC联合发布恶性肿瘤TNM分期标准，并不定期更新。目前，我国临床上采用的是2017年UICC和AJCC联合发布的第8版食管及食管胃结合部癌TNM分期，新分期系统将临床分期（cTNM）、病理分期（pTNM）和新辅助治疗后病理分期（ypTNM）区分开来，不再应用同一个分期模式。与cTNM和pTNM分期不同，不同病理类型的食管癌ypTNM分期完全相同。JES也于2017年1月发布了第11版日本食管癌TNM分期，仅仅只有一个分期。由于欧美食管癌绝大多数都是腺癌，而日本食管癌主要以鳞癌为主，所以JES的TNM分期不再考虑肿瘤的病理类型和肿瘤位置。我国食管癌中90%以上都是鳞癌，情况与日本类似，因此JES的TNM分期标准可能对我们更具参考价值。

（一）UICC/AJCC TNM分期

UICC/AJCC TNM分期见表5-2-1、图5-2-1。

表5-2-1　食管和食管胃结合部癌TNM分期标准（UICC/AJCC）

分类	标准
T（原发肿瘤）分期	
Tx	原发肿瘤不能确定
T0	无原发肿瘤证据
Tis	重度不典型增生，定义为恶性细胞未突破基底膜
T1	肿瘤侵犯黏膜固有层、黏膜肌层或黏膜下层
T1a[a]	肿瘤侵犯黏膜固有层或黏膜肌层
T1b[a]	肿瘤侵犯黏膜下层
T2	肿瘤侵犯固有肌层
T3	肿瘤侵犯食管外膜
T4	肿瘤侵犯食管邻近组织器官
T4a[a]	肿瘤侵犯胸膜、心包、奇静脉、膈肌或腹膜
T4b[a]	肿瘤侵犯其他邻近组织，如主动脉、椎体或气管
N（区域淋巴结）分期	
Nx	区域淋巴结转移不能确定
N0	无区域淋巴结转移
N1	1或2枚区域淋巴结转移
N2	3～6枚区域淋巴结转移
N3	≥7枚区域淋巴结转移
M（远处转移）分期	
M0	无远处转移
M1	有远处转移
G（肿瘤分化程度）分级	
腺癌G分级	
Gx	分化程度不能确定
G1	高分化，＞95%的肿瘤组织由分化好的腺体组成
G2	中分化，50%～95%的肿瘤组织显示腺体形成
G3[b]	低分化，肿瘤组织由片状和巢状细胞组成，其中形成腺体结构的细胞成分＜50%
鳞癌G分级	
Gx	分化程度不能确定
G1	高分化，有明显的角化珠结构及较少量的非角化基底样细胞，肿瘤细胞呈片状分布，有丝分裂少

续表

分类	标准
G2	中分化，呈现出各种不同的组织学表现，从角化不全到角化程度很低，再到角化珠基本不可见
G3[c]	低分化，主要是由基底样细胞组成的大小不一的巢状结构，内有大量中心性坏死；由片状或“铺路石”样肿瘤细胞组成的巢状结构，其中偶见少量的角化不全细胞或角化细胞
鳞状细胞癌L（位置）分段[d]	
Lx	肿瘤位置不能确定
上段（U）	颈段食管至奇静脉弓下缘
中段（M）	奇静脉弓下缘至下肺静脉下缘
下段（L）	下肺静脉下缘至胃，包含食管胃结合部

a.亚类别；b.如果对“未分化癌”进一步检查发现腺体成分，则属于G3期腺癌；c.如果对“未分化癌”进一步检查发现鳞状细胞成分或经过进一步分析仍考虑“未分化”，则归为G3期鳞癌；d.位置依据为食管肿瘤的中心所在部位

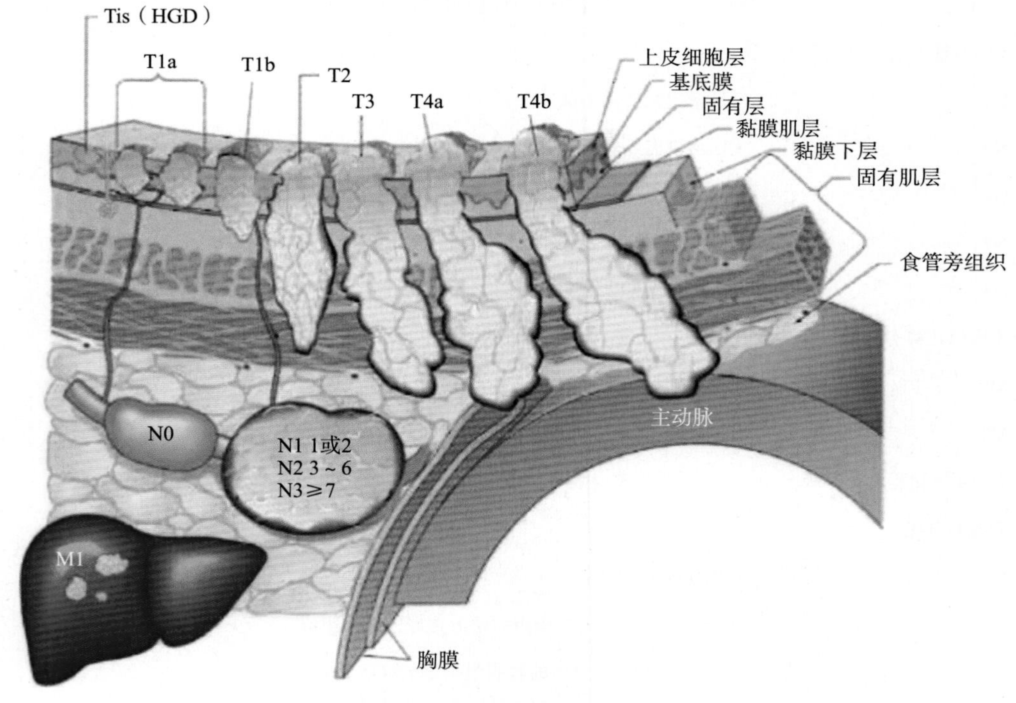

图5-2-1 UICC/AJCC TNM分期

T分期分为Tis：高度不典型增生（HGD）；T1：癌症侵犯黏膜固有层、黏膜肌层或黏膜下层，并被分为T1a（癌症侵犯黏膜固有层或黏膜肌层）和T1b（癌症侵犯黏膜下层）；T2：癌症侵犯固有肌层；T3：癌症侵犯外膜；T4：癌症侵入局部结构并且被分类为T4a，癌症侵入相邻结构，如胸膜、心包膜、奇静脉、膈肌或腹膜，T4b，癌症侵入主要相邻结构，如主动脉、椎体或气管。N分期为N0：无区域淋巴结转移；N1：涉及1或2个区域淋巴结转移；N2：涉及3～6个区域淋巴结转移；N3：涉及7个或以上区域淋巴结转移。M分期为M0：无远处转移；M1：远处转移

食管按照解剖分为颈、胸、腹3段。颈段食管上接下咽，向下至胸骨切迹平面的胸廓入口，距门齿15～20cm；胸上段食管上至胸廓入口平面，下至奇静脉弓下缘，距门齿20～25cm，胸中段食管上至奇静脉弓下缘，下至下肺静脉水平，距门齿25～30cm，胸下段食管及食管胃结合部上至下肺静脉水平，下至食管胃结合部。肿瘤位置对于腺癌分期作用不大，但是肿瘤位置联合肿瘤分级对于食管鳞癌的分期必不可少。食管癌原发灶位置，通常使用肿瘤中心位置到门齿的距离表示，精确测量取决于患者的身高。涉及食管胃结合部的肿瘤，若肿瘤中心在食管胃结合部食管侧或在胃侧2cm之内（Siewert分型Ⅰ型和Ⅱ型），按食管癌分期；肿瘤中心在近端胃2cm之外（Siewert分型Ⅲ型），按胃癌分期。肿瘤中心虽在近端胃2cm之内但未累及食管胃结合部者，按胃癌分期。

1.*病理分期*（pTNM）　过去食管切除术后病理分期是肿瘤分期的唯一标准。如今，病理分期在局部晚期食管癌中的作用有所减弱，因为在局部晚期食管癌患者中，以手术为核心的综合治疗取代了单纯食管切除术。

（1）鳞癌：食管鳞癌中，0期仅限于高度不典型增生。T分期结合肿瘤分化程度（G）、肿瘤位置又将Ⅰ期和Ⅱ期分成了几个亚组（图5-2-2）。

			N0					
			L	U/M	N1	N2	N3	M1
Tis		0						
T1a	G1		ⅠA	ⅠA	ⅡB	ⅢA	ⅣA	ⅣB
	G2~3		ⅠB	ⅠB				
T1b			ⅠB		ⅡB	ⅢA	ⅣA	ⅣB
T2	G1		ⅠB	ⅠB	ⅢA	ⅢB	ⅣA	ⅣB
	G2~3		ⅡA	ⅡA				
T3	G1		ⅡA	ⅡA	ⅢB	ⅢB	ⅣA	ⅣB
	G2~3		ⅡA	ⅡB				
T4a			ⅢB		ⅢB	ⅣA	ⅣA	ⅣB
T4b			ⅣA		ⅣA	ⅣA	ⅣA	ⅣB

图5-2-2　鳞癌病理TNM分期

（2）腺癌：在食管腺癌中，0期即高度不典型增生。T1亚型结合肿瘤分级（G）将Ⅰ期分3个亚组，即ⅠA期、ⅠB期、ⅠC期（图5-2-3）。

2.*新辅助治疗后病理分期*（ypTNM）　UICC/AJCC第8版TNM分期将接受新辅助治疗且有病理活检的患者进行单独分期。此分组不考虑肿瘤组织病理学类型及肿瘤分级（图5-2-4）。

3.*临床分期*（cTNM）　是指在肿瘤组织病理学数据缺失的情况下，基于影像学资料的分期。鳞癌和腺癌的临床分期同样有所区别（图5-2-5，图5-2-6）

		N0	N1	N2	N3	M1
Tis		0				
T1a	G1	ⅠA	ⅡB	ⅢA	ⅣA	ⅣB
	G2	ⅠB				
	G3	ⅠC				
T1b	G1	ⅠB	ⅡB	ⅢA	ⅣA	ⅣB
	G2					
	G3	ⅠC				
T2	G1	ⅠC	ⅢA	ⅢB	ⅣA	ⅣB
	G2					
	G3	ⅡA				
T3		ⅡB	ⅢB	ⅢB	ⅣA	ⅣB
T4a		ⅢB	ⅢB	ⅣA	ⅣA	ⅣB
T4b		ⅣA	ⅣA	ⅣA	ⅣA	ⅣB

图5-2-3 腺癌病理TNM分期

	N0	N1	N2	N3	M1
T0	Ⅰ	ⅢA	ⅢB	ⅣA	ⅣB
Tis	Ⅰ	ⅢA	ⅢB	ⅣA	ⅣB
T1	Ⅰ	ⅢA	ⅢB	ⅣA	ⅣB
T2	Ⅰ	ⅢA	ⅢB	ⅣA	ⅣB
T3	Ⅱ	ⅢB	ⅢB	ⅣA	ⅣB
T4a	ⅢB	ⅣA	ⅣA	ⅣA	ⅣB
T4b	ⅣA	ⅣA	ⅣA	ⅣA	ⅣB

图5-2-4 腺癌及鳞癌新辅助治疗后病理分期（ypTNM）

	N0	N1	N2	N3	M1
Tis	0				
T1	Ⅰ	Ⅰ	Ⅲ	ⅣA	ⅣB
T2	Ⅱ	Ⅱ	Ⅲ	ⅣA	ⅣB
T3	Ⅱ	Ⅲ	Ⅲ	ⅣA	ⅣB
T4a	ⅣA	ⅣA	ⅣA	ⅣA	ⅣB
T4b	ⅣA	ⅣA	ⅣA	ⅣA	ⅣB

图5-2-5 鳞癌临床TNM分期

	N0	N1	N2	N3	M1
Tis	0				
T1	Ⅰ	ⅡA	ⅣA	ⅣA	ⅣB
T2	ⅡB	Ⅲ	ⅣA	ⅣA	ⅣB
T3	Ⅲ	Ⅲ	ⅣA	ⅣA	ⅣB
T4a	Ⅲ	Ⅲ	ⅣA	ⅣA	ⅣB
T4b	ⅣA	ⅣA	ⅣA	ⅣA	ⅣB

图5-2-6　腺癌临床TNM分期

（二）JES食管癌TNM分期

JES食管癌TNM分期标准见表5-2-2。

表5-2-2　JES食管癌TNM分期标准（第11版）

分类	标准
T（原发肿瘤）分期	
Tx	原发肿瘤不能确定
T0	无原发肿瘤证据
T1a	肿瘤侵犯黏膜层
T1a ～ EP	原位癌（Tis）
T1a ～ LPM	肿瘤侵犯浅表黏膜固有层
T1a ～ MM	肿瘤侵犯深部黏膜肌层（MM）
T1b	肿瘤侵犯黏膜下层（SM）
SM1	肿瘤侵犯黏膜下层的浅层1/3
SM2	肿瘤侵犯黏膜下层的中间1/3
SM3	肿瘤侵犯黏膜下层的下层1/3
T2	肿瘤侵犯固有肌层
T3	肿瘤侵犯食管外膜
T4	肿瘤侵犯食管邻近组织器官
T4a	肿瘤侵犯胸膜、心包、膈肌、肺、胸导管、奇静脉、神经
T4b	肿瘤侵犯主动脉（大动脉）、气管、支气管、肺静脉、肺动脉、椎体
N（区域淋巴结）分期	基于淋巴结累及的位置（站数）和肿瘤位置
Nx	区域淋巴结转移不能确定
N0	无区域淋巴结转移
N1	第1站淋巴结转移
N2	第2站淋巴结转移
N3	第3站淋巴结转移
N4	远处淋巴结转移
M（远处转移）分期	

续表

分类	标准
Mx	远处器官转移不能确定
M0	无远处器官转移
M1	有远处器官转移

1. JES中食管的分段和肿瘤位置　JES将食管分为颈段食管（Ce）、胸段食管（Te）和腹段食管（Ae）三部分。颈段食管：上至食管入口，下至胸骨上切迹；胸段食管：上至胸骨上切迹，下至食管裂孔的上缘；胸段食管又可分为上、中、下三部分。胸上段食管（Ut）：上至胸骨上切迹，下至气管杈；胸中段食管（Mt）：将气管杈和食管裂孔上缘之间进行等分后的近端部分；胸下段食管（Lt）：将气管杈和食管裂孔上缘之间进行等分后的远端部分；Ae：从食管裂孔上缘到食管胃结合部（图5-2-7）。JES对肿瘤位置的定义也与UICC/AJCC第8版有所区别，首先根据肿瘤侵袭最深的部位确定位置；如

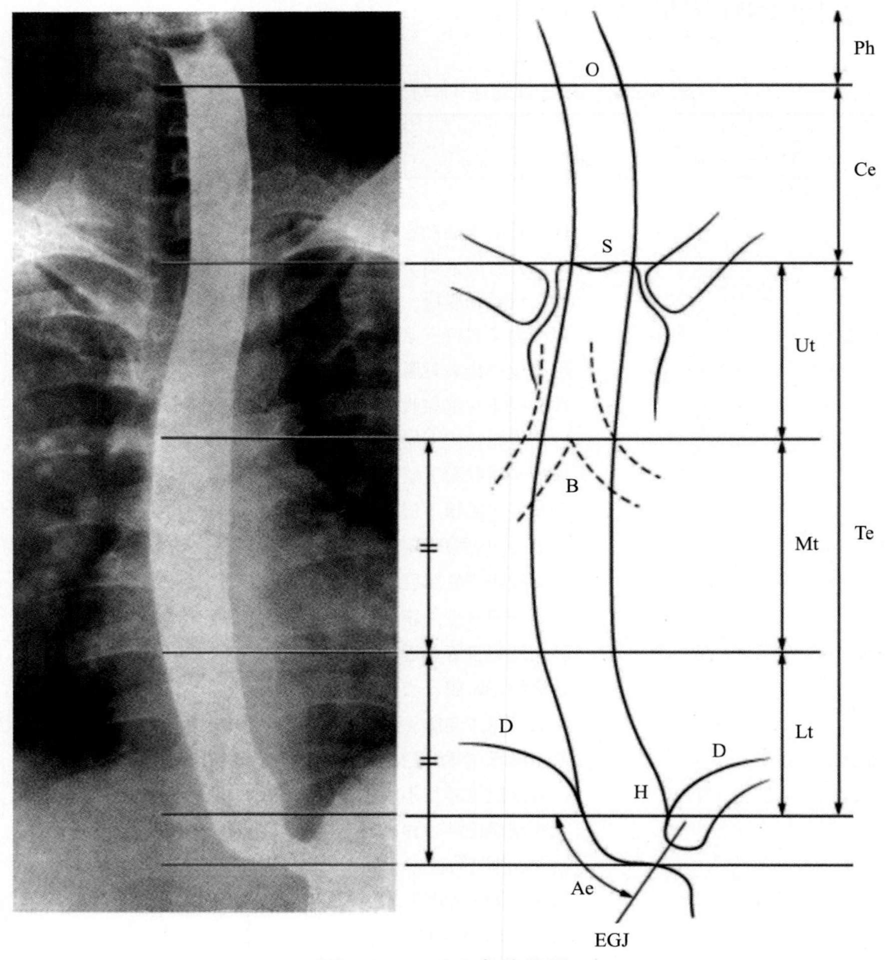

图5-2-7　JES食管分段

Ce. 颈段食管；Te. 胸段食管；Ae. 腹段食管；Ut. 胸上段食管；Mt. 胸中段食管；Lt. 胸下段食管；O. 食管入口；S. 胸骨上切迹；B. 气管杈；D. 膈肌；H：食管裂孔；EGJ. 食管胃结合部

果难以确定肿瘤侵袭最深的部位，则根据肿瘤的中点位置来确定；如果是多发肿瘤，首先以肿瘤侵袭最深的部位来确定肿瘤位置，如果难以确定最深的病变部位，则以最大的病灶部位来确定肿瘤位置。

2. JES中食管癌的区域淋巴结（图5-2-8） JES和UICC/AJCC的TNM分期标准差别最大的就是淋巴结（N）分期。UICC/AJCC对区域淋巴结的定义非常简单，认为所有食管癌的区域淋巴结是没有差别的，仅仅根据转移的淋巴结数量来进行N分期，而且将锁

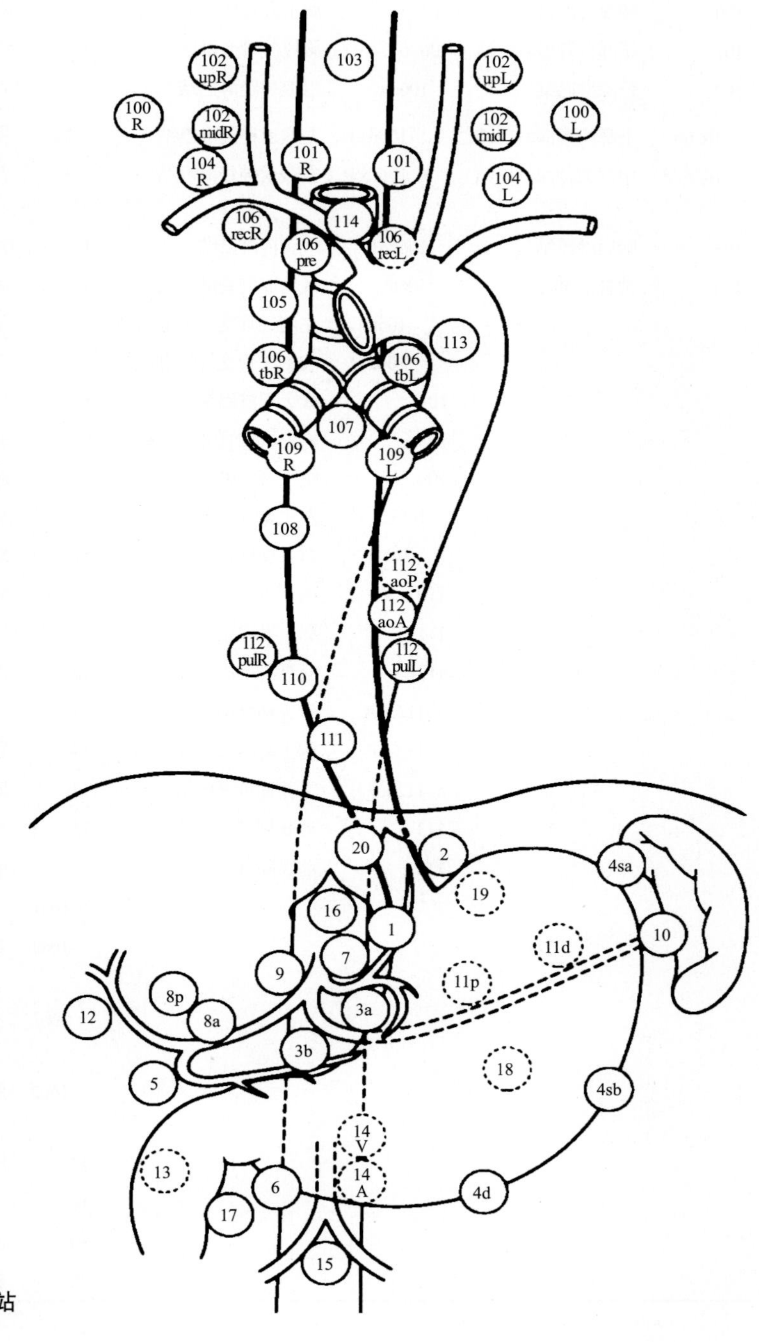

图5-2-8　JES区域淋巴结分站

骨上淋巴结定义为区域外淋巴结，即锁骨上淋巴结转移属于远处转移（M1）。JES则根据肿瘤的位置将区域淋巴结分为4站，而锁骨上淋巴结在颈段和胸段食管癌中属于区域淋巴结（表5-2-3，表5-2-4）。JES还有独有的第4站淋巴结，即所有第1～3站淋巴结之外的淋巴结。

表5-2-3 JES区域淋巴结分站命名

颈部淋巴结		胸部淋巴结		腹部淋巴结	
100	颈浅淋巴结	105	胸上段食管旁淋巴结	1	贲门右淋巴结
101	颈部食管旁淋巴结	106	胸段气管旁淋巴结	2	贲门左淋巴结
102	颈深淋巴结	106rec	喉返神经淋巴结	3	胃小弯淋巴结
102up	上部的颈深淋巴结	106recL	左喉返神经淋巴结	3a	胃左动脉主干淋巴结
102mid	中部的颈深淋巴结	106recR	右喉返神经淋巴结	3b	胃左动脉第二分支到胃右动脉远端的淋巴结
103	咽后淋巴结	106pre	气管前淋巴结	4	胃大弯淋巴结
104	锁骨上淋巴结	106tb	气管支气管淋巴结	5	幽门上淋巴结
		106tbL	左侧气管支气管淋巴结	6	幽门下淋巴结
		106tbR	右侧气管支气管淋巴结	7	胃左动脉淋巴结
		107	隆突下淋巴结	8a	肝总动脉前上淋巴结
		108	胸中段食管旁淋巴结	8p	肝总动脉后淋巴结
		109	主支气管淋巴结	9	腹腔干淋巴结
		109L	左主支气管淋巴结	10	脾门淋巴结
		109R	右主支气管淋巴结	11	脾动脉旁淋巴结
		110	胸下段食管旁淋巴结	11p	脾动脉近端淋巴结
		111	膈上淋巴结	11d	脾动脉远端淋巴结
		112	后纵隔淋巴结	12	肝十二指肠韧带淋巴结
		112aoA	胸主动脉前方淋巴结	13	胰头后淋巴结
		112aoP	胸主动脉后方淋巴结	14a	肠系膜上动脉淋巴结
		112pul	下肺韧带淋巴结	14v	肠系膜上静脉淋巴结
		113	动脉韧带淋巴结	15	结肠中动脉淋巴结
		114	前纵隔淋巴结	16	腹主动脉淋巴结
				16a1	主动脉裂孔淋巴结
				16a2	腹腔干上缘至左肾静脉下缘之间腹主动周围脉淋巴结
				16b1	左肾静脉下缘至肠系膜下动脉上缘之间腹主动脉周围淋巴结
				16b2	肠系膜下动脉上缘至腹主动脉分叉之间腹主动脉周围淋巴结
				17	胰头前淋巴结
				18	胰腺下缘淋巴结
				19	膈下淋巴结
				20	膈肌食管裂孔淋巴结

表5-2-4　JES不同位置肿瘤对应的淋巴结分站

肿瘤位置	第1站（N1）	第2站（N2）	第3站（N3）
颈段	101，106rec	102，104，105	100
胸上段	101，105，106rec	104，106tbL，107，108，109	102mid，106pre，106tbR，110，112aoA，112pul，1，2，3a，7，20
胸中段	106rec，108，1，2，3a	101，104，105，107，109，110，112aoA，112pul，7，9，20	106tbL
胸下段	110，1，2，3a，7，20	101，106rec，107，108，109，112aoA，112pul，9	104，105，106tbL，111，8a，11p
腹段	110，1，2，3a，7，20	111，112aoA，112pul，8a，9，11p，19	106rec，107，108，109，11d

注：第1～3站以外的淋巴结被归为N4。

3. JES食管癌TNM分期　不同于欧美以腺癌为主的食管癌，日本食管癌主要以鳞癌为主，腺癌仅占很小一部分，所以JES食管癌分期只有一个，不区分肿瘤的病理类型和分化程度等。我国情况与日本类似，因此JES的TNM分期可能对我们更具参考价值（表5-2-5）。

表5-2-5　JES食管癌TNM分期（第11版）

浸润深度	转移					
	N0	N1	N2	N3	N4	M1
T0，T1a	0	Ⅱ	Ⅱ	Ⅲ	Ⅳa	Ⅳb
T1b	Ⅰ	Ⅱ	Ⅱ	Ⅲ	Ⅳa	Ⅳb
T2	Ⅱ	Ⅱ	Ⅱ	Ⅲ	Ⅳa	Ⅳb
T3	Ⅱ	Ⅲ	Ⅲ	Ⅲ	Ⅳa	Ⅳb
T4a	Ⅲ	Ⅲ	Ⅲ	Ⅲ	Ⅳa	Ⅳb
T4b	Ⅳa	Ⅳa	Ⅳa	Ⅳa	Ⅳa	Ⅳb

二、食管癌的非手术分期

食管癌UICC/AJCC TNM分期的提出为全球肿瘤学者和广大临床医师提供了更详细、更准确的统一分期标准，便于各种病例资料和研究结果在国内外平台及相同标准上比较、分析、交流。然而UICC/AJCC食管癌分期标准是根据术后病理结果制定的，因此对于行非手术治疗的患者适用性有限，如果套用UICC/AJCC分期标准，可能影响分期的一致性和各研究间的可比性。随着影像学和肿瘤放射治疗设备的飞速发展，CT扫描和钡餐造影广泛应用于食管癌，对食管癌分期和预后判断具有重要的作用。为更准确地判断非手术治疗食管癌患者分期、预后及准确指导临床治疗方案选择，近些年国内提出多种食管癌非手术分期标准。

（一）2004年非手术治疗食管癌分期标准

1. T分期　见表5-2-6

表5-2-6　食管癌非手术分期T分期

T分期	CT病变最大直径（cm）	造影X线片病变长度（cm）	CT显示病变与周围组织器官关系*
T1	≤2.0	≤3.0	三项均阴或一阴二阳或一阳二阴
	≤2.0	3.1～5.0	最多不超过两项阳性
T2a	≤2.0	3.1～5.0	三项均阳性
	2.1～3.0	3.1～7.0	最多不超过两项阳性
T2b	2.1～3.0	3.1～7.0	三项均阳性
	3.1～4.0	5.1～9.0	最多不超过两项阳性
T3a	3.1～4.0	5.1～9.0	三项均阳性
	4.1～5.0	7.1～10.0	最多不超过两项阳性
T3b	4.1～5.0	7.1～10.0	三项均阳性
	5.1～6.0	9.1～10.0	最多不超过两项阳性
T4	5.1～6.0	9.1～10.0	三项均阳性
	＞6.0	＞10.0	三项均阴或一项或两项或三项均阳性

注：当食管病变长度与病变最大直径分级差距较大时，以较高期别为准进行分期。

*支气管受侵、椎前三角消失、主动脉夹角≥90°。

2. N分期　N分期标准根据胸腹部CT和超声检查判断。

N0：无淋巴结转移。

N1：食管床及纵隔区域淋巴结转移。

N2：食管胸上段、胸中段、胸下段癌，锁上淋巴结转移；食管颈段、胸上段癌，贲门胃左区淋巴结转移；任何段食管癌，腹主动脉旁淋巴结转移。

3. 临床分期　对应肿瘤局部T1、T2a、T2b、T3a、T3b、T4期将食管癌临床分期为Ⅰ期、Ⅱa期、Ⅱb期、Ⅲa期、Ⅲb期、Ⅳ期，如果出现N1期时下移半期（如由Ⅱa期归入Ⅱb期），出现N2期时下移一期（如由Ⅱa期归入Ⅲa期），出现远处器官转移者，全部归入Ⅳ期。

（二）2009年非手术治疗食管癌临床分期标准（草案）

1. T分期　见表5-2-7。

表5-2-7　T分期

T分级	病变长度[a]	食管病变最大层面的食管直径[b]	邻近组织或器官受累[c]
T1	＜3cm	＜2cm	无
T2	3～5cm	2～4cm	无
T3	5～7cm	＞4cm	无
T4	＞7cm	＞4cm	有（任何一处）

注：食管病变长度与病变最大直径分级差距较大时，以较高期别为准进行分期。

a. 病变长度以X线钡餐检查结果为准；

b. 以CT所示食管病变最大层面的食管直径为准，对于全周型肿瘤管腔消失，应测阴影最大直径；

c. 邻近组织和器官包括气管、支气管、主动脉包膜和心包。

（1）气管受侵的标准：食管气管间脂肪组织消失；肿瘤突向气管腔内。

（2）主动脉受侵的标准：主动脉夹角法，肿瘤与主动脉接触弧度＜45°为主动脉无受侵；肿瘤与主动脉接触弧度＞90°为主动脉受侵；肿瘤与主动脉接触弧度45°～90°为可疑受侵。三角法，在食管、胸主动脉和椎体之间有一三角形脂肪间隙，若此脂肪间隙消失，则为主动脉受侵。

（3）心包受侵一直沿用Picus等的标准：CT上下层面可见心包有脂肪线而病灶层面无脂肪线，则认为有心包受侵；此外有局限性心包增厚及无法用其他原因解释的心包积液。

2. N分期　使用三分类法，N分期标准如下。

N0：无淋巴结肿大。

N1：胸内（食管旁、纵隔）淋巴结肿大，食管下段癌胃左淋巴结肿大，食管颈段癌锁骨上淋巴结肿大。

N2：食管胸中段、胸下段癌锁骨上淋巴肿大，任何段食管癌腹主动脉旁淋巴结肿大。

注：淋巴结肿大认为是癌转移的金标准，一般标准为淋巴结短径≥10mm，食管旁、气管食管沟、心包角淋巴结长径＞5 mm，腹腔淋巴结长径≥5mm。

3. M分期

（1）M0：无远处器官转移。

（2）M1：有远处器官转移。

4. TNM分期

（1）Ⅰ期：T1～2N0M0。

（2）Ⅱ期：T1～2N1M0、T3N0～lM0。

（3）Ⅲ期：T4N0～2M0、T1～3N2M0。

（4）Ⅳ期：T1～4N0～2M1。

三、食管癌的影像分期

目前，临床常用于诊断及分期的检查包括食管镜活检、超声内镜（EUS）、超声内镜-细针穿刺（EUS-FNA）、CT、MRI和FDG-PET/CT。另外，支气管镜检查、颈部淋巴结活检、内镜支气管超声（EBUS）和内镜支气管超声-细针穿刺（EBUS-FNA）、超声或CT定向活检可用于一些特殊病例。

UICC/AJCC第8版癌症分期更新了食管癌的分期，这个版本分期包括单独的临床分期（CTNM）、病理分期（pTNM）和新辅助治疗后病理分期（ypTNM）。其中，肿瘤位置不再被认为是决定临床分期的一个因素，但应该注意的是，它决定了潜在区域淋巴结转移的预期位置，并且会影响手术入路；因此，我们仍需要通过影像学和内镜检查判断肿瘤位置，并且以肿瘤的中心位置进行分段，而不是其上边缘。

食管癌的分期通常结合使用内镜/EUS、CT、MRI和PET/CT及PET/MRI进行。尽管X线造影检查对判断食管狭窄的长度和严重程度很重要，可用于治疗计划，但并没有为分期提供有用的信息。CT和EUS现已成为食管癌诊断的主要成像方式。

增强CT检查是TNM分期及判断预后的最主要方法。增强CT图像结合多种图像后处理技术可实现病灶的多角度观察，不仅可显示肿瘤本身的生长情况，同时对判断肿瘤原发灶浸润及周围组织侵犯都有非常高的诊断价值。而且其具备扫描迅速、扫描范围广等特点，能够准确地显示区域淋巴结转移及远处转移情况，为临床精准分析提供可靠的依据。其不足之处为组织分辨率不高，无法准确评估肿瘤外侵情况及小淋巴结转移情况。

MRI检查具有高分辨成像、多序列多参数成像的特点，其具备的功能成像能力不仅能够提供形态解剖学信息，而且还能对肿瘤进行定性及定量分析，成为食管癌影像评价的重要方法。

与EUS相比，CT及PET/CT不能分辨肿瘤不同组织层的浸润深度，因此其评估T分期的准确率不如EUS，PET/MRI因MRI的引入，对组织的空间分辨率更高。而且PET/CT及PET/MRI在定位微小病灶及远处转移方面具有良好的有效性。

一项比较不同成像方式性能的初步研究表明，对于T分期的评估，与MRI和多层螺旋CT扫描（MSCT）相比，EUS具有最佳的敏感性和阴性预测值（negative predictive value，NPV）（100%），而MRI评估T分期的准确率最高（83%）；对于淋巴结转移（N）分期的评估，MRI和EUS具有最高的敏感性和NPV（100%），而MRI、EUS和MSCT未显示出令人满意的特异性和阳性预测值（positive predictive value，PPV）结果；对于远处转移（M）分期的评估，MSCT和PET/CT是首选方式。

临床分期通常受用于分期的成像方法分辨率的限制，在应用不同成像方式诊断及评估分期时，应考虑每种方式的优势和局限性。因此，EUS、CT、MRI和PET/CT相互补充的多模态成像在食管癌的临床分期和治疗计划中起着至关重要的作用。

本部分主要介绍CT、MR和PET/CT的成像方式在食管癌的诊断和精准分期中的特点，其主要包括原发肿瘤、区域淋巴结转移及远处转移的评估。

（一）T分期

食管癌原发灶的浸润深度决定了它的T分期。Tis为高级别上皮内瘤变/异型增生，表示肿瘤是上皮内的，没有侵犯基底膜，也称高度不典型增生。T1期表示肿瘤超出基底膜，并侵及黏膜固有层、黏膜肌层或黏膜下层，T1期又分为T1a（肿瘤侵及黏膜固有层或黏膜肌层）、T1b（肿瘤侵及黏膜下层）。T2期表明肿瘤侵入但不超出固有肌层。T3期代表肿瘤侵及食管纤维膜，即达食管壁外而不侵入邻近结构。T4期肿瘤侵及食管邻近结构。其中，T4a肿瘤侵犯胸膜、心包、奇静脉、膈肌或腹膜，T4b肿瘤侵犯其他邻近结构，如主动脉、椎体、气管等。另外，Tx代表原发肿瘤不能评价，T0表示没有发现原发肿瘤的证据。食管癌T分期决定着患者接受的治疗方式，因此，准确判断肿瘤的浸润深度变得至关重要。

1.食管癌的CT诊断与T分期　CT是多国食管癌诊疗规范或指南中食管癌检查的首选方式。其具有重建方式多样、扫描迅速、连续扫描范围大等优势。目前CT机多为MSCT，且对于食管癌患者，如无禁忌证，应采用胸部及上腹部增强CT检查。

目前，随着CT技术的持续发展，多种后处理技术为食管癌的T分期提供了大量手段。CT食管造影或仿真内镜检查可以提供更高质量的图像。尤其在肿瘤导致食管明显狭窄、无法进行食管镜检查的情况下，CT可以提供有关肿瘤形态、位置及周围情况等多种信息。使用多平面重组图像（MPR）有助于更准确地估计肿瘤长度，与仅使用轴向图像相比，对食管癌确切位置的评估也更准确；MPR还可用于评估食管胃结合处（EGJ）的食管癌。通常，在增强CT图像上扩张的食管壁厚超过5mm被认为是异常增厚，且常表现为食管壁增厚或导致管腔阻塞的肿块；但在增强CT图像上很少能看到食管轻度扩张，且无法明确观察其功能性改变，因此早期肿瘤可能难以检测，偶尔只表现为食管壁的局限性或不对称增厚。

增强CT可以获得有关邻近结构是否受累的信息，在T3、T4期病变的评估中非常具有实用性。一般来说，T3期病变表现为食管壁外缘不规整、毛糙或结节样改变，病变周围脂肪间隙模糊、索条样改变，但与邻近结构如心包、主动脉、气管等之间仍可见脂肪间隙。有报道称在增强CT上评估T3期食管病变周围脂肪浸润的敏感度约为75%，特异度约为78%。肿瘤与纵隔相邻结构之间的脂肪间隙消失或对周围结构的直接浸润被认为是T4期。通常认为，肿瘤和主动脉的接触范围大于90°，表明主动脉受侵。部分学者以约80%的诊断总体准确率提出了判断主动脉浸润的标准，如果食管和主动脉之间的接触区域范围大于90°，则诊断为主动脉侵犯，如果弧度小于45°，则认为没有主动脉侵犯，弧度为45°～90°被认为是不确定的。有研究提出另一种判断主动脉受侵的表现，即食管、主动脉及脊柱之间的三角形脂肪区域消失，并报道按照这个标准，增强CT和MRI的敏感度和特异度都很高。但另有报道称，此标准中三角形脂肪间隙的消失与外膜的浸润有关，但不一定侵犯主动脉本身，并表明只有在主动脉和脊柱之间观察到肿瘤时，才能表明存在主动脉浸润。气管或支气管（通常是左主支气管）后壁增厚、移位或凹陷提示气管及主支气管局部受侵，有时甚至可以观察到肿瘤突破气道壁进入气道中或食管和气道之间形成瘘管。有研究表明，CT有助于以几乎100%的敏感度检测主动脉和气管支气管浸润，尽管特异度范围为52%～97%。此外，如发现肿瘤与心包间脂肪层消失、心包增厚、心包积液或直接侵及心脏致其凹陷，则可判断为心包受侵；而胸腔积液和胸膜增厚被认为是胸膜受累的可疑表现。CT在判断食管癌邻近结构受侵即评估T4期病变方面的敏感度及特异度高达85%～100%。但是，一些恶病质和既往有放射治疗或手术史的患者，CT图像中的脂肪层可能无法清晰显示，因此在该类患者中应谨慎进行分期评估。

此外，肿瘤的位置也会影响CT扫描评估T分期的准确性。例如，一项对266例食管胃结合部（GEJ）癌患者的研究证明，在GEJ肿瘤中，CT评估T分期的总准确率为61%；而对于患有Siewert分型Ⅰ、Ⅱ和Ⅲ型肿瘤的患者，CT评估T分期的准确率分别为69%、57%和80%。

2.食管癌的MRI诊断及精准T分期　食管MRI扫描的常规序列包括T_1WI、T_2WI脂肪抑制、高分辨率T_2WI、动态增强扫描及弥散加权成像（DWI）等，其中高分辨率T_2WI是评估食管癌T分期最主要的序列，此外还需结合动态增强、DWI序列。MRI检查能够区分食管壁8层结构，在T_2WI图像上表现为从黏膜到外膜低、高信号强度的交替出现。使用高分辨率MRI-T_2WI序列可显示人体内食管壁的3层结构，由内至外分别为中等信号的黏膜层、高信号强度的黏膜下层及低信号强度的固有肌层。此外，其还可清晰显示高信号强度的食管周围脂肪和其中的结构，特别是高分辨率T_2WI可以提供食管壁和周围组织解剖层的精细成像。食管癌病灶在T_2WI图像常表现为等信号或稍高信号强度，而纤维化的肿瘤表现为低信号强度，黏液性肿瘤表现为高信号强度；在弥散加权MRI（DW-MRI）图像上呈显著高信号强度。

高分辨率T_2WI图像上所见食管壁固有肌层的低信号带中断、消失，被稍高信号病变取代，但食管壁外缘连续光整、周围脂肪间隙清晰，被认为是T2期；肿瘤浸润食管壁全层，壁外缘不规则、毛糙，胃周脂肪间隙可见索条样改变，评估为T3期；食管周围脂肪间隙消失，病灶紧贴、包绕或直接侵及邻近结构，则为T4期。理论上高信号的黏膜层中断，被等/稍高信号病变取代，并且外层低信号固有肌层完整时，被认为病变属于T1期，但实际中往往无法清晰显示此部分结构，因而MRI区别T1与T2期病变的准确率很低。T2、T3期病变的鉴别在于癌组织是否浸透食管壁全层达外膜，MRI以食管壁外缘是否光整、周围脂肪间隙是否清晰来鉴别，而有时T2期病变食管壁及周围脂肪间隙存在炎性反应，单纯的T_1WI及T_2WI序列较难鉴别，而动态增强及DWI功能成像可根据肿瘤及炎症强化方式、弥散受限程度不同辅助鉴别。T3期、T4期食管癌的鉴别在于周围脂肪间隙是否消失、邻近结构是否受累，在T_1WI反相位序列图像上，食管壁周围的勾边效应可以帮助判断病变食管与邻近结构的关系；还可观察动态增强图像中邻近结构是否存在异常强化；DWI序列则可观察邻近结构弥散受限程度。因此结合MRI多序列成像对食管癌T期的评估起到重要的辅助作用。

一项前瞻性研究将MRI弥散加权成像（DWI）与EUS、CT和PET/CT术前分期效能进行比较，结果表明，MRI对T分期显示出最高的特异度（92%）和阳性预测值（80%），但敏感度较低67%。另有T_2WI联合DW-MRI诊断食管癌的研究显示，其评估T分期准确率为81%，分期不足者为16%，而分期过度者仅3%；其中T1期检出率为33%，T2期为58%，T3期为96%，T4期达到了100%；并且MRI在评估食管癌的可手术性方面显示出与CT相当的准确率（75%～87%）。

既往MRI图像容易受运动伪影的影响，食管成像中主要为心脏搏动和呼吸运动，虽然这些限制可以通过应用心脏和呼吸门控技术来减轻，但仍然具有导致采集时间增加的缺点。随着MRI成像技术的不断发展，现已有如T_2加权涡轮自旋回波（TSE）刀锋伪影校正（BLADE）、STAR-VIBE（star volumetric interpolated breath-hold examination）序列等自由呼吸技术序列用于食管癌的T分期，缩短了扫描时间，减少了运动伪影，从而提高了图像质量；弥散加权成像和动态对比度增强等序列的多参数成像改善了对食管癌的诊断效能。有关高分辨率MRI成像的初步研究报道了其对T分期评估的高准确率，接近EUS。并且MRI还具有软组织分辨力高、无电离辐射、风险较低和较少应用造影剂、多方位和多参数成像等诸多优势。曾经由于技术缺陷，MRI在食管癌成像中的作用有限，如今MRI显示出了它比以往任何时候都更有希望准确评估食管癌分期的能力。

3.食管癌的PET/CT、PET/MRI诊断及T分期　在PET检查中，食管癌病变通常呈现为FDG摄取增高，PET检查对食管癌原发灶的检测敏感度较高。但^{18}F-FDG-PET对食管癌T分期的作用有限，由于PET显像的空间分辨率较低，其组织分辨率由CT或MRI检查决定，并不能对病灶侵犯的范围做出超过CT或MRI精度的判断，多数情况下只能辅助确定纵隔器官是否受侵。然而，对于原发灶无法通过CT或MRI定位的隐匿性肿瘤，它可以辅助诊断并做出病灶定位。此外PET/CT及PET/MRI可评估不能耐受EUS或因肿瘤导致狭窄而内镜不能通过食管癌患者的病灶长度和体积。

此外由于FDG摄取存在假阳性，在食管检查中对食管癌原发灶的定位会带来干扰。FDG高摄取常见于内镜检查后的黏膜损伤、反流性食管炎、食管狭窄部位扩张后等非肿瘤相关表现。这些高摄取均难以与隐匿性食管原发肿瘤相鉴别。

（二）N分期

食管癌淋巴结受累的程度具有预后价值，区域淋巴结转移并不是手术治疗的禁忌证，可切除的食管癌淋巴结转移是该疾病根治性治疗后复发和死亡率的最强已知预测因子。研究表明，在潜在根治性切除术后，转移淋巴结少于3～5个的患者比转移淋巴结超过10个的患者存活时间明显更长，区域淋巴结转移分期较高的患者可以选择新型的或多模式的治疗方式。而淋巴结转移扩散到区域淋巴结以外如腹膜后者，被认为是远处转移，是根治性手术的禁忌证。因此，在治疗前确定淋巴结的转移情况对食管癌患者治疗方式的选择起着重要作用。

食管癌区域淋巴结受累情况决定了它的N分期。UICC/AJCC癌症分期中将区域淋巴结定义为包括从颈部延伸到腹腔区域的任何食管旁淋巴结，无论原发肿瘤的位置如何。应特别注意的是，腹腔食管旁与锁骨上淋巴结转移也包括在内。

一直以来，影像科医师尝试使用了EUS、CT、MR及PET/CT等多种方式判断淋巴结转移情况，每种方法都有其自身的优势与局限性，联合应用可更精准、可靠地进行N分期。

1.食管癌N分期的CT应用　增强CT作为指南及规范推荐的食管癌评估中的首选检查，其具有连续扫描范围大、多角度观察等优势，对异常淋巴结的发现具有很高的诊断价值，而对异常淋巴结的判断则主要基于大小标准，其评估淋巴结转移的敏感度和特异度因异常增大淋巴结的定义不同而异。如果使用较小的短径标准，则敏感度增强，但会牺牲特异度；相反，大的淋巴结存在转移的可能性更大。然而，部分转移性淋巴结只是轻微地（如果有）增大，从而影响评估的敏感度。

目前，在已知食管恶性肿瘤的情况下，将胸腔、腹腔淋巴结短径＞1.0cm及锁骨上淋巴结短径＞0.5cm作为最广泛使用的淋巴结受累标准。此外，膈肌脚后间隙淋巴结短径＞0.6cm、胃左淋巴结短径＞0.8cm被认为是可疑淋巴结受累；CT增强扫描显示淋巴结不均匀强化或3个及更多淋巴结成簇分布也被认为可疑淋巴结受累。有报道表示，CT评估N分期的敏感度为30%～60%，特异度为60%～80%。但是很难同时建立一个具有高敏感度和高特异度的特定大小阈值来区分良恶性淋巴结。与仅仅测量淋巴结短径相比，使用CT同时观察区域淋巴结的大小、形状、位置和强化方式等标准，可以将N分期敏感度提高到67%，阳性预测值提高到64%。此外，当CT提示存在转移性淋巴结时，如果影响治疗计划，应进行组织病理检查确认。究其原因，正常大小的淋巴结可能含有肿瘤沉积，导致检查结果为假阴性；增大的淋巴结也可能不是恶性的，而是反应增生性的，导致假阳性结果。

除了评估区域淋巴结转移情况进行N分期之外，CT具备连续扫描范围大的优势，在食管癌患者中，常规行颈部、胸部、腹部增强CT检查对识别手术野之外的可疑淋巴结具有重要价值，可提供非区域淋巴结转移情况的信息。

2.食管癌N分期的MRI应用 MRI具有多种序列成像的优势，对淋巴结的发现与性质鉴别都具有独特的优势，尤其在特异度方面，增强MRI和DWI序列的使用都可以使其达到非常高的水平。有研究称，增强MRI检查对N分期诊断的敏感度和特异度分别达78%和100%。有研究显示，使用带心电门控的STIR TSE序列成像提高了预测淋巴结转移的准确性，敏感度为81%，特异度为98%，而传统MRI的敏感度仅为36%，特异度为86%。弥散加权成像及淋巴结的ADC值也可以提高淋巴结转移的检出率，转移淋巴结的ADC值低于良性淋巴结。在检测食管癌患者的转移性淋巴结中，DWI已被证明与传统的FDG-PET具有相似的特异度，并且敏感度提高到了67%，而传统FDG-PET仅为32%。另一项前瞻性研究比较了MRI弥散加权成像（DWI）、EUS、CT、PET/CT对食管癌术前分期的诊断效能，其中MRI和EUS均表现出对N分期具有100%的敏感度，特异度分别为57%和36%。

经超顺磁性氧化铁（SPIO）和超小SPIO（USPIO）纳米粒子增强的MRI已被证明可用于检测淋巴结转移，即使是传统标准中不被认为增大的淋巴结。这些纳米颗粒无法被缺乏网状内皮细胞的转移性淋巴结吞噬。因此，由于超顺磁效应，转移性淋巴结在T_2加权图像上显得很暗。对食管癌患者的目前有限的可行性研究表明，这个技术能够准确识别大多数的纵隔和腹腔淋巴结转移。尽管，目前仍缺乏标准化的图像采集技术，但对其发挥良好作用的进一步研究仍在进行中。总体来说，这些数据表明MRI在食管癌N分期方面是一种很有前途的方法。

3.食管癌N分期的PET/CT及PET/MRI应用 近年来，^{18}F-FDG-PET在食管癌患者淋巴结转移检测中亦得到应用。^{18}F-FDG-PET的解剖分辨率较差，影响其在瘤周位置准确评价N分期的能力。得益于PET与MRI及CT的融合应用，目前^{18}F-FDG-PET/CT和PET/MRI对FDG高摄取肿瘤与瘤周淋巴结的分辨取得很大的进步。在这方面，大多数食管癌具有强烈的FDG高摄取，影响PET图像对周围组织的分辨率，容易错过原发肿瘤附近的转移淋巴结。相比之下，当转移淋巴结位置较远时，FDG-PET的准确性会提高。

具体到N分期，得益于功能成像，其高摄取的表现具备相当高的特异度。有相关荟萃分析报道了^{18}F-FDG-PET/CT在淋巴结受累的检测中的综合敏感度和特异度分别为62%和96%。因此^{18}F-FDG-PET/CT的高特异度可以排除淋巴结转移的可能，避免不必要的活检或清扫手术。然而，^{18}F-FDG-PET/CT及PET/MRI难以检测病理镜下的微小淋巴结转移，并区分淋巴结转移与其他良性疾病，如反应性增生或肉芽肿性炎症等。

总体而言，与CT及MRI相比，^{18}F-FDG-PET检测淋巴结转移的敏感度和特异度略高。而对FDG高摄取区域附近的淋巴结，尤其是原发肿瘤周围淋巴结的判断存在困难。^{18}F-FDG-PET/CT及PET/MRI在发现远处转移淋巴结及部分较小的淋巴结上具有独特的优势。^{18}F-FDG-PET的主要用途应在于鉴别远处或典型淋巴结引流区域以外的转移淋巴结，并用于指导进一步的穿刺检查等。

（三）M分期

食管壁没有浆膜层，因此食管癌容易通过直接扩散侵及邻近结构，包括喉、气管支气管、主动脉、心包和隔膜等，还可以通过淋巴转移和血行扩散而转移到远处结构。据报道，多达20%～30%的食管癌患者在初次就诊时既发现有远处转移。

根据第8版UICC/AJCC癌症分期，将食管癌远处转移情况分为M0（无远处转移）和M1(有远处转移)。M1期食管癌属于不可治愈的疾病，预后极差,5年生存率仅为3%，因此准确评估远处转移对确定合适的治疗方法非常重要。远处转移（M1）包括非区域淋巴结转移（即转移到区域站以外的淋巴结，如上中颈部或腹膜后淋巴结）和远处器官转移。最常见的器官转移部位按患病率由高至低依次为肝、肺、骨和肾上腺。因此，食管癌患者的影像学检查应该常规评估这些部位。大脑是食管癌转移的一个不常见部位，发生在转移患者中的比例不足2%。

此外，食管癌患者很少出现单独的转移病灶；大多数患者通常表现为单个器官的多个转移病灶。这些与食管癌同时发生的转移性病灶通常不需要通过活检进行组织病理学确认，但是应进行第二次影像学检查以进一步确认。在不常见的情况下，患者在影像学上表现为单一转移病灶，或与食管癌的转移表现不一致时，应更常规地进行活检确诊，以确保患者没有潜在的可治愈（可切除）疾病或其他不同种类的疾病过程。食管癌M分期的影像学应用如下。

CT对食管癌病灶远处转移的敏感度很高，特别是对肝、肺及肾上腺这三个最常见转移部位的评估，增强CT检查成了其首选成像方式，扫描范围应包括从颈部底部（胸廓入口）至上腹部的肝脏和肾上腺。

肝脏的三期增强CT成像增加了对肝转移瘤的敏感度，通常表现为低密度、界限模糊、门静脉期环形强化的病变。与其他肝脏成像方式一样，CT扫描检测转移性肝病的敏感度取决于病变的大小。虽然绝大多数＞1cm的病变是可以通过CT扫描发现的，但对于直径＜1cm的转移性病灶或在没有静脉造影的情况下进行扫描，敏感度会急剧下降，导致假阴性结果。如果病变大小足够（＞1cm)，CT有助于区分转移瘤和良性病变，特别是最常见的囊肿和血管瘤，前者常为液体密度，后者表现为随时间增加由边缘向中心推进的向心性强化。部分病变CT表现不典型，需要进一步定性时，MRI扫描是有益的；钆造影剂可提高MRI的敏感度，也是区分转移瘤和良性肝脏病变（如囊肿和血管瘤）的有效方法。

肺转移也常见于食管癌患者，胸部CT对肺转移非常敏感，是肺转移瘤的首选成像方式。可疑肺转移结节通常呈圆形，边界光滑，其内无钙化。食管癌早期肺转移很少见，可表现为孤立性肺结节。但在60岁以上吸烟者中发现良性肺结节的发病率很高，并且鉴于吸烟在肺和食管病变中的致癌作用，孤立性肺结节也可能是良性肺结节或同时发生的肺原发性恶性肿瘤。因此，在这种情况下应考虑进行组织病理学检查确认。

与PET/CT和放射性核素骨扫描相比，CT对骨转移检测的敏感度降低。由于骨骼也是食管癌转移的常见部位，因此可以对这些患者进行常规放射性核素骨扫描。同时，大多数骨扫描阳性病例都需要进行其他检查方式佐证，包括MRI（对脊柱评估特别有用）、平片及CT扫描。

肾上腺也是食管癌患者较常见的转移部位，通常表现为局灶性肾上腺增粗或肾上腺结节。虽然原发性肾上腺恶性病变并不常见，但良性肾上腺腺瘤在普通人群中的患病率很高，在70岁人群中可能接近7%。因此肾上腺病变的放射学评估一直是许多研究的主题，包括使用特殊的CT、MRI成像方式。由于腺瘤中细胞内脂质含量高，有报道称薄层（3mm）、非对比增强CT和MRI扫描在鉴别转移瘤和腺瘤方面具有与细针穿刺细胞学检查相媲美的特异度。

据报道，2%～4%的食管癌患者出现脑转移，往往发生在有局部浸润或淋巴结转移的病灶范围较大的EGJ腺癌患者中，最好通过颅脑增强CT或MRI进行检测，常表现为边缘强化的病灶，并且大多数病灶周围伴有广泛的脑水肿改变。此外，食管癌患者可发生胸膜/腹膜转移，主要通过直接侵犯或种植转移的方式，主要表现为胸膜/腹膜不规则增厚、肿块形成、胸腔积液、腹水。CT显示胸膜/腹膜转移的准确性相对较低，其敏感度为46%～81%，特异度为63%～82%。

研究显示，全身MRI在食管癌的T、N和M分期中具有与^{18}F-FDG-PET/CT相当的准确性，但其在食管癌方面的研究仍然有限。全身MRI具有用于连续随访的优势，相比于PET/CT，其没有辐射风险。此外，ADC也是表现肿瘤水分子扩散情况的功能成像工具，与SUV可以相互补充。

PET/CT对远处转移的评估具有较高的准确性，根据多项研究得知，其敏感度可达69%～81%，特异度达91%～93%。在多达20%的食管癌患者中，它可以检测到其他方法无法检测到的远处转移。PET/CT已被证明相比单纯CT和EUS可提高术前分期的准确性，减少无意义的手术。但PET/CT在M分期中的缺陷亦值得注意。首先PET/CT存在增加假阳性发现的可能。FDG高摄取可见于一系列良性改变，包括感染或炎症、棕色脂肪、生理肠道活动、骨骼肌活动（特别是呼吸引起的肋间肌和膈肌脚活动）和骨折等。这种假阳性的发现可能影响M分期的准确性，使患者丧失手术机会。所以在出现上述部位阳性改变时，有必要完善其他检查做出印证，降低假阳性率。对于假阴性而言，肿瘤灶的FDG低摄取可见于肿瘤体积小、肿瘤坏死或黏液性肿瘤等情况。

参 考 文 献

国家卫生健康委员会，2019．食管癌诊疗规范（2018年版）．肿瘤综合治疗电子杂志，5（2）：50-86．

卢铀，郎锦义，王冀川，等，1995．食管X片判断食管癌外侵的探讨．中华放射肿瘤学杂志，4（1）：50．

卢铀，李涛，任光国，等，1997. 食管癌长度与癌浸润及淋巴结转移的关系. 中国肿瘤临床，(2)：146-147.

中国非手术治疗食管癌临床分期专家小组，2010. 非手术治疗食管癌的临床分期标准（草案）. 中华放射肿瘤学杂志，19（3）：179-180.

中国临床肿瘤学会指南工作委员会，2019. 中国临床肿瘤学会（CSCO）食管癌诊疗指南. 北京：人民卫生出版社.

周莹，张志强，2016. 食管癌的防治进展. 中国中西医结合消化杂志，24（4）：321-324.

祝淑钗，李任，李娟，等，2004. 非手术治疗胸段食管癌临床分期与预后关系的初步探讨. 中华放射肿瘤学杂志，13（3）：189-192.

Ajani JA，D' Amico TA，Bentrem DJ，et al，2015. Esophageal and esophagogastric junction cancers，Version 1. 2015. J Natl Compr Canc Netw，13（2）：194-227.

Ba-Ssalamah A，Matzek W，Baroud S，et al，2011. Accuracy of hydro-multidetector row CT in the local T staging of esophageal cancer compared to postoperative histopathological results. Eur Radiol，21（11）：2326-2335.

Betancourt Cuellar SL，Sabloff B，Carter BW，et al，2017. Early clinical esophageal adenocarcinoma（cT1）：utility of CT in regional nodal metastasis detection and can the clinical accuracy be improved? Eur J Radiol，88：56-60.

Borakati A，Razack A，Cawthorne C，et al，2018. A comparative study of quantitative assessment with fluorine-18-fluorodeoxyglucose positron-emission tomography and endoscopic ultrasound in esophageal cancer. Nucl Med Commun，39（7）：628-635.

Bunting D，Bracey T，Fox B，et al，2017. Loco-regional staging accuracy in oesophageal cancer-How good are we in the modern era? Eur J Radiol，97：71-75.

Chatterton BE，Ho Shon I，Baldey A，et al，2009. Positron emission tomography changes management and prognostic stratification in patients with oesophageal cancer：results of a multicentre prospective study. Eur J Nucl Med Mol Imaging，36（3）：354-361.

Elsherif SB，Andreou S，Virarkar M，et al，2020. Role of precision imaging in esophageal cancer. J Thorac Dis，12（9）：5159-5176.

Griffin Y，2016. Esophageal cancer：role of imaging in primary staging and response assessment post neoadjuvant therapy. Semin Ultrasound CT MR，37（4）：339-351.

Hu JF，Zhu DY，Yang Y，2018. Diagnostic value of 18F-fluorodeoxyglucose positron-emission tomography/computed tomography for preoperative lymph node metastasis of esophageal cancer：A meta-analysis. Medicine（Baltimore），97（50）：e13722.

Japan Esophageal Society，2017. Japanese Classification of Esophageal Cancer，11th Edition：part Ⅰ. Esophagus，14（1）：1-36.

Japan Esophageal Society，2017. Japanese Classification of Esophageal Cancer，11th Edition：part Ⅱ and Ⅲ. Esophagus，14（1）：37-65.

Jiang Y，Chen YL，Chen TW，et al，2019. Is there association of gross tumor volume of adenocarcinoma of oesophagogastric junction measured on magnetic resonance imaging with N stage? Eur J Radiol，110：181-186.

Kim SH，Lee JM，Han JK，et al，2006. Three-dimensional MDCT imaging and CT esophagography for evaluation of esophageal tumors：preliminary study. Eur Radiol，16（11）：2418-2426.

Matthews R，Choi M，2016. Clinical utility of positron emission tomography magnetic resonance imaging（PET-MRI）in gastrointestinal cancers. Diagnostics（Basel），6（3）：35.

Onbaş O，Eroglu A，Kantarci M，et al，2006. Preoperative staging of esophageal carcinoma with multidetector CT and virtual endoscopy. Eur J Radiol，57（1）：90-95.

Panebianco V，Grazhdani H，Iafrate F，et al，2006. 3D CT protocol in the assessment of the esophageal neoplastic lesions：can it improve TNM staging? Eur Radiol，16（2）：414-421.

Picus D，Balfe DM，Koehler RE，et al，1983. Computed tomography in the staging of esphageal carcinoma. Radiology，146（2）：433-438.

Pongpornsup S，Posri S，Totanarungroj K，2012. Diagnostic accuracy of multidetector computed tomography（MDCT）in evaluation for mediastinal invasion of esophageal cancer. J Med Assoc Thai，95（5）：704-711.

Rice TW，Apperson-Hansen C，DiPaola LM，et al，2016. Worldwide Esophageal Cancer Collaboration：clinical staging data. Dis Esophagus，29（7）：707-714.

Rice TW，Chen LQ，Hofstetter WL，et al，2016. Worldwide Esophageal Cancer Collaboration：pathologic staging data. Dis Esophagus，29（7）：724-733.

Rice TW，Ishwaran H，Blackstone EH，et al，2016. Recommendations for clinical staging（cTNM）of cancer of the esophagus and esophagogastric junction for the 8th edition AJCC/UICC staging manuals. Dis Esophagus，29（8）：913-919.

Rice TW，Ishwaran H，Ferguson MK，et al，2017. Cancer of the esophagus and esophagogastric junction：an eighth edition staging primer. J Thorac Oncol，12（1）：36-42.

Rice TW，Ishwaran H，Hofstetter WL，et al，2016. Recommendations for pathologic staging（pTNM）of cancer of the esophagus and esophagogastric junction for the 8th edition AJCC/UICC staging manuals. Dis Esophagus，29（8）：897-905.

Rice TW，Ishwaran H，Kelsen DP，et al，2016. Recommendations for neoadjuvant pathologic staging（ypTNM）of cancer of the esophagus and esophagogastric junction for the 8th edition AJCC/UICC staging manuals. Dis Esophagus，29（8）：906-912.

Rice TW，Lerut TEMR，Orringer MB，et al，2016. Worldwide Esophageal Cancer Collaboration：neoadjuvant pathologic staging data. Dis Esophagus，29（7）：715-723.

Shi WD，Wang WC，Wang J，et al，2013. Meta-analysis of 18 FDG PET-CT for nodal staging in patients with esophageal cancer. Surg Oncol，22（2）：112-116.

van Rossum PS，van Lier ALHMW，Lips IM，et al，2015. Imaging of oesophageal cancer with FDG-PET/CT and MRI. Clin Radiol，70（1）：81-95.

第6章

食管癌精准影像诊断

食管癌是一种常见的消化道恶性肿瘤。病理学检查虽然是食管癌诊断的金标准，但医学影像学检查结果仍是食管癌临床分期的主要依据，在食管癌治疗决策中起到关键性作用。目前食管癌的诊断和分期及疗效评估应用影像学检查手段较多，包括X线（钡剂造影）检查、超声内镜、CT、MRI和PET（PET/CT、PET/MRI）等，其对食管癌的早期诊断、精准分期和精确评估均具有重要意义。

第一节　食管癌的影像学应用

一、正常食管影像学表现概述

1. 正常X线造影表现　咽部是食管X线检查的开始部分，吞钡后正位观察上方正中为会厌，两旁充钡的小囊状结构为会厌谷。会厌谷双侧外下方较大的尖角样充钡空腔为梨状隐窝，双侧对称。梨状隐窝中间的透亮区为喉咽。吞钡时，梨状隐窝钡剂充填，但随即排入食管，正常情况下一次吞咽动作即可将钡剂送入食管。

食管的分段：食管分为颈、胸、腹3段。吞钡后正位观察，自食管入口（约C_6下缘平面）至胸廓入口处（胸骨上切迹下缘）为颈段，长约5cm；胸段最长，18～20cm，又分为上、中、下三段，自胸廓入口至主动脉弓下缘（C_6～T_4椎体水平）为胸上段，胸中段（T_4～T_8椎体水平）及胸下段（约T_8椎体至膈肌水平）为自主动脉弓下缘至食管胃结合部全长的二等分；其中，自食管裂孔至贲门为腹段，此段最短，1～2cm。

食管X线造影充盈相及黏膜相正常表现：食管是前后扁平的连接下咽部与胃的肌性管状结构，长约25cm。吞钡充盈时，食管会形成外壁完整的管状影，轮廓光滑整齐，宽度可达2～3cm，管壁柔软，舒张、收缩自如。吞入少许钡剂时可显示食管黏膜皱襞，表现为数条纵行、相互平行、连续的纤细条纹状透亮影。这些黏膜皱襞通过食管裂孔时聚拢，经贲门与胃小弯的黏膜皱襞相延续。右前斜位是观察食管的常用位置。

食管的生理性狭窄及正常压迹：食管上下各有一处生理性狭窄，即食管入口处及横膈裂孔部狭窄，食管入口处狭窄为下咽部双侧梨状隐窝在第5颈椎下缘处向中心汇合成约1cm长的狭窄，大口吞钡时可使其扩张。此外，吞钡后于右前斜位观察，食管充盈时其前缘可见3个压迹，从上至下依次为主动脉弓压迹、左主支气管压迹及左心房压迹。主动脉弓压迹约平第4～5胸椎水平，为半月形压迹，正位观察时其位于食管左缘，并随年龄增长而加深。左主支气管压迹为左主支气管斜行经过食管左前方形成，其与主动脉弓压迹之间食管显示略膨出，切勿误认为食管憩室。

食管的蠕动：正常食管有两种蠕动。第一蠕动为原发性蠕动，系由下咽动作激发，使食物迅速下行，数秒即可使其达胃内；第二蠕动为继发性蠕动，是由食物对食管壁的压力引起，始于主动脉弓水平向下推进。吞钡后透视下观察，可见食管壁形成不断向下推动的环形收缩波，其下方的食管舒张。另外有时可见第三蠕动波，其由食管环状肌的局限性不规则收缩运动所致，表现为食管边缘波浪状或锯齿状改变，出现突然，消失迅速，多发生于食管下段，常见于老年人或食管贲门失弛缓症者。

食管胃角：位于膈食管裂孔处的食管下括约肌，具有特殊的神经支配和功能，是一处高压区，有防止胃内容物反流的重要作用，其左侧壁与胃底形成一个锐角切迹，称为食管胃角或贲门切迹。此结构在食管胃结合部癌的Siewert分型中起到关键性作用。

2. 食管解剖关系及CT、MRI和PET正常表现　食管壁由黏膜层、黏膜肌层、黏膜下层、固有肌层和外膜层组成，但在对比增强CT和MRI上无法清晰显示黏膜各层结构，仅可以看到强化的黏膜层。食管壁呈软组织密度/信号影，如管腔内有气体或其他造影剂时可观察食管壁的厚度，一般约为3mm。当食管处于萎陷状态时，在横断位上能测量食管的前后径，平均约14mm，正常范围为11～20mm。胸段食管胃结合部管壁表现为局限性增厚，切勿误诊为病变。部分人在检查时食管充气，可显示正常的食管内气体位置。

因食管周围有一层脂肪组织包绕，CT及MR能清晰显示食管断面的形态及其与邻近结构的关系，不同层面食管的位置及其毗邻结构不同。横断位图像上环状软骨是一种易于识别的结构，用于区分下咽部和颈部食管之间的界限，而食管起始于第6颈椎椎体下缘水平的环咽肌下缘。颈段食管位于中线偏左位置，紧靠气管后壁，可造成气管后壁压迹。胸骨切迹水平，食管位于气管右后方，紧靠椎体右前缘，食管与椎体之间没有任何组织结构。主动脉弓水平，食管紧靠气管左后方，奇静脉于食管后方向前走行，经气管右侧入上腔静脉。气管隆突以下水平，食管紧靠左支主气管后壁，两者之间仅有少量脂肪组织。左主支气管水平异常，食管紧靠左心房后壁，其右后方可见奇静脉断面。左心房水平以下，食管位于降主动脉前方，食管与心包之间只有少量脂肪组织。食管穿过横膈后，向左水平走行入胃底。

MRI由于软组织分辨率高，在食管腔内低或高信号造影剂的衬托下能够清楚显示食管壁的厚度及黏膜情况，食管壁的信号与胸壁肌肉相似，胸下段食管局部因与左心房紧贴导致鉴别较难。

在PET图像中，正常食管壁呈现生理性FDG摄取，其标准摄取值（SUV）低于邻近水平的纵隔血池。但同时局限性炎性改变及其他良性疾病如反流性食管炎等可能造成一定程度的FDG摄取增高，而且食管旁淋巴结的摄取增高常难以与邻近食管的局限性摄取增高之间明确区分，鉴别较为困难，从而带来部分假阴性或假阳性结果。因此PET检查需要结合CT与MRI的结构影像学图像联合判断。

二、X线造影在食管癌中的应用

X线造影检查目前仍大量应用于食管癌的术前评估及术后检查，是食管癌的主要影像学检查手段之一。X线造影具有以下特点：①可动态观察食管壁的动力学改变，包括管壁僵硬、蠕动减弱等。对于食管活动功能受累的反应更为直接与敏感，可以提供CT、

MRI及PET检查之外的诊断信息。②对于早期黏膜病变的改变，包括黏膜紊乱、中断等都有较好的诊断敏感性，优于CT及MRI检查。③上消化道X线造影可以清晰显示病灶位置、长度等，同时还可以评估术前胃形态，对外科手术及放射治疗具有一定指导价值。④对于外科治疗及放化疗后的评估，X线造影可以发现包括瘘管形成、狭窄、蠕动减弱等大多数并发症，尤其是食管功能相关并发症，对治疗后的影像评估具有不可或缺的作用。除此之外，X线造影还有成本低、便捷易于开展等优势，对不发达地区的患者仍然是首要的检查手段。

目前X线造影通常作为初步检查以评估吞咽困难/吞咽痛患者，其经典表现包括以下征象：①早期食管癌病变部位的黏膜皱襞增粗迂曲，部分黏膜中断，边缘毛糙，增粗的黏膜面上出现小龛影，还可以表现为充盈缺损，呈向腔内隆起的小结节，局部黏膜紊乱，局部管壁舒张度降低，偏侧性管壁僵硬，蠕动减慢，钡剂滞留等。②中晚期食管癌典型表现为局部黏膜皱襞中断、破坏、消失，腔内锥形或半月形的龛影和充盈缺损，病变管壁僵硬和蠕动消失。

但是其结果受检查者主观因素影响较大，需注意投照体位、摄片时间、患者配合度等因素，对检查的客观性及准确性有一定影响。此外上述X线造影表现有助于对食管癌的初步诊断，但作为治疗前评估，尤其对TNM分期而言，X线的作用较为有限，它无法评价肿瘤组织浸润范围、淋巴结情况及远处转移情况，故必须进一步结合CT、MRI及PET等检查手段。

第二节　影像学在食管癌精准治疗中的应用

一、影像学对食管癌的疗效评估

针对食管癌患者放化疗的疗效评估十分重要，可以帮助患者制订个性化的精准治疗方案，筛选出对手术、放化疗或两者联合的最受益的患者，同时避免不必要的副作用，从而提高患者的总体生存率。早期食管癌患者仅需手术治疗，包括内镜切除术或食管切除术合并淋巴结切除术。但食管癌患者确诊时通常分期较晚，因为大部分患者只有在出现吞咽困难、厌食、贫血或体重减轻等症状时才能被诊断，因此对于可切除的食管癌，临床常广泛采用放化疗联合手术切除的方法。以往的研究已经提供了强有力的证据，强调化疗、新辅助放化疗替代单纯手术治疗对食管癌患者的生存益处，虽然患者预后得到改善，但在临床中还应考虑放化疗引起的副作用，包括骨髓抑制、食管炎、心包炎和肺炎。同时，部分预后不良的患者即使在放化疗后也不能接受手术治疗，而需要进一步的治疗周期。另外24% ～ 32%的患者在新辅助治疗后达到完全缓解，这部分患者可能需要定期随访监测以替代手术治疗。

在疗效评估的标准方面，目前对于食管癌患者放化疗后的疗效评估部分采用RECIST1.1标准，相应的免疫治疗则应用irRC、irRECIST、iRECIST标准等。由于食管为空腔器官，食管壁的增厚等改变无法作为靶病灶纳入评价，故其使用受到一定限制，需要患者找到食管外的可测量病灶作为靶病灶，对相关的临床试验及疗效评估均带来一定困难。中国亦有学者提出可将食管病灶的长度作为RECIST1.1标准的长径以进行肿瘤根治性放化疗及新辅助治疗后的评估方式，但未广泛应用。在评估方式方面，CT依然是最适宜进行疗效评估的检查方式，MRI亦能提供较好的测量准确性，其多种序列的观察可提高对病灶进展或退缩的判断能力。而PET检查功能成像的特点使其在病灶早期进展的检测中具有一定的优势，不过由于空间分辨率限制，在食管癌的疗效评估中其使用相对较少，多联合MRI及CT影像进行评估。

2019年美国国立综合癌症网络（NCCN）关于食管癌及食管胃结合部癌指南推荐食管癌放化疗后可以采用PET-CT或胸腹部增强CT进行疗效评估，内镜及活检可以作为备选检查方法。有学者对比研究了治疗后食管壁厚度的CT测量值、食管癌肿瘤大小的EUS测量值及PET-CT的SUV与新辅助放化疗（neoadjuvant chemoradiotherapy，NCR）疗效的相关性，发现SUV＜4是判断治疗有效的最佳指标，并且可以作为预测预后的独立因素。另有研究显示，新辅助化疗后食管癌SUV下降70%可以预测食管鳞癌原发灶及淋巴结转移是否治疗有效及其生存预后，诊断效能明显优于CT，而同步新辅助放化疗后肿瘤的SUV降低35%高度提示食管癌病理学完全缓解（pathologic complete response，pCR），患者有更长的无进展生存期和更高的总体生存率。

1. *CT在疗效评估中的应用* CT是大多数实体肿瘤（包括食管癌）进行无创分期和疗效评估的标准成像技术。多层螺旋CT的空间和时间分辨率高，图像质量清晰。CT可胜任对各评估标准中对靶病灶及非靶病灶的准确测量，目前对各类病灶的进展判定依然以CT的测量值为依据。对食管癌患者而言，由于食管原发灶多数情况下无法作为靶病灶，其靶病灶的选取与测量依赖于转移灶及淋巴结。对于增强CT来说，大部分转移灶的测量都具备较好的准确性，但肝转移灶在病灶较小时相对难以发现，且其边界通常显示相对模糊，并受强化期相影响较大。多期增强扫描对肝转移灶的鉴别及进一步测量都具有关键的作用。对于肝转移灶的测量而言，尽可能排除强化期相的影响是必需的。确定病灶后，使用平扫图像或相同时相的门静脉脉期测量肝脏病灶为佳，在难以辨识的情况下，不得不采用类似扫描时间的其他期相图像进行评估。

CT评估新辅助治疗疗效的敏感度为33% ～ 55%，特异度为50% ～ 71%。治疗前后CT图像上肿瘤体积的变化可用于预测新辅助治疗后肿瘤是否完全缓解，但因为CT不能很好地区分治疗后水肿、炎症与肿瘤组织，其应用受到一定限制。在晚期食管癌中，肿瘤的CT值可能有助于评估治疗效果。肿瘤CT值＞40HU时可以预测化疗的积极反应，而AUC为0.73。食管癌病变区CT灌注参数与Mandard标准定义的肿瘤组织病理退缩分级呈强正相关。随着肿瘤退缩级别的增加，平均血流量和血容量逐渐增加，而平均通过时间减少，其原因可能是较高级别肿瘤的新生血管增加。此外，CT灌注值可以检测到新辅助治疗不完全或无效的食管壁中残留的富血供肿瘤活性组织。采用双源CT碘图，对食管癌患者放化疗前后标准化碘浓度的变化进行分析可以监测治疗反应。与无应答者相比，应答者的肝动脉期和门静脉期标准化碘浓度显著降低，肿瘤碘摄入减少是放化疗后食管癌血管增殖和供应减少导致。

2. *MRI在疗效评估中的应用* 相较于CT而言，MRI在食管癌的淋巴结转移、肝转移瘤及肾上腺转移瘤的评估中具有相对优势，测量简便，敏感度高，尤其对于较小病灶，DWI序列及表观弥散系数（apparent diffusion coefficient，ADC）图像提供了非常好的诊断工具。

弥散加权磁共振（diffusion-weighted MR，DW-MRI）是一种功能成像方法，由它测定的ADC可以进行定量分析，可以反映组织的细胞成分、大小和密度，DW-MRI被认为是近年来评估多种肿瘤治疗反应的一种潜在方法。使用治疗前ADC值对食管癌患者新辅助放化疗疗效评估结果尚有争议。而使用治疗后ADC值、治疗前后ADC差值（ΔADC）评估新辅助放化疗早期治疗反应的敏感度分别为62%～84%、77%～98%，特异度分别为67%～97%、72%～93%。有疗效组新辅助治疗期间ADC值较基线增加13%～29%，完全缓解组相对于非完全缓解组ADC值较基线增加19%～32%。治疗后，有疗效组ADC值较基线增加10%～35%。

动态增强磁共振（DCE-MRI）参数同样可以预测晚期食管癌患者同步放化疗的疗效，容量转移常数（Ktrans）和速率常数（Kep）与肿瘤微循环和血管新生程度密切相关。完全缓解与基线Ktrans和Kep更高、治疗后Ktrans和Kep更低及Ktrans和Kep差值的绝对值、比值更高相关。在所有放化疗治疗前参数中，高pre-Ktrans值反映了肿瘤更好的血液灌注、化疗药的传递和更高的放射敏感度，是与良好的治疗反应有关的最好的预测参数。对于治疗后参数，post-Kep＜1.031是评估治疗反应的最佳参数，预测完全缓解的敏感度为95%，特异度为57%，AUC为0.817。ΔKtrans是治疗前后差值参数中评价治疗效果的最佳参数，ΔKtrans＞−0.206预测完全缓解（CR）的敏感度为53%，特异度为95%，AUC为0.816。

Heethuis等研究表明，联合使用DW-MRI和DCE-MRI可以为食管癌患者新辅助放化疗疗效评估提供互补信息，具有更高的预测价值，且预测价值优于^{18}F-FDG-PET/CT（C指数＝0.89）。

3. *PET/CT及PET/MRI在疗效评估中的应用*　PET/CT及PET/MRI可以对食管癌同时进行解剖和功能评估，且治疗后肿瘤区域的代谢反应早于病理反应。^{18}F-FDG摄取有多种评估方法，包括可视化评估、半定量评估与定量评估，其中最常用的是使用标准摄取值（standardized uptake value，SUV）、肿瘤代谢体积（metabolic tumor volume，MTV）及总病灶糖酵解（total lesion glycolysis，TLG）进行半定量评估。一些研究表明，从基线到新辅助化疗开始后14天前后2次PET/CT的SUV_{max}下降超过35%，且与食管鳞癌和腺癌的预后改善有关。TLG降低26%以下提示治疗反应较差，敏感度为84%，特异度为72%。而PET评估放化疗后早期治疗反应的作用尚有争议，因为放疗后食管炎症会掩盖原发肿瘤SUV的摄取下降，故PET不能有效区分炎症区域和肿瘤活性区域。对于复发而言，FDG-PET/CT是目前最可靠的成像方式之一，其敏感度为89%～100%，特异度为55%～94%。

二、预后预测

影响预后最主要的两个因素是肿瘤的局部浸润和淋巴结转移。因为食管癌患者很容易出现邻近结构的早期侵犯，所以大部分患者在疾病诊断时已经失去了根治性切除的可能性，尤其是在食管癌筛查不流行的地区。食管癌根治术后的5年生存率较低，为34%～47%。食管腺癌的5年生存率比食管鳞癌高（47% vs. 37%）。多种细胞和分子生物学特征已被研究作为恶性肿瘤的生物标志物。过去影像学检查主要应用于食管癌的诊断：内镜活检＋EUS（用于局部分期），CT和PET（用于检测远处转移）。然而，近年来影像学技术的发展使我们能够对食管癌的各种生物学特征进行无创评估，不同成像设备评估食管癌预后的研究也越来越多。

1. *CT在食管癌预后预测中的应用* 增强CT的临床应用广泛，常用于食管癌患者的术前分期，而额外的风险分层方法可能有助于食管癌患者进一步分层临床管理，并使治疗更个性化。对于食管鳞癌术后的患者，Wang等使用基于放射组学方法的肿瘤CT图像特征和基于机器学习算法的组织病理图像特征建立了预后预测模型，发现两者结合建立的生存模型预测能力高于基于CT图像或组织病理特征单独建立的模型，为食管鳞癌的生存分析提供了新的思路。Hirohata等研究发现基于增强CT的术前肿瘤最大横截面（largest cross-section，LCS）是接受三联治疗后的食管鳞癌患者无进展生存期和总生存期的独立预后因素。该结果尚需更大的、前瞻性的、多中心的研究进一步证实，并建立一个最佳的CT测量方法和时间，以准确预测患者预后。由于CT图像上测量的肿瘤体积受不同研究人员和成像设备影响较大，从而肿瘤体积很难成为一个有效的预后预测因子。基于CT测量的致密度是根据原发肿瘤的体积和表面积计算的，Wang等的研究使用基于CT的肿瘤致密度来建立风险模型，发现致密度与临床T分期相关，是食管鳞癌的独立预测因素，且预测能力高于临床T分期。并且基于致密度建立的风险模型可以有效预测食管鳞癌患者多模态治疗后的总生存期和无进展生存期。

食管癌肿瘤异质性与预后不良有关。分析肿瘤图像的纹理特征是评估肿瘤异质性的一种无创方法，可以提供肿瘤微环境的信息。Xie等使用CT纹理分析，探究Ⅲ期食管鳞癌患者标准放化疗治疗前后增强CT图像中原发肿瘤的纹理是否可作为总生存期和无进展生存期的预后标志物，研究发现，从治疗前的原发肿瘤和转移淋巴结提取的纹理参数可以作为总生存期的独立预测因素，同时有学者结合形态学参数（治疗后体积）和纹理参数（治疗前总体标准差），给出了预测总生存期的最佳模型，有利于对Ⅲ期食管鳞癌患者提供危险分层，制订个性化治疗策略。

2. *MRI在食管癌预后预测中的应用* 功能磁共振成像（fMRI）可用于检测肿瘤的病理生理变化。在化疗/放疗过程中，DWI可以较早发现微结构的细胞变化，这些变化可能比解剖变化更早发生。不同的组织具有独特的扩散特征，这可以通过弥散加权成像（DWI）测量的表观扩散系数（apparent diffusion coefficient，ADC）确定。因此，有研究探究ADC作为食管癌预后生物标志物的潜力。Giganti、Liu等研究发现ADC值分别低于$1.4\times10^{-3}mm^2/s$、$1.076\times10^{-3}mm^2/s$均与患者预后负相关。然而，ADC值不能区分组织中的“单纯扩散”和毛细血管中的“微灌注”。多*b*值的体素内不相干运动（IVIM）的DWI可以定量分离毛细血管网络中的分子扩散和微灌注。由于肿瘤灌注可能与血管生成有关，血管生成在肿瘤的生长和转移过程中起着重要作用，因此在体内使用IVIM-MRI评估肿瘤灌注有潜力成为肿瘤治疗有用的预后生物标志物。Mizumachi等研究发现，肿瘤灌注相关参数低的患者疾病特性生存率更差，可以作为食管鳞癌患者疾病特性生存率的独立预测因素，而ADC与之无关联性。有学者推测，肿瘤基质中血管与结缔组织异常增生，升高了组织静水压，导致肿瘤组织和血液之间的运输屏障，从而引起低灌注和缺氧。肿瘤组织乏氧降低了肿瘤对治疗的敏感度，导致预后更差。

动态增强磁共振（DCE-MRI）可以测量肿瘤微血管结构和通透性的特性，是获取组织功能信息的一种无创手段。DCE-MRI中测定的容量转移常数（volume transfer constant，

Ktrans）是一个与适当的药代动力学模型相关的功能参数，代表造影剂从血浆到血管外-细胞外间隙的转运率。在某些肿瘤中，Ktrans可以代表血管通透性和血管密度。Ye等的研究发现食管鳞癌患者Ktrans参数高的组5年生存率更高。食管鳞癌患者的不同临床T分期、肿瘤分化类型均与肿瘤的Ktrans值相关，而Ktrans值与患者的预后密切相关。这些研究为MRI在食管癌患者治疗策略制订过程中的应用提供了更多的可能性。

3. PET/CT及PET/MRI在食管癌预后预测中的应用　肿瘤细胞普遍表现出葡萄糖摄取和糖酵解增加，可以采用^{18}F-FDG-PET进行功能成像。目前PET/CT及PET/MRI广泛应用于肿瘤的检测、分期、疗效监测，同时也是预后预测的有效手段。最大标准摄取值（maximum standard uptake value，SUV_{max}）是一个半定量指标，是食管癌患者生存的一个强有力的预测指标。其他基于容积的PET参数，如代谢肿瘤体积（metabolic tumor volume，MTV）和总病灶糖酵解（total lesion glycolysis，TLG）依赖于SUV_{max}。然而，这些基于SUV_{max}方法的PET参数有一些众所周知的缺点，如易受体重、血糖水平、时间间隔和技术因素的影响。SUV_{max}标准化，最常见的形式是肿瘤中FDG摄取与正常背景组织（如肝脏和纵隔血池）中FDG摄取的比率，在不同的PET扫描器上能提供可靠和可重复的数据，并提高肿瘤定性准确性。Wang等研究发现接受同步放化疗的局部晚期食管癌患者治疗前的肿瘤肝脏最大标准摄取值比（tumor-to-liver SUV_{max} ratio，SUV_{TLR}）是总生存期的独立预测因素，且SUV_{TLR}较SUV_{max}、肿瘤血池最大标准摄取值比（tumor-to-liver SUV_{max} ratio，SUV_{TBR}）对食管鳞癌患者的预后预测价值更高。Lin等针对接受根治性放化疗的淋巴结转移阳性的食管鳞癌患者，发现治疗前转移淋巴结最大标准摄取值比原发肿瘤最大标准摄取值（SUV_{LN}/SUV_{Tumor}）是无远处转移生存率和总生存率的独立预测因素。利用治疗前SUV_{LN}/SUV_{Tumor}值可以识别接受根治性放化疗后远程失败高风险的患者，这些患者可能从根治性放化疗前的诱导化疗中获得最大益处。

第三节　治疗后并发症的影像学诊断

一、食管癌放化疗后并发症的影像学应用

食管癌放化疗后常见的并发症包括免疫抑制带来的相关感染、间质性肺炎、局部穿孔、瘘管形成、食管功能障碍等。

（一）免疫抑制相关感染的影像学诊断

免疫抑制相关的感染多以肺部感染为主，根据部分研究显示其发生率为11%～25%，病原包括常见的感染病原体，包括细菌、支原体、衣原体、病毒、真菌及部分条件感染病原体（包括肺孢子虫等）。对于免疫功能低下的患者而言，胸部X线片中感染的迹象可能延迟。例如，中性粒细胞计数未升高的发热患者，胸部X线片可能在长达72小时都是正常的，但在CT上可能会出现潜在的肺炎迹象。但是，在免疫功能正常的患者中，肺炎的早期阶段表现在12～24小时见于胸部X线片中。因此，在诊断肺部感染时，特别是免疫功能低下的患者，获得胸部X线片的适当时机至关重要。这些感染所致肺炎在胸部CT中均可以得到很好的呈现，不同类型病原的肺部感染具有不同的

形态学特征，从而为相关诊断提供依据。CT中体现为小叶中心分布的实性小结节可能是由感染引起的。最常见的原因是细菌（如分枝杆菌）或真菌的支气管扩散，这种表现代表了支气管肺炎的早期表现。磨玻璃密度的小叶结节可能是与支气管外周炎症相关的感染，如病毒和非典型病原体（肺炎支原体和衣原体）等。肺孢子虫肺炎则可体现为双肺弥漫性磨玻璃影、渗出性斑片状影（肺泡实变影），其他还可表现为间质型性实变影、气囊性病变、粟粒样改变等。

（二）间质性肺炎的影像学诊断

对于放射性肺炎及化疗药物所致间质性肺炎，CT也具备良好的诊断效能。放疗后4周通常是最早期放射性肺炎的出现时间点，表现为在照射野内肺血管边缘模糊斑片状影等。放疗后4个月是放射性肺炎的高峰期，可表现为被照射肺组织的实变等，随后逐渐进入瘢痕形成及纤维化、机化期。更新的手段亦可用于放化疗并发症的预判，如Cunliffe等研究食管癌放疗患者CT数据，发现通过影像组学提取的纹理特征值与放射性肺炎的发生密切相关。

（三）其他相关并发症的影像学诊断

而对于穿孔、食管功能障碍等，X线造影检查的动态检查特点使其具有很大的优势，在绝大多数情况下，足够提供完整的信息辅助诊断，对于瘘管周围情况的评估，CT及MRI有助于评价其影响范围、纵隔及胸腔受累情况等。

二、食管癌外科治疗中的影像学应用

对于外科治疗前的准备而言，影像学检查的影响主要体现在肿瘤的分期诊断。术前分期中对肿瘤浸润范围的判断，肿瘤与纵隔组织及气管、大血管的关系都影响手术的决策。CT与MRI对肿瘤的侵犯范围都有极佳的显示，其对肿瘤的精准分期对手术治疗具有重要的指导价值。

而除了肿瘤本身的因素外，食管癌患者术前还需进行相关的器官功能评估。例如，对肺整体情况的评价，有无显著的肺气肿、间质性炎症等。尤其较为严重的慢性支气管炎患者及间质性肺炎患者，其术后生存率与并发症的发生率都受到明显的影响，术前利用胸部CT及肺功能检查可有效筛选具有此类风险的患者。

而对于心脏情况的评估，CT及MRI都有重要的价值。对于冠状动脉粥样硬化的患者，存在可疑的冠状动脉狭窄，则可利用术前冠状动脉计算机体层摄影血管造影（CTA）进行评估，以对患者术后发生急性冠脉事件的可能性做出预测。CTA不止能够对血管情况做出较为准确的评估，还可以模拟心功能的评估，包括射血分数评价等。这些特点都使术前CT的应用具备更高的价值，从而提高食管癌手术的安全性，减少术后严重并发症。比起增强CT，在心功能的评估中，MRI具备更显著的优越性。通过采用梯度回波亮血技术进行磁共振心脏扫描，可对心脏活动进行动态观察，同时可以获得整体或局部的心功能参数，如左心室容积、心肌质量、射血分数、室壁运动、心肌厚度及其变化程度等。对于早期心脏电影序列，由于需要快速扫描，很多厂家都采用平面回波成像（EPI）技术进行扫描。但是EPI会产生很多伪影，包括EPI伪影和变形。随着磁共

振扫描速度越来越快，平衡式稳态自由进动序列运用到心脏的亮血扫描技术。该序列信噪比高，扫描速度快，有良好的血池对比度，并且由于对3个方向进行了梯度补偿，流动的血液不会产生流空效应。心脏磁共振成像技术的发展使其对肿瘤患者心功能的评估更加准确，对手术决策的价值更为显著。

对于已手术的患者，无论采用何种手术方式，食管切除术仍有发生严重并发症的风险，且发病率大于50%。在所有选择性胃肠外科治疗中，食管切除术的死亡率最高，为3%～22%。早期发现并发症对于改善术后患者预后至关重要。胸部X线片、食管造影、CT在食管癌患者术后评价中继续发挥着核心作用。放射科医师应注意的术后并发症包括瘘管形成（可由气管支气管树损伤、吻合口瘘或胃缺血引起）、吻合口瘘、乳糜胸、排空延迟和创伤性膈肌疝形成。患者发生食管气管瘘或食管支气管瘘可能引起复发性肺炎和脓胸，可能需要手术修复。胸部X线片和CT有助于发现肺和胸膜并发症，包括肺炎、胸腔积液和肺不张。Verstegen等报道食管癌术后有高达30%的患者会出现吻合口瘘，出现的平均时间是术后第9天。吻合口瘘是最常见的术后并发症，发生率为1%～44%，可能是由吻合口区域缺血或不适当的手术方法引起。颈部吻合口（10%～25%）比胸部吻合口（＜10%）发生瘘的概率高。食管造影是术后患者的常规评估方法，在术后第6～10天（具体视患者情况而定），使用水溶性造影剂进行胃肠道造影有助于发现吻合口瘘并明确瘘口部位、大小。吻合口狭窄发生率为9%～48%，可在术后早期或晚期发生。吻合口瘘患者形成狭窄的风险较高，因此颈部吻合口瘘发生率更高。吻合口瘘常在内镜下诊断，但食管造影或CT也可以帮助诊断。当使用CT或PET/CT评估吻合口狭窄时，应密切注意疾病复发的可能性。透视或CT发现胸胃内液平面提示排空延迟。

三、食管癌免疫治疗中的影像学应用

肿瘤进展通常与免疫抑制或癌细胞逃避免疫监视相关。免疫治疗可提高免疫系统识别和清除肿瘤细胞的能力，且对正常组织影响轻微，是目前晚期食管癌研究的热点。食管癌的免疫治疗方法主要包括免疫检查点抑制剂、过继细胞免疫治疗、肿瘤疫苗和抗体治疗。目前大量临床试验正在进行中，以评价免疫治疗在食管癌中的作用。

影像学检查在免疫治疗中的应用主要包括治疗前的疗效预测、治疗中的疗效监测及治疗后的副作用监测等。其中就治疗前的疗效预测和疗效监测而言，一些前沿手段正在逐渐得到应用，比起传统穿刺活检预测肿瘤免疫相关治疗反应或监测疗效的方法，由于肿瘤存在异质性，以及部分肿瘤难以取得活检等因素，可以获取肿瘤免疫动态状态的影像学检查具有较好的前景。Deutsch等报道可利用基于CT的影像组学方法评估肿瘤$CD8^+$ T细胞免疫浸润，从而预测肿瘤对免疫治疗的反应。另外Hettich等报道，利用PET的免疫相关生物大分子显像剂，如^{64}Cu标记的程序性死亡蛋白-1/程序性死亡蛋白配体-1（PD-1/PD-L1）单克隆抗体可用于预测PD-1/PD-L1治疗后反应。Rashidian等报道采用标记过的$CD8^+$ T细胞亦可用于评价PD-1阻断剂的疗效。

在疗效评估的标准方面，目前对于食管癌患者免疫治疗后应用irRC、irRECIST、iRECIST标准等。针对免疫治疗的特点，包括假性进展及超进展、延迟应答及免疫相关副作用等问题，功能成像和MRI检查都具备一定优势，尤其是PET/CT及PET/MRI检查中的TLG、MTV等参数对假性进展的鉴别提供了更为可靠与直观的依据。2017年，欧洲核医学协会（EANM）根据已公布的临床试验数据，报道了应用PET/CT评价肿瘤免疫治疗反应的临床优势。尽管现有文献报道均为小样本量研究，但结果均显示了PET/CT在肿瘤免疫治疗中的临床应用价值。免疫检查点抑制剂治疗早期（4～12周）可监测到明显的代谢改变，对预后的预测价值优于传统解剖影像，代谢参数较基线显著降低（达到脑代谢率（cerebral metabolic rate，CMR）或最大代谢率（peak metabolic rate，PMR）)，提示较好的预后。

免疫相关副作用与细胞毒性药物或分子靶向药物相关的不良事件存在很大差别，几乎可以累及全身各个器官，最常见的受累系统器官为皮肤、消化系统、内分泌腺，临床表现和自身免疫性疾病有相似之处，但是患者血清中通常检测不到自身抗体，提示两者在发生机制方面存在差异。尽管严重不良事件的发生率不高，但部分为致死性，且治疗干预缺乏足够的证据支持，因此，影像科医师应了解这些不良事件的存在及其影像学特征，以便获得早期诊断和及时治疗。对免疫相关肺炎的诊断而言，胸部CT是最有效的方法。其特点包括双肺多发磨玻璃影至实变影，双肺分布，病理上大部分为机化性肺炎。其他类型包括非特异性间质性肺炎、急性间质性肺炎，此外还有部分患者表现为外源性过敏性肺炎等。并且通过对CT图像中免疫相关肺炎的累及范围进行判断，可以实现对免疫相关肺炎进行分级，指导临床决策。免疫相关肺炎的具体临床症状分级（CTCAE4.0）：1级，无症状，仅临床检查发现；2级，新发的呼吸困难、咳嗽、胸痛等，或原有症状加重，影响工具性日常生活活动；3级，症状严重，生活自理能力受限；4级，有危及生命的呼吸系统症状，需要呼吸支持治疗。而PET/CT及PET/MRI由于其功能显像特点，对免疫相关胃肠炎、其他器官及内分泌腺体不良反应等都有较好的敏感性。

第四节　前景与研究前沿

影像学检查在食管癌诊疗中的应用仍具有广阔的前景与值得探索的空间。在人工智能、影像组学等方向都有新的研究与成果可逐渐转化为临床应用。

CT在食管癌中临床应用广泛，因此基于CT的影像预测模型的可推广性具有一定优势。首先在淋巴结转移预测方面，通过传统的Logistic回归方法（logistic regression，LR）对术前临床、影像及病理特征进行筛选，建立模型可预测食管癌淋巴结转移。近年来在此基础上通过人工神经网络技术建立模型，其诊断准确性及AUC值均明显优于LR模型。

有研究基于影像组学方法预测淋巴结转移，其感兴趣区（ROI）选择绝大部分是影像学检查可见食管肿瘤组织，选择术前动脉期CT肿瘤最大层面作为ROI来建立临床影像组学模型预测食管癌淋巴结转移，内部及外部验证的AUC值分别达0.874、0.851。

需要指出的是，目前的食管癌淋巴结组学研究均选用术前肿瘤作为ROI来预测个体是否存在淋巴结转移，尚未对淋巴结特征进行挖掘。而在肠癌及肺癌中淋巴结转移预测的研究表明，直接以淋巴结作为ROI建立模型，其诊断性能优于以肿瘤作为ROI的模型。然而，淋巴结ROI尚未应用于食管癌的淋巴结影像组学研究中，原因可能为食管癌淋巴结ROI的人工分割工作繁琐。实现对单个淋巴结是否存在肿瘤转移的个体预判，特别是诊断难度大的细小淋巴结，对术前评估尤为重要。

在疗效预测方面，Jin等发现整合治疗前CT影像组学特征、放疗剂量学参数及患者一般信息，可预测食管癌根治性放化疗疗效，预测准确性达0.708，AUC值为0.689。Xie等进一步改进影像学分析方法，通过细化解析食管癌原发灶7个子区域的CT影像，提取其影像组学特征，通过Lasso等经典的机器学习方法，构建影像组学预后预测模型，预测3年生存率的一致性指数（C指数）为0.705～0.729，并发现筛选的影像学特征与肿瘤拷贝数变异（copy number alteration，CNA）显著相关。随着多种人工智能方法分析在多种肿瘤表征取得显著的效果，Hu等对比了现有6种人工智能方法，用于分析161例接受新辅助放化疗的局部晚期食管鳞癌患者完全缓解率，发现ResNet50-SVM方法预测效能最高，AUC达0.805～0.901，明显高于基于手工特征的影像组学模型（AUC值0.725～0.822）。此外他们通过分析28例患者RNA表达信息，发现细胞外基质及WNT信号通路基因异常与筛选影像分数最相关，其次为转化生长因子-β（transforming growth factor β，TGF-β）和肽类激素（peptide hormone）信号通路基因等。

PET/CT作为同时反映肿瘤代谢与组织结构的功能影像，目前已广泛应用于临床。在根治性放化疗这一应用场景上，Javeri等已发现治疗前肿瘤原始标准摄取值（initial standardized uptake value，iSUV）与食管胃结合部癌的放化疗近期疗效和长期生存相关。2011年，Ganeshan等将纹理分析技术用于治疗前PET/CT检查，将肿瘤异质性定义为肿瘤纹理紊乱，发现肿瘤异质性与SUV最大值和SUV平均值相关。肿瘤异质性越高，分期越晚，并且可独立预测患者生存。而在术前新辅助放化疗的领域，Cao等发现基于PET/CT的影像组学模型与肿瘤同期放化疗后近期退缩密切相关。Kukar等认为治疗前后PET/CT食管腺癌SUV差值少于45%与新辅助放化疗后疾病残留有关，阳性预测值为91.7%。Beukinga进一步用机器学习方法获得治疗后PET/CT的影像组学特征，发现结合T分期及治疗后PET/CT影像组学特征，可精准预测术前新辅助放化疗疗效。Ypsilantis等引入卷积神经网络，从治疗前PET/CT检查中自动提取关键特征，用于预测食管癌新辅助化疗疗效，预测效能优于基于手工提取影像学特征的传统机器学习算法。Xie等进一步优化建模方法，在106例接受新辅助放化疗＋手术患者中，基于与生存密切相关的差异表达基因，进一步从海量影像学特征中筛选出与上述基因关联的关键特征，从而建立基因驱动的影像组学预测模型，并证实其优于未经过基因筛选的影像组学模型。这一方法为解决医学图像分析中的可解释性难题提供了新思路。

受限于MRI在食管癌常规诊疗中的应用，基于MRI的人工智能研究尚处于起步阶段。MRI多参数成像能在人工智能（AI）研究中提供更多图像信息，用于食管癌淋巴结转移、放化疗疗效判断及预后预测。

此外，针对根治性放化疗、新辅助放化疗、免疫治疗等特定治疗，基于临床影像学检查包括CT、MRI、PET/CT等建立AI智能化的临床决策支持系统价值重大，在提高患者生存预后的同时，也能够节省巨大的医疗资源。首先，对根治性放化疗进行精准预测，有利于预先评估患者放化疗敏感度，指导研究者更好地设计临床试验人群，辅助医师进行治疗方案的制订：对于放化疗不敏感的患者，可能采取早期介入免疫治疗、抗血管生成，抑或减瘤手术配合术后辅助综合治疗等其他策略。其次，在新辅助放化疗之前，提前预判新辅助放化疗疗效，有助于筛选真正适合新辅助放化疗患者。最后，在新辅助放化疗之后及根治性手术之前进行影像学评估，有利于及时在术前评估患者新辅助放化疗后肿瘤退缩的程度，有助于手术方案制订。

第五节 食管癌精准影像学诊断示例

示例1 患者，男，65岁，胸上段食管癌。

上消化道造影：食管入口处钡剂通过受阻，下方见长约5cm狭窄段，局部黏膜粗糙，可见不规则充盈缺损。因患者呛咳，钡剂部分流入气管及右主支气管（图6-5-1）。

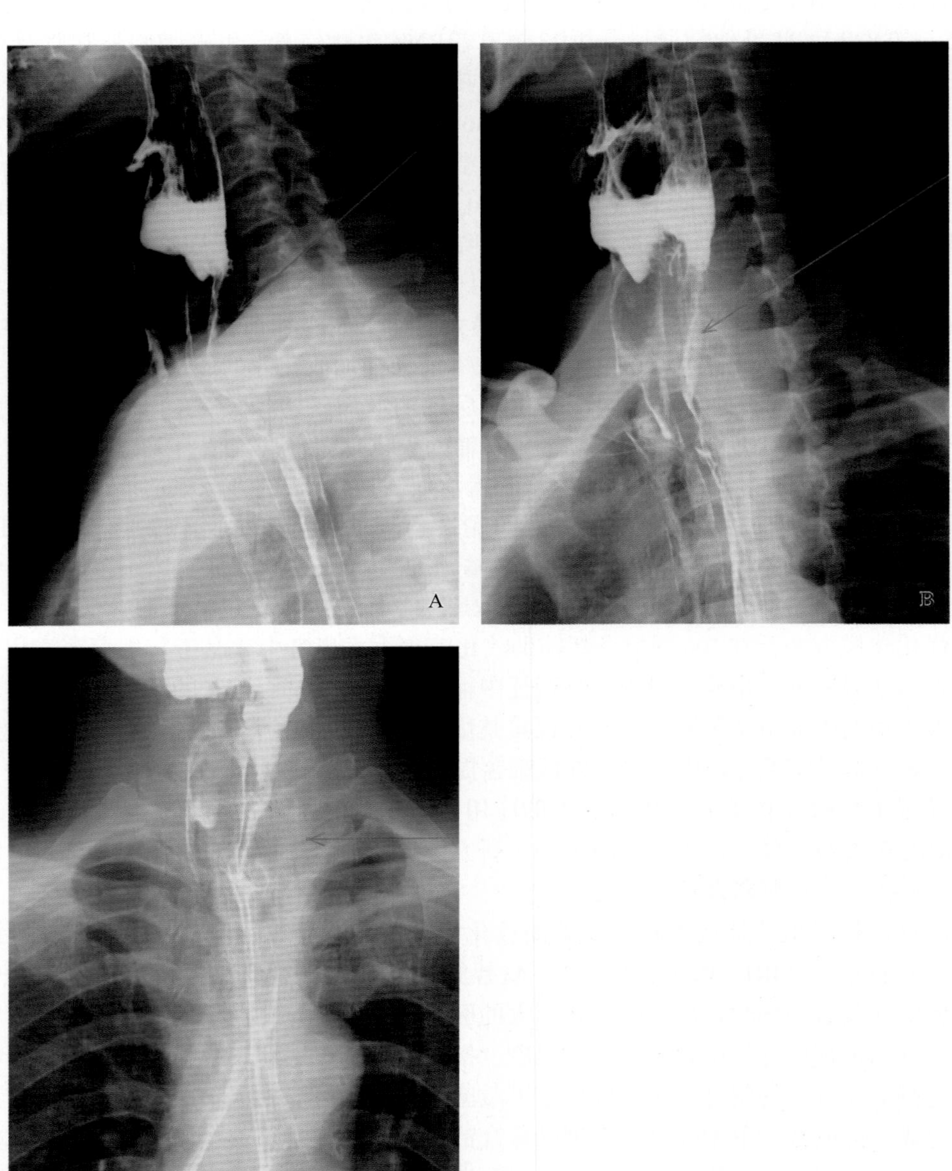

图6-5-1 上消化道造影

胸部增强CT：颈段及胸上段食管管壁增厚，右锁骨上窝淋巴结增大（图6-5-2）。

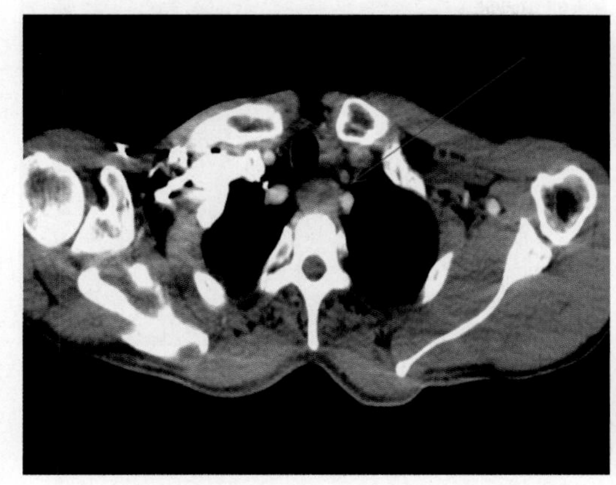
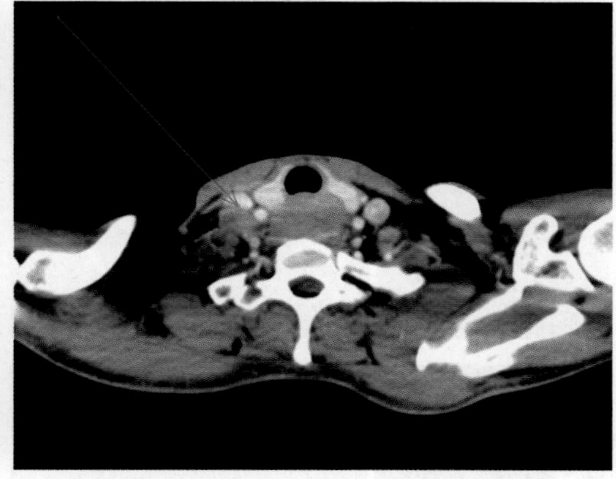

图6-5-2　胸部增强CT

患者行同步放化疗及免疫治疗，2周期化疗、免疫治疗后放疗，疗效评估为部分缓解（PR）（图6-5-3）。

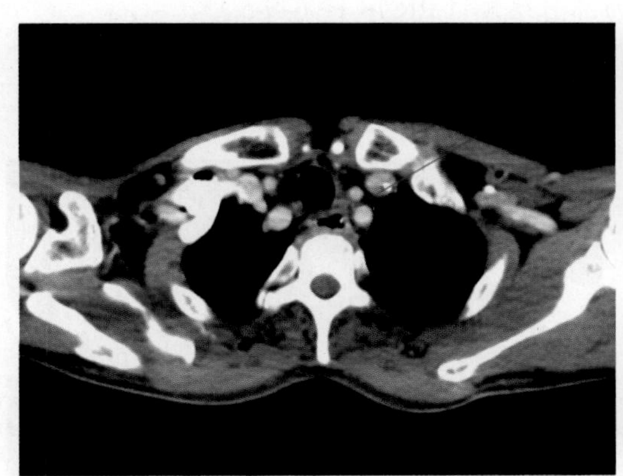
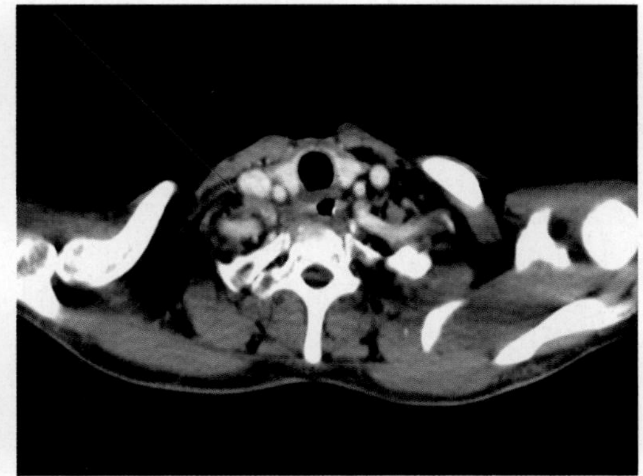

图6-5-3　同步放化疗及免疫治疗后增强CT

示例2　患者，男，56岁，胸中上段食管癌。

胸部增强CT：胸中上段食管管壁增厚，脂肪间隙模糊，右上气管旁淋巴结、左锁骨上淋巴结增大（图6-5-4）。

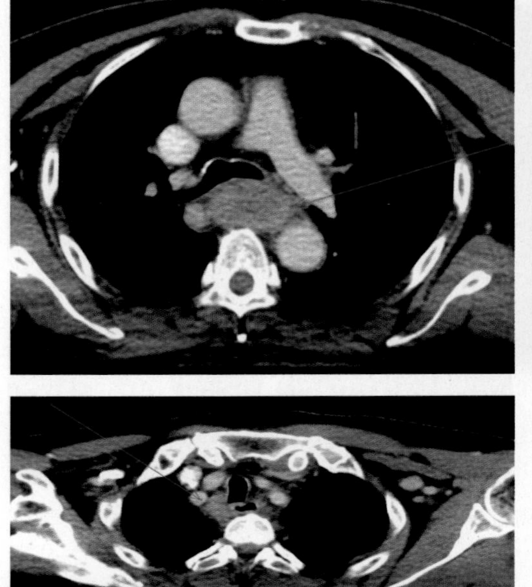

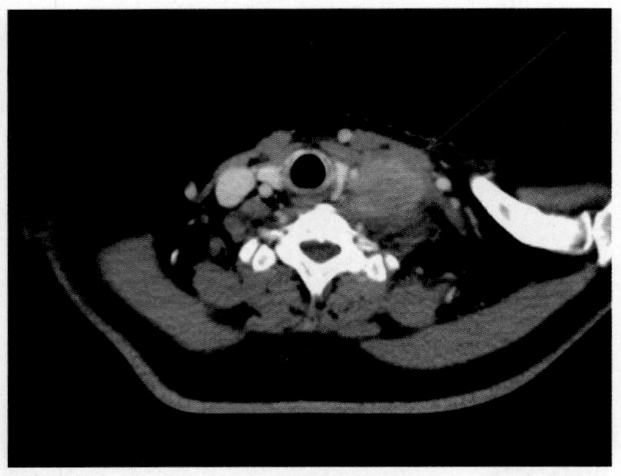

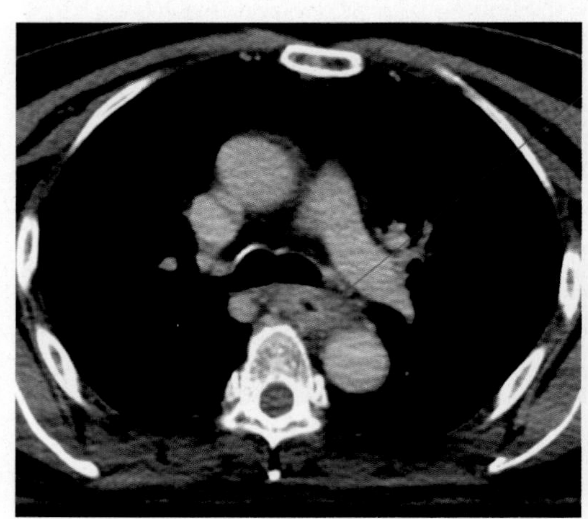

图6-5-4　胸部增强CT

放化疗3个周期免疫治疗后，疗效评价为部分缓解（PR）（图6-5-5）。

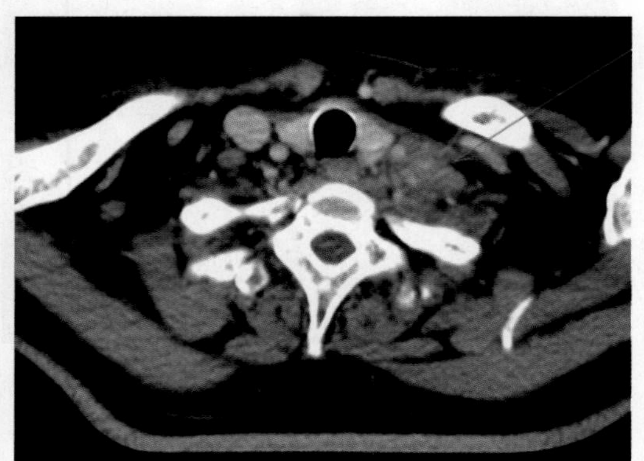

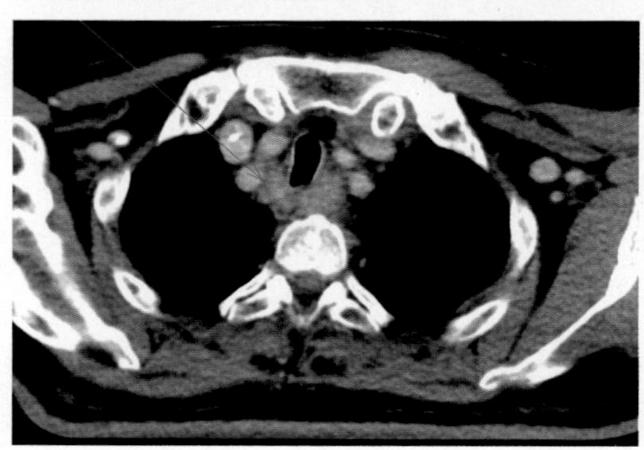

图6-5-5　同步放化疗及免疫治疗后胸部增强CT

示例3　胸中段食管癌。

胸部增强MRI：见图6-5-6。

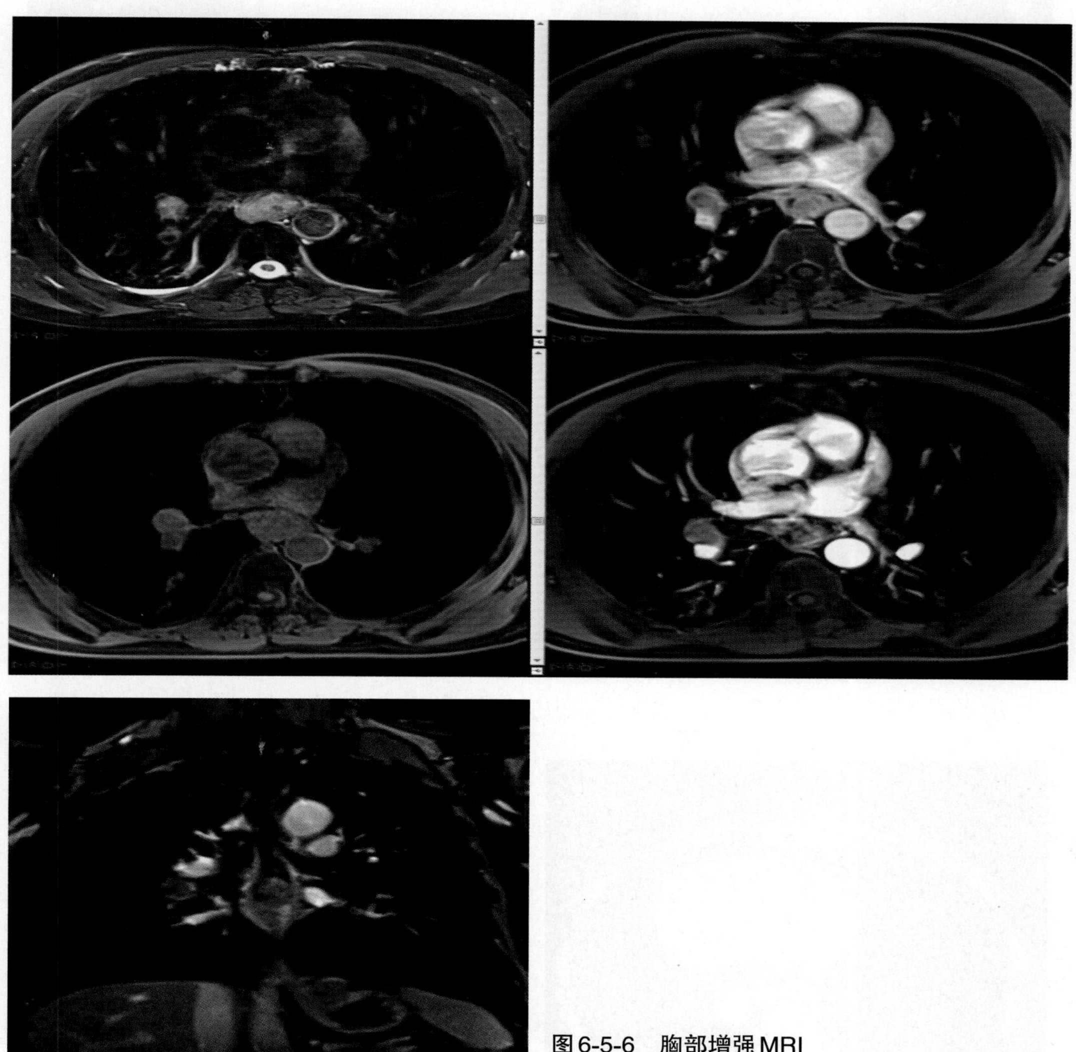

图6-5-6　胸部增强MRI

示例4　患者，女，57岁，胸下段食管癌（T3N2M0，Ⅲ期）。

胸部增强CT：胸中段食管管壁不均匀增厚，左上气管旁淋巴结、肝胃间隙淋巴结增大（图6-5-7）。

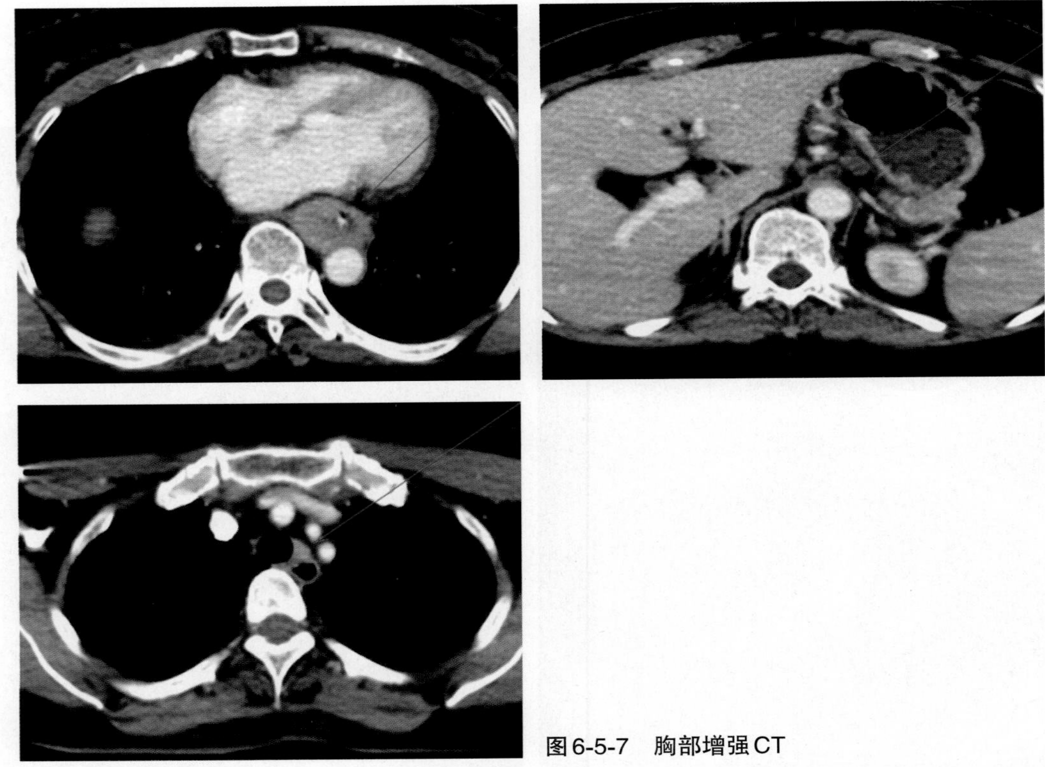

图6-5-7　胸部增强CT

患者经2个周期放化疗后，疗效评估为疾病稳定（SD）（图6-5-8）。

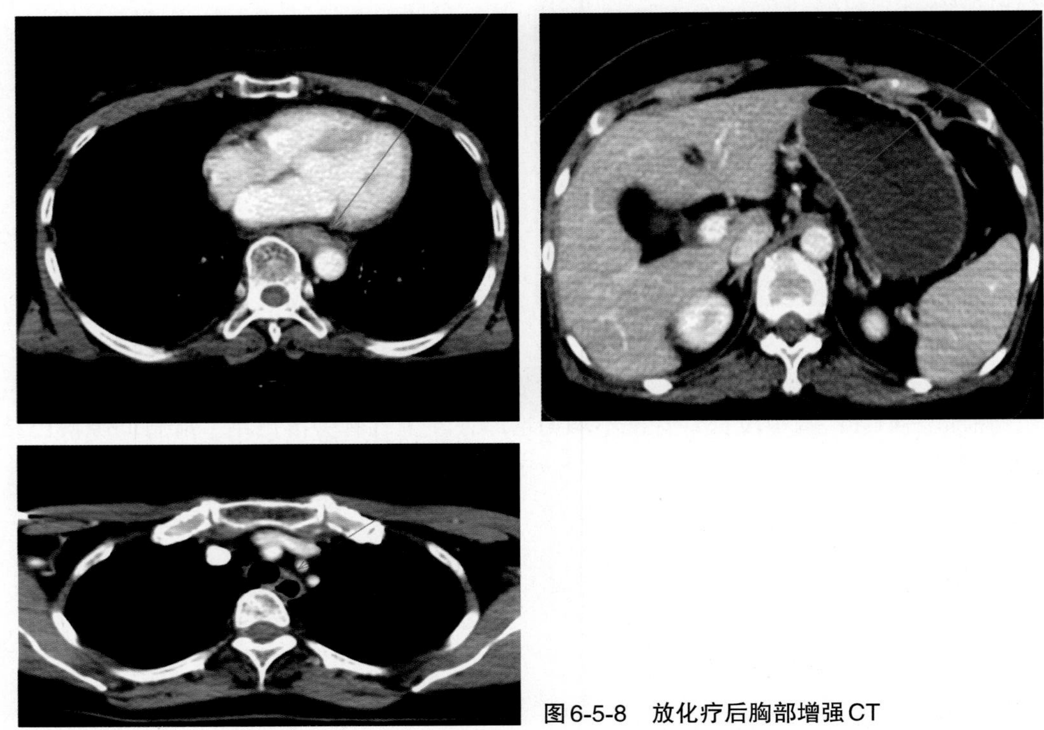

图6-5-8　放化疗后胸部增强CT

示例5　胸上段食管癌伴肝转移瘤。

胸部增强CT：见图6-5-9。

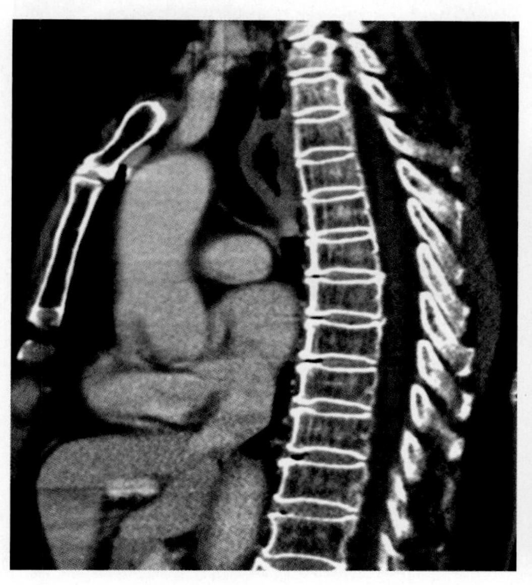

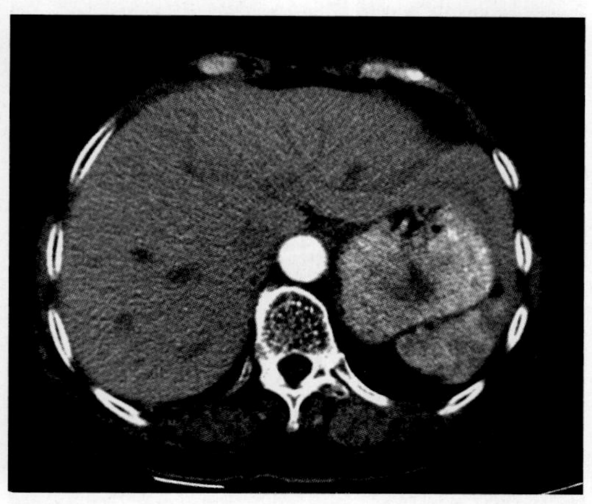

图6-5-9　胸部增强CT

示例6　患者，男，61岁，胸中段食管癌。

胸部增强CT：胸中段食管管壁增厚，肝门区淋巴结、气管前腔静脉后淋巴结增大（图6-5-10）。

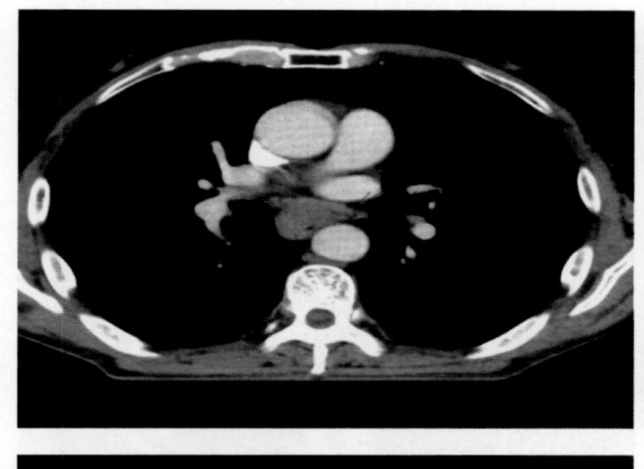

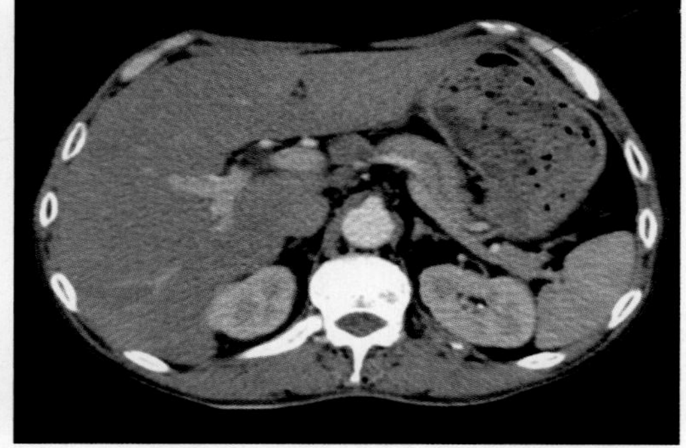

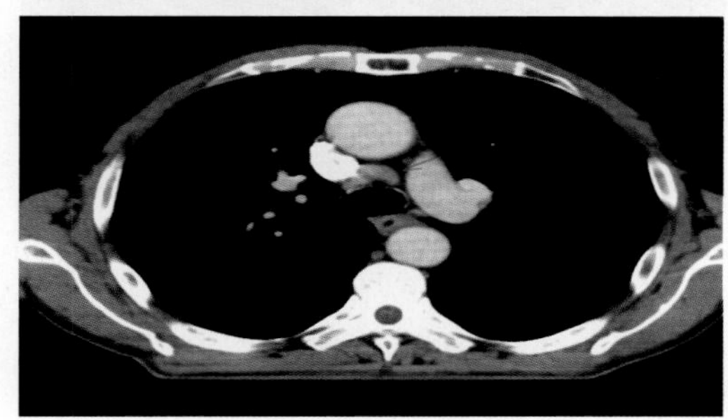

图6-5-10　胸部增强CT

经放化疗及免疫治疗后，疗效评估为部分缓解（PR）（图6-5-11）。

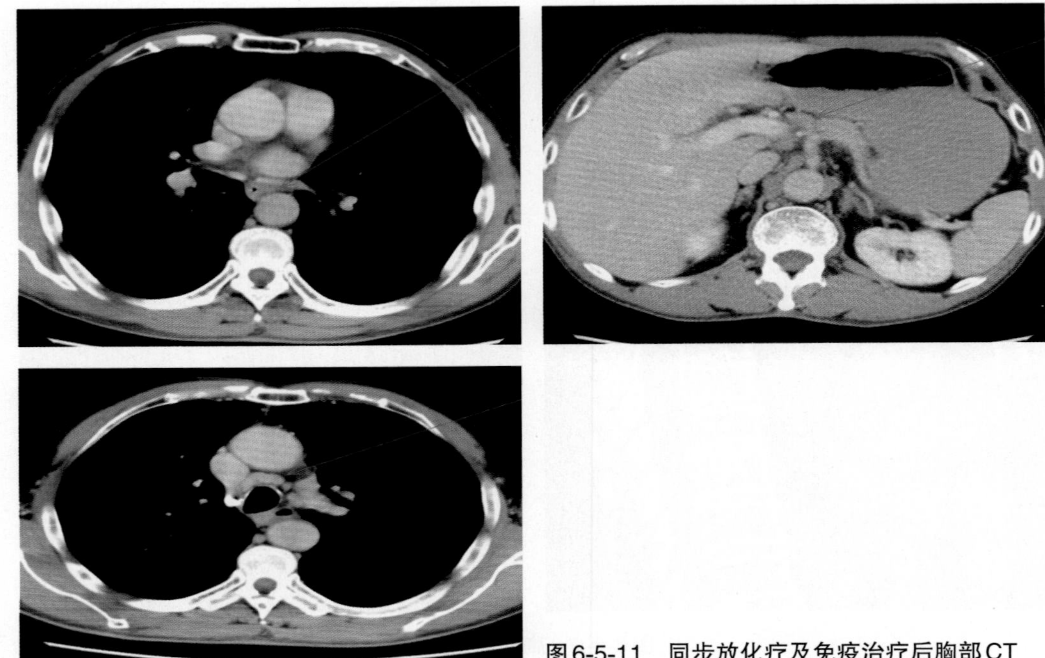

图6-5-11 同步放化疗及免疫治疗后胸部CT

示例7 患者，男，62岁，胸中段食管癌术后，放疗中。

X线钡剂造影：胸中段食管见长约4.7cm狭窄段，伴不规则充盈缺损，黏膜破坏中断，管壁僵硬，钡剂通过受阻，上端食管明显扩张。食管病变处见钡剂向右侧条状外溢，长约4cm（图6-5-12）。

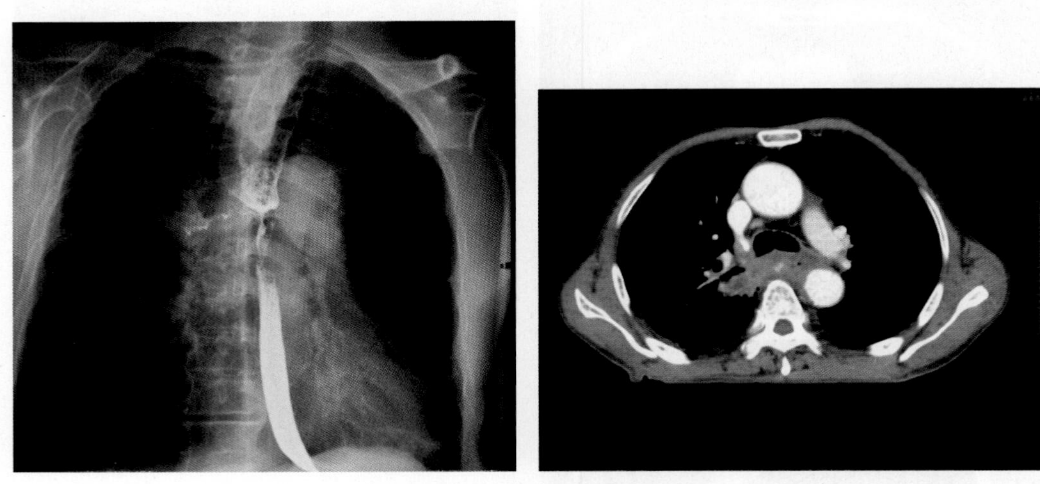

图6-5-12 X线钡餐造影

增强CT：胸中段食管管壁增厚，与周围脂肪间隙分界不清，右侧壁为著。

示例8 患者，女，77岁，胸上段食管癌，放疗后5月余。

胸部增强CT：食管壁多处缺损伴瘘口形成，考虑为胸中段食管支气管瘘（图6-5-13）。

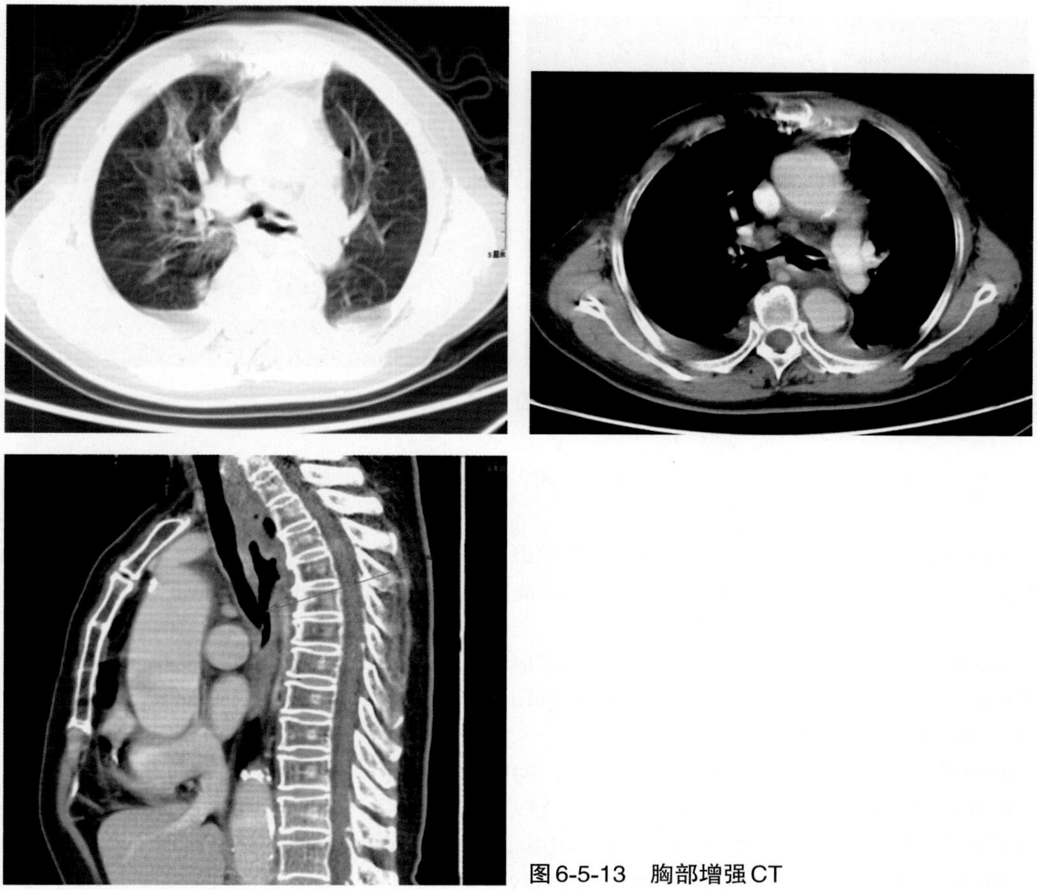

图6-5-13　胸部增强CT

示例9　患者，男，65岁，胸中段食管癌。

胸部增强CT：胸中上段食管管壁增厚占位伴双侧锁骨上区淋巴结、纵隔内多发淋巴结增大（图6-5-14）。

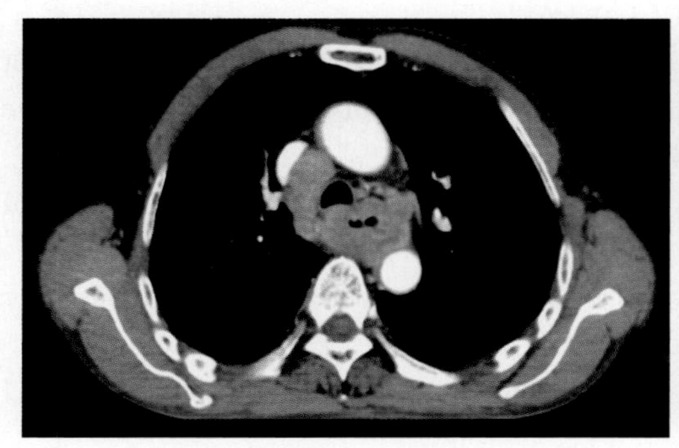
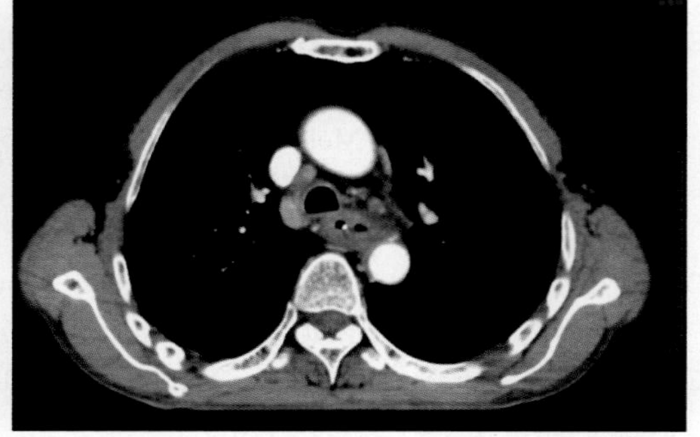

图6-5-14　胸部增强CT

经放疗2个周期化疗，然后免疫治疗后，原发病灶及肿大淋巴结均明显缩小，食管壁肿胀增厚，考虑放射性食管炎（图6-5-15）。

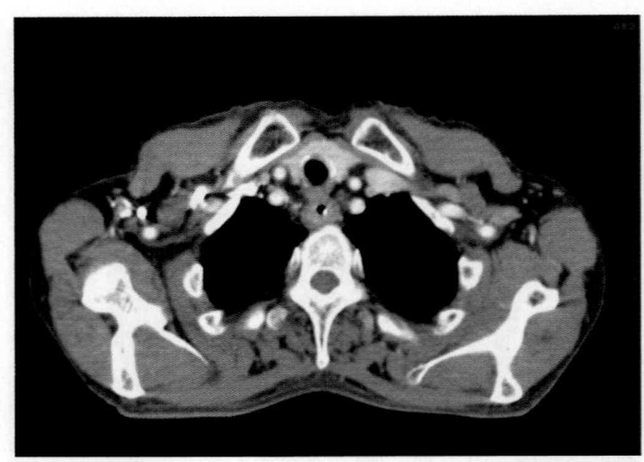
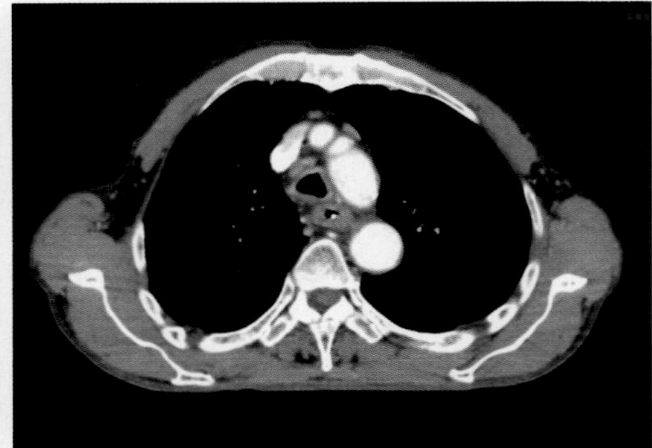

图6-5-15　放化疗及免疫治疗后胸部CT

参　考　文　献

Ba-Ssalamah A，Matzek W，Baroud S，et al，2011．Accuracy of hydro-multidetector row CT in the local T staging of oesophageal cancer compared to postoperative histopathological results．Eur Radiol，21（11）：2326-2335．

Betancourt Cuellar SL，Sabloff B，Carter BW，et al，2017．Early clinical esophageal adenocarcinoma（cT1）：Utility of CT in regional nodal metastasis detection and can the clinical accuracy be improved? Eur J Radiol，88：56-60．

Boktor RR，Walker G，Stacey R，et al，2013．Reference range for intrapatient variability in blood-pool and liver SUV for ^{18}F-FDG PET．J Nucl Med，54（5）：677-682．

Borakati A，Razack A，Cawthorne C，et al，2018．A comparative study of quantitative assessment with fluorine-18-fluorodeoxyglucose positron-emission tomography and endoscopic ultrasound in oesophageal cancer．Nucl Med Commun，39（7）：628-635．

Bunting D，Bracey T，Fox B，et al，2017．Loco-regional staging accuracy in oesophageal cancer-how good are we in the modern era? Eur J Radiol，97：71-75．

Chang S，Kim SJ，2016．Prediction of recurrence and mortality of locally advanced esophageal cancer patients using pretreatment F-18 FDG PET/CT parameters：intratumoral heterogeneity，SUV，and volumetric parameters．Cancer Biother Radiopharm，31（1）：1-6．

Chatterton BE，Ho Shon I，Baldey A，et al，2009．Positron emission tomography changes management and prognostic stratification in patients with oesophageal cancer：results of a multicentre prospective study．Eur J Nucl Med Mol Imaging，36（3）：354-361．

Courrech Staal EFW，Aleman BMP，Boot H，et al，2010．Systematic review of the benefits and risks of neoadjuvant chemoradiation for oesophageal cancer．Br J Surg，97（10）：1482-1496．

Dhupar R，Correa AM，Ajani J，et al，2014．Concordance of studies for nodal staging is prognostic for worse survival in esophageal cancer．Dis Esophagus，27（8）：770-776．

Elsherif SB，Andreou S，Virarkar M，et al，2020．Role of precision imaging in esophageal cancer．J Thorac Dis，12（9）：5159-5176．

Flanagan JC，Batz R，Saboo SS，et al，2016．Esophagectomy and gastric pull-through procedures：surgical techniques, imaging features, and potential complications. Radiographics, 36 (1): 107-121.

Giganti F, Salerno A, Ambrosi A, et al, 2016. Prognostic utility of diffusion-weighted MRI in oesophageal cancer: is apparent diffusion coefficient a potential marker of tumour aggressiveness? Radiol Med, 121 (3): 173-180.

Goense L, van Rossum PSN, Reitsma JB, et al, 2015. Diagnostic performance of (18) F-FDG PET and PET/CT for the detection of recurrent esophageal cancer after treatment with curative intent: a systematic review and meta-analysis. J Nucl Med, 56 (7): 995-1002.

Griffin Y, 2016. Esophageal cancer: role of imaging in primary staging and response assessment post neoadjuvant therapy. Semin Ultrasound CT MR, 37 (4): 339-351.

Han S, Kim YJ, Woo S, et al, 2018. Prognostic value of volumetric parameters of pretreatment ^{18}F-FDG PET/CT in esophageal cancer: a systematic review and meta-analysis. Clin Nucl Med, 43 (12): 887-894.

Hayano K, Ohira G, Hirata A, et al, 2019. Imaging biomarkers for the treatment of esophageal cancer. World J Gastroenterol, 25 (24): 3021-3029.

Hirohata R, Hamai Y, Emi M, et al, 2021. Prediction of the tumor response and survival based on computed tomography in esophageal squamous cell carcinoma after trimodality therapy. Surg Today, 51 (9): 1496-1505.

Hu JF, Zhu DY, Yang Y, 2018. Diagnostic value of 18F-fluorodeoxyglucose positron-emission tomography/computed tomography for preoperative lymph node metastasis of esophageal cancer: a meta-analysis. Medicine (Baltimore), 97 (50): e13722.

Jamil LH, Gill KRS, Wallace MB, 2008. Staging and restaging of advanced esophageal cancer. Curr Opin Gastroenterol, 24 (4): 530-534.

Jayaprakasam VS, Yeh R, Ku GY, et al, 2020. Role of imaging in esophageal cancer management in 2020: update for radiologists. AJR Am J Roentgenol, 215 (5): 1072-1084.

Jiang Y, Chen YL, Chen TW, et al, 2019. Is there association of gross tumor volume of adenocarcinoma of oesophagogastric junction measured on magnetic resonance imaging with N stage? Eur J Radiol, 110: 181-186.

Kim SH, Lee JM, Han JK, et al, 2006. Three-dimensional MDCT imaging and CT esophagography for evaluation of esophageal tumors: preliminary study. Eur Radiol, 16 (11): 2418-2426.

Kim SH, Lee KS, Shim YM, et al, 2001. Esophageal resection: indications, techniques, and radiologic assessment. Radiographics, 21 (5): 1119-1137.

Kim TJ, Kim HY, Lee KW, et al, 2009. Multimodality assessment of esophageal cancer: preoperative staging and monitoring of response to therapy. Radiographics, 29 (2): 403-421.

Le Bihan D, Breton E, Lallemand D, et al, 1986. MR imaging of intravoxel incoherent motions: application to diffusion and perfusion in neurologic disorders. Radiology, 161 (2): 401-407.

Le Bihan D, Breton E, Lallemand D, et al, 1998. Separation of diffusion and perfusion in intravoxel incoherent motion MR imaging. Radiology, 168 (2): 497-505.

Lee JW, Hwang SH, Kim DY, et al, 2017. Prognostic value of FDG uptake of portal vein tumor thrombosis in patients with locally advanced hepatocellular carcinoma. Clin Nucl Med, 42 (1): e35-e40.

Lin CH, Hung TM, Chang YC, et al, 2020. Prognostic value of lymph node-to-primary tumor standardized uptake value ratio in esophageal squamous cell carcinoma treated with definitive chemoradiotherapy. Cancers (Basel), 12 (3): 607.

Liu S, Zhen FX, Sun NN, et al, 2016. Apparent diffusion coefficient values detected by diffusion-weighted imaging in the prognosis of patients with locally advanced esophageal squamous cell carcinoma receiving chemoradiation. Onco Targets Ther, 9: 5791-5796.

Matthews R, Choi M, 2016. Clinical utility of positron emission tomography magnetic resonance imaging (PET-MRI) in gastrointestinal cancers. Diagnostics (Basel), 6 (3): 35.

Mizumachi R, Hayano K, Hirata A, et al, 2021. Development of imaging biomarker for esophageal cancer using intravoxel incoherent motion MRI. Esophagus, 18 (4): 844-850.

Monjazeb AM, Blackstock AW, 2013. The impact of multimodality therapy of distal esophageal and gastroesophageal junction adenocarcinomas on treatment-related toxicity and complications. Semin Radiat Oncol, 23 (1): 60-73.

Nakajo M, Jinguji M, Nakabeppu Y, et al, 2017. Texture analysis of 18F-FDGPET/CT to predict tumour response and prognosis of patients with esophageal cancer treated by chemoradiotherapy. Eur J Nucl Med Mol Imaging, 44 (2): 206-214.

Onbaş O, Eroglu A, Kantarci M, et al, 2006. Preoperative staging of esophageal carcinoma with multidetector CT and virtual endoscopy. Eur J Radiol, 57 (1): 90-95.

Panebianco V, Grazhdani H, Iafrate F, et al, 2006. 3D CT protocol in the assessment of the esophageal neoplastic lesions: can it improve TNM staging? Eur Radiol, 16 (2): 414-421.

Park JY, Song HY, Kim JH, et al, 2012. Benign anastomotic strictures after esophagectomy: long-term effectiveness of balloon dilation and factors affecting recurrence in 155 patients. AJR Am J Roentgenol, 198 (5): 1208-1213.

Pongpornsup S, Posri S, Totanarungroj K, 2012. Diagnostic accuracy of multidetector computed tomography (MDCT) in evaluation for mediastinal invasion of esophageal cancer. J Med Assoc Thai, 95 (5): 704-711.

Raymond D, 2012. Complications of esophagectomy. Surg Clin North Am, 92 (5): 1299-1313.

Rubenstein JH, Shaheen NJ, 2015. Epidemiology, diagnosis, and management of esophageal adenocarcinoma. Gastroenterology, 149 (2): 302-317.

Schieman C, Wigle DA, Deschamps C, et al, 2012. Patterns of operative mortality following esophagectomy. Dis Esophagus, 25 (7): 645-651.

Shi WD, Wang WC, Wang J, et al, 2013. Meta-analysis of ^{18}FDG PET-CT for nodal staging in patients with esophageal cancer. Surg Oncol, 22 (2): 112-116.

Skinner JT, Moots PL, Ayers GD, et al, 2016. On the use of DSC-MRI for measuring vascular permeability. AJNR Am J Neuroradiol, 37 (1): 80-87.

van Rossum PSN, van Lier ALHMW, Lips IM, et al, 2015. Imaging of oesophageal cancer with FDG-PET/CT and MRI. Clin Radiol, 70 (1): 81-95.

Verstegen MHP, Bouwense SAW, van Workum F, et al, 2019. Management of intrathoracic and cervical anastomotic leakage after esophagectomy for esophageal cancer: a systematic review. World J Emerg Surg, 14: 17.

Wang CH, Yin FF, Horton J, et al, 2014. Review of treatment assessment using DCE-MRI in breast cancer radiation therapy. World J Methodol, 4 (2): 46-58.

Wang CS, Zhao KW, Hu SL, et al, 2020. The PET-derived tumor-to-liver standard uptake ratio (SUV_{TLR}) is superior to tumor SUV max in predicting tumor response and survival after chemoradiotherapy in patients with locally advanced esophageal cancer. Front Oncol, 10: 1630.

Wang JL, Wu LL, Zhang YZ, et al, 2021. Establishing a survival prediction model for esophageal squamous cell carcinoma based on CT and histopathological images. Phys Med Biol, 66 (14).

Wang QF, Cao BR, Chen JQ, et al, 2019. Tumor Compactness based on CT to predict prognosis after multimodal treatment for esophageal squamous cell carcinoma. Sci Rep, 9 (1): 10497.

Wang QF，Zhang WC，Liu X，et al，2014. Prognosis of oesophageal squamous cell carcinoma patients with preoperative radiotherapy：comparison of different cancer staging systems. Thorac Cancer，5（3）：204-210.

Weber WA，Gatsonis CA，Mozley PD，et al，2015. Repeatability of 18F-FDG PET/CT in advanced non-small cell lung cancer：prospective assessment in 2 multicenter trials. J Nucl Med，56（8）：1137-1143.

Westerterp M，van Westreenen HL，Reitsma JB，et al，2005. Esophageal cancer：CT，endoscopic US，and FDG PET for assessment of response to neoadjuvant therapy-systematic review. Radiology，236（3）：841-851.

Xie YQ，Wang QF，Cao BR，et al，2020. Textural features based enhanced contrast CT images predicts prognosis to concurrent chemoradiotherapy in stage III esophageal squamous cell cancer. Cancer Biomark，27（3）：325-333.

Ye ZM，Dai SJ，Yan FQ，et al，2018. DCE-MRI-Derived volume transfer constant（Ktrans）and DWI apparent diffusion coefficient as predictive markers of short- and long-term efficacy of chemoradiotherapy in patients with esophageal cancer. Technol Cancer Res Treat，17：1533034618765254.

第7章

食管癌精准内镜诊断

食管是咽部与胃之间的扁圆形肌性管道，上覆鳞状上皮，平均直径约2cm，全长25cm，有3个食管狭窄，是食管癌的好发部位。根据肿瘤浸润的深度，食管癌T分期分为Tis（原位癌/高级别不典型增生）、T1a（肿瘤侵犯固有层或黏膜肌层）、T1b（肿瘤侵犯黏膜下层）、T2（肿瘤侵犯固有肌层）、T3（肿瘤侵犯食管外膜层）及T4（肿瘤侵犯食管周围结构）。

事实上，根据肿瘤浸润深度可将T1期浅表食管鳞癌进行更为细致的内镜学分期（参照2002年消化道肿瘤巴黎分型）：肿瘤局限于黏膜层者称为M期癌，浸润至黏膜下层未达固有肌层者称为SM期癌。M期癌及SM期癌还能细分：病变局限于黏膜上皮表层者为M1期癌（即T1a-M1）；浸润至黏膜固有层者为M2期癌（即T1a-M2）；浸润至黏膜肌层但未突破黏膜肌层者为M3期癌（即T1a-M3）；浸润至黏膜下层的上、中、下1/3者分别称为SM1、SM2、SM3期癌（T1b-SM1/2/3）。其中将病变浸润至黏膜下层但距离黏膜肌层200μm以内者称为SM1期癌（图7-0-1）。

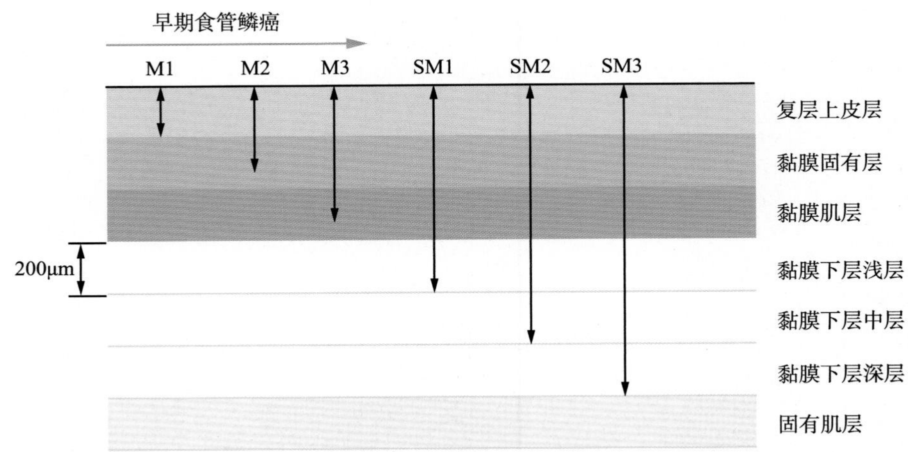

图7-0-1　浅表食管鳞癌巴黎分型分期模式图

食管癌总体预后仍较差。尽管以手术切除为基础的多学科治疗日益完善，但进展期食管癌5年生存率仅为32%～37%。而早期食管癌手术后5年生存率可达80%～90%，部分甚至超过90%，10年生存率仍有72%～75%。因此，食管癌早期诊断和早期治疗是提高我国治疗水平的至关重要环节。2015年，国家癌症中心乔友林教授团队通过大型人群队列研究证实，食管内镜筛检技术可提高食管癌的早期诊断率，并降低食管癌的整体发病率和致死率，已成为食管癌早诊早治的关键手段。虽然以内镜诊断技术为基石的食管癌筛查项目取得了里程碑式的成就，但目前我国食管癌的早期诊断率明显偏低（不足5%）。

通过内镜检查及时识别筛查对象是否罹患早期食管癌，对内镜医师来说并不是容易的工作。病变多数表浅，表现多样，易于与良性病变混淆，肉眼识别困难。因此，早期诊断率十分依赖内镜医师的检查设备、个人经验、能力水平及警惕性。这里需要一种理想的及时发现早期食管癌的精准诊断策略。

然而，食管癌的发生发展是一个多因素、多步骤及多基因突变的过程。我国食管癌95%以上为鳞癌，而西方国家超过50%为腺癌，其发病机制明显不同。从目前组织发病学的研究得知，我国食管癌发病机制是从由理化或生物因素所引起的慢性食管炎，特别是中度和重度食管炎，发展为不典型增生，进而发展为原位癌、进展期食管癌。西方国家食管癌发病机制多为在胃食管反流病（gastro esophageal reflux disease，GERD）的基础上发生肠上皮化生，逐渐演变成食管腺癌。因为东西方国家人群食管癌的发病机制不同，所以在不同种族之间进行食管癌内镜筛查应当采用不同的诊断策略。

针对我国人群食管癌的发病特点，本章将对食管鳞癌的内镜诊断手段进行系统性综述，重点介绍各种内镜技术的临床实践与研究进展。

一、白光内镜

白光内镜（white light endoscopy，WLE）技术的诞生被誉为医学史上的一次工业革命。1805年，德国Bozzini创新性提出内镜（endoscopy）检查的设计方案。1932年，德国Wolf和Schindler成功研制半曲式胃镜（half buckling gastroscope），其可以观察到大部分胃黏膜，为内镜的发展及临床应用奠定了基础。1957年，美国Hirschowitz成功研制了第一台纤维胃镜，并创新性采用冷光源和光导纤维进行图像传输。1983年，电子胃镜（electronic gastroscope）研制成功，标志着内镜的发展趋于成熟。

电子白光内镜是继第一代硬式内镜和第二代光导纤维内镜之后的第三代产品，主要由内镜（endoscopy）、电视信息系统中心（video information system center）和电视监视器（television monitor）3个主要部分组成。内镜成像主要依赖镜身前端装备的电荷耦合器件（charge coupled device，CCD）。CCD就像一台微型摄像机，经过图像处理器处理后，将图像显示在电视监视器的屏幕上。电子白光内镜比普通光导纤维内镜的图像清晰、色泽逼真、分辨率高，而且可供多人同时观看。电子内镜的问世，为百余年来内镜的诊断和治疗开创了历史新篇章，目前在临床、教学和科研中发挥着巨大的作用。

在白光内镜下，早期食管鳞癌及癌前病变主要有以下几种表现：①黏膜颜色改变，可为斑片状发红或发白，边界欠清晰（图7-0-2）；②黏膜形态改变，可为微隆起或凹陷，亦有完全平坦的类型，黏膜表面比较粗糙，可伴有糜烂或颗粒样结节，质地比较脆或硬，触碰易出血（图7-0-3）；③血管纹理的改变，黏膜下血管模糊或消失（图7-0-4）。

针对早期食管鳞癌及癌前病变的规律特征，电子白光内镜主要采用巴黎分型，即0-Ⅰ型（隆起型）、0-Ⅱ型（平坦型）、0-Ⅲ型（凹陷型）3种类型。其中，0-Ⅱ型又可分为0-Ⅱa型（浅表隆起型）、0-Ⅱb（完全平坦型）型和0-Ⅱc型（浅表凹陷型）（图7-0-5）。

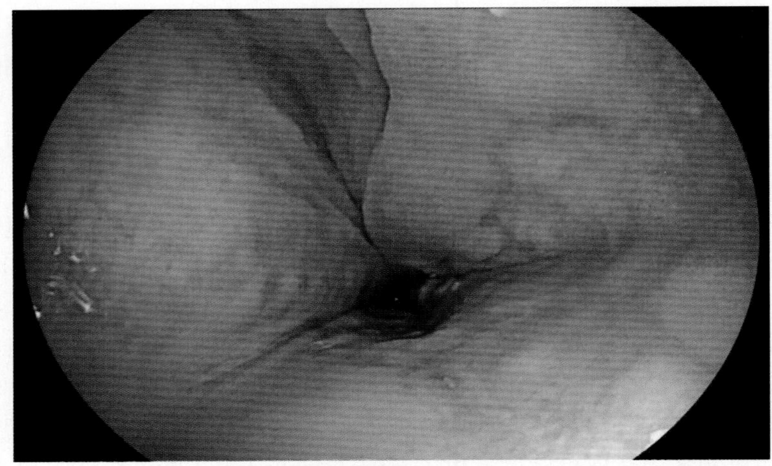

图7-0-2　白光镜下的早期食管鳞癌（黏膜斑片状发红）

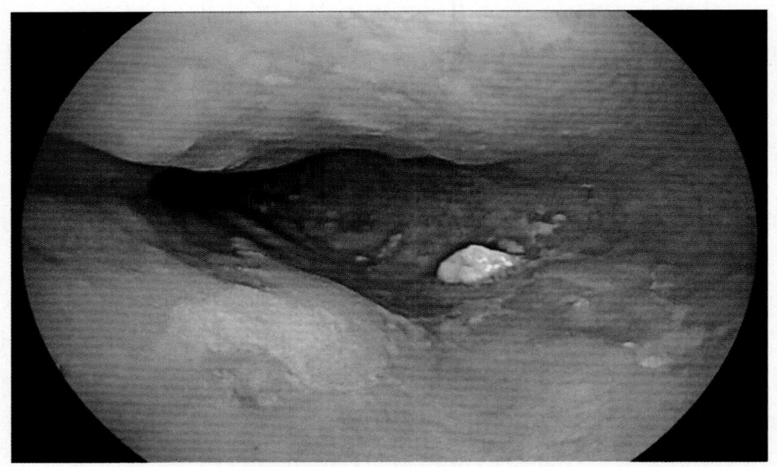

图7-0-3　白光镜下的早期食管鳞癌（黏膜糜烂、发白伴颗粒样结节）

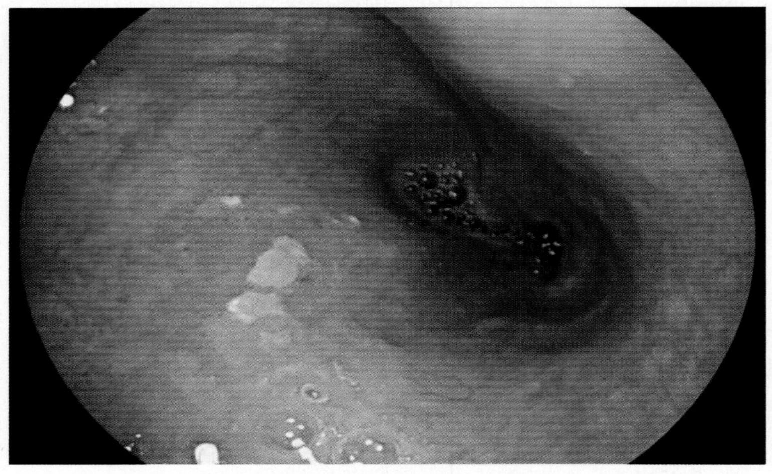

图7-0-4　白光镜下的早期食管鳞癌（黏膜下血管消失）

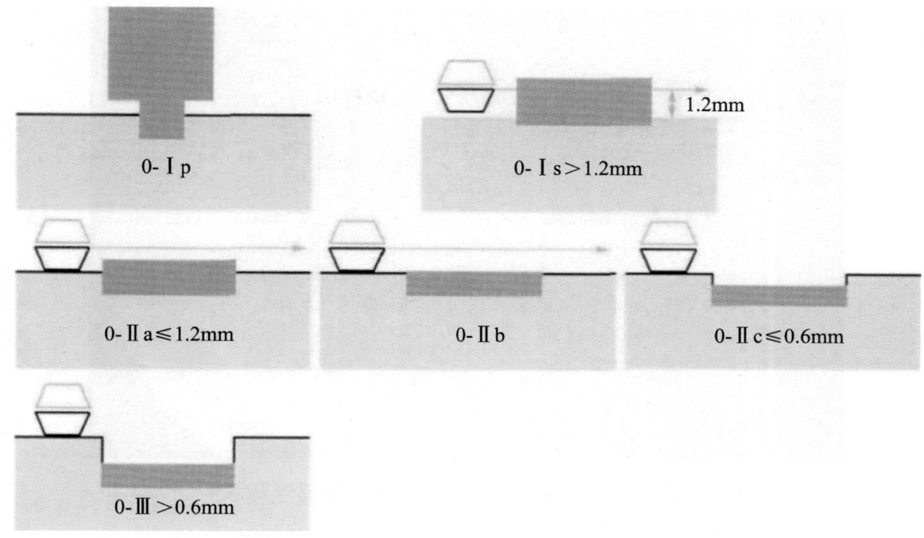

图7-0-5　早期食管鳞癌内镜下分型模式图及判断标准

标准白光（WLI）巴黎分型有助于区分食管鳞状上皮黏膜内癌及黏膜下层癌。一项研究对350例早期食管鳞癌的白光内镜表现进行了回顾性对照研究发现：0-Ⅰ型肿瘤侵及黏膜下层的发生率为92%，0-Ⅲ型肿瘤侵及黏膜下层的发生率为96%，0-Ⅱa型及0-lIc型肿瘤侵及黏膜下层的发生率仅为15%，而所有0-Ⅱb型病变均为黏膜内癌。对于食管0-Ⅱ型病变，白光内镜诊断黏膜内癌的重要线索：黏膜颜色呈片状发白，且黏膜表面仅见颗粒样粗糙，局部未形成结节样隆起。对于0-Ⅰ型、0-Ⅲ型病变，白光内镜下仔细观察多不会漏诊，而0-Ⅱ型病变较为平坦，容易漏诊，尤其0-Ⅱb型病变，此时则需要行色素内镜或电子染色内镜检查，对于可疑病变行靶向活检。

二、色素内镜

色素内镜检查是发现和确定食管鳞癌范围的标准方法。早在20世纪70年代就有应用碘染色来诊断食管疾病的报道。色素内镜检查常用碘溶液的浓度为1.2%～2.5%，又称卢戈液。碘染色的原理：正常成熟非角化食管鳞状上皮细胞含有大量糖原，遇碘后呈棕褐色，食管炎症或癌变时细胞内糖原含量减少甚至消失，因此碘染后相应部位呈淡染或不染区。色素内镜的碘染色程度可分为4级：Ⅰ级为浓染区，比正常食管黏膜染色深，多见于食管白斑（图7-0-6）；Ⅱ级为正常表现，呈棕褐色；Ⅲ级为淡染区，多见于低级别上皮内瘤变（low grade intraepithelial neoplasia，LGIN）或急慢性炎症（图7-0-7）；Ⅳ级为不染区，多见于浸润癌、原位癌和高级别上皮内瘤变（high grade intraepithelial neoplasia，HGIN）（图7-0-8，图7-0-9）。

内镜下对食管进行碘染色可以清晰显示病变存在的部位和范围，使活检取材部位更加明确，从而提高早期食管鳞癌及癌前病变的检出率。一项基于1.5万例食管癌患者的大规模内镜筛查队列研究发现，相对于“小面积染色不良（短径≤5 mm）”患者，“中等大小染色不良（短径6～10 mm）”和“大面积染色不良（短径＞10mm）”者发生食管恶性病变风险分别增加5.7倍和26.9倍（$P<0.001$），两组校正后食管恶性病变累积绝

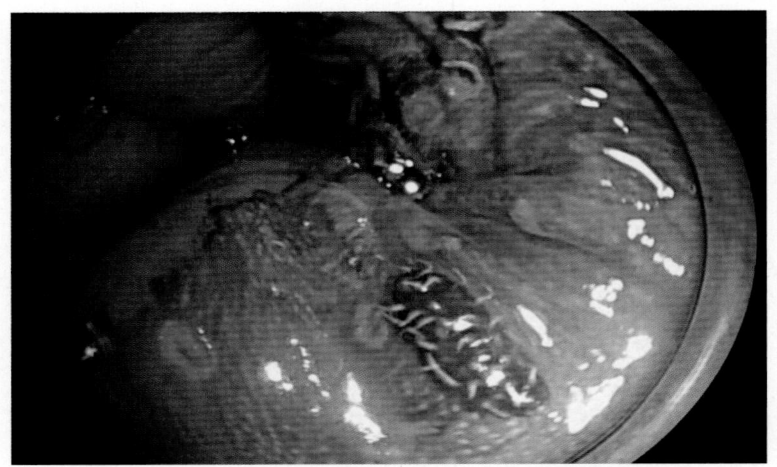

图7-0-6　食管白斑（洗脱色素后仍呈浓染，局部伴有寄生虫感染）

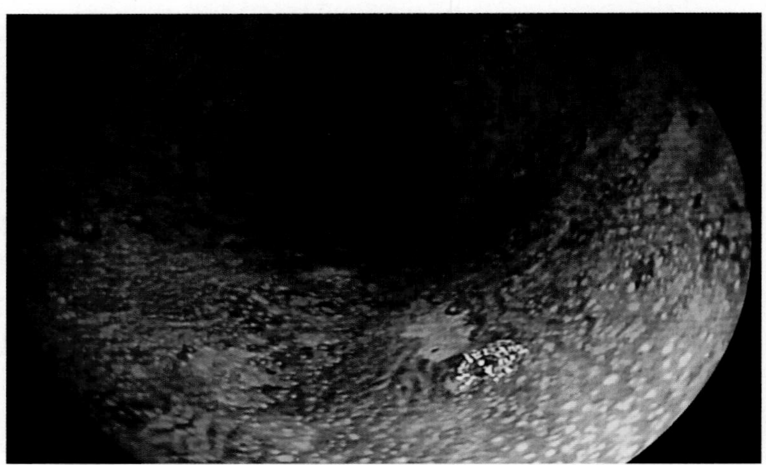

图7-0-7　低级别上皮内瘤变（淡染区）

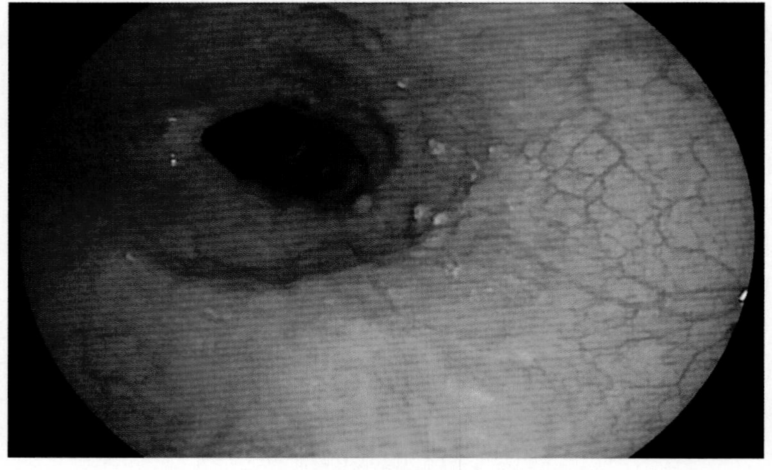

图7-0-8　白光内镜下食管原位癌（不易察觉）

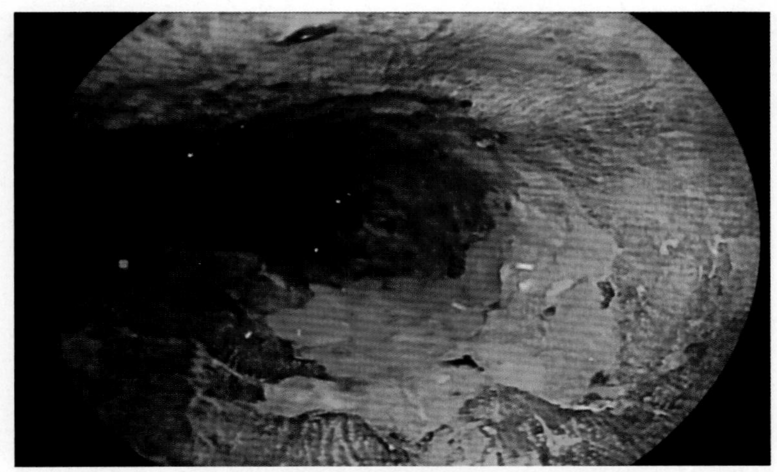

图7-0-9　色素内镜下食管原位癌（清晰可见）

对发病率分别为3.6%和13.2%。因此，“碘染色不良区域大小”在食管癌疾病进展风险预警中具有关键作用。根据碘染色不良的面积大小，能够准确预测罹患食管癌的风险，提出初始筛查碘染色后相应进行精准内镜监测的新方案。

临床上，还可以依据“粉色”征及“榻榻米”征进一步区分碘染色不良区域的病变性质甚至癌变浸润程度。“粉色”征是指在喷洒碘溶液后病变部位不染色或呈淡黄色，2～3分钟后，HGIN和癌变部位可变为粉红色（图7-0-10）。Shimizu等报道，当将“粉色”征作为高级别上皮内鳞状瘤和鳞状细胞癌的诊断指标时，其敏感度和特异度分别为91.9%和94.0%。“粉色”征在窄带成像技术（NBI）下观察可以被强化，呈闪亮的银色，称为“银色”征。Ishihara等报道，利用“粉色”征或“银色”征判断HGIN和癌变的敏感度和特异度分别为88%和95%。

“榻榻米”征是诊断食管鳞癌浸润深度的一个有用的指标（图7-0-11）。“榻榻米”

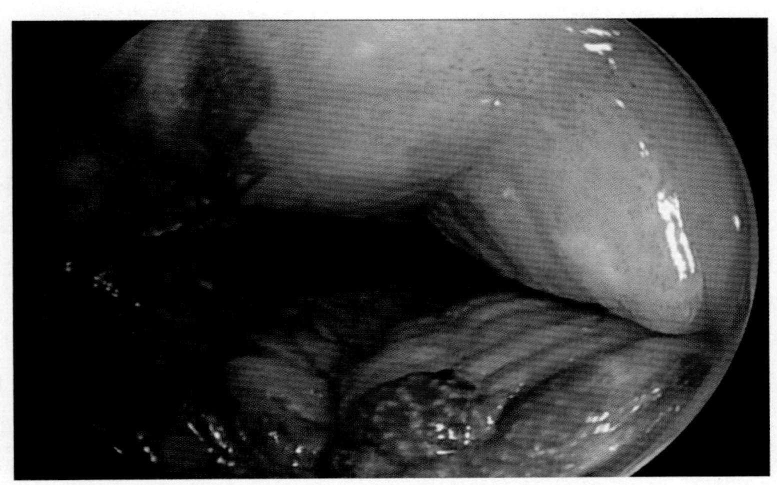

图7-0-10　色素内镜下食管浅表癌病变部位呈粉红色

是指传统的日式地板，“榻榻米”征的内镜外观类似于“榻榻米”的表面图案。如果在癌变病灶中没有发现“榻榻米”征，肿瘤可能已经突破黏膜固有层甚至深达黏膜肌层以下。如果看到“榻榻米”征，一般病变局限于黏膜上皮层或固有层。

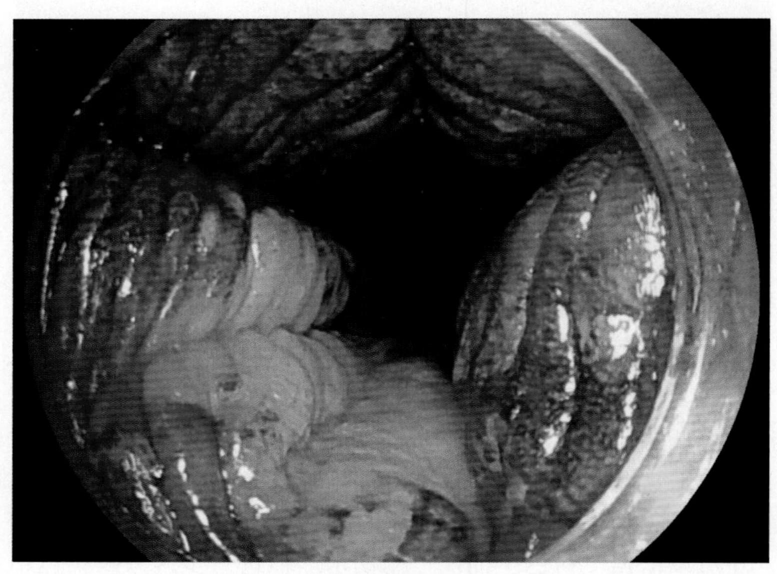

图7-0-11　色素内镜下食管浅表癌病变部位呈现“榻榻米”征改变

然而，色素内镜应用碘染色时，需要注意询问患者有无应用碘溶液后出现心悸不适、血压下降、哮喘发作等过敏史，有碘过敏史者应避免碘染色；甲状腺功能亢进症患者及孕妇避免应用碘染色；部分患者在进行食管碘染色后会出现明显的胸骨后烧灼感及食管痉挛。硫代硫酸钠溶液有助于减少这些不良症状。检查前给予类固醇激素可以有效防止过敏反应。另外还需注意的是，食管黏膜损伤会影响碘染色效果，再次碘染色应在7天后进行。

三、电子染色内镜

电子染色内镜，又称图像增强内镜（image-enhanced endoscopy，IEE），是采用有别于白光内镜惯用的卤素灯或氙气灯作为光源，结合放大内镜可以评估消化道黏膜病变特征，有望准确诊断HIGN和微浸润鳞癌。各家内镜生产公司都拥有专属的技术解决方案，如奥林巴斯公司生产的窄带成像技术（narrow band imagine，NBI）系统、富士胶片株式会社生产的蓝激光成像技术（Blue laser imaging，BLI）系统及宾得公司生产的智能染色光学增强成像（i-scan OE）系统等。这里笔者以本单位最常用的BLI系统来阐述图像调强内镜的工作原理。

BLI系统采用两种不同波长的激光：白光用激光（波长450nm）及BLI用激光（波长410nm）。白光用激光通过荧光体发出适合于常规检查的宽光谱、明亮度较高的白光，在监视器上呈现颜色自然、明亮、清晰的图像。BLI用激光的波长短、光谱窄，呈现的窄带光图像能够突出黏膜表层的微血管及微结构的对比，从而实现对病变细微结构的观察。BLI系统中的短波长光源易被血液中的血红蛋白吸收，被吸收后血管呈现的颜色为暗色，与周围组织形成对比，从而突出黏膜内微血管形态。由于消化道黏膜表面有丰富的腺管结构，腺管周围又遍布丰富的毛细血管，所以通过短波长光源使微细血管和腺管形成强烈的对比度。

通过调整BLI用激光和白光用激光的发光强度，即可实现BLI、蓝激光成像亮度模式（blue laser imaging-bright，BLI-bright）两种观察模式。BLI模式，以BLI用激光照射为主，增强黏膜表面微血管及微结构图像的对比度，主要用于近距离放大观察黏膜病变，根据不同部位食管、胃、肠早期癌分型标准进行精确诊断。BLI-bright略微降低BLI用激光强度、增加白光用激光强度，在获取黏膜表面微血管及微结构信息的同时增加了图像的明亮度，适合于中远景对病变的识别及病变范围的判断。

联动成像模式（linked color imaging，LCI）是基于BLI-bright窄带成像模式，并加入红色强调信号，进行病变观察的LASEREO系统的图像处理功能。与传统的内镜图像红色强调不同，LCI是采用窄带光加上红色信号处理成像，所以既可提供窄带光已有的对黏膜血管及腺管结构的凸显，又可提供对黏膜发红部位的强调，将红色区域的颜色分离得更好。为了更好地识别黏膜颜色微小的色差，使略带发红的区域变得更红，发白的区域变得更白，颜色对比更加明显（图7-0-12）。

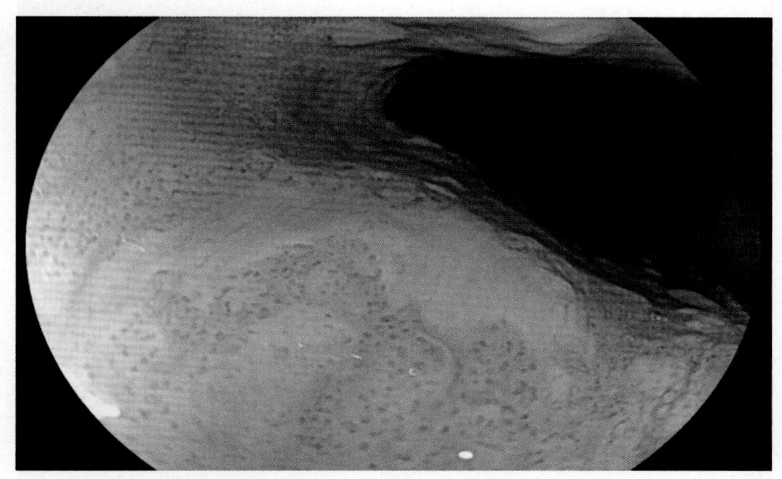

图7-0-12　LCI模式下食管浅表癌

拥有窄波观察功能的BLI技术最大优势在于早期肿瘤的发现与鉴别，而相比于传统的IEE技术，BLI系统能够提供更加明亮、清晰、更具层次感的图像，有利于临床消化道早癌的精密诊查（图7-0-13）。一项单中心前瞻性研究表明，BLI系统与NBI系统对早期食管癌病变的诊断效能无任何差异（85.7% vs.87.5%）。而在IEE类型中，NBI结合放大内镜（magnification endoscopy，ME）最早被发现能对早期食管鳞癌提供高度准确的诊断。一项前瞻性多中心随机对照研究中，Muto等报道显示，NBI比WLE更快地检测到早期食管鳞癌（97%　vs. 55%，$P < 0.001$）。NBI诊断早期食管鳞癌的敏感度为97.2%，准确性为88.9%。此外，NBI-ME比WLE可更有效地观察到＜10mm的病

变（94% vs. 39%，$P = 0.03$）。另一项系统荟萃分析研究中从12项研究纳入1911例患者进行比较分析，相比传统的色素内镜，NBI诊断早期食管癌的敏感度没有明显差异，但具有更好的特异度，总体而言，NBI诊断效率优于色素内镜（敏感度88% vs.92%，$P > 0.05$；特异度88% vs.82%，$P < 0.001$）。

IEE-ME模式下，能够将食管黏膜的微观结构放大到数十倍，甚至上百倍，进而清晰观察到食管黏膜内微血管的细微变化。通过IEE-ME观察正常食管的黏膜表面，常见3种形态大小不同的微血管，分别为上皮内毛细血管袢（intrapapillary capillary loop，IPCL）、上皮下毛细血管网及分支血管。IEE诊断早期食管癌浸润深度的治疗策略主要依据IPCL的各种形态分型（图7-0-14）。IPCL分型目前主要包括井上分型、有马分型及日本内镜协会的AB分型等。

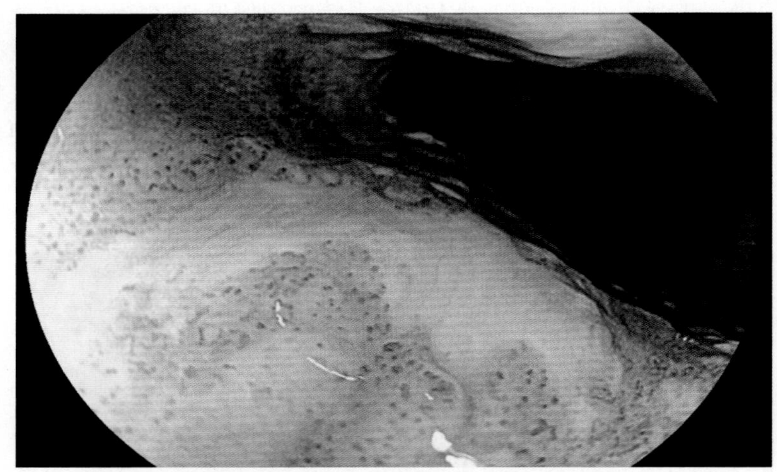

图7-0-13　BLI模式下食管浅表癌

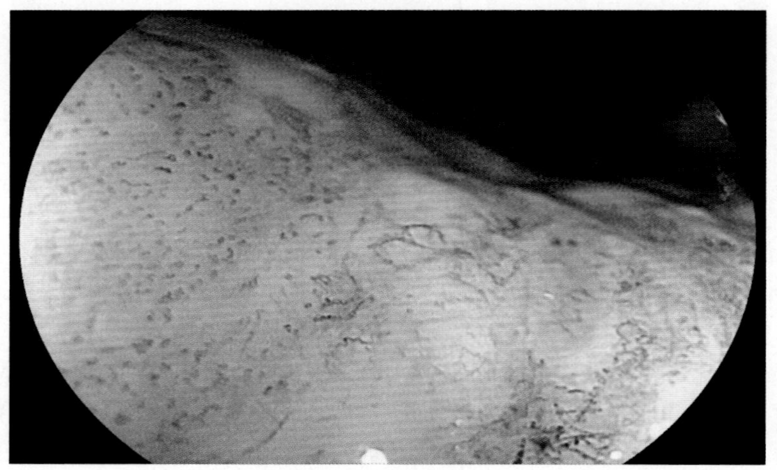

图7-0-14　BLI模式下食管异型IPCL形态（B2型及小AVA，×75）

最初，井上晴洋将IPCL分为以下5型。Ⅰ型：IPCL呈细小圆形卷曲状；Ⅱ型：IPCL轻度扩张延长，排列尚规整；Ⅲ型：个别IPCL管径大小不一，排列不规则；Ⅳ型：IPCL增粗扩张，扭曲呈不规则排列的螺旋状；Ⅴ型：IPCL呈现多种奇特形态且排列紊乱。依据Ⅴ型IPCL形态学变化进一步分为Ⅴ-1、Ⅴ-2、Ⅴ-3、V_N型。Ⅴ-1型IPCL扩张，呈蛇形，口径各不相同，形状不均一，提示M1浸润可能；Ⅴ-2型较之Ⅴ-1型血管更延长，提示M2浸润可能；Ⅴ-3型IPCL的正常结构被高度破坏，提示M3或SM1浸润可能；V_N型：当IPCL被严重破坏而出现深绿色、粗大的异型血管，提示肿瘤已经浸润至SM2或更深，无内镜手术指征。继井上分型后，有马等又提出了新的微血管分型—Arima分型（表7-0-1）。最终，日本食管协会（Japan Esophagus Society，JES）将上述井上和有马两种分型结合起来，建立了简便、统一的分型系统，即JES-AB分型（表7-0-2）。

表7-0-1　Arima浅表食管鳞癌微血管形态分型

分型	形态特点	临床意义
1型	上皮下乳头内细小的线形毛细血管	正常食管黏膜
2型	略微膨胀扩张的血管，并且上皮下乳头内毛细血管形状正常	主要见于炎性病变
3型	口径不均的螺旋状血管，并且有挤压现象，排列不规则	主要见于M1期癌和M2期癌
4型	血管有重叠，呈不规则的分支状、网状或无血管区（avascular area，AVA）	主要见于M3期癌和浸润更深层的癌

表7-0-2　早期食管鳞癌放大内镜下日本食管协会分型（JES分型）

分型依据及分型	形态特点	临床意义或推测的浸润深度
IPCL		
A型	血管形态正常或轻度改变	正常鳞状上皮或炎性改变
B型	血管形态变化较明显	鳞癌
B1型	全部血管扩张、迂曲、粗细不均、形态不一	侵及黏膜上皮层/黏膜固有层
B2型	有缺少血管袢的异常血管	侵及黏膜肌层/黏膜下浅层（SM1）
B3型	高度扩张不规整的血管（血管不规整，管径大于60μm，约为B2血管的3倍以上）	侵及黏膜下中层（SM2）或更深
AVA		
小AVA	AVA直径≤0.5mm	黏膜上皮层/黏膜固有层
中AVA	AVA直径＞0.5～＜3mm	侵及黏膜肌层/黏膜下浅层（SM1）
大AVA	AVA直径≥3mm	侵及黏膜下中层（SM2）或更深

注：IPCL.上皮内乳头状微血管袢；AVA.无血管区。

综上所述，食管病变的每种血管分型都有其一定的准确性，各有优缺点，在实际应用中应当灵活使用不同分型来判断肿瘤浸润深度及内镜手术适应证。

四、超声内镜

超声内镜（endoscopic ultrasonography，EUS）是20世纪80年代发展起来的内镜影像技术，将内镜与超声技术融合为一体的新型设备。一方面通过内镜直接观察消化道腔内的形态改变，另一方面又可以进行实时超声扫描，以获得管道层次的组织学特征及周围邻近器官的超声图像。由于明显缩短了超声探头与靶器官的距离，从而获得比X线、电子内镜、CT等更加清晰的图像及更加丰富的诊断信息。

EUS可以清晰显示食管管壁的各层结构，肿瘤浸润深度及肿瘤与邻近器官组织的关系，继而准确进行T分期。正常食管在EUS扫描时一般其管壁从内向外显示为高低回声5层结构，分别对应黏膜（1层）、黏膜肌层（2层）、黏膜下层（3层）、固有肌层（4层）、外膜或浆膜层（5层）。应用15MHz和20MHz超声探头，食管壁可分为9层，在食管壁各层中以高回声带——黏膜下层（第3层）在超声图像上显示最清晰，最易于识别，此层也称中央回声层，常作为管壁层次的定位标志。这种对应关系是EUS进行食管癌T分期诊断的组织学基础（图7-0-15）。

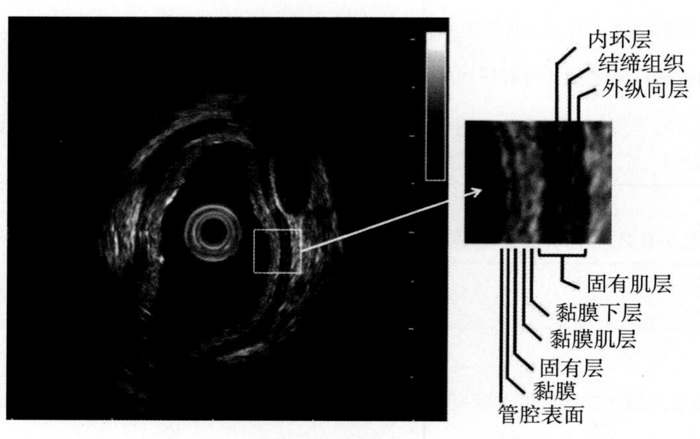

图7-0-15　超声内镜下食管壁各层超声图像

国内外文献报道EUS对食管癌T分期的诊断准确率为71%～92%。Rosch等报道EUS对食管癌T分期的平均诊断准确率如下：T1 80.5%、T2 76%、T3 92%、T4 86%。笔者工作单位一组研究资料结果分析：T分期诊断准确率为79.5%，其中T1、T2、T3、T4分别为80.0%、66.7%、88.4%、75.0%。该研究结果提示，EUS对T3期食管癌的诊断价值最大，对T2的诊断价值则相对较小。

随着彩色多普勒超声、超声引导下穿刺细胞学检查的应用及操作熟练程度的提高，EUS同时成为食管癌术前N分期最准确的方法。通过EUS可以扫描出直径＞3mm的淋巴结，声像学特征包括淋巴结直径、淋巴结形态（短径与长径的比）、边界清晰度、内部回声的高低、内部回声的均质性等多个指标，信息量非常丰富。目前，国外采用EUS对食管癌N分期诊断准确率为72%～91%。Rosch等报道了前瞻性多中心研究结果显示，N分期的诊断准确率为N0 69%、N1 89%。笔者工作单位对78例患者进行EUS术前分期和术后病理对照研究，准确率为为88.5%，其中N0、N1准确率分别为86.1%和90.5%。

多个EUS与CT的对照研究结果均显示，在食管癌T、N分期方面，EUS明显优于CT，EUS和CT的T分期诊断准确率分别为83%～90%和40%～59%，N分期诊断准确率分别为72%～91%和33%～64%。

食管壁癌浸润深度与淋巴结转移密切相关。食管黏膜内癌（M1、M2期）的淋巴结转移发生率约为3%。肿瘤侵犯黏膜肌层的风险增加到12%，而在黏膜下浸润的患者中则显著增加到19%～56%。由于黏膜层早期食管鳞癌发生转移率低，并且由于手术会导致较高的发病率和死亡率，这些患者被认为是EMR或ESD最佳适应证。侵犯黏膜下层是手术切除的指征，但黏膜下浅层（＜500μm）以下仍可采用ESD治疗。有黏膜下深层侵犯的食管鳞癌则需要手术切除和（或）放化疗。

对于早期食管鳞癌，目前认为放大内镜图像增强（NBI-ME或者BLI-ME）和超声内镜检查是最好的方法。其他方法，如钡剂造影、CT和PET，由于无法准确进行肿瘤浸润程度评估，不适用于早期食管鳞癌的T分期诊断，但可作为N分期评估的重要参考之一。

五、人工智能内镜

人工智能（artificial intelligence，AI）概念源于1956年的达特茅斯会议上提出的感知机模型。作为交叉学科，人工智能理论的发展立足于统计学、计算科学、生物医学、神经科学等领域的基础理论创新。一言以蔽之，人工智能是受人脑结构启发，致力于从微观结构和功能上对人脑抽象简化，开发与人类智慧相关的计算机功能，如信息处理、学习、联想、记忆等，从而自主执行或辅助人类执行任务。

人工智能在临床医学领域的应用，按预期用途主要分为3类，即分类问题（classification）、检测问题（detection）、分割问题（segmentation）。分类问题是对输入的医疗图像或局部医疗图像进行分析和判断，给出分类信息（疾病状态、疾病分类、严重程度等）。检测问题是对目标（器官、组织、病灶、细胞器等）进行检索。分割问题是在像素或体素水平上明确目标的位置和覆盖范围。得益于卷积神经网络（convolutional neural network，CNN）算法的提出和改进，人工智能在医学图像识别分类研究上实现了突破性进展。

相比内镜医师解读内镜图片及进行诊疗决策的思维不同，深度学习模型能够自动对内镜图片中的像素、病变区域和整体成像同时做出分类判断，在像素或体素级的高精度水平实现病变的分类诊断，给内镜医师诊断和治疗决策提供有效的参考。

2018年，来自三军总医院的研究团队构建的人工智能辅助诊断系统（DNN-CAD）在鉴别结直肠增生性与肿瘤性微小息肉（≤5mm）的阳性预测值和阴性预测值分别达89.6%和91.5%，与内镜医师相比，准确率更高、速度更快。

2019年，来自四川省人民医院的研究团队报道了一项随机对照试验，该团队利用卷积神经网络构建的实时人工智能辅助的结肠镜检查系统比常规结肠镜检查的腺瘤检出率提高了近50%（29.1% vs. 20.3%）。此外，来自武汉大学人民医院的于红刚教授团队报道的一项随机对照试验显示，基于卷积神经网络开发的实时胃镜质量改善系统——WISENSE系统，与常规胃镜检查相比能够显著降低胃镜检查的盲区率（5.86% vs. 22.46%），有望大幅提高胃镜的检查质量。

同年，中山大学肿瘤防治中心徐瑞华教授团队报道了一项84 424例上消化道胃镜检查人群队列的多中心病例对照诊断研究。该研究建立了GRAIDS智能内镜诊断系统，数据显示GRAIDS系统的诊断效能与经验丰富的内镜专家相当，并优于一般内镜医师，人工智能内镜能够帮助基层医疗机构提高内镜诊断效率。

总之，人工智能内镜代表着人类希望通过计算机技术提高生产效率，减少人力资源成本的美好愿景，是科技赋能医学未来的重要实现形式。随着21世纪大数据时代的来临，医学病例电子化，CT、内镜等医学图像数据的爆炸性增长，人工智能将会在医学研究中大放异彩。

六、光学活检内镜

内镜诊断的最终目标是建立与病理诊断等价的实时活体成像诊断体系。共聚焦激光显微内镜（confocal laser endomicroscopy，CLE）及超扩大细胞内镜（endocytoscopy，EC）的诞生，使上述预测成为可能。受惠于工业技术的快速发展，实时活细胞成像技术能以较小的体积整合至内镜镜身内，并具有高分辨率成像功能，从而使内镜医师在检查过程中能够对消化道黏膜层进行实时光学活检，取得类似病理诊断图像的效果。当然，目前CLE与EC在扫描面积、成像质量、检查规范等方面还有待进一步完善，相信光学活检内镜将会有更好的发展和更广阔的应用前景。

CLE可分为微探头式（probe-based CLE，pCLE）和整合式（endoscope-based CLE，eCLE）两种类型。pCLE以微探头的形式通过内镜活检孔道插入进行诊断，可与多种型号内镜配合使用，以Cellvizio系统为例，主要由共聚焦显微探头、共聚焦图像显示器、扫描控制单元、影像处理机等部分组成。其中应用于不同检查部位的探头直径大小各异，如应用在胃镜和结肠镜的探头直径为1.5～1.8mm，配套使用的内镜钳道直径大于2.8mm即可；用于胆道的探头直径为0.3～0.65mm，内镜钳道直径大于1.2mm即可。pCLE成像扫描速度较快，可达12帧/秒，侧面分辨率2.5～5μm，直径越大者其侧向分辨率也越高，但扫描深度不能调节，通过选择不同探头可实现0～80μm的黏膜层显示器成像。

由于pCLE的观察范围较窄，无法用大规模内镜筛查，但pCLE可用于色素内镜染色后或NBI内镜标记后的可疑病灶的小范围精细诊断，用于鉴别是否为癌性病变。目前，CLE在食管鳞癌领域中的诊断研究仍处于起步阶段。一项探索性研究表明，pCLE能够识别碘染色不良区域内的癌性组织，准确率达91.9%（敏感度为94.1%；特异度为90.0%）。另一项近期的研究显示，在NBI内镜漏检的食管病变黏膜中，pCLE合并色素内镜的诊断准确率为70%（敏感度为80.0%；特异度为67.0%）。

Endocytoscopy系统（EC，CF-290ECI）是由奥林巴斯公司研发的新型内镜系统，包括一个520倍的接触式光学显微镜系统（520倍放大，聚焦深度为35μm，视野570μm×500μm）。目前，EC系统主要集成于结肠镜的末端，在食管内镜领域仍处于探索阶段。在NBI模式或1.0%亚甲蓝染色模式下，EC范围可提供标准白光和EC图像，使用手操作杆，也可用于内镜治疗。与普通放大内镜相比，EC的超放大能力允许对胃肠道病变进行细胞层面观察，EC在评价胃肠道病变组织病理学方面具有良好的一致性。超扩大放大功能可以为T1b期食管癌诊断时对于黏膜下浸润性的鉴别提供更高的准确性。Inoue等报道超细胞扩大内镜可以表征各种组织，包括非肿瘤性病变、炎症性病变和肿瘤性病变。Fujishiro等报道的前瞻性体外研究表明，食管的超细胞扩大内镜图像与传统组织学的图像非常吻合。如果超细胞扩大内镜能应用于临床实践，就可以减少活组织检查的数量和包括出血在内的活检风险。

七、精准内镜的诊断策略与未来展望

借助内镜技术不断革新，我们可以更微创、更全面、更早期地诊断食管癌。通过白光内镜图像，我们可以了解黏膜癌变的大体分型，初步判断肿瘤的T分期。通过色素内镜的快速诊断，我们可以进行大规模内镜筛查，准确寻找染色不良区域进行精准活检。通过电子染色放大内镜的协助，我们可以明确食管黏膜微观血管结果的各型变异，准确预判早期食管癌的浸润程度。通过超声内镜的辅助，我们不仅能了解进展期肿瘤T分期，还能进一步明确纵隔及上腹部淋巴结的转移状态。通过人工智能内镜的创新，我们有机会大大降低内镜医师之间的主观偏倚，提高各级医疗机构筛查效率。通过CLE和EC的诞生，我们有望实现"活体细胞"成像，完成更加微创、精准的"光学活检"。

当然，以上各种先进的内镜技术不是彼此孤立的诊断工具。相反，灵活促使各类内镜技术的联合，不仅提高食管癌的诊断效率，同时发现更多的早期食管癌患者，让他们有机会尝试"保管治疗"。未来，内镜技术作为一项秉承完全、及时、精准及微创为目的的诊疗手段，必将在食管疾病领域发挥更加关键性作用，最终大大提高根治性患者的生活质量和预后。

参 考 文 献

胡祎，傅剑华，戎铁华，等，2005. 超声内镜检查在食管癌术前临床分期的应用价值. 癌症，24（11）：1358-1362.

中华医学会消化内镜学分会消化系早癌内镜诊断与治疗协作组，中华医学会消化病学分会消化道肿瘤协作组，中华医学会消化病学分会消化病理学组，2016. 中国早期食管鳞状细胞癌及癌前病变筛查与诊治共识（2015年·北京）. 中国内科杂志，55（1）：73-85.

Abad MRA，Shimamura Y，Fujiyoshi Y，et al，2020. Endocytoscopy：technology and clinical application in upper gastrointestinal tract. Transl Gastroenterol Hepatol，5：28.

Arima M，Tada M，Arima H，2005. Evaluation of microvascular patterns of superficial esophageal cancers by magnifying endoscopy. Esophagus，2：191-197.

Arnal MJD，Arenas AF，Arbeloa AL，2015. Esophageal cancer：risk factors，screening and endoscopic treatment in western and eastern countries. World J Gastroenterol，21（26）：7933-7943.

Brodmerkel GJ，1971. Schiller's test：an aid in esophagoscopic diagnosis. Gastroenterology，60：813-818.

Chak A，Canto M，Gerdes H，et al，1995. Prognosis of esophageal cancers preoperatively staged to be locally invasive（T4）by endoscopic ultrasound（EUS）：a multicenter retrospective cohort study. Gastrointest Endosc，42（6）：501-506.

Chen PJ，Lin MC，Lai MJ，et al，2018. Accurate classification of diminutive colorectal polyps using computer-aided analysis. Gastroenterology，154（3）：568-575.

Del Genio A，Napolitano V，Allaria A，et al，1994. Endoscopic ultrasonography in preoperative staging of esophageal cancer. Chir Ital，46（3）：5-10.

Diao WX，Huang X，Shen L，et al，2018. Diagnostic ability of blue laser imaging combined with magnifying endoscopy for early esophageal cancer. Dig Liver Dis，50（10）：1035-1040.

Eguchi T, Nakanishi Y, Shimoda T, et al, 2006. Histopathological criteria for additional treatment after endoscopic mucosal resection for esophageal cancer: analysis of 464 surgically resected cases. Mod Pathol, 19 (3): 475-480.

Endoscopic Classification Review Group, 2005. Update on the paris classification of superficial neoplastic lesions in the digestive tract. Endoscopy, 37 (6): 570-578.

Fujishiro M, Takubo K, Sato Y, et al, 2007. Potential and present limitation of endocytoscopy in the diagnosis of esophageal squamous-cell carcinoma: a multicenter ex vivo pilot study. Gastrointest Endosc, 66 (3): 551-555.

Ginès A, Bordas JM, Llach J, et al, 1998. Endoscopic ultrasonography in the staging of esophageal cancer. Therapeutic implications. Gastroenterol Hepatol, 21 (3): 117-120.

Goda K, Tajiri H, Ikegami M, et al, 2009. Magnifying endoscopy with narrow band imaging for predicting the invasion depth of superficial esophageal squamous cell carcinoma. Dis Esophagus, 22 (5): 453-460.

Heeren PA, van Westreenen HL, Geersing GJ, et al, 2004. Influence of tumor characteristics on the accuracy of endoscopic ultrasonography in staging cancer of the esophagus and esophagogastric junction. Endoscopy, 36 (11): 966-971.

Heidemann J, Schilling MK, Schmassmann A, et al, 2000. Accuracy of endoscopic ultrasonography in preoperative staging of esophageal carcinoma. Dig Surg, 17 (3): 219-224.

Hölscher AH, Bollschweiler E, Schröder W, et al, 2011. Prognostic impact of upper, middle, and lower third mucosal or submucosal infiltration in early esophageal cancer. Ann Surg, 254 (5): 802-807, discussion 807-808.

Hou X, Wei JC, Fu JH, et al, 2014. Proposed modification of the seventh American joint committee on cancer staging system for esophageal squamous cell carcinoma in Chinese patients. Ann Surg Oncol, 21 (1): 337-342.

Inoue H, Kaga M, Ikeda H, et al, 2015. Magnification endoscopy in esophageal squamous cell carcinoma: a review of the intrapapillary capillary loop classification. Ann Gastroenterol, 28 (1): 41-48.

Ishihara R, Yamada T, Iishi H, et al, 2009. Quantitative analysis of the color change after iodine staining for diagnosing esophageal high-grade intraepithelial neoplasia and invasive cancer. Gastrointest Endosc, 69 (2): 213-218.

Kodama M, Kakegawa T, 1998. Treatment of superficial cancer of the esophagus: a summary of responses to a questionnaire on superficial cancer of the esophagus in Japan. Surgery, 123 (4): 432-439.

Liu MF, Zhou R, Guo CH, et al, 2021. Size of lugol-unstained lesions as a predictor for risk of progression in premalignant lesions of the esophagus. Gastrointest Endosc, 93 (5): 1065-1073, e3.

Luo HY, Xu GL, Li CF, et al, 2019. Real-time artificial intelligence for detection of upper gastrointestinal cancer by endoscopy: a multicentre, case-control, diagnostic study. Lancet Oncol, 20 (12): 1645-1654.

Mineo TC, Francioni F, Biancari F, et al, 1996. Endoesophageal ultrasonography in the staging of esophageal carcinoma. Minerva Chir, 51 (10): 773-778.

Morgenstern L, 2006. Fiberoptic endoscopy is 50! Basil I. Hirschowitz, MD. Surg Innov, 13 (3): 165-167.

Mori M, Adachi Y, Matsushima T, et al, 1993. Lugol staining pattern and histology of esophageal lesions. Am J Gastroenterol, 88 (5): 701-705.

Morita FHA, Bernardo WM, Ide E, et al, 2017. Narrow band imaging versus lugol chromoendoscopy to diagnose squamous cell carcinoma of the esophagus: a systematic review and meta-analysis. BMC Cancer，17（1）：54.

Muto M，2013. Endoscopic diagnostic strategy of superficial esophageal squamous cell carcinoma. Dig Endosc，1：1-6.

Muto M，Minashi K，Yano T，et al，2010. Early detection of superficial squamous cell carcinoma in the head and neck region and esophagus by narrow band imaging：a multicenter randomized controlled trial. J Clin Oncol，28（9）：1566-1572.

Park CH，Kim EH，Kim HY，et al，2015. Clinical outcomes of endoscopic submucosal dissection for early stage esophagogastric junction cancer：a systematic review and meta-analysis. Dig Liver Dis，47（1）：37-44.

Prueksapanich P，Luangsukrerk T，Pittayanon R，et al，2019. Bimodal chromoendoscopy with confocal laser endomicroscopy for the detection of early esophageal squamous cell neoplasms. Clin Endosc，52（2）：144-151.

Ramai D，Zakhia K，Etienne D，et al，2018. Philipp Bozzini（1773-1809）：The earliest description of endoscopy. J Med Biogr，26（2）：137-141.

Rösch T，Kapfer B，Will U，et al，2002. Accuracy of endoscopic ultrasonography in upper gastrointestinal submucosal lesions：a prospective multicenter study. Scand J Gastroenterol，37（7）：856-862.

Safatle-Ribeiro AV，Baba ER，Faraj SF，et al，2017. Diagnostic accuracy of probe-based confocal laser endomicroscopy in lugol-unstained esophageal superficial lesions of patients with head and neck cancer. Gastrointest Endosc，85（6）：1195-1207.

Schäfer PK，2014. Rudolf Schindler and the gastroscopy. Z Gastroenterol，52（1）：22-26.

Sepesi B，Watson TJ，Zhou D，et al，2010. Are endoscopic therapies appropriate for superficial submucosal esophageal adenocarcinoma? An analysis of esophagectomy specimens. J Am Coll Surg，210（4）：418-427.

Shimizu Y，Omori T，Yokoyama A，et al，2008. Endoscopic diagnosis of early squamous neoplasia of the esophagus with iodine staining：high-grade intra-epithelial neoplasia turns pink within a few minutes. J Gastroenterol Hepatol，23（4）：546-550.

Simizu Y，Tsukagoshi H，Nakazato T，et al，1995. Clinical evaluation of endoscopic ultrasonography（EUS）in the diagnosis of superficial esophageal carcinoma. Rinsho Byori，43（3）：221-226.

Stoner GD，Wang LS，Chen T，2007. Chemoprevention of esophageal squamous cell carcinoma. Toxicol Appl Pharmacol，224（3）：337-349.

Takemoto T，Ito T，Aibe T，et al，1986. Endoscopic ultrasonography in the diagnosis of esophageal carcinoma，with particular regard to staging it for operability. Endoscopy，3：22-25.

Wang P，Berzin TM，Glissen Brown JR，et al，2019. Real-time automatic detection system increases colonoscopic polyp and adenoma detection rates：a prospective randomised controlled study. Gut，68（10）：1813-1819.

Wani S，Drahos J，Cook MB，et al，2014. Comparison of endoscopic therapies and surgical resection in patients with early esophageal cancer：a population-based study. Gastrointest Endosc，79（2）：224-232，e1.

Wei WQ，Chen ZF，He YT，et al，2015. Long-term follow-up of a community assignment，one-time endoscopic screening study of esophageal cancer in China. J Clin Oncol，33（17）：1951-1957.

Wu LL，Zhang J，Zhou W，et al，2019. Randomised controlled trial of WISENSE，a real-time quality improving system for monitoring blind spots during esophagogastroduodenoscopy. Gut，68（12）：2161-2169.

第8章

食管癌精准分子病理诊断

近年来，随着分子生物学、遗传学、细胞生物学等学科的飞速发展，分子病理学应运而生。随着人们对肿瘤发生机制的深入研究，分子病理学已经成为病理学发展的重要方向，并且成为肿瘤精准诊断的主要技术手段。不论是基础病理研究还是临床病理诊断，将分子生物遗传学技术与传统病理学技术相结合的分子病理学技术得到了临床病理医师和科研人员的广泛应用。随着分子病理诊断技术日趋成熟及疾病个体化治疗的发展，分子病理诊断已越来越多地应用于临床。分子病理诊断主要是指基于疾病组织和细胞等标本的分子遗传学检测，用于协助病理诊断和分型、指导靶向治疗、预测治疗反应及判断预后等。多种恶性肿瘤已经具有非常明确的分子诊断指标，如肺癌、乳腺癌等，然而，食管癌精准分子病理诊断仍无突破性进展。本章就分子病理学技术的应用、食管癌组织病理学类型和几种组织病理学类型食管癌诊断及鉴别诊断的分子指标进行简要论述。

第一节　常用分子病理学技术在分子病理与精准诊断中的应用

本节将重点介绍免疫组织（细胞）化学染色、核酸分子杂交、流式细胞术、基因测序和组学技术相关理论在病理学精准诊断中的应用。

一、免疫组织（细胞）化学染色

免疫组织化学（immuohistochemistry）是利用抗原抗体反应原理、标记抗体技术和细胞化学的原位呈色反应方法，检测组织或细胞内具有抗原或半抗原的成分，在显微镜下观察细胞的呈色反应，进行定位、定性和定量分析。免疫组织化学与免疫细胞化学的不同之处在于后者是以完整细胞的标本进行免疫染色。在大多数情况下，所指的完整细胞是去除了细胞外基质的细胞，包括培养细胞、悬液沉淀物或细胞涂片等。免疫组织化学所使用的标本是组织切片，有特定的组织结构，包括完整组织内的不同细胞和细胞间质成分。免疫组织化学技术具有以下6个特点：原位的化学染色，呈色化学反应，形态、代谢、功能三结合，定性可靠，定位准确和跨学科应用广泛。

二、核酸分子杂交

核酸分子杂交是利用核酸分子的固有特性，经过变性和复性的过程，使探针（标记报告分子的一段已知位点的DNA）与待测核酸片段（DNA或RNA）按碱基互补的关系进行杂交，再以特定的显示方式检测杂交后的双链分子，识别出核酸靶序列的变异。

分子病理领域应用最多的核酸分子杂交技术是原位杂交（*in situ* hybridization，ISH），即在基本保留组织细胞形态特征的基础上，以各种人体标本，尤其是以相应实验方法制备的细胞学和组织学标本［大多为福尔马林固定、石蜡包埋（formalin-fixed，paraffin-embedded，FFPE）］作为实验材料，采用DNA探针与靶序列进行分子杂交，从而检测靶分子的相关异常。由于待杂交的组织和（或）细胞的染色体结构较完整，有别于其他分子杂交，故称为原位杂交。

利用原位杂交技术，可检测染色体数目异常，染色体或基因重排、基因扩增或缺失等，在遗传病的诊断与产前诊断、血液和淋巴系统肿瘤的诊断，以及实体肿瘤的诊断方面起到了非常重要的作用。另外，基因或染色体异常的检测也为肿瘤预后评估以及制订个体化治疗方案，特别是针对肿瘤相关癌蛋白的靶分子抑制剂的候选敏感人群筛选，提供了重要的依据。

三、流式细胞术

流式细胞术（flow cytometry，FCM）是20世纪60年代末开展起来的一种应用流式细胞仪对液相中悬浮的单细胞或生物微粒的理化性质及生物学特征进行逐个定性、定量、快速分析及分选的技术。利用FCM不仅可测量细胞及生物微粒的物理特性，还可以定量检测细胞膜、细胞质与细胞核等各种成分，并且能够研究细胞增殖、细胞凋亡及细胞周期等细胞的各种功能状态。目前，随着计算机技术、激光技术流体力学、细胞化学、细胞免疫学的发展，FCM已广泛用于肿瘤、血液病等多种疾病的分子病理诊断、发病机制的研究和预后监测。

FCM不仅可以定量分析细胞表面和细胞内抗原，包括癌基因、抑癌基因与耐药基因等的蛋白质产物，还可以研究细胞的各种功能状态，如细胞周期、细胞增殖与细胞凋亡等，从而得到组织形态学难以获取的信息，可为疾病的临床诊断、治疗和预防提供帮助。常规的病理检查主要依据疾病的形态学特点对其做出诊断，而FCM分析可以从分子水平上进行早期诊断。特别是近年来，荧光细胞化学技术及多色流式细胞技术的进展，FCM在白血病/淋巴瘤诊断方面发挥着不可替代的作用。FCM检测具有灵敏度高、速度快并可进行多参数检测等优点，可为病理学诊断提供准确、客观的指标，极大地推动了分子病理学的发展。

FCM以其检测速度快、精度高、准确性好等优点已广泛应用于临床疾病的诊断、分型及预后判断，并逐步成为分子病理诊断的重要检测手段之一，与组织学诊断和分子诊断等相结合，在精确分子病理诊断中发挥着越来越重要的作用。

四、基因测序

基因测序技术是在分子生物学领域广泛使用的技术之一，随着医学的发展，目前也是分子病理学在临床检测活动中经常用到的手段。其基本功能和目的是测出一段或长或短的基因乃至全基因组的碱基序列，从而发现或识别异常的碱基排列。最早出现的测序手段是20世纪70年代发明的加减测序法（plus-minus sequencing）、化学测序法（chemical method）及双脱氧链终止法（chain termination method）。其中双脱氧链终止法也称为Sanger测序法，也是目前使用最多的方法。上述三种方法虽都属于第一代测序技术，但目前多数情况下，第一代测序技术特指Sanger测序或以其原理为基础的改进方法。其满足了人们读取基因序列的夙愿，但总体来说耗时较长、通量较低，并且对序列长度有限制（不超过1000bp）。然而对于大多数基因位点的研究，其仍然是较可靠的标准检测及参比、验证方法。1990年启动的人类基因组计划便是以此种方法为基础，绘制了人类的基因组图谱。

进入21世纪后，分子生物学和生命科学领域发展迅速。一方面随着人类基因组计划的顺利完成，人类有了较为可靠的基因组参考信息，在医学研究等领域全基因组的检测开始变得有价值。另一方面，人们对未知基因的探索发现欲望也越来越强。因此以高通量为特征的第二代测序（second generation sequencing）技术应运而生，并且迅速普及多个行业领域。先后出现了多个第二代测序平台，多数可实现多组学、全基因的测序，目前主流的平台有Illumina各型号测序及Ion torrent测序平台，其基本原理为将基因组打碎成小片段后进行边合成边测序，最后拼接信息还原基因（组）全貌。

第二代测序技术虽然实现了较为快速的基因组测序，但其片段较短，后期拼接任务繁重，并且扩增量大，对样本量和试剂量都有较高的要求。基于此，一些以单分子测序为特色的第三代测序平台开始涌现。它们有着读长较长、无须扩增、运行时间短等特点，并且可能在转录组及甲基化测序方面更有优势。但目前其仍有错误率较高、成本较贵等问题，在实际应用上仍有待完善。

五、组学技术

随着病理学的发展，除了传统的病理学组织形态学检测，分子层面的检测也被纳入病理学范畴，为病理学适应精准医疗的发展提供了有力的工具。为了能够从分子层面深入了解疾病发生发展的机制，了解疾病的共性与特性，需要对基因（DNA）、转录本（RNA）、表达产物（蛋白质）进行高通量、深精度的分析，这就需要利用组学作为研究工具，而组学研究概念的成熟与技术的发展也为了解生命的本质提供了强大的技术支持。下面将系统介绍目前可以用于病理学分析的组学技术。

1. 基因组学（genomnics） 是对生物体基因组进行全面精确分析的方法，随着第二代测序技术的成熟而快速发展起来。在肿瘤学领域，通过对肿瘤组织和正常组织基因组的研究与相互比较，人们可以充分了解肿瘤组织中特异的基因改变，从而明确肿瘤发生发展的内在机制。在肿瘤诊断中，可以及早发现与肿瘤发病密切相关的基因改变；而在肿瘤治疗中，又可以为肿瘤精准治疗提供有效的靶点。目前应用最为广泛的基因组学研究主要包括全基因组测序、外显子测序和目标区域测序。

2. 转录组学（transcriptomics） 是分析特定组织或细胞在某一发育阶段或功能状态下转录出来的所有RNA集合的方法。广义的转录组指某个组织或细胞所转录出来的RNA总和，包括编码蛋白质的mRNA和各种非编码RNA，如rRNA、tRNA、微RNA（microRNA，miRNA）及其他非编码RNA等；但狭义的转录组通常仅以mRNA为研究对象。目前，转录组学研究技术主要包括两种：基于杂交技术的微阵列（microarray）技术和基于测序技术的转录组测序技术，后者又包括表达序列标签（expression sequence tag）技术、基因表达系列分析（serial analysis of gene expression）技术、大规模平行测序（massively parallel signature sequencing）技术，以及RNA测序技术（RNA sequenc-

ing）。基于组织病理学，可以特异地对肿瘤组织进行针对mRNA的转录组研究，从而深入了解肿瘤发生发展过程中能够区别于正常组织的基因转录特征。

3.蛋白质组学（proteomics）　是大规模、高通量、系统化研究某一类型细胞、组织、体液中的所有蛋白质组成及其功能的学科。其基本原理是将蛋白质复合物进行酶解获得短的肽段，再通过质谱检测获得肽段的氨基酸组成，最后利用生物信息学手段将肽段信息组合拼接以确定完整蛋白质的信息。由于生物体中基因的主要功能都是通过其表达产物蛋白质来实现的，而且由于存在翻译后修饰的因素，蛋白质表达丰度和相应mRNA丰度不一致的情况时常发生，因此蛋白质组学通过对蛋白质的研究，可以更有效地评估某一基因的功能。蛋白质组学的主要应用包括：①机体中所有蛋白质的鉴定；②蛋白质间的相互作用；③各种特定情况下（如肿瘤、中毒、用药、感染等）蛋白质修饰的鉴定。此外，蛋白质组学技术还可以对蛋白质进行定量分析，常用的方法主要是两类：一类是使用带有标记的氨基酸掺入蛋白质，另外一种则不需要标记，通过对疾病样本的蛋白质高通量分析得出差异性明显的蛋白质，其有可能成为疾病治疗的候选靶点。蛋白质的功能在很大程度上是依靠其翻译后修饰来调节的，因此了解蛋白质的修饰也是十分关键的。目前研究最多的蛋白修饰包括以下几种：磷酸化、甲基化、乙酰化、泛素化、sumo化、糖基化。由于这些修饰对氨基酸的分子量造成了特定质量的增加，通过质谱技术可以鉴定出这些修饰肽段，然后通过生物信息学分析，将这些肽段拼接在一起，就可以了解样本中蛋白修饰的全貌，进而把蛋白修饰与疾病的发生发展联系在一起。

蛋白质组学与临床诊断相关的重要应用就是从大规模患者体液样本中发现具有重要诊断学意义的蛋白，为肿瘤的快速精确诊断提供有用的参考。对不同肿瘤外泌体的蛋白质组学研究显示整合素（integrin）a6β4和a6β1与肿瘤细胞的肺转移相关，而整合素avβ5和肝转移相关。在肿瘤中应用蛋白质组学还可以发现肿瘤特异性的修饰，如蛋白质组学研究显示在结直肠癌中就存在显著的N-糖基化修饰，而且这些N-糖基化修饰与EGFR的表达密切相关，从而为结直肠癌的诊断提供了新的依据。

第二节　食管原发恶性肿瘤常见、少见、罕见组织学病理类型

WHO将食管原发恶性肿瘤按肿瘤起源分为食管恶性上皮性肿瘤、食管间叶性肿瘤、食管分化不确定肿瘤及其他肿瘤四大类。食管癌防治国家重点实验室从食管癌病理诊断数据库50万例食管癌中总结了31种组织病理类型（图8-2-1），10种病理类型未包括在WHO分类中，主要包括上皮源性：食管鳞腺癌、食管印戒细胞癌、食管黏液腺癌；间叶源性：食管纤维肉瘤、食管癌肉瘤、食管肉瘤样癌、食管肉瘤；其他源性：食管淋巴瘤、食管透明细胞癌及食管恶性纤维组织细胞瘤，将其作为独立类型进行分析；按照WHO新的分类标准，食管类癌和食管小细胞癌归入神经内分泌瘤。此外，根据肿瘤病理类型的发生频率，将组织病理学类型分为常见肿瘤（common type，主要包括食管鳞癌，＞95%）、少见肿瘤（rare type，主要包括食管腺癌，＜3%）和罕见类型（sparse type，主要包括食管小细胞癌和恶性黑色素瘤等，＜1%）三大类。三种类型分布见图8-2-2。食管鳞癌中，非特殊型鳞癌最为常见，约占食管鳞癌的99.46%，其次是

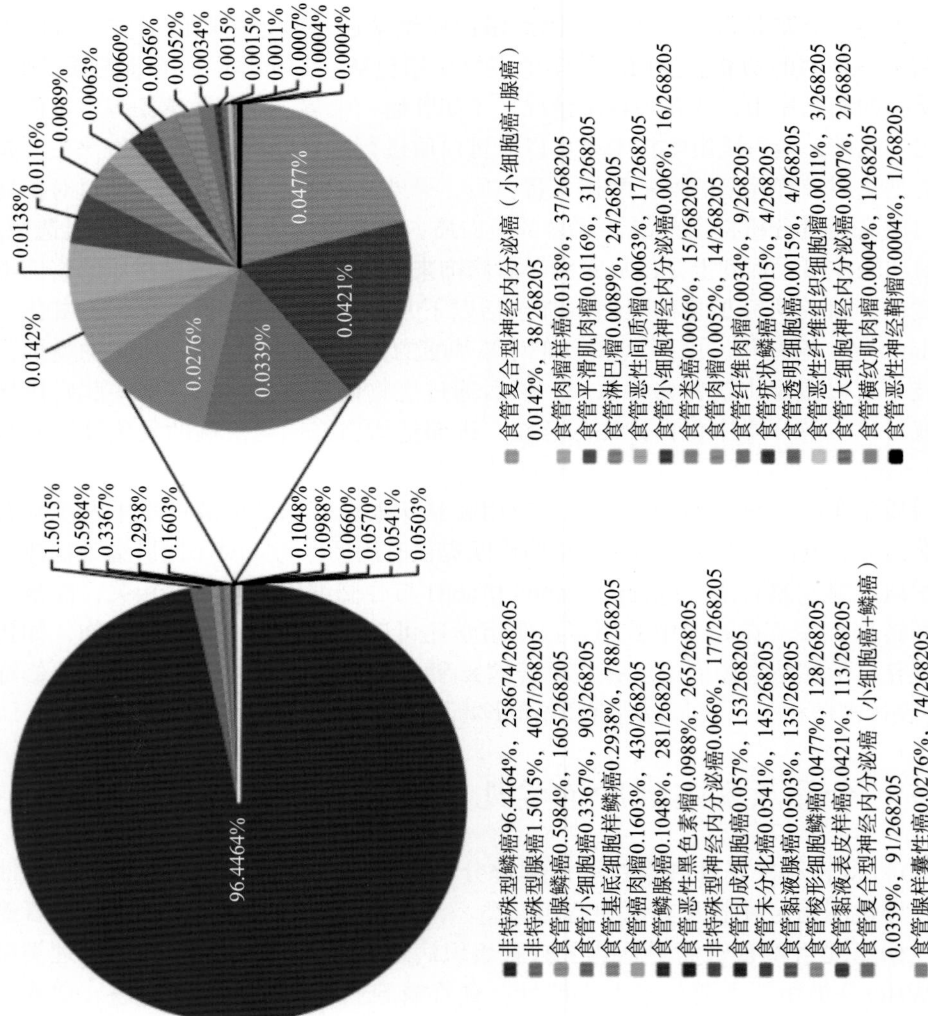
96.4464%
1.5015%
0.5984%
0.3367%
0.2938%
0.1603%
0.1048%
0.0988%
0.0660%
0.0570%
0.0541%
0.0503%
0.0477%
0.0421%
0.0339%
0.0276%
0.0142%
0.0138%
0.0116%
0.0089%
0.0063%
0.0060%
0.0056%
0.0052%
0.0034%
0.0015%
0.0015%
0.0011%
0.0007%
0.0004%
0.0004%
非特殊型鳞癌96.4464%，258674/268205
非特殊型腺癌1.5015%，4027/268205
食管腺鳞癌0.5984%，1605/268205
食管小细胞癌0.3367%，903/268205
食管基底细胞样鳞癌0.2938%，788/268205
食管癌肉瘤0.1603%，430/268205
食管鳞腺癌0.1048%，281/268205
食管恶性黑色素瘤0.0988%，265/268205
非特殊型神经内分泌癌0.066%，177/268205
食管印戒细胞癌0.057%，153/268205
食管未分化癌0.0541%，145/268205
食管黏液腺癌0.0503%，135/268205
食管梭形细胞鳞癌0.0477%，128/268205
食管黏液表皮样癌0.0421%，113/268205
食管复合型神经内分泌癌（小细胞癌+鳞癌）0.0339%，91/268205
食管腺样囊性癌0.0276%，74/268205
食管复合型神经内分泌癌（小细胞癌+腺癌）0.0142%，38/268205
食管肉瘤样癌0.0138%，37/268205
食管平滑肌肉瘤0.0116%，31/268205
食管淋巴瘤0.0089%，24/268205
食管恶性间质瘤0.0063%，17/268205
食管小细胞神经内分泌癌0.006%，16/268205
食管类癌0.0056%，15/268205
食管肉瘤0.0052%，14/268205
食管纤维肉瘤0.0034%，9/268205
食管疣状鳞癌0.0015%，4/268205
食管透明细胞癌0.0015%，4/268205
食管恶性纤维组织细胞瘤0.0011%，3/268205
食管大细胞神经内分泌癌0.0007%，2/268205
食管横纹肌肉瘤0.0004%，1/268205
食管恶性神经鞘瘤0.0004%，1/268205

图8-2-1　食管31种原发恶性肿瘤组织病理学类型比例

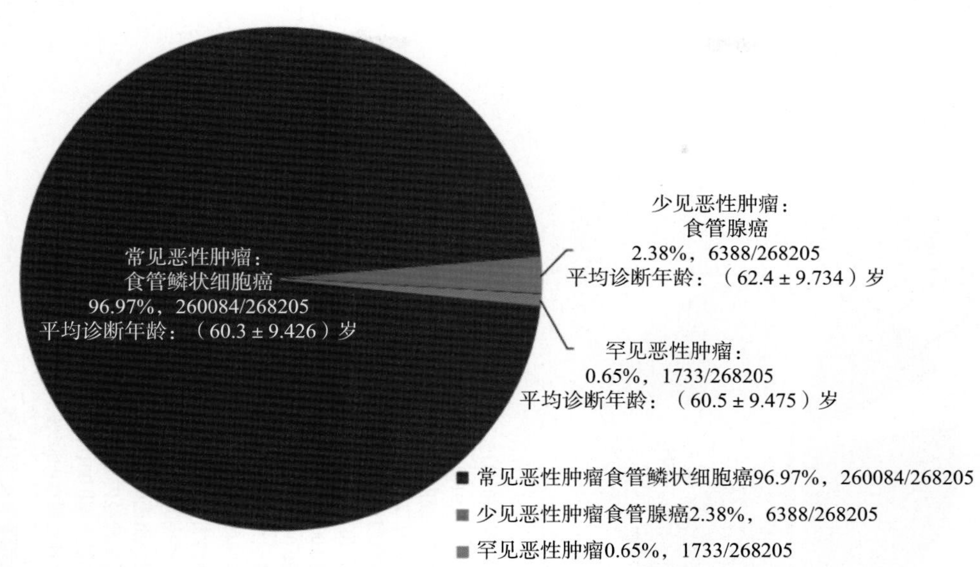

图8-2-2　食管原发恶性肿瘤中常见、少见和罕见类型比例

食管基底细胞样鳞癌（0.3%）、癌肉瘤（0.17%）、梭形细胞鳞癌（0.05%）、肉瘤样癌（0.01%）、肉瘤（0.005%）、纤维肉瘤（0.003%），疣状鳞癌最少见，仅占0.002%。食管腺癌中，非特殊型腺癌所占比重最高（63%），其次是食管腺鳞癌（25.1%）、鳞腺癌（4.4%）、印戒细胞癌（2.4%）、黏液腺癌（2.1%）、黏液表皮样癌（1.8%），腺样囊性癌最少见，仅占1.2%。16种罕见食管肿瘤中，食管小细胞癌占比最高（0.3367%），其次是食管恶性黑色素瘤（0.0988%），恶性神经鞘瘤和横纹肌肉瘤最少见（0.0004%）（图8-2-3、图8-2-4）。食管鳞癌几乎占97%，是中国人最常见的食管恶性肿瘤类型，而食管腺癌仅占2%，这一疾病谱与西方人群差异显著，后者80%为食管腺癌，食管鳞癌仅占20%。这一显著差异的主要原因是肿瘤的致病危险因素和组织细胞起源不同。中国人食管癌主要致病危险因素是微量元素和维生素缺乏，亚硝胺暴露等引起食管鳞状上皮慢性炎症，进一步导致鳞状上皮细胞增生异常，形态学上表现为鳞状上皮基底细胞癌过度增生、不典型增生和原位癌等改变，最终发展成早期浸润癌；而西方人群主要致病危险因素是肥胖导致反流性食管炎，在此基础上反流物反复刺激导致食管鳞状上皮被柱状腺上皮取代（Barrett食管），进一步发展成腺上皮不典型增生，最终发展成食管腺癌。

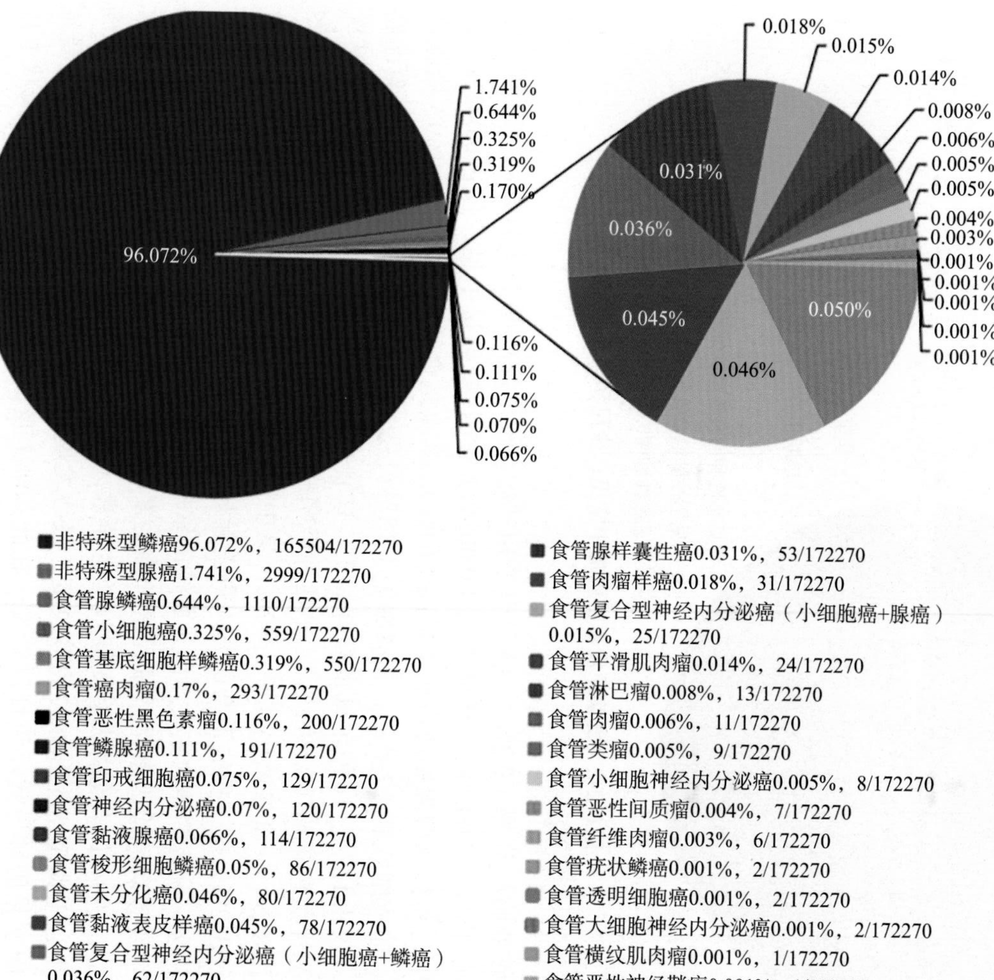
96.072%
1.741%
0.644%
0.325%
0.319%
0.170%
0.116%
0.111%
0.075%
0.070%
0.066%
0.050%
0.046%
0.045%
0.036%
0.031%
0.018%
0.015%
0.014%
0.008%
0.006%
0.005%
0.005%
0.004%
0.003%
0.001%
0.001%
0.001%
0.001%
0.001%
非特殊型鳞癌96.072%，165504/172270
非特殊型腺癌1.741%，2999/172270
食管腺鳞癌0.644%，1110/172270
食管小细胞癌0.325%，559/172270
食管基底细胞样鳞癌0.319%，550/172270
食管癌肉瘤0.17%，293/172270
食管恶性黑色素瘤0.116%，200/172270
食管鳞腺癌0.111%，191/172270
食管印戒细胞癌0.075%，129/172270
食管神经内分泌癌0.07%，120/172270
食管黏液腺癌0.066%，114/172270
食管梭形细胞鳞癌0.05%，86/172270
食管未分化癌0.046%，80/172270
食管黏液表皮样癌0.045%，78/172270
食管复合型神经内分泌癌（小细胞癌+鳞癌）0.036%，62/172270
食管腺样囊性癌0.031%，53/172270
食管肉瘤样癌0.018%，31/172270
食管复合型神经内分泌癌（小细胞癌+腺癌）0.015%，25/172270
食管平滑肌肉瘤0.014%，24/172270
食管淋巴瘤0.008%，13/172270
食管肉瘤0.006%，11/172270
食管类瘤0.005%，9/172270
食管小细胞神经内分泌癌0.005%，8/172270
食管恶性间质瘤0.004%，7/172270
食管纤维肉瘤0.003%，6/172270
食管疣状鳞癌0.001%，2/172270
食管透明细胞癌0.001%，2/172270
食管大细胞神经内分泌癌0.001%，2/172270
食管横纹肌肉瘤0.001%，1/172270
食管恶性神经鞘瘤0.001%，1/172270

图8-2-3　男性30种食管原发恶性肿瘤组织病理学类型比例

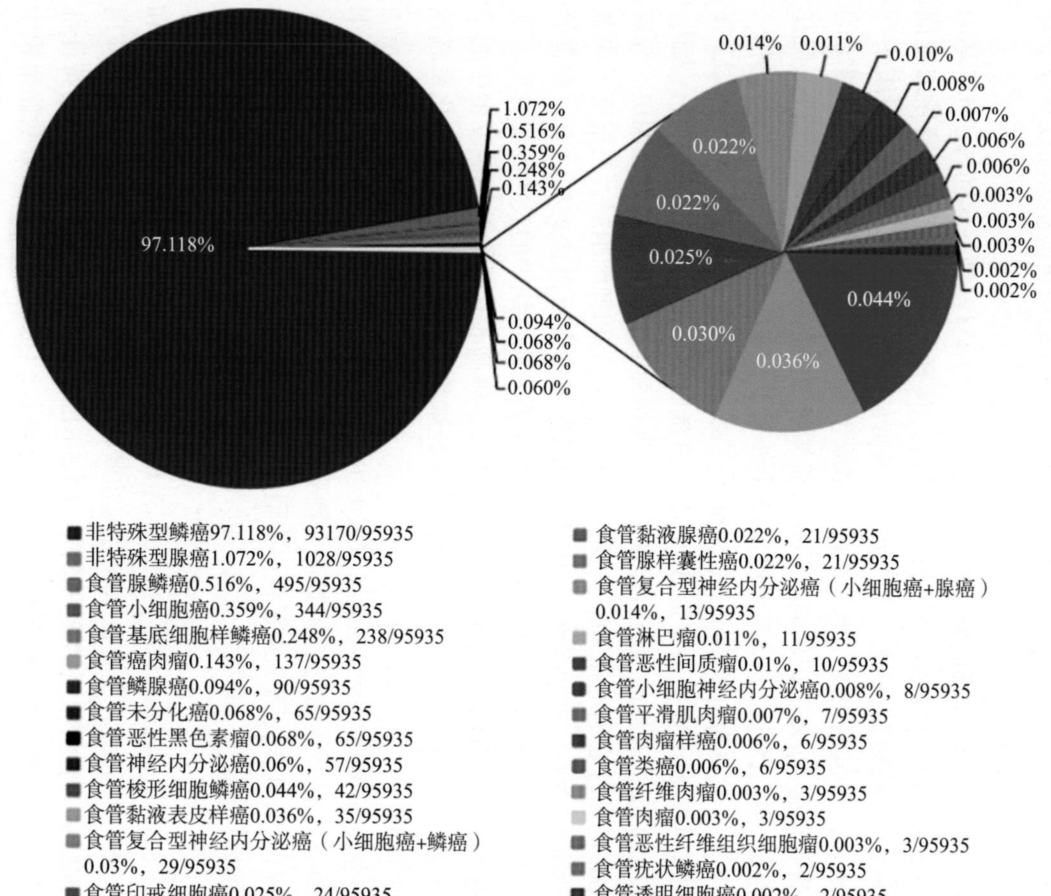

图8-2-4　女性28种食管原发恶性肿瘤组织病理学类型比例

第三节 食管癌分子病理诊断指标

一、食管鳞癌

在临床诊断中，典型的鳞癌诊断标准是明确的。当一部分分化较差，无法与神经起源的癌细胞或者呈腺癌细胞样分化特点的癌细胞相区分时，临床中需要借助以下分子指标来协助诊断。

1. p63 *p63*基因是新近发现的候选肿瘤抑制基因，与*p53*基因一起同属于*p53*基因家族成员。其表达的蛋白可以激活*p53*相关靶基因，具有转录因子活性，诱导细胞周期停滞和细胞凋亡，抑制细胞衰老。人类*p63*基因定位于3q27—q29，在人类组织中广泛而有选择性地表达，包括表皮、消化系统、泌尿生殖系统及前列腺等有增殖能力的基底细胞和上基底细胞。*p63*基因的高表达在食管鳞癌及癌前病变中是常见事件，但在Barrett食管的癌变中则不常见。*p63*基因包含15个外显子，在两个不同的启动子控制下，编码两类转录产物：一类为全长型p63（TAp63），另一类为截短型p63（ΔNp63）。在食管癌和上皮细胞中表达的亚型主要是ΔNp63。p63蛋白在正常组织基底层中偶有表达，随着不典型程度的加重，表达的细胞数逐渐增多并延伸到上皮的颗粒层及透明层。轻度不典型增生中p63的阳性表达率在30%～40%，多在基底层和棘细胞层；在重度不典型增生中表达率为65%左右，在食管鳞癌组织中的阳性表达率可高达95%以上，在食管非鳞癌组织中的阳性表达率仅有35%左右，而在消化系腺癌组织中的表达则更少见，其mRNA表达水平与组织中蛋白表达趋势和水平相同。p63高表达是食管鳞癌发生中的早期事件，参与了食管鳞癌的发生、发展，p63是区分鳞状上皮和腺上皮起源消化系恶性肿瘤的重要分子指标。

2. CK5/6 细胞角蛋白（cytokeratin，CK）主要分布于组织上皮细胞内，属于其细胞骨架中间纤维丝，在不同的组织和器官中特异性表达。目前已知的CK有20种亚型，根据等电点不同，CK被分为两个亚家族：Ⅰ型角蛋白（包含CK9～20）为相对小分子酸性多肽，其基因位于17q；Ⅱ型角蛋白（包含CK1～8）为相对大分子碱性多肽，其基因位于12q。

细胞角蛋白5/6（cytokeratin5/6，CK5/6）为高分子量的酸性多肽物质，包含CK5和CK6两种分子，更具特异性，主要在基底细胞和鳞状上皮细胞中表达产生，因此可应用于鳞癌、基底细胞癌、乳头状瘤的鉴别诊断。CK5/6已被证实为三阴性乳腺癌的特征性分子标志物，在基底层细胞中特异性表达。有研究显示，CK5/6蛋白在食管鳞癌组织中的阳性表达率高达94.9%，在非鳞癌组织中的阳性表达率仅40%左右，同时，CK5/6也可作为标记因子应用于一些低分化癌和未知的原发部位转移癌的诊断中。只是在有些鳞癌患者中仍旧较少表达或不表达CK5/6，可通过CK5/6、CK18和CK20抗体联合检测鉴别患者体液中鳞癌或腺癌细胞的来源，并且其特异度和灵敏度均较好。因此，CK5/6在鳞癌细胞中表达较多，可作为体液鳞癌的细胞标志物，经由CK18抗体联合检测更能区分患者体液中的鳞癌和腺癌细胞。

二、食管腺癌

1. p16　*p16*基因是一个重要抑癌基因，其编码产物为周期蛋白依赖性激酶4（CDK4）的抑制蛋白，其与CDK4结合后能特异性抑制CDK4的活性，从而达到抑制细胞增殖、阻止细胞生长的作用。

*p16*基因突变在人恶性肿瘤中普遍存在，包括肺癌、食管癌、白血病、膀胱癌、神经胶质瘤等，突变率为30%～80%。主要突变形式有点突变、纯合缺失、杂合缺失、插入、移码等。大部分的Barrett食管的化生都有*p16*基因的改变，且随着反流性食管炎→Barrett食管→食管腺癌这一演变过程，*p16*基因的表达逐步增加，是癌变的高危因素之一。对食管腺癌高危患者做p16蛋白的免疫组织化学检测，有助于Barrett食管及食管腺癌的早期诊断。

2. p53　*p53*基因是研究最为广泛、深入的肿瘤基因之一。其位于17号染色体短臂（17p13），参与细胞增殖的负调控。p53蛋白主要功能是引起细胞周期阻滞，诱导凋亡与促进分化，其功能缺失可使细胞恶性增殖且有抗凋亡作用，最终导致肿瘤发生。

在人类目前所研究的大多数癌症中都发现了*p53*基因结构和功能的异常，如食管癌、肺癌、胃癌、直肠癌、淋巴癌、肝癌、胰腺癌等。p53在食管腺癌的阳性率高达87%，其与p16联合检测，大大提高了食管腺癌诊断的灵敏度和特异度。

三、食管神经内分泌癌

食管神经内分泌癌以前均被视为食管小细胞癌。目前，其细胞起源仍然不明，可能的起源如下：①主要来源于食管下段的库氏细胞（APUD细胞）；②主要来源于食管中段的梅克尔细胞；③还有部分学者认为其是食管黏膜的多潜能原始干细胞向不同方向分化的结果。多潜能干细胞大多分化为鳞癌，少数分化为腺癌，极少部分分化为神经内分泌肿瘤，也正因为如此，食管神经内分泌癌可以在同一病变中与鳞癌、腺癌共存，有文献报道，超过80%的食管神经内分泌癌合并有食管鳞状上皮原位癌。食管神经内分泌癌的诊断与鉴别诊断是目前临床病理工作中的难点之一。免疫组织化学对识别典型的神经内分泌癌组织学和细胞分化非常有用。神经内分泌标志物阳性染色是诊断神经内分泌癌的重要补充。通常，神经内分泌生物标志物，如Syn、CgA、CD56对于神经内分泌癌的诊断至关重要。

1.神经细胞黏附分子56（CD56）　是神经细胞粘连分子的一种糖蛋白，位于中枢和外周神经细胞及纤维膜表面，在神经系统的生长发育中发挥重要作用，其与自然细胞及T细胞的表面抗原（Leu-9）相同，并且在骨髓瘤和NK/T细胞淋巴瘤呈阳性表达。

研究证实CD56蛋白在小细胞癌组织中的表达水平明显高于非小细胞癌组织中的水平。CD56蛋白在食管小细胞癌组织中的阳性表达率大于80%，部分研究报道其阳性率甚至可达100%。同时，CD56在肺小细胞癌和结直肠小细胞癌组织中的表达与在食管小细胞癌组织中相似。

目前国内临床病理尚未将CD56列为非激素类神经内分泌源性标志物，而国外有学者已将CD56列入神经内分泌细胞及其发生肿瘤的诊断标志物，从他们总结的病例来看应用效果好，对小细胞恶性肿瘤的协助诊断有帮助。如果结合常用的非激素类神经内分泌源性标志物Syn、CgA和NSE，大多数病例可以诊断和鉴别诊断是否是小细胞癌。这些结果表明CD56可作为食管小细胞癌的病理诊断及其鉴别诊断的标志物。

2. 突触素（Syn） 是一种小分子糖蛋白，主要存在于神经内分泌细胞的突触前囊泡和神经内分泌颗粒膜上，其活性部分位于膜的胞质侧，具有受体功能并参与其他膜复合物的组成。Syn在大多数神经内分泌肿瘤细胞均异常表达，且特异度高，是神经内分泌肿瘤的特异性参考指标之一。

同CD56一样，Syn在小细胞癌组织中的蛋白阳性表达率明显高于非小细胞癌组织。其在食管小细胞癌组织中的阳性表达率多数大于75%，甚至可达100%，与CD56联合检测，大大提高了食管神经内分泌肿瘤诊断的灵敏度和特异度。

3. 嗜铬粒蛋白A（chromogranin A，CgA） 是一个48 kDa的酸性、亲水性分泌蛋白，位于神经内分泌细胞的嗜铬性颗粒内。CgA属嗜铬蛋白家族，存在于所有神经内分泌细胞内能分泌儿茶酚的囊泡中，最初在肾上腺嗜铬粒细胞的分泌颗粒中发现。在肾上腺髓质嗜铬颗粒中，其与儿茶酚胺及钙等分子是共分泌的。该蛋白在交感神经末梢及心肌、胰腺、中枢和周围神经系统、肠道内分泌组织、甲状腺和甲状旁腺等组织系统中均有发现。

CgA蛋白在食管小细胞癌组织中的阳性表达率为70%～80%，与CD56和Syn蛋白相比在小细胞癌组织中的表达较低。

四、恶性黑色素瘤

1. NF1 *NF1*是一种肿瘤抑制基因，编码RAS GTP酶激活蛋白（GAP）神经纤维蛋白，它通过催化RAS-GTP水解为RAS-GDP来负调节RAS。通常，NF1是下调RAS活性的GAP。因此，NF1功能丧失突变是丝裂原活化的蛋白激酶（MAPK）通路组成性激活的重要遗传机制。已经证实*NF1*突变参与黑色素瘤的发生，全外显子组测序显示*NF1*和*KIT*突变参与恶性黑色素瘤发生。基于这些发现，曲美替尼或卡博替尼抑制MAPK激酶（MEK）可用于治疗*NF1*突变的食管原发性恶性黑色素瘤（PMME）。

2. C-KIT *C-KIT*基因位于人染色体4q12—q13，属于原癌基因，其产物是受体酪氨酸激酶Ⅲ型。C-KIT是酪氨酸激酶受体蛋白家族的重要成员之一，其作为干细胞因子的受体，可以通过一系列信号通路参与造血干细胞增殖分化的调控。*C-KIT*基因发生突变，特别是激活性突变与急性白血病中的发病、治疗和预后等密切相关。一般来说，黑色素细胞表达C-KIT。因此，C-KIT阳性黑色素瘤可能保留了黑色素细胞的特征。免疫组织化学有助于检测KIT阳性黑色素瘤。酪氨酸激酶抑制剂伊马替尼对某些KIT阳性黑色素瘤有效。然而，在PMME中发现*KIT*突变。是p.Asn822Tyr（N822Y）突变，而伊马替尼获得性耐药相关的二次突变恰好发生在该位置，因此，伊马替尼在这种情况下可能不太有效，因为具有涉及远端激酶结构域的*KIT*突变的黑色素瘤受伊马替尼的影响较小。

3. BRCA1/2 *BRCA1/2*突变与DNA损伤修复有关。具有BRCA2突变的肿瘤对（ADP-核糖）聚合酶抑制剂有反应。这些抑制剂被推荐用于治疗携带*BRCA1/2*突变的乳腺癌。*BRCA1/2*突变可能是PMME的潜在治疗靶点。

五、肝样腺癌

甲胎蛋白（AFP）是一种糖蛋白，它属于白蛋白家族，主要由胎儿肝细胞及卵黄囊合成。甲胎蛋白在胎儿血液循环中具有较高的浓度，出生后则下降，至出生后2～3个月甲胎蛋白基本被白蛋白替代，血液中较难检出，故在成人血清中含量极低。甲胎蛋白具有很多重要的生理功能，包括运输功能、作为生长调节因子的双向调节功能、免疫抑制、T淋巴细胞诱导凋亡等。甲胎蛋白与肝癌及多种肿瘤的发生发展密切相关，在多种肿瘤中均表现出较高浓度，可作为多种肿瘤的阳性检测指标。目前临床上AFP主要作为原发性肝癌的血清标志物，用于原发性肝癌的诊断及疗效监测。AFP的免疫组织化学鉴定可提示肝样腺癌的诊断。

参考文献

白石，张坤，郑艳，2017．食管原发恶性纤维组织细胞瘤1例临床病理分析并文献复习．吉林医学，38（10）：1956-1957．

韩昭昭，2015．伴随诊断类体外诊断试剂的临床试验研究浅析．诊断病理学杂志，22（7）：447-448，438．

韩昭昭，2015．指导临床用药类免疫组抗体的临床试验要求．临床与实验病理学杂志，（7）：789-790．

郝曙光，冯笑山，董彩虹，等，2010．食管鳞癌及其癌前病变组织p63与Ki-67蛋白共表达临床意义的探讨．中华肿瘤防治杂志，17（20）：1646-1648，1661．

景楚瑜，张博恒，2016．抗PD-1/PD-L1治疗在肿瘤治疗中的研究进展．复旦学报（医学版），43（6）：710-716．

李吉学，李燕杰，秦艳茹，等，2004．食管癌和癌旁组织p63基因mRNA表达．中华消化杂志，24（8）：508-509．

李晓东，王小菁，2002．肿瘤抑制基因 p53 的研究进展．华南师范大学学报（自然科学版），（3）：112-119．

刘彦仿，1989．免疫组织化学．北京：人民卫生出版社．

孟辉，赵学科，宋昕，等，2021．180例原发性食管恶性黑色素瘤的临床病理特征．中华肿瘤杂志，43（9）：949-954．

苏少慧，王鼎鑫，胡义亭，2007．食管透明细胞癌1例报告．中国内镜杂志，13（5）：559-560．

王弼，钱宏，1984．食管腺癌．肿瘤临床，11（2）：99-100．

王立东，宋昕，赵学科，等，2016．食管癌环境和遗传危险因素交互作用的分子基础和精准预防．中国肿瘤临床，43（12）：515-520．

王立东，宋昕，赵学科，等，2019．河南省食管癌高发现场防治和实验室研究60年回顾与展望．郑州大学学报（医学版），54（2）：149-160．

王立东，周琦，陈玉龙，等，1995．人食管和贲门癌前病变和癌组织P40上皮特异性蛋白表达的研究．河南医科大学学报，30（2）：101-104．

王文勇，黄晓峰，王映梅，等，2011．免疫组化技术标准化的探讨．细胞与分子免疫学杂志，27（8）：927-929．

王文勇，王泊沄，2010．免疫细胞（组织）化学和分子病理学技术．西安：第四军医大学出版社．

吴秉全，刘彦仿，2013．免疫组织化学病理诊断．2版．北京：北京科学技术出版社．

吴晗，高社干，2020. 原发性食管小细胞癌48例临床分析. 食管疾病，2（2）：141-145.
吴敏杰，姬玲粉，宋昕，等，2016. 494例食管腺鳞癌临床特征和治疗分析. 中国肿瘤临床，（12）：521-526.
徐海燕，宫希军，潘景润，等，2020. 原发性食管淋巴瘤一例. 中华放射学杂志，54（10）：1018-1019.
许镒洧，林逸伟，彭裕辉，等，2021. 食管癌癌前病变的临床分子检测研究进展. 食管疾病，3（3）：227-231.
杨建涛，石磊，谢铁明，等，2019. 食管肉瘤样癌的影像病理对照分析. 医学影像学杂志，29（8）：1329-1333.
叶历，王小军，2010. 原发性食管小细胞癌临床病理及免疫组化研究. 医药论坛杂志，31（8）：33-35.
云径平，林汉良，吴秋良，等，1998. 食管小细胞癌的临床病理、免疫组化及电镜观察. 癌症，（4）：251-253，F003.
张冬云，李夏，库建伟，等，2017. CD56 CgA Syn在92例原发食管小细胞癌中的表达及临床意义和预后分析. 中国肿瘤临床，44（5）：204-209.
张丽，2009. 消化道小细胞癌免疫表型及其临床病理意义. 实用癌症杂志，24（4）：401-403.
朱源义，印隆林，王进，等，2019. 食管癌肉瘤的临床病理特征及影像学分析. 临床放射学杂志，38（7）：1208-1212.
Barlogie B，Drewinko B，Schumann J，et al，1980. Cellular DNA content as a marker of neoplasia in man. Am J Med，69（2）：195-203.
Bleaney CW，Barrow M，Hayes S，et al，2018. The relevance and implications of signet-ring cell adenocarcinoma of the oesophagus. J Clin Pathol，71（3）：201-206.
Egashira A，Morita M，Kumagai R，et al，2017. Neuroendocrine carcinoma of the esophagus：clinicopathological and immunohistochermical feature of 14 cases. Plos One，12（3）：e0173501.
Frankfurt OS，Arbuck SG，Chin JL，et al，1986. Prognostic applications of DNA flow cytometry for human solid tumors. Ann N Y Acad Sci，468：276-290.
Hong LL，Zhang Y，Liu ZY，2017. Neuroendocrine carcinoma of esophageal and gastric cardia：clinicopathologic and immunohistochemistry study of 80 cases. Oncotarget，9（12）：10754-10764.
Schröck E，du Manoir S，Veldman T，et al，1996. Multicolor spectral karyotyping of human chromosomes. Science，273（5274）：494-497.
Tsuyama S，Kohsaka S，Hayashi T，et al，2021. Comprehensive clinicopathological and molecular analysis of primary malignant melanoma of the oesophagus. Histopathology，78（2）：240-251.
Wong DJ，Paulson TG，Prevo LJ，et al，2001. p16（INK4a）lesions arecommon，early abnormalities that undergo clonal expansion in Barrett's metaplastic epithelium. Cancer Res，61（22）：8284-8289.
Yahaya A，Wa Kammal WS，Abd Shukor N，et al，2019. Oesophageal hepatoid carcinoma with liver metastasis，a diagnostic dilemma. Malays J Pathol，41（1）：59-63.

第三篇

食管癌的精准治疗

第9章

食管癌的精准外科治疗

精准外科是以高度精确性为基础的外科实践，它力求病灶清除、脏器保护和损伤控制三个要素的精确平衡，致力于外科治疗的安全、高效和微创的多目标优化，最后达到病患康复最大化的目标。精准外科以手术为中心，涵盖了包括病情评估、临床决策、手术规划、手术作业和围手术期管理等在内的临床实践全过程，是对外科实践的系统优化。精准外科具有一系列与传统经验外科不同的技术特征，包括精确性、预见性、可控性、规范化、个体化、集成化，其中前三个要素是精准外科的基本特征，而后三者则是实现精准外科的基本途径。

精准外科的理念最先由肝胆外科医生提出并应用，同时在其他外科也广受推崇。胸外科对“精准”一直有着高的要求及标准，随着解剖影像技术、功能影像技术、计算机辅助外科技术、智能化手术器械、3D打印、微创外科技术及机器人外科系统的发展，食管癌、肺癌等疾病的精准治疗的外科技术基础得到了更新，推动了精准胸外科的持续发展。食管癌的精准外科治疗在多学科治疗的基础上，渗透了个体化治疗的具体实施，它贯穿于整个围手术期，精准外科治疗给食管外科带来了安全性的提高、效率的提升及生存的改善。

第一节　概　　述

一、我国食管癌外科发展现状

食管癌是一种在我国高发的恶性肿瘤，发病率和死亡率分别居我国恶性肿瘤的第5位和第4位，严重威胁着人民的身体健康和生活质量。过去几十年里，我国食管癌临床治疗取得了卓越的成绩。吴英恺教授于1940年在中国最先施行食管癌切除胸内食管胃吻合术，这标志着我国食管癌外科治疗水平跻身于世界前列。20世纪70～80年代，我国食管癌的临床治疗水平已居于世界较领先水平，手术治疗数量及临床疗效均受到国际学术界的承认和高度赞扬。近10余年来，随着临床技术、科技水平和治疗理念的突飞猛进，我国食管癌外科治疗水平也在不断提高，如食管癌规范化手术、微创食管癌切除术、管状胃食管重建、不同手术入路和复杂消化道重建手术的探索、术前新辅助治疗的开展及推广、食管癌术后加速康复，乃至达芬奇机器人手术系统辅助食管癌手术等，相关研究在国际、国内均发出了中国自己的声音。

二、精准治疗时代下的食管癌手术适应证

随着食管癌分期逐渐走向精准，其治疗的分层也趋于精准化。现阶段食管癌，尤其是食管鳞癌的治疗国内基本遵循UICC/AJCC第8版TNM分期系统、日本食管协会（Japan Esophageal Society，JES）第11版分期及中国临床肿瘤学会（CSCO）食管癌诊疗指南2021所提出的治疗原则。

（一）早期食管癌内镜治疗

临床分期cTis～cT1aN0M0的食管癌采用内镜治疗，内镜下治疗的方式包括内镜黏膜下剥离术（endoscopic submucosal dissection，ESD）、内镜下黏膜切除术（endoscopic mucosal resection，EMR）、多环套扎内镜黏膜切除术（multi-band mucosectomy，MBM）、分片内镜黏膜切除术（piecemeal endoscopic mucosal resection，PEMR）。

日本JES临床指南推荐对于cTis（原位癌）及cT1a-LPM（肿瘤仅局限于黏膜固有层）的患者优先使用内镜下治疗，对于部分老年或者合并症较重不适宜外科手术治疗的cT1a-MM（肿瘤局限于黏膜肌层）及cT1b-SM1（肿瘤侵犯至黏膜下层，但浸润深度≤200 μm）患者，也可选择性使用内镜下手术治疗方案。在国内，广泛认同的观点是病变局限于上皮层或黏膜固有层（M1、M2）是内镜下治疗的绝对适应证，而对于病变浸润黏膜肌层或黏膜下浅层（M3、SM1）的患者要谨慎评估是否有淋巴结转移。研究表明，肿瘤侵犯至M1、M2、M3时，淋巴结转移率分别为0～0.4%、0～0.4%、9.0%～11.8%；而当肿瘤侵犯至SM1、SM2、SM3时，淋巴结转移率分别为8%～24.0%、20.5%～36.0%和43.8%。

我国食管癌多为鳞癌，以上策略主要针对食管鳞癌。食管腺癌的治疗可参考鳞癌，与鳞癌相比，射频消融技术在早期食管腺癌区Barrett食管伴异型增生的治疗中应用更为成熟，效果更加确切。所有内镜下发现可疑病变应行活检，均建议在明确病理后再决定是否镜下切除。各种特殊内镜检查方法有助于判断病变的良恶性。内镜切除术后3、6、12个月各复查一次内镜，若无残留复发，此后每年复查一次。复查时需检测肿瘤标志物和行相关影像学检查。术后追加治疗（手术或放化疗）的指征：①垂直切缘阳性；②淋巴管及血管浸润阳性；③黏膜下浸润深度＞200μm；④SM1低分化癌或未分化癌。应结合患者一般情况和意愿综合考虑。内镜治疗适应证多基于国外数据，所以需要国内多中心研究进一步确定内镜下治疗的适应证。值得一提的是，较大的病变可能需要分片内镜黏膜切除术，但其局部复发率较高，需加强治疗后监测。

（二）可手术切除食管癌的治疗

临床分期cT1b～2N0M0的食管癌推荐行食管癌根治术；临床分期cT1b～2N＋或cT3～4b anyN推荐新辅助同步放化疗＋食管癌根治术；临床分期T4b以上的，建议行根治性放化疗，治疗过程中可通过多学科团队（MDT）讨论决定下一步的治疗策略，若能达到根治性切除，可考虑手术治疗。

初诊cT1b或ER后病理提示pT1b时，则需手术切除治疗，拒绝手术或不耐受手术者可行同步放化疗或单纯放疗。对于可切除的食管或食管胃结合部癌，侵犯黏膜下层或

更深的肿瘤通常选择手术治疗。虽然多个、多站淋巴结转移是手术的相对禁忌证，对于T1～3可切除肿瘤，又有区域淋巴结转移（N＋）时，需要考虑患者的年龄和身体状况等因素。原发肿瘤T4a，累及胸膜、心包或膈肌时也是可切除的。但是，肿瘤达到T4b，累及心脏、大血管、气管、椎体或邻近腹腔器官（包括肝脏、胰腺和脾脏）时属于不可切除的。除了原发病灶，还需要考虑转移淋巴结是否可切除。肿瘤位于食管胃交界伴锁骨上淋巴结转移的患者应考虑为不可切除，伴有远处转移（包括非区域淋巴结及Ⅳ期）患者考虑为不可切除。颈段或胸段食管癌距环咽肌＜5cm时应首选根治性同步放化疗。

对于可手术切除患者，可选的手术方式包括McKeown术式（经腹＋经右胸＋颈部吻合术）、Ivor-Lewis术式（经腹＋经右胸手术）、微创McKeown术式、微创Ivor-Lewis术式、机器人辅助微创McKeown/Ivor-Lewis术式、纵隔镜联合腹腔镜下食管部分切除＋颈部吻合术（经腹＋颈部手术）、左胸或胸腹联合切口食管部分切除和食管胃（或结肠或空肠）胸部/颈部吻合术。

对于局部晚期食管癌，建议术前行新辅助治疗，食管癌术前同步放化疗循证医学证据更充分（食管胃结合部腺癌围手术期化疗证据也很充分），因此可以作为常规推荐。研究证实，对于可手术食管癌，术前放化疗联合手术的治疗模式较单纯手术可获得明显生存获益，而术前同步放化疗的长期生存获益是否优于术前化疗尚无定论，但绝大部分研究认为放化疗综合治疗可提高局部区域控制率和根治性手术切除率。四川省肿瘤医院从2008年起参与NEOCRTEC5010研究开始行规范化术前新辅助放化疗联合手术治疗模式，新辅助治疗后建议的手术时机是在患者身体条件允许情况下，放化疗结束后6～8周、化疗结束后4～6周。对于边缘可切除食管癌或结合部癌（可疑累及周围器官但未明确cT4b），建议先行新辅助治疗后进行肿瘤的二次评估，可根治性切除者行手术治疗，不能切除者继续完成根治性同步放化疗。对于经外科评估可切除的局部晚期食管癌，围手术期免疫治疗尚缺乏充分的循证医学证据，因此推荐在临床研究范畴内开展。

第二节　食管癌外科争论焦点

外科治疗是食管癌的主要治疗手段，食管外科同时涵盖胸外科和上消化道外科两个领域，在手术涉及的解剖范围、手术难度等方面都具有其独特性。但随着对食管癌认识的不断深入及医疗技术水平的发展，食管癌外科治疗的理念和方式发生了重大变化。

四川省肿瘤医院胸外科建科以来，累计食管癌手术量超2万台，居全国前列。1992年率先在西南地区开展结肠代食管重建消化道手术；1997年率先在西南地区开展食管癌上腹右胸二切口手术（Ivor-Lewis术式）；2005年率先在西南地区开展食管癌三野淋巴结清扫术，并于2011年在全国较早提出选择性三野淋巴结清扫的概念；2005年率先在西南地区开展管状胃重建食管手术治疗食管癌；2010年4月开展全腔镜食管癌根治术；2012年率先在西南地区开展放化疗后的食管癌微创手术；在食管复杂重建手术方面开展了对下咽癌患者的全食管、喉联合切除手术及管状胃、肌皮瓣修补和间置空肠替代颈段食管手术。对食管良性烧伤、食管癌术后复发、残胃癌及胃大部切除后的食管癌患者进行了结肠代食管手术、空肠代食管手术等。这里结合目前争论的焦点和笔者所在胸外科中心的食管外科诊治经验，在手术入路、微创外科、手术方式及淋巴结清扫等主要方面进行阐述。

一、食管癌微创切除术

食管癌微创手术包括多种旨在减少食管手术创伤的微创术式，以胸腔镜＋腹腔镜全腔镜食管切除术（thoracoscopic-laparoscopic esophagectomy，TLE）为代表。随着腔镜设备及外科技术的不断发展，食管癌微创技术受到更多重视，在我国一些较大的肿瘤中心均已开展。

食管癌外科手术相对复杂，在三个术野内（颈部、胸部和腹部）要完成包括游离、切除和重建3个步骤。为了减少围手术期死亡和并发症发生，Cuschieri首次报道了经右侧胸腔镜食管切除术，引起了全球同行关注和进一步实践。1995年起，Osugi教授即在日本开始实施胸腔镜食管癌手术，并在今后的日本食管癌微创手术推广上做出了重要贡献。腔镜手术虽然操作相对困难，但仍具有很多优势，如患者术中出血少、住院时间短、术后疼痛轻、生存质量好等。

荷兰多中心随机对照TIME研究对比了食管癌微创手术与开放手术的疗效，微创手术组59例，开放手术组56例。两组均为cT1 ～ 3N0 ～ 1M0患者，微创手术组和开放手术组患者者的R0切除率分别为92%和84%，淋巴结清扫数分别为20枚和21枚，差异无统计学意义。TIME研究的结果显示，微创手术组患者在术中出血量、术后疼痛、术后肺感染、声带麻痹、住院天数和生活质量方面均优于开放手术组，而住院死亡率和其他主要并发症的发生率差异无统计学意义，但微创手术组患者的手术时间长于开放手术组。这也在一项涵盖14 311名患者的荟萃分析中得到印证，结果显示，微创手术组食管癌患者的住院死亡率，肺部并发症、肺栓塞和心律失常的发生率均降低。另一项纳入16个研究的荟萃分析显示，共1212例患者，微创手术组和开放手术组食管癌患者平均淋巴结清扫数分别为16枚和10枚，差异无统计学意义；微创手术组和开放手术组患者的1年、2年、3年和5年生存率差异亦无统计学意义。

四川省肿瘤医院胸外科于2010年4月开展全腔镜食管癌根治术。基于此，回顾性分析了2010年1月至2017年11月共2958名接受食管切除术的患者，其中1106名（37.4%）患者接受了胸腹腔镜微创食管切除术（MIE），1533名（51.8%）患者接受了开放手术。MIE组患者的中位、总生存期（OS）为74.6个月，开放手术组为42.4个月。MIE组患者1年、3年、5年生存率分别为90%、68%和58%，而在开放手术组其1年、3年、5年生存率为85%、54%和42%。虽然这是一项单中心回顾性研究，但反映了真实世界条件下的微创与开放手术患者生存结局。由此可见，食管癌腔镜手术是一种安全可行的手术方式，其在降低食管癌患者的心肺并发症方面可能也具有一定的优势。但关于腔镜手术疗效的探讨，仍缺乏大规模前瞻临床证据。目前，国内外均有前瞻性多中心随机对照试验正在进行，期待更有力的临床证据。

二、食管癌手术左右胸入路选择

经左胸手术（Sweet术式）作为食管癌最古老的入路手术，主要包括左胸膈肌一切口及左胸－左颈二切口。其主要优点在于能够良好地显露食管中下段、主动脉及脾脏，操作方便，手术时间短。但由于主动脉弓的遮挡，无法彻底清扫上纵隔淋巴结，腹腔淋巴结清扫也较为局限，尤其肝总动脉旁、腹腔干及脾动脉旁淋巴结清扫困难。随着对食管癌淋巴结转移规律研究的深入，胸中、下段食管癌上纵隔淋巴结转移率分别可达15.8%～27.6%和7.4%～14.7%。右胸入路手术可为右胸腹二切口（Ivor-Lewis术式）及右胸-颈-腹三切口（McKewon术式），可行系统性二野或三野淋巴结清扫。此手术的最大优势是可以彻底清扫上纵隔及腹腔各组淋巴结，淋巴结清扫数目明显多于左胸入路。研究表明，右胸入路手术纵隔淋巴结复发率为15.4%，明显低手左胸一切口手术的38.4%。日本和我国的一些回顾性研究结果显示，行二野或三野的右胸手术与左胸一切口手术相比，患者的5年总生存率可提高10%～20%。

以右胸入路为主的食管癌手术目前早已在我国各大肿瘤中心开展，中国抗癌协会食管癌专业委员会也将其作为推荐术式。四川省肿瘤医院胸外科于1997年率先在西南地区开展Ivor-Lewis术式。早期研究显示，右胸入路食管癌手术可增加术后并发症的发生率，关于Sweet术式与Ivor-Lewis术式比较的荟萃分析显示，Ivor-Lewis术式较Sweet术式并未增加术后并发症的发生率。复旦大学附属肿瘤医院一项对比Sweet术式与Ivor-Lewis术式的前瞻性研究结果显示，Sweet术式与Ivor-Lewis术式术后并发症差异无统计学意义。左、右胸入路的3年无病生存率分别为62%和52%，3年总生存率分别为74%和60%。在淋巴结阳性患者亚组分析中显示右胸入路组在无病生存期（DFS）方面更加获益。总体来说，Ivor-Lewis术式较Sweet术式在淋巴结阳性患者中能提升患者无病生存率和总生存率。

三、消化道重建器官及吻合方式

代食管器官及上消化道重建路径：最常用的代食管器官可选择胃（首选）。但对于已行胃切除、胃代食管失败，或同时胃也发生病变的患者，则可选择结肠、空肠重建食管，结肠和空肠也是代替食管消化道重建的重要器官，是否需要带蒂血管行显微外科吻合应酌情考虑。上消化道重建路径可根据术中情况选择后纵隔食管床、胸骨后或胸骨前。

吻合方式：包括线性切割缝合器、圆形吻合器、手工吻合三个主要方法。有研究结果显示，线性切割缝合器、圆形吻合器、手工吻合的吻合口瘘发生率差异无统计学意义，但线性切割缝合器吻合口狭窄发生率显著低于圆形吻合器、手工吻合，差异均有统计学意义（1.9% vs. 20.9% vs. 9.3%）。总体来说，外科医师面对不同病例选择何种吻合方式，均需结合患者的自身特点及外科医师自身的技术掌握熟练程度，以减少吻合口并发症为目标，使患者最大限度获益。

四、精准外科时代下的食管癌淋巴结清扫

食管癌根治术淋巴结清扫的指征、入路、数目及范围仍是学术界争论的焦点。部分学者认为，根治性淋巴结清扫能更好地控制局部病灶、去除未能检测到的微转移病灶、延长患者生存时间。但也有学者认为，食管鳞癌是系统性疾病，根治性淋巴结清扫会增加患者术后并发症发生率，且并不能延长患者生存时间。美国癌症联合会（AJCC）使用的肿瘤（T）、淋巴结（N）和转移（M）分期系统是国际公认的癌症分期标准，是影响预后和治疗决策的主要因素。AJCC癌症分期手册第8版中提出食管癌包括临床分

期（cTNM；新诊断的尚未治疗的患者）、病理分期（pTNM；未经新辅助治疗而接受切除的患者）和新辅助病理分期（ypTNM；接受治疗的患者）。现阶段分组是使用全球食管癌协作组（WECC）对六大洲22 654名接受单纯食管切除术或接受术前和（或）术后治疗患者的数据整理分析确定的。这些数据反映了目前对局部晚期食管癌术前治疗的偏好，能够明确定义cTNM和ypTNM分期，还能更好地区分鳞癌和腺癌的分期。然而，这些数据仍存在局限性，包括患者变量缺失、不同中心临床分期的异质性等。

（一）食管癌淋巴结的诊断及评估

对于食管癌，手术前应进行临床分期以评估可切除性。无论患者是否接受了术前治疗，患者生存率与病理（p）分期最具相关性。尽管外科手术切除后病理学的分期最准确，但内镜技术和成像方式的进步，如超声内镜（EUS）、CT和FDG-PET/CT大大提高了临床分期的准确性。EUS对准确cT分期食管癌具有令人满意的敏感度和特异度，且在晚期病变中表现更好（cT4的敏感度为92%，而cT1为82%）。口服和静脉造影CT或FDG-PET/CT可用于确定原发肿瘤的位置及其与其他结构的关系。尽管FDG-PET/CT在检测食管癌方面比单独CT具有更高的敏感度，但它在cT分期中的作用有限。因此，作为初始检查的一部分，所有患者都应使用口服和静脉造影剂进行胸部/腹部增强CT扫描，而没有证据证明患者M1时，可保留FDG-PET/CT的应用。

虽然CT和FDG-PET/CT在区域淋巴结（cN）的诊断中发挥重要作用，但这些技术由于其敏感度较低，对于检测局部淋巴结转移并不理想。CT检测大于1 cm的肿大淋巴结敏感度为30% ～ 60%。FDG-PET/CT在局部淋巴结评估中也具有较低的敏感度（51%），因为这些淋巴结通常被原发肿瘤的高代谢所掩盖。相比之下，EUS在评估淋巴结转移程度方面具有高敏感度（85%）。此外，在cN分期评估时，尤其是局部区域和腹腔淋巴结，细针穿刺抽吸（FNA）结合EUS（EUS-FNA）显示出比单独使用EUS或CT更高的敏感度和特异度。在一项比较CT、EUS和EUS-FNA在125名食管癌患者术前cN分期的研究中，EUS-FNA比CT更敏感（83% vs.29%），并且比CT更准确（87% vs.51%）。此外，对148名接受EUS-FNA和FDG-PET/CT淋巴结分期的食管癌患者的回顾性研究发现，FDG-PET/CT并未改变EUS-FNA对患者淋巴结分期的结果。

（二）淋巴结清扫的意义

然而，增强CT仍然是我国对食管癌原发病灶、区域淋巴结转移和远处器官转移应用最广泛的检查方式，同时也是指导外科医师术前分期判断和术中淋巴结清扫区域的重要依据之一。已有研究证明清扫的淋巴结数量是食管切除术后生存率的独立预测因素。一项SEER数据库对4882名患者进行的回顾性分析显示，与切除0 ～ 11枚淋巴结的患者相比，切除≥12枚淋巴结的食管癌患者死亡率显著降低；清扫淋巴结≥30枚的患者死亡率最低。来自WECC数据库的一项报告分析了4627名未经新辅助治疗而直接行食管切除术的患者，结果表明更大程度的淋巴结清扫与所有淋巴结阳性患者的生存率增加有关。根据这项研究，淋巴结阳性患者的最佳淋巴结清扫是pT1清扫10枚淋巴结、pT2清扫15枚淋巴结，pT3/T4需达到29 ～ 50枚淋巴结。NCCN指南建议进行彻底淋巴结清扫以识别所有淋巴结情况，其中至少要达到15枚淋巴结进行病理评估。

在局部晚期可切除食管癌的新辅助治疗时代，术前放化疗后手术切除淋巴结的最佳数量尚不清楚，针对NEOCRTEC5010二次研究表明，切除13～29枚淋巴结与改善局部晚期食管鳞癌接受术前放化疗患者的无进展生存期（PFS）和OS相关。然而，重要的是要注意广泛的淋巴结清扫（＞29枚淋巴结）似乎与这些患者的生存率增加无关。一项荟萃分析表明，无论患者是否接受术前治疗，食管切除术淋巴结清扫量的增加都会给患者带来生存获益。因此，美国国家综合癌症网络（NCCN）指南建议对接受术前治疗的食管癌患者至少切除15枚淋巴结。

鉴于术前影像学判断阳性淋巴结的准确性仍不令人满意，根据第8版UICC/AJCC食管癌TNM分期系统，N分期依据清扫的阳性淋巴结数目划分。因此，淋巴结清扫数目对肿瘤术后病理学N分期至关重要，这就意味着淋巴结清扫数目越多，阳性淋巴结遗漏可能性越小，N分期越准确。因此，做出淋巴结阴性（N0）的判断须基于一定的淋巴结清扫数目才可靠。但食管癌根治术淋巴结清扫因手术范围大、创伤大，需精细解剖、显露许多重要器官如气管、主动脉、肺血管、喉返神经、甲状腺被膜、颈部大血管神经、胸导管、腹腔动脉及属支等，加之较多患者术前存在心、肺疾病，术后并发症发生率较高。既要规范清扫阳性淋巴结，又不能过度清扫真阴性淋巴结给患者带来不必要的并发症和创伤。因此，术前淋巴结影像学的精准评估和术中淋巴结清扫是食管癌根治术的重要环节。

（三）三野淋巴结清扫

从20世纪80年代末开始，日本开始探索颈、胸、腹三野淋巴结清扫并取得了举世瞩目的成就。1994年，Hiroshi Akiyama教授在《外科学年鉴》（*Annals of Surgery*）发表了接受根治性食管切除加三野淋巴结清扫的食管癌患者5年生存率结果，结论指出系统性三野淋巴结清扫5年生存率明显优于胸腹两野淋巴结清扫（55.0% vs.38.3%）。日本在基于超声影像学评估和反复深入研究的基础上，现阶段仍然非常认可开展三野淋巴结清扫食管癌根治术。

四川省肿瘤医院于2005年率先在西南地区开展食管癌三野淋巴结清扫术，并于2011年在全国较早提出选择性三野淋巴结清扫的概念。其采取的颈部淋巴结清扫步骤：在胸骨上窝上方2～3横指平面，沿双侧胸锁乳突肌外侧缘做一领形切口。切开浅筋膜及颈阔肌，悬吊上下切缘皮肤充分显露术野。先沿右侧胸锁乳突肌内、外侧缘游离，充分显露出胸锁乳突肌和颈内静脉及外侧缘组织，给予充分游离清扫锁骨上区域的淋巴结和组织（No.104R）。游离胸骨舌骨肌后，助手将其牵开并显露胸骨甲状肌。沿胸骨甲状肌边缘牵拉显露喉返神经后，游离切除胸腔操作没有清扫的部分颈部右侧喉返神经旁淋巴结和组织（No.101R）。左侧操作过程基本同右侧。

对于是否需要强调三野淋巴结清扫一直存在争议，尤其对于食管胸下段鳞癌和食管胃结合部（EGJ）腺癌患者。日本学者报道44例没有接受新辅助治疗的EGJ癌患者接受淋巴结清扫的回顾性分析，结果显示Siewert Ⅰ和Ⅱ型总体淋巴结转移率为73.7%和76.0%。其中，Siewert Ⅰ型术后淋巴结转移率为颈部淋巴结5.9%，上纵隔淋巴结31.6%，中、下纵隔淋巴结31.6%，胃周淋巴结61.1%，腹腔淋巴结16.7%。对于Siewert Ⅱ型肿瘤淋巴结转移率为颈部淋巴结18.8%，上纵隔淋巴结24.0%，中、下纵隔淋巴结44.0%，胃周淋巴结76.0%，腹腔淋巴结25.0%。近期，关于日本42个多中心的EGJ癌回顾性数据提示，在没有接受新辅助治疗的EGJ癌患者中，下纵隔淋巴结转移率为13.8%。在病变长度大于3cm的EGJ癌患者中，上纵隔淋巴结转移率为13.3%，中纵隔淋巴结转移率为33.4%，提示在临床工作中仍要对部分进展期EGJ癌的二野/三野淋巴结清扫引起重视。

我国一项三野淋巴结清扫和二野淋巴结清扫应用于中段与下段食管癌切除术的随机对照临床研究的长期随访结果显示，该项临床试验纳入了单中心2013年3月至2016年11月间的400例中下段食管癌患者，将其1∶1随机分配至两组。中位随访时间55个月，两组的5年总生存率三野组对比两野组分别为63%和63%，5年无病生存率三野组对比两野组分别为59%和53%。多因素分析显示肿瘤分期是总生存率下降的独立危险因素，而淋巴结清扫方式则不是独立危险因素。该研究结果显示，对于中段和下段的食管癌，三野淋巴结清扫相比二野淋巴结清扫并未提高5年总生存率和无病生存率。

四川省肿瘤医院2010年1月至2017年8月2957例食管癌患者手术切除数据显示，淋巴结清扫至少15枚的患者达1873人，其中胸上段462人，胸中段990人，胸下段421人。总淋巴结转移率为62.1%（1164/1873）。胸上段食管癌患者总淋巴结转移率为61.3%（283/462），颈部淋巴结转移率高达39.5%；胸中段食管癌患者总淋巴结转移率为61.0%（604/990），颈部淋巴结转移率达25.7%；胸下段食管癌患者总淋巴结转移率为65.8%（277/421），颈部淋巴结转移率达38.4%。基于此数据分析，无论食管癌病变位于胸部哪一段，在淋巴结清扫过程中均既要保证清扫足够的淋巴结个数、站数，又要个体化清扫转移率高和影像学提示转移的区域淋巴结，在进一步提高患者生存率、降低复发转移风险的同时，又尽可能减少大范围淋巴结清扫带来的手术创伤和术后并发症的发生。

总体来说，坚持做好食管癌的规范化诊断与治疗工作，是提高食管癌疗效的重要策略，也是开展高质量临床研究的基础和前提。只有做好标准化治疗，才能进一步谈个体化和创新性。我国拥有丰富的临床研究资料，但尚无中国食管癌淋巴结转移率数据，且文献报道的患者术后生存率差异很大。其重要原因就是淋巴结清扫缺乏规范化。不同单位、不同外科医师淋巴结清扫时随意性较大，数据难以评价和比较。虽然已经基于中国抗癌协会食管癌专业委员会发布了《食管癌根治术胸部淋巴结清扫中国专家共识（2017版）》，但仍应根据中国食管癌发病特点和医疗水平，进一步制订和补充中国诊断与治疗指南，在此基础上推广和执行规范化的淋巴结清扫术。因此，规范化治疗是临床研究的必经之路。这要求临床医师在临床研究中遵守耐心、严谨和执着的原则。如果能够结合到更多中国自己的多中心数据，将对食管癌患者的淋巴结清扫范围及手术方式的指导具有重要意义。

（四）达芬奇机器人在食管外科的应用

目前，达芬奇机器人手术系统在食管癌中的应用发展较为迅速，达芬奇外科手术系统是一种高级机器人平台，其设计理念是通过使用微创的方法，实施复杂的外科手术。达芬奇机器人由三部分组成：外科医师控制台、床旁机械臂系统、成像系统。自美国食品药品监督管理局在2000年7月批准达芬奇机器人手术系统应用于临床外科治疗工作后，达芬奇机器人在胸外科领域得到了广泛运用。达芬奇机器人手术系统能够为操作者提供局部放大10倍的高清晰3D手术视野，其配备的可实现7种自由度旋转的机械手臂有效过滤颤动及灵活多自由度使手术操作更加精细，即使在狭小的操作空间也能够保障手术操作的精准性、灵活性，实现对目标区域的快速准确解剖、缝合等处理。因此，达芬奇机器人手术系统对于复杂区域的精细外科操作有其独到的优势。

2003年，美国学者首先报道经食管裂孔达芬奇机器人辅助微创食管癌切除术（robot assisted minimally invasive esophagectomy，RAMIE），从此拉开了机器人辅助食管癌根治术的序幕。近年来，随着临床医疗技术的不断发展和进步，达芬奇机器人手术系统应用于食管癌根治手术的研究报道越来越多，并且有数项多中心前瞻性随机对照研究正在进行中。日本厚生劳动省于2018年4月将达芬奇机器人手术纳入医保覆盖，推动了该项技术在食管癌根治术领域的进步。机器人辅助微创食管切除术相对胸腹腔镜手术虽然仍在起步和实施阶段，但不同于腔镜系统的“微解剖”，机器人稳定的多关节机械臂可执行更精准操作，实现的可视化系统是“增强外科解剖（enhanced surgical anatomy，ESA）”。

随着我国达芬奇机器人外科技术的不断发展及普及，其在食管疾病的外科治疗中有着越来越重要的地位，尤其是对于食管癌传统手术方式创伤大、手术操作精细度要求高的疾病，达芬奇机器人发挥着越来越重要的应用价值，给患者带来了微创、快速康复及较为良好的术后短期预后。但是，达芬奇机器人对于食管癌手术患者的远期预后是否有明显优势仍存在争议，期待相关研究肿瘤学长期随访结果的报道及更多大样本随机对照临床试验开展。

第三节　新辅助时代食管癌手术的治疗

对于局部晚期食管癌患者，单一外科治疗的疗效似乎已进入平台期，必须走多学科综合治疗的道路。目前已有较多证据表明，食管癌新辅助治疗具有明显优势。食管癌新辅助治疗主要包括新辅助化疗、新辅助放化疗和免疫治疗联合化疗或放化疗的探索。

一、新辅助化疗

食管癌新辅助化疗（nCT）的早期随机对照研究以美国RTOG8911研究、英国OEO2研究和法国FNCICC&FFCD研究最具代表性，但这些研究的对象主要以腺癌为主。日本的JCOG9907研究奠定了nCT在食管鳞癌综合治疗中的地位，该研究纳入了330例Ⅱ～Ⅲ期胸段食管鳞癌患者，nCT或辅助化疗采用两周期CF方案，与辅助化疗组相比，nCT组可显著提高患者5年总生存率（60% vs.38%）。一篇荟萃分析纳入31项随机对照研究共5496例患者，其中9项研究比较了nCT＋手术与单纯手术的疗效，结果显示，nCT对患者的生存有积极的改善，但差异无统计学意义。紫杉醇为广谱抗肿瘤药物，也有研究报道紫杉醇/顺铂方案的nCT总反应率为77.1%，病理完全缓解（pathological complete response，pCR）率为20.5%，nCT可显著提高患者的总生存率，且不增加术后并发症的发生。

日本一项以多西他赛联合5-FU和铂类三药联合方案治疗进展期食管鳞癌的Ⅱ期临床试验取得了令人振奋的结果，其总缓解率为64.3%，pCR率为17%，2年无进展生存率和总生存率分别为74.5%和88.0%。回顾性研究结果显示，联合应用DCF方案作为nCT治疗局部晚期食管鳞癌是安全的，且具有令人满意的长期预后，患者术后2年、3年总生存率分别为93.3%和78.8%。日本越来越多的医疗中心已经开始使用DCF方案代替CF方案作为局部晚期食管鳞癌的化疗方案。

另一项值得关注的研究就是日本学者开展的JCOG1109，在2022年ASCO-GI会议中对其研究最新进展进行了报道。JCOG1109研究是一项于2012年开始的三臂Ⅲ期临床试验。研究旨在证实对于cⅠB、Ⅱ、Ⅲ期（除T4外）的食管鳞癌患者，DCF方案、CF方案及CF-RT方案（41.4 Gy）作为新辅助治疗方案，在总生存期上孰优孰劣。该主要研究终点为总生存期（OS），次要研究终点包括无进展生存期（PFS）、R0切除率、新辅助治疗客观缓解率、病理完全缓解率和安全性评估。其中，在589例可评估患者中，546例患者接受了手术切除，CF组、DCF组、CF-RT组分别为185例、183例、178例。临床Ⅲ期患者占比62.6%，中位随访时间为4.2年。结果显示，与CF方案相比，DCF方案在OS上有更好的生存获益趋势，且两者差异具有统计学意义。而CF-RT方案虽然在总体HR上显示出了较CF方案有更好的生存获益趋势，但两者差异无统计学意义。DCF作为局部晚期食管鳞癌的新辅助治疗方案，相比CF显著改善了OS，且毒性可控。推荐DCF作为食管鳞癌新辅助治疗的新标准。

二、新辅助放化疗

荷兰CROSS研究奠定了术前新辅助放化疗（nCRT）在食管癌综合治疗中的地位，研究共纳入分析366例（鳞癌84例、腺癌275例、大细胞未分化癌7例）患者，nCRT后总体pCR率为29%，其中鳞癌患者pCR率高达49%。nCRT组较单纯手术组提高了R0切除率（92% vs.69%），降低了局部复发率（34% vs.14%）和转移率（14% vs.4%），显著提高了患者3年总生存率（58% vs.44%）和5年总生存率（47% vs. 34%）。值得一提的是，这种生存获益在食管鳞癌中更显著（81.6个月vs. 21.1个月）。日本同行研究发现，与单纯手术相比，nCRT组患者采用术前放疗联合CF方案可显著延长患者的生存期，尤其对于年龄＞70岁、男性、cTNM Ⅲ期、T3及N0患者。

国内具有里程碑意义的是NEOCRTEC5010研究，该研究共入组451例局部进展期胸段食管鳞癌患者（$T_{1\sim4}N_1M_0/T_4N_0M_0$），nCRT采用长春瑞滨/顺铂方案化疗，同步40 Gy放疗。nCRT组pCR率为43.2%，与CROSS研究相似。对比单纯手术组，nCRT可提高手术切除率（98.4% vs. 91.2%），显著提高患者的3年无进展生存率（67% vs. 54%）和3年总生存率（69% vs. 59%）。除心律失常外，在其他术后并发症发生率和围手术期病死率方面的差异无统计学意义。CROSS和NEOCRTEC5010试验为将nCRT纳入局部晚期食管鳞癌的标准治疗模式增加了有力的证据。CROSS研究10年数据和NEOCRTEC5010研究长期随访数据也已报道，再一次印证了nCRT在局部晚期食管鳞癌患者中可带来长期生存获益。

三、新辅助免疫治疗

KEYNOTE-181研究、ATTRACTION-3研究和ESCORT研究作为2019年食管癌领域3项重磅研究奠定了免疫治疗在食管鳞癌二线治疗中的地位。鉴于免疫治疗在晚期食管癌患者中取得的良好效果，研究者开始积极将免疫治疗推至食管癌更前线的治疗。2019年，日本开启了一项Ⅰ期临床研究JCOC1804E，该研究评估纳武利尤单抗新辅助免疫治疗联合CF或DCF方案治疗局部晚期食管鳞癌的安全性。

随着免疫治疗药物的不断研发，国内新辅助免疫联合化疗/放化疗研究开始涌现，如卡瑞利珠单抗联合白蛋白紫杉醇和卡铂用于多站淋巴结转移的局部晚期食管癌新辅助治疗的NICE研究，nCRT联合帕博利珠单抗治疗局部进展期可切除食管癌的PALACE-1研究，特瑞普利单抗联合白蛋白紫杉醇和替吉奥新辅助治疗食管癌的单中心、前瞻性临床研究，信迪利单抗联合三药化疗紫杉醇脂质体＋顺铂＋替吉奥新辅助治疗可切除食管癌的可行性和安全性KEEP-03研究，卡瑞利珠单抗联合紫杉醇和奈达铂术前治疗局部晚期食管鳞癌的ESPRIT研究，帕博利珠单抗联合新辅助化疗及手术治疗局部晚期食管鳞癌的单中心、单臂Ⅱ期临床试验KEYSTONE-001，替雷利珠单抗联合化疗新辅助治疗可切除食管鳞癌的TD-NICE研究等诸多临床试验。其中，四川省肿瘤医院也同期开展了特瑞普利单抗联合紫杉醇和卡铂新辅助治疗局部晚期可切除食管鳞癌：一项开放标签、单臂、Ⅱ期临床试验，并于2021年（美国癌症研究协会）AACR年会做了汇报。结合上述临床研究，新辅助免疫联合化疗/放化疗后pCR率在16.6%～55.6%，但这些研究均是单中心小样本量研究。期待接下来相继研究的全国多中心Ⅲ期临床研究为我们解答免疫治疗时代下的新辅助治疗是否会给食管鳞癌带来真正获益。

在免疫治疗时代，关于术后辅助免疫治疗对新辅助治疗后患者生存的影响方面，CheckMate-577研究首次证明了在新辅助放化疗食管癌患者切除术后辅助纳武利尤单抗治疗是安全可靠的，结果显示，纳武利尤单抗维持治疗较安慰剂可使患者的复发或死亡风险降低31%，中位DFS增加1倍（22.4个月 vs. 11.0个月）。该项研究奠定了免疫治疗在食管癌术后辅助治疗中的地位，并被纳入NCCN食管癌和食管胃结合部癌指南（2020.V5）。

四、新辅助治疗后的外科手术

食管切除术的目标是切缘阴性的肿瘤切除术和系统性淋巴结清扫。美国国家癌症数据库（National Cancer Database，NCDB）2015年数据资料显示，55.9%的中心实施MIE（包括机器人）手术，日本MIE的比例为50%～90%。结合笔者的经验，几乎所有术前准确评估可切除的接受新辅助治疗的食管癌患者都能完成MIE。截至2021年，四川省肿瘤医院食管外科组已达到91%的MIE比例。但不同新辅助治疗模式下，治疗后的术野特点和手术操作技术要点略有不同。

新辅助放化疗后特点：①早期存在组织水肿，但超过8周时间又会存在瘢痕形成；②解剖层次可能不清晰（包括原发灶和区域淋巴结），尤其对于c分期为T4a/T4b的患者；③不同医院对放疗剂量、靶区勾画、放疗理念等的不同对手术操作造成一定影响。其手术操作要点如下：①总体要避免术中手术相关并发症的发生，但仍会有意外出现；②避免因组织解剖结构不清晰所导致的严重意外，如奇静脉弓出血、主动脉损伤、下肺静脉损伤、气管或支气管损伤、单侧甚至双侧喉返神经损伤等；③先做解剖间隙相对疏松的区域，手术流程不讲求一成不变；④充分做好中转开胸的准备。

新辅助化疗/化疗联合免疫治疗后特点：①无放疗引起的组织水肿及明显瘢痕形成；

②解剖层次相对清晰，暂未见组织、血管增生明显加大手术难度；③不同免疫药物联合化疗药物可能对手术操作造成的影响和药物本身、患者治疗反应相关，如组织水肿、血管增生等。其手术操作要点和新辅助放化疗后相比，因组织间解剖层次相对清晰而降低了一定难度，但总体原则仍然为避免术中意外损伤并做好中转开胸的准备。

在大多数西方国家和中国，术前新辅助放化疗已成为局部晚期食管鳞癌指南推荐的标准治疗方法，而日本指南则推荐新辅助放疗。新辅助免疫治疗在局部进展期食管鳞癌治疗中的有效性和安全性是目前研究的热点。JUPITER 14研究是北京大学肿瘤医院作为主要研究者，四川省肿瘤医院和河南省肿瘤医院作为共同研究者发起的全球首个免疫治疗围手术期联合新辅助化疗治疗可切除局部晚期食管鳞癌的多中心、随机、双盲、安慰剂对照Ⅲ期临床研究。该研究于2021年5月启动，预计研究时间5年。相信随着多学科综合治疗水平和高质量临床研究的开展，食管鳞癌新辅助治疗必将书写新的篇章。

参 考 文 献

冷雪峰，郭旭峰，戴亮，等，2021．日本国立癌症中心食管外科访学浅谈及启示．中华胸部外科电子杂志，8（1）：63-69.

李辉，游宾，2018．中国食管外科临床研究的发展与前景．中华消化外科杂志，17（1）：14-17.

张洪典，梁华刚，唐鹏，等，2021．食管鳞癌新辅助治疗的研究进展与挑战．中华胃肠外科杂志，24（9）：836-842.

中国抗癌协会食管癌专业委员会，2017．食管癌根治术胸部淋巴结清扫中国专家共识（2017版）．中华消化外科杂志，16（11）：1087-1090.

中国临床肿瘤学会工作委员会，2021．中国临床肿瘤学会（CSCO）食管癌诊疗指南2021．北京：人民卫生出版社.

Eyck BM，van Lanschot JJB，Hulshof MCCM，et al，2021．Ten-Year outcome of neoadjuvant chemoradiotherapy plus surgery for esophageal cancer：the randomized controlled cross trial．J Clin Oncol，39（18）：1995-2004.

Groth SS，Virnig BA，Whitson BA，et al，2010．Determination of the minimum number of lymph nodes to examine to maximize survival in patients with esophageal carcinoma：data from the surveillance epidemiology and end results database．J Thorac Cardiovasc Surg，139（3）：612-620.

Horgan S，Berger RA，Elli EF，et al，2003．Robotic-assisted minimally invasive transhiatal esophagectomy．Am Surg，69（7）：624-626.

Li B，Xiang J，Xiang JQ，et al，2015．Comparison of Ivor-Lewis vs Sweet esophagectomy for esophageal squamous cell carcinoma：a randomized clinical trial．JAMA Surg，150（4）：292-298.

Li B，Zhang YW，Miao LS，et al，2021．Esophagectomy with three-field versus two-field lymphadenectomy for middle and lower thoracic esophageal cancer：long-term outcomes of a randomized clinical trial．J Thorac Oncol，16（2）：310-317.

Low DE，Allum W，Manzoni GD，et al，2019．Guidelines for perioperative care in esophagectomy：enhanced recovery after surgery（ERAS®）society recommendations．World J Surg，43（2）：299-330.

Matsuda S，Takeuchi H，Kawakubo H，et al，2017．Three-field lymph node dissection in esophageal cancer surgery．J Thorac Dis，9（Suppl8）：S731-S740.

Rizk NP，Ishwaran H，Rice TW，et al，2010．Optimum lymphadenectomy for esophageal cancer．Ann

Surg，251（1）：46-50.

Visser E，Markar SR，Ruurda JP，et al，2019. Prognostic value of lymph node yield on overall survivalin esophageal cancer patients：a systematic review and meta-analysis. Ann Surg，269（2）：261-268.

Yang H，Liu H，Chen YP，et al，2021. Long-term efficacy of neoadjuvant chemoradiotherapy plus surgery for the treatment of locally advanced esophageal squamous cell carcinoma：the neocrterc5010 randomizde clinical trial. Jama Surg，156（8）：721-729.

第10章

食管癌的精准放射治疗

随着现代影像学技术与放射治疗（简称放疗）技术的发展，肿瘤放疗学也有了突飞猛进的进步。肿瘤的放疗已经进入精确定位、精确实施的放疗新时代。以适形和调强为主要特点的精确放疗，使恶性肿瘤的疗效得到显著提高，正常组织的并发症明显减少。作为治疗食管癌的主要手段之一，放疗在食管癌的综合治疗中发挥着重要作用。基于多学科团队（MDT）的规范诊疗是食管癌精准放疗的基础。

对于可手术食管癌，新辅助放化疗后手术是标准治疗方案。研究证实，对于可手术食管癌，新辅助放化疗联合手术的治疗模式较单纯手术有明显生存获益。新辅助放化疗（术前放化疗）可以使肿瘤缩小，并使其与周围器官的癌性粘连转为纤维性粘连，提高R0切除率。新辅助放化疗也可使肿瘤周围的淋巴管和小静脉闭合，从而减少手术后的扩散和转移。新辅助放化疗还可以早期消灭亚临床远处转移灶，减少术中肿瘤种植转移。总之，术前放疗和化疗相互协同，可以提高切除率、消灭亚临床病灶并降低复发转移。

术前因各种原因无法进行放疗的食管癌患者，术后经筛选后可进行辅助放疗，且多与化疗相结合。在辅助放化疗（术后放化疗）中，辅助放疗可杀死手术切除后残留于纵隔中的微小病灶及淋巴引流区内无法观察到的亚临床病灶。术后化疗可以抑制或消灭术中可能脱落和播散的残存癌和（或）潜在的微小转移癌灶。两者联合可减少局部复发和远处转移，提高患者生存率。

对于不可手术食管癌，根治性放化疗是局部晚期食管癌非手术治疗的首选治疗方法。目前，调强放疗（intensity modulated radiation therapy，IMRT）技术、图像引导下调强放疗（image guide intensity modulated radiation therapy，IGRT）技术和质子治疗技术等放疗技术的发展，能在确保患者疗效的前提下对正常组织有更优的保护。

姑息放疗也可作为缓解晚期食管癌患者临床症状的有效手段，可减少出血、缓解疼痛、吞咽困难等，起到提高生活质量、改善营养状况的作用。

第一节　食管癌放疗的适应证和禁忌证

一、食管癌放疗的适应证

1.新辅助放（化）疗的适应证　根据NCCN指南（2021.V4），对于分期为cT_2N_0（高危病灶：淋巴脉管侵犯，肿瘤长度≥3cm，分化程度差）、cT_{1b}～T_2N_+或cT_3～$T_{4a}N_0/N_+$的食管腺癌患者或非颈段食管鳞癌患者，推荐行新辅助同步放化疗。分层为可手术切除的食管癌患者，新辅助同步放化疗后行手术治疗。分层为潜在可手术切除患者，推荐先行新辅助同步放化疗，经过多学科团队讨论以评价新辅助治疗后的手术可能性，如能做到根治性切除，可考虑手术治疗；不能根治性切除者则继续完成根治性同步放化疗。

根据中国食管癌放射治疗指南（2021年版），对于分期为cT_{1b}～$T_{4a}N_0/N_+$（cT_{1b}～T_2N_0、高分化、病灶程度＜2cm除外）的食管腺癌患者和非颈段鳞癌患者，新辅助放化疗均为Ⅰ级推荐。

根据CSCO食管癌诊疗指南2021版，对于分期为cT_{1b}～T_2N_+或cT_3～$T_{4a}N_0/N_+$的胸段食管癌，新辅助同步放化疗为Ⅰ级推荐；对于可疑累及周围器官但未明确的cT_{4b}的胸段食管癌，建议先行新辅助放化疗，多学科团队讨论评价新辅助治疗后的手术可能性，如能做到根治性切除，可考虑手术治疗。

综合上述三个指南的推荐意见，对于早期食管癌（cT_{1b}～T_2N_0）和局部侵犯较晚的食管癌（cT_{4b}）新辅助放化疗的适应证，尚未完全达成共识。

Kidane等的系统性评价共纳入9项队列研究，包括5433名cT_2N_0食管癌患者，比较新辅助治疗与早期手术治疗的疗效和安全性。与早期手术相比，新辅助治疗的使用与更高的完全切除率显著相关。两组患者在5年总体生存和无复发生存方面没有差异。围手术期死亡率和围手术期并发症发生率没有显著性差异。淋巴管受侵犯和更大的肿瘤体积是潜在新辅助治疗中获益的因素。

2011年7月至2013年3月，Anderegg等对16名分期为cT_{4b}食管癌患者进行新辅助放化疗。新辅助放化疗后，有5名患者没有接受手术，原因是在新辅助放化疗期间/之后发现远处转移或死亡，或患者不愿意接受手术。新辅助放化疗期间，3名患者出现严重的血液毒性（≥3级）。11例患者接受手术，其中9例为R0切除。2例患者再次手术，2例术后住院死亡。3名患者出现治疗失败（1名局部失败和2名全身失败），平均失败时间为17个月。所有纳入患者的中位总生存期为14.3个月。该研究认为，在某些cT_{4b}食管癌患者中，放化疗后可完成根治性切除术。然而，这种治疗与较高的并发症发生率有关，因此应该选择一般情况较好的患者。

2.根治性放（化）疗的适应证　NCCN指南（2021.V4）推荐，对于分期为cT_2N_0（高危病灶：淋巴脉管侵犯，肿瘤长度≥3cm，分化程度差）、cT_{1b}～T_2N_+或cT_3～$T_{4a}N_0/N_+$的颈段食管鳞癌行根治性同步放化疗。对于该分期拒绝手术的腺癌患者，也推荐根治性同步放化疗。对于cT_{4b}期的食管鳞癌及腺癌患者，若病变未侵犯气管、大血管、脊柱或心脏，可行根治性同步放化疗。

中国食管癌放射治疗指南（2020年版）推荐根治性放（化）疗主要适用于：①cT_{1b}～T_2N_+或cT_3～$T_{4a}N_0/N_+$颈段食管鳞癌或非颈段食管癌拒绝手术者；②$cT_{4b}N_0/N_+$患者；③胸段食管癌仅伴锁骨上或腹膜后淋巴结转移者；④经过新辅助放化疗/放疗后评估不能手术者；⑤存在手术禁忌证或手术风险大的患者，如高龄、严重心肺疾病等。

CSCO食管癌诊疗指南2021版推荐根治性放疗的适应证如下。

（1）对于临床分期cT_{1b}～T_2N_0、cT_{1b}～T_2N_+或cT_3～$T_{4a}N_0/N_+$（颈段或胸段食管癌距环咽肌＜5cm）的可切除食管癌患者，可以行根治性同步放化疗。

（2）对于cT_{1b}～$T_{4b}N_0M_0$或cT_1～$T_{4b}N_+M_0$包括不可切除或有手术禁忌证或拒绝手术且PS＝0～1的患者，Ⅰ级推荐根治性同步放化疗或序贯化放疗，若患者不能耐受同步放化疗，则可行根治性放疗。

上述三个指南对于根治性放疗的食管癌的适应证推荐意见基本一致，目前存在争议或者研究的热点为根治性放化疗是否同样适用于寡转移的食管癌。

Lyu等开展的一项回顾性研究比较了同步放化疗（CCRT）与单纯化疗对Ⅳ期食管鳞癌（ESCC）患者的疗效和安全性。该研究共纳入141名患者，其中55名（39.0%）接受了CCRT治疗，86名（61.0%）仅接受了化疗。CCRT组的原发肿瘤客观缓解率（ORR）明显优于化疗组（74.5% vs. 45.3%，P＝0.001）。接受CCRT或化疗的患者的1年、2年、3年总生存率和中位生存期分别为58.0% vs. 43.0%、25.5% vs. 14.0%、10.7% vs. 4.7%和14个月 vs. 11个月（P＝0.007）。1年和中位无进展生存期（PFS）分别为29.8% vs. 14.9%，8个月 vs. 6个月（P＝0.005）。该研究认为，CCRT比单独化疗对Ⅳ期ESCC更有效，可以产生更好的肿瘤缓解率和生存结果，且副作用可耐受。

Guttmann等使用2004～2012年国家癌症数据库对新诊断的转移性食管癌并接受原发肿瘤直接放疗（PTDRT）的患者进行了一项观察性队列研究。使用Cox比例风险模型比较化疗加常规姑息剂量放疗（＜5040 cGy）、化疗加根治性剂量放疗（≥5040 cGy）或单独化疗后的总生存结果，使用倾向评分进行治疗加权的反向概率计算。12 683名患者治疗方式组成：57%接受单独化疗，24%接受化疗加姑息剂量放疗，19%接受化疗加根治性剂量放疗。与单纯化疗相比，化疗加根治剂量放疗与改善生存率相关（中位总生存期为8.3个月 vs. 11.3个月（P≤0.001），而化疗加姑息剂量放疗与稍差的预后相关（中位总生存期为8.3个月 vs. 7.5个月（P≤0.001）。确定剂量而非传统姑息剂量的PTDRT与转移性食管癌的总生存率改善相关，提示局部控制对预后可能很重要。

3.辅助放（化）疗的适应证　NCCN指南推荐，任何未曾接受新辅助放化疗的鳞癌或腺癌患者中手术后病理为R1、R2切除者，应行辅助放化疗。对于pT_2N_0高危下段食管或食管胃交界部腺癌行R0切除患者，可考虑行辅助放化疗。高危特征包括低分化或高级别癌、淋巴脉管受侵、周围神经受侵或年龄＜50岁。对于pT_3～T_{4a}食管腺癌行R0切除的患者，可考虑行辅助放化疗。对于淋巴结阳性行R0切除的患者，推荐行辅助放化疗。

中国食管癌放射治疗指南（2020年版）推荐辅助放（化）疗主要适用于：①未接受过新辅助放化疗的R1、R2切除者；②未接受过新辅助放化疗，R0切除的淋巴结阳性，或高危pT_2N_0或pT_3～$T_{4a}N_0$的腺癌患者；③未接受过新辅助放化疗，R0切除的淋巴结阳性，或pT_3～$T_{4a}N_0$的鳞癌患者。

CSCO食管癌诊疗指南2021版推荐，对于未接受新辅助治疗的R0切除且分期为pT_1～$T_{4a}N_+M_0$或$T_{4a}N_0M_0$的鳞癌患者，有2B类证据推荐行辅助放疗或辅助化放疗。对于未接受新辅助放化疗的R1/R2切除（包括环周切缘阳性，任何T/N，分期M0）的患者Ⅰ级推荐辅助同步放化疗，对不能耐受同步放化疗的患者，有2B类证据推荐辅助化放疗。

术后放疗在病理分期为T_2～$T_3N_0M_0$的食管鳞癌中的作用尚不清楚。Deng等开展的一项前瞻性、Ⅲ期、随机对照研究评估了T_2～$T_3N_0M_0$胸段食管鳞癌患者术后放疗的有效性和安全性。2012年10月至2018年2月，167名患者参与了这项研究。患者被随机分配到单纯手术组或在6周内分28次接受锁骨上区50.4 Gy和纵隔区56 Gy的术后放疗组。术后放疗组和单纯手术组3年无病生存率分别为75.1%和58.7%（$P=0.030$），放疗组局部区域复发的发生率明显下降（10.0% vs. 32.5%，$P=0.001$），两组之间总生存和远处转移率没有显著性差异。放疗相关的3级毒性率为12.5%。术后放疗明显增加$T_{2\sim3}N_0M_0$胸段食管鳞癌患者的无病生存率并减少局部区域复发，毒性反应可接受。

对于食管癌术后辅助放疗的适应证的判断，除了TNM分期以外，其他肿瘤相关因素如肿瘤长度等也应该纳入考虑范围。四川省肿瘤医院李涛教授等对194例超长食管癌（＞8cm）不同治疗方法进行分析，以探索超长食管癌的最佳治疗策略。研究发现，超长食管癌行手术＋术后放疗的疗效优于单纯手术和根治性放疗，其5年生存率可提高15.1%，同时术后放疗能明显降低淋巴结的转移率。

4.姑息放疗的适应证　NCCN指南推荐，对于无法切除且无法行根治性放疗的局部晚期、转移性或复发性食管鳞癌或腺癌可行姑息放疗。

中国食管癌放射治疗指南（2020年版）推荐姑息放疗主要适用于：①晚期病变化疗后转移灶缩小或稳定，可考虑原发灶放疗；②存在较为广泛的多站淋巴结转移，无法行根治性放疗者；③远处转移引起临床症状者；④晚期患者为解决食管梗阻，改善营养状况者；⑤食管癌根治性治疗后部分未控、复发者。

CSCO食管癌诊疗指南2021版推荐，对于不可切除的局部晚期食管癌患者，分期为$cT_{1b}\sim T_{4b}N_0M_0$，$cT_1\sim T_{4b}N_+M_0$（包括不可切除或有手术禁忌证或拒绝手术），分层PS为2者，放疗可作为缓解晚期食管癌患者临床症状的有效手段，如减少出血、缓解疼痛与吞咽困难等，起到提高生活质量、改善营养状况的作用。对于转移性食管鳞癌患者，放疗在其他综合治疗的基础上加入也可以改善患者的生存质量，缓解患者的出血、疼痛、吞咽困难等临床症状。

晚期食管癌患者常伴有疼痛和吞咽困难等症状，最佳姑息治疗仍不明确。Martin的一项回顾性研究评估了美国退伍军人转移性食管癌队列中姑息放疗（RT）与食管支架置入术的结果和不良反应。1593名患者接受了放疗，364名患者接受了食管支架置入术。与接受放疗的患者相比，接受支架治疗的患者在6个月时各种严重不良反应的累积发生率更高（21.7% vs. 12.4%；$P<0.001\,0$）。在多变量分析中，接受支架治疗的患者出现任何严重不良反应（包括瘘、穿孔和出血）的风险增加（均$P<0.050\,0$）。多变量分析还显示，与支架置入术相比，RT与更快速和持久的疼痛缓解相关（$P<0.001\,0$），当考虑预处理吞咽困难评分时，随着时间的推移，吞咽困难的缓解没有差异（$P=0.102\,9$）。

手术是食管癌的主要治疗手段之一，而局部复发是术后失败的主要原因。放疗或放化疗是食管癌根治术后局部复发患者最主要的治疗手段。吕家华等采用放疗同步化疗治疗食管癌根治术后局部复发患者，客观缓解率为77.8%，疾病控制率为98.2%。生存分析1年、2年、3年生存率和中位生存期分别为62.9%、27.5%、12.2%和18.0个月，且不良反应轻，是一种安全有效的治疗模式。

二、食管癌放疗的禁忌证

食管癌放疗的禁忌证主要包括：①患者一般状况差，伴恶病质；②心肺功能差或合并其他重要器官系统严重疾病，不能耐受放疗；③已有食管大出血或大出血先兆征象；④食管瘘合并严重感染。

值得注意的是，随着放疗技术和其他辅助治疗手段的发展，既往被认为的一些食管癌放疗绝对禁忌证可能会发生改变。

Ma等在2010 ～ 2012年共纳入恶性食管瘘的患者40例。所有患者均给予肠内营养治疗，以保障充足的能量和蛋白质供给，同时给予根治性放化疗。研究结果发现，80%的患者在治疗过程中瘘发生闭合，中位闭合时间为5周（2 ～ 11周）。该研究说明，在保证充足的营养前提下，食管瘘的患者并不是放疗的绝对禁忌，放疗还可以促进瘘口的愈合。

第二节　食管癌放疗的剂量和分割模式

一、食管癌放疗的剂量

（一）新辅助放疗

NCCN指南（2021.V4）推荐，食管癌新辅助放疗的剂量为41.5 ～ 50.4 Gy（1.8 ～ 2.0 Gy/d）。NCCN指南同时也指出，若由于合并症或其他风险因素而存在无法手术风险的患者，因为较低的术前治疗剂量对于根治肿瘤可能不足，所以应接受50.0 ～ 50.4Gy（1.8 ～ 2.0Gy/d）的剂量照射。中国食管癌放射治疗指南（2020年版）和CSCO食管癌诊疗指南2021版推荐的食管癌新辅助放疗的剂量一致，均为40.0 ～ 50.4 Gy，即常规分割剂量。目前尚无充分的循证医学证据显示低剂量与高剂量新辅助放疗的临床疗效有差异。

（二）辅助放疗

NCCN指南（2021.V4）推荐，食管癌辅助放疗的剂量为45.0 ～ 50.4Gy（1.8 ～ 2.0 Gy/d）。中国食管癌放射治疗指南（2020年版）推荐，R1/R2切除术后患者辅助放疗的剂量为50.0 ～ 60.0Gy，辅助同步放化疗50.4Gy；R0切除术后患者辅助放疗的剂量为常规分割剂量45 ～ 50.4Gy。CSCO食管癌诊疗指南2021版推荐的辅助放疗总剂量：R1/R2切除术后，95%计划靶区（PTV）50.0Gy（1.8 ～ 2.0 Gy/d），序贯95%PGTV10 ～ 14Gy（1.8 ～ 2.0 Gy/d），有条件的医院可以采用同步加量技术；R0切除术后，5%PTV 50.0 ～ 56.0Gy（1.8 ～ 2.0 Gy/d）。

（三）根治性放疗

NCCN指南（2021.V4）推荐，食管癌根治性放疗的剂量为50 ～ 50.4 Gy（1.8 ～ 2.0 Gy/d），而颈段食管癌推荐放疗剂量为60 ～ 66Gy。根据中国食管癌放射治疗指南（2020年版）和CSCO食管癌诊疗指南2021版推荐，根治性同步放化疗患者，放疗剂量为50 ～ 60Gy；根治性单纯放疗剂量为60 ～ 70Gy，每天1次，每周5次。

关于食管癌根治性放疗的最佳剂量一直存在争议。国际指南通常推荐根治性放疗剂量为50.0～50.4Gy，但中国食管癌与西方国家在肿瘤部位、病理类型、生物学行为等方面有所不同，增加放疗剂量能否带来生存获益是一个悬而未决的临床问题。目前部分研究认为，高剂量放疗可提高肿瘤局控率、改善生存，但也有研究认为提高剂量未能带来生存获益，反而增加不良反应事件的发生率，甚至降低患者的生存时间。

RTOG90-12是国外一项较早关注食管癌放疗剂量的前瞻性研究，其研究结果表明，与标准放疗剂量相比，提高剂量（64.8Gy）不能带来生存获益，且可能增加治疗相关死亡率。该研究随后开展了RTOG9405研究，其结果同样显示，高剂量（64.8Gy）相对于低剂量（50.4Gy）未能提高局控率及生存率。除此之外，高剂量组有11例治疗相关死亡，而低剂量组仅有2例。RTOG9405研究虽然奠定了欧美国家将50～50.4Gy作为食管癌同期放化疗标准放疗剂量的基础，但是其局限性也很明显。该研究中所有患者均采用二维放疗，照射范围相对较大，不可避免存在放疗范围及剂量不精确的弊端，而且该项研究高剂量组放疗实际的完成率仅有67%，这些均有可能影响患者的治疗疗效。

随着放疗技术的发展，包括IMRT、IGRT等广泛应用，可以保证肿瘤组织获得足够剂量，且正常组织得到最大保护。那么，在现代放疗技术的支持的条件下，提高放疗剂量能否实现更好的肿瘤控制、延长生存且使患者可耐受呢？

Brower等回顾性分析了美国国家癌症数据库（NCDB）2004～2012年6854例接受根治性同步放化疗的食管癌患者临床资料，其中接受放疗剂量为50.0～50.4Gy组3821例，＞50.4Gy组3033例，结果显示两组患者生存率相近（$P=0.35$），进一步将51～54Gy、55～60Gy、＞60Gy组分别与50.0～50.4Gy组比较，生存率也均相近。同样，De等研究纳入了NCDB 2004～2013年诊断为Ⅰ～Ⅲ期颈段食管癌的患者，并筛选出接受根治性放疗剂量在50～74Gy的患者789例，定义剂量在50.0～50.4Gy为标准剂量组（$n=215$例），50.4～66.0Gy为中等剂量组（$n=375$例），66.0～74.0Gy为高剂量组（$n=199$例），结果显示中、高剂量组与标准剂量组相比生存率相近。以上研究均应用现代放疗技术，最终研究结果显示增加放疗剂量未能带来明显生存获益；而高剂量组放疗相关不良反应发生率也有所增加，因此标准剂量仍为最合适的根治性放疗剂量。

然后，根据放射生物学的理论，控制微小肿瘤灶需要45～50Gy的放疗剂量，控制大体肿瘤需要60Gy以上放疗剂量。回顾性研究显示，食管癌接受50.4Gy同步放化疗后，50%患者会发生局部复发，约90%复发发生在大体肿瘤区（GTV）照射野内。因此，提高放疗剂量理论上可能得到更高的原发灶局部控制率。Suh等回顾性分析了126例Ⅱ～Ⅲ期行根治性同步放化疗的食管癌患者临床资料，其中标准剂量组（＜60Gy）49例，高剂量组（≥60Gy）77例，结果显示高剂量较标准剂量组显著提高局控率（2年局控率69% vs. 32%，$P=0.01$）和无进展生存率（2年无进展生存率47% vs. 20%，$P=0.01$），且治疗相关毒性未显著增加。我国的食管癌主要以鳞癌为主，放射敏感性高，所以食管鳞癌更有可能从高放疗剂量中获益。Kim等回顾性分析了236例Ⅱ～Ⅲ期食管癌患者临床资料，比较了120例放疗剂量＜60Gy和116例≥60Gy患者的局控率及生存状况，结果显示高剂量组具有明显的局控优势（69.1% vs. 50.3%，$P=0.002$）和生存优势（35.1个月 vs. 22.3个月，$P=0.043$），且两组间放化疗相关不良反应发生率相近。Song等对28篇应用常规放疗剂量50～54Gy及27篇应用≥60Gy高放疗剂量的文献进行荟萃分析，结果显示高剂量组5年生存率提高（$P = 0.064$），且可耐受治疗相关不良反应。Chang等回顾性分析了2061例中国台湾癌症数据库注册的胸段食管鳞癌患者资料，所有患者均接受根治性IMRT同步化疗，其中1134例接受放疗剂量＜60Gy，927例≥60Gy，两组的2年生存率分别为26.74%、35.74%（$P < 0.001$），早期患者2年生存率分别为39.18%、44.36%（$P = 0.008$），局部晚期患者的2年生存率分别为20.88%、32.45%（$P < 0.001$）。

不同食管癌患者所需的放疗剂量存在差异，肿瘤的体积、部位及放化疗反应等都是影响食管癌根治性同期放化疗疗效的重要因素，肿瘤的治疗需要量体裁衣。因此，对于食管癌患者放疗剂量的选择不能一概而论，应结合个体实际情况，综合内镜、超声内镜、活检病理、PET/CT、分子检测等多种检查结果，才能对放化疗后疗效做出准确评估，进而确定合适的放疗剂量，以达到个体放化疗目的。

二、食管癌放疗的分割模式

（一）新辅助放疗

在分割方式上，无论是荷兰的CROSS研究还是中国的NEOCRTEC5010研究，采用的均是常规分割模式（单次照射剂量1.8～2.0 Gy，每天1次）。四川省肿瘤医院王捷教授等早在1988便开始术前大分割放疗（30Gy/10f/2w）结合手术治疗中晚期食管癌的探索，显示出了初步的疗效和安全性。在此基础上，Lyu等对食管鳞癌新辅助放疗采用30Gy/10f/2w的调强放疗模式（HFRT），并与40Gy/20f/4w的方案（CFRT）进行对比。与CFRT组相比，HFRT组有相似的pCR率（33.3% vs. 35.3%，$P = 0.834$），中位OS（40.8个月 vs. 44.9个月，$P = 0.772$）和PFS（32.7个月 vs. 35.4个月，$P = 0.785$）。两组围手术期并发症发生率相似，但HFRT组治疗时间和费用显著减少（$P < 0.05$）。

（二）根治性放疗

对于食管癌根治性放疗，常规分割是最主要的剂量分割模式，但能否通过改变剂量-分割模式来提高患者的局控和生存，不少学者也进行了不懈的探索。其中研究报道较多的食管癌非常规分割模式主要包括超分割和加速放疗。超分割放疗是指减少每次放疗剂量（1.0～1.5Gy），增加每天放疗次数（2～3次），两次放疗之间间隔4～6小时。加速放疗是指提高每天放疗剂量，缩短总放疗时间的分割方式，通常与超分割放疗相结合。早在20世纪80年代，非常规分割放疗的临床试验已陆续开展，部分临床试验结果为其临床应用提供了希望，但也有一些结果存在矛盾。

四川省肿瘤医院郎锦义等在20世纪90年代开展了一项食管癌后程加速超分割放疗的临床研究。常规分割放疗总放疗剂量70Gy，每天1次，每次2Gy，每周5次；后程加速超分割放疗组先采用常规分割放疗照射40Gy/20f/4w，后改为每天2次，每次1.5Gy，中间间隔6小时，每周放疗10次，总剂量也为70Gy。结果发现，加速超分割放疗组和常规分割放疗组1年、2年、3年生存率分别为73.3%、53.3%、40.0%和63.3%、53.3%、50.0%；1年、2年、3年局控率分别为56.6%、26.7%、16.7%和36.7%、30.0%、26.7%（$P < 0.05$）。食管癌后程加速超分割放疗照射方法优于常规分割放疗，且患者能耐受，值

得临床进一步研究。

Liu等的系统性评价旨在评价改变分割方式的［加速分割和（或）超分割］放疗对食管癌的疗效及安全性。该研究纳入了20项符合标准的研究，共1742例中国患者，其中非常规放疗组有858例，常规放疗组有884例患者。分析结果显示，与常规分割放疗相比，非分割方式的放疗显著提高了肿瘤缓解率、1年、3年、5年生存率及1年、3年、5年局控率。在不良反应方面，非常规分割放疗增加了急性放射性食管炎和急性放射性气管炎的风险，但两组患者间食管穿孔及食管出血的风险并未发现显著性差异。

（三）近距离治疗

近距离放疗（brachytherapy，BT）是将密封的放射源直接放置于需要治疗的区域进行放疗的技术。近距离治疗在食管癌中主要应用方式为联合外射束治疗（external beam radiotherapy，EBRT），适用于早期非手术食管癌患者的根治性治疗、部分局部晚期食管癌患者的根治性治疗、晚期/复发转移食管癌的姑息放疗等。食管癌近距离治疗技术主要为腔内近距离治疗（intracavitary BT，ICBT），常用的剂量率可分为高剂量率（＞12Gy/h）和低剂量率（＜1Gy/h）。研究认为，高剂量率BT和低剂量率BT在食管癌患者吞咽困难的缓解率、局部控制率及生存率上差异无统计学意义，但高剂量率比低剂量率BT有更短的平均治疗时间（0.5小时 vs. 3小时）。四川省肿瘤医院是国内较早开展食管癌近距离治疗及与体外照射融合的研究工作的单位之一，最早始于1992年，对^{60}Co γ射线近距离治疗技术的施源器、剂量参考点的选择，布源方式，分割剂量等进行了探索，并先后对^{192}Ir电子线近距离治疗和^{252}Cf中子等更先进的近距离治疗技术进行了研究和应用，证实了食管癌腔内放疗的疗效和安全性。尤其是对于超长食管癌（＞8cm），失败的主要原因为局部未控或复发和远处转移。李涛教授等回顾性研究发现，外放射＋腔内放疗有降低局部未控率或复发率的趋势，值得临床进一步研究。

BT是放疗的重要分支，是外照射的补充。在部分不可手术的食管癌患者的根治性治疗中，如果行外照射后肿瘤体积缩小的效果不佳，就可行ICBT提高局部剂量以进一步提高局部控制率。ICBT还可以用于外照射后局部复发的食管癌患者及晚期食管癌患者的姑息治疗，缓解患者食管狭窄和吞咽困难等症状，延长患者的生存期并提高生活质量。但由于资源、技术、设备和风险等原因，目前BT在食管癌治疗中的应用并不广泛，需要更多大样本量的随机对照研究进行进一步探索。

第三节　食管癌的精准定位

在目前食管癌放疗以调强放疗（intensity-modulated radiation therapy，IMRT）为主的技术条件下，在执行放疗前需要进行模拟定位，以获取靶区图像及密度信息，并基于此进行靶区、危及器官的勾画和物理计划的制作。进行模拟定位的设备主要有CT模拟定位和MR模拟定位，而传统的X射线模拟定位只能实施三维适形放疗（3DCTR）或2D放疗，目前较少运用。粒子放疗对于精准定位与光子放疗没有本质性区别，但在CT算法层面存在差别，带能谱技术的CT（multi-energy/spectral CT）更适合粒子放疗技术时的CT模拟定位。

一、发展历史

食管癌的模拟定位技术是与放疗技术的发展息息相关的。在放疗刚兴起的时期并不存在模拟定位技术，早期外照射以2D放疗技术为主，在此技术条件下将照射野对准治疗区域即可，该阶段的模拟定位技术以传统的放疗专用X射线透视模拟机为主（图10-3-1）。放疗专用X射线透视模拟机主要解决的是在透视情况下定义照射野范围，并且根据此范围衍射铅块/楔形板等剂量调节装置，剂量的投射也只能满足适形和部分的调强（图10-3-2）。随着CT的诞生和计算机技术的进步，以剂量分布为主导的思维逐步在放疗领域应用，由此诞生了逆向调强放疗。逆向调强放疗是指先设置目标剂量，然后逆向计算如何投射能量，在对剂量有更高要求的同时需要配合更高精度的空间/密度信息获

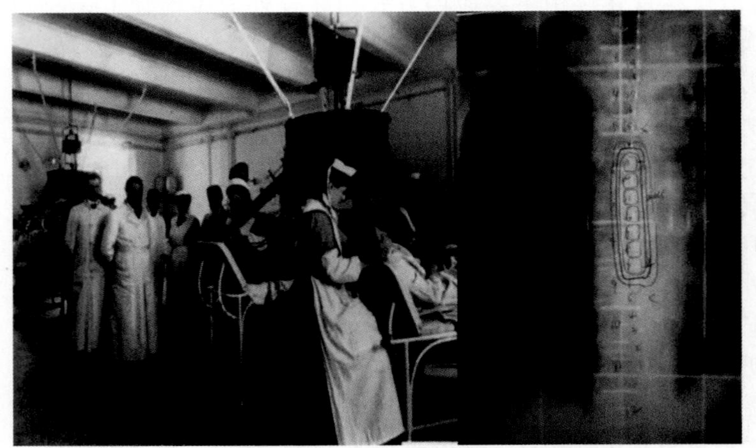
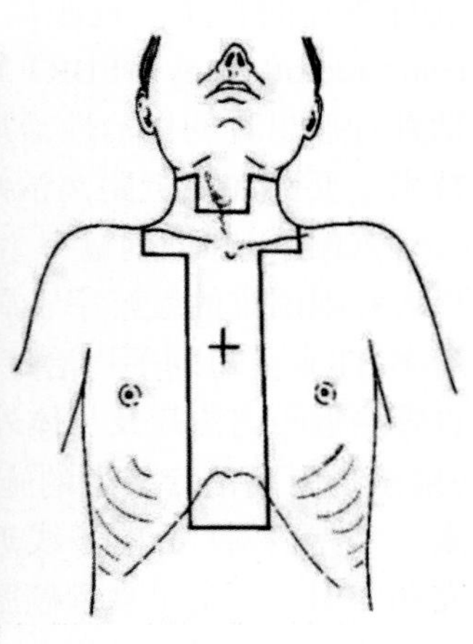

图10-3-1 传统的食管癌放疗照射野，包含颈部淋巴结

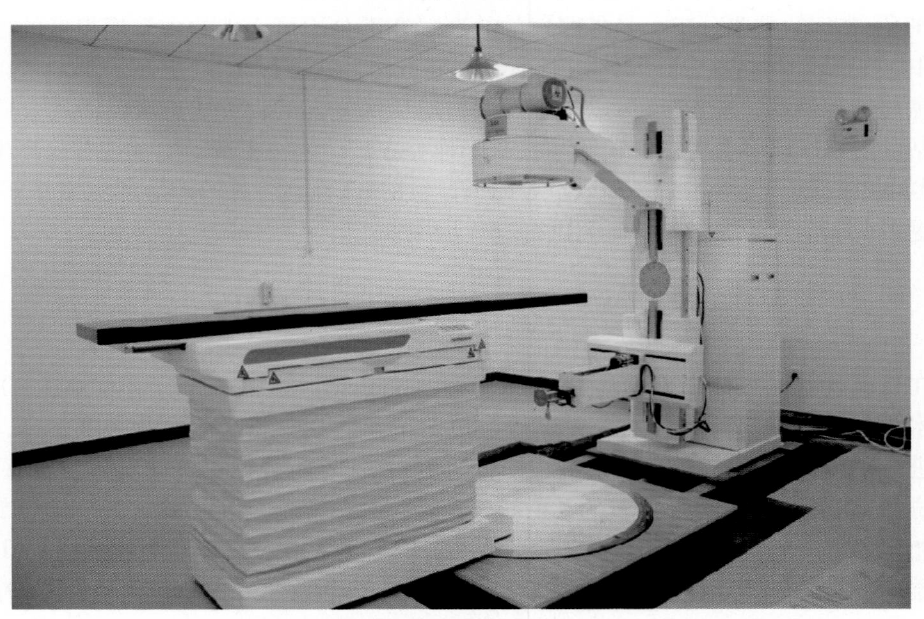

图10-3-2 国产的放疗专用X射线模拟定位机（山东新华）

取装置，精确的放疗定位技术由此诞生。

模拟定位CT（CT-SIM）：模拟定位设备与普通诊断设备有所不同，以诊断CT与模拟定位CT为例，第一，模拟定位CT的检查床面与放疗用的直线加速器一致，为平面硬质床面，而诊断CT通常采用凹面软质床面；模拟定位CT的床头端对重物误差有较高的要求，即负重进床的极小误差。第二，在成像空间坐标系，通常需要激光定位灯外置显示设备。该激光定位灯需要与成像空间视野（FOV）中心保持同一的中心点，以确保整个空间坐标的准确性。同时，该激光定位灯还有在患者体表标记CT定位点的功能。第三，模拟定位CT的孔径较诊断CT的孔径稍大，其原因是一方面需要容纳一些复杂的体位固定设备进入扫描孔径，另一方面需要更大的真实FOV，以获取目标区域所有的电子密度信息。另外，模拟定位CT在扫描程序上、图像传输系统上与诊断CT也有些差异的（图10-3-3）。

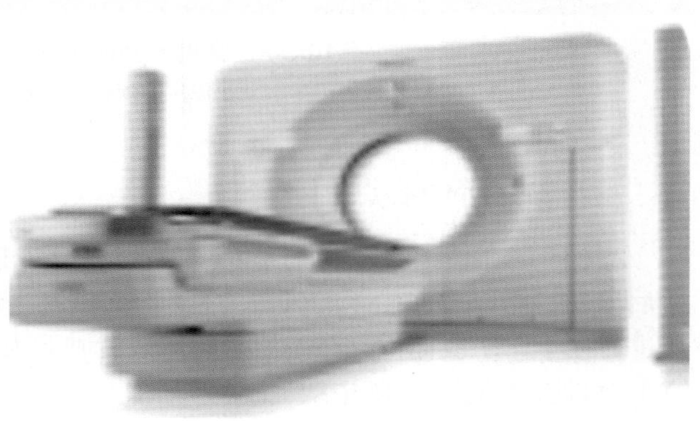

图10-3-3　放疗专用CT模拟定位设备（飞利浦，荷兰）

模拟定位MRI（MRI-SIM）：现代放疗对空间分辨率有更高的要求。对于软组织来说，CT在这方面天生弱于核磁，所以在近年来诞生了放疗专用的模拟定位MRI系统。得益于MRI出色的软组织显示，特别是在T_2加权（T_2WI）快速自旋回波（turbo spin echo，TSE）序列上能够更好地显示肿瘤轮廓，有相关研究表明能够获得更加准确的靶区，在目前阶段通常作为一种多模态的信息提供方案，结合CT-SIM共同精确定义靶区。相对于头颈部/盆腔肿瘤，食管的MRI-SIM应用相对偏少。除了CT-SIM和MR-SIM外，还有PEC-CT模拟定位用于临床的报告。

二、体位选择

体位选择对于放疗来说是一个关键步骤。在目前剂量交付技术的情况下，需要选择一个合理的体位：第一，尽可能避开危及器官较多的区域便于剂量交付。第二，患者自觉舒适，需要保持超过20分钟处于舒适放松的状态。第三，该位置的重复性高，由于目前放疗的剂量交付方式以常规分割为主，即每周5次，共25～30次，每次放疗都需保持同样的位置。对食管癌来说，UICC分段仅为颈段的患者考虑平卧位，双手置于身体两侧，而建议其他部位的食管癌患者平卧且双手上举过头顶。绝大部分固定技术可采用真空垫＋热塑膜或者热塑膜＋体架板，部分体表光学系统成熟的机构可以探索使用单纯真空垫无热塑膜的固定技术。根据患者病情需要可采取MR-SIM方式，但由于目前大部分MR设备孔径及线圈限制，需慎重考虑患者实际体位（图10-3-4）。

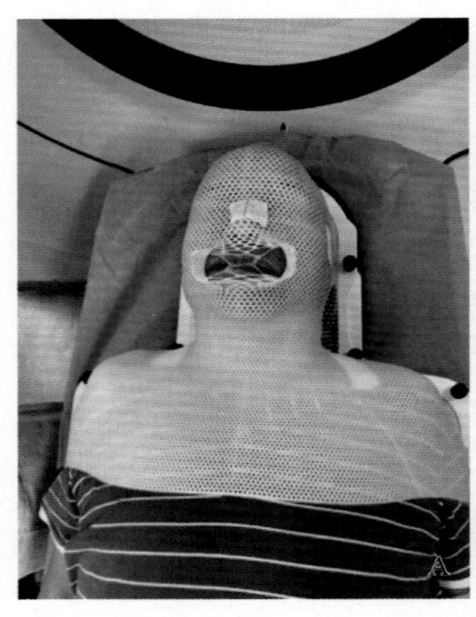
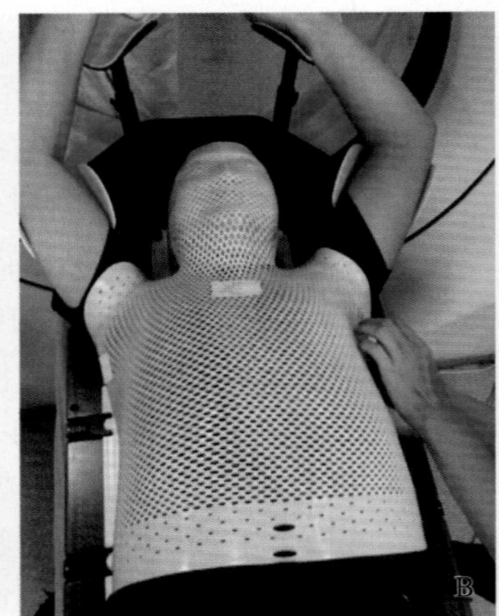
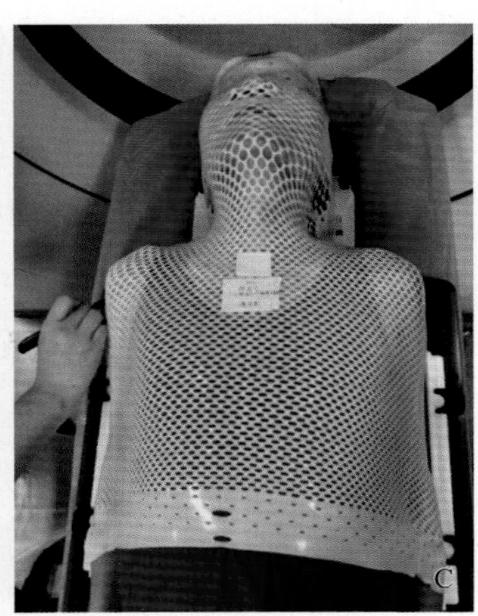

图 10-3-4 常见的食管癌的几种体位选择方式

A. 颈肩固定；B. 双手固定的颈肩一体化固定；C. 颈肩一体化固定

三、参考等中心点

*X*方向定在体中线或稍偏左1～2cm处。*Y*方向一般定在肿瘤区几何中心处。如为术后患者，则以术前瘤床的位置为基准。*Z*方向一般以腋中线为准。使用激光灯在该区域进行“十”字线标记，在不清楚瘤床或者肿瘤大致等中心的情况下，通常置于胸骨柄靠上1/3处，两侧置于腋中线。

四、扫描相关内容

1. 扫描范围　通常包含食管全段并适当外扩，即环状软骨下缘至肋膈角下缘。

2. 造影剂　增强扫描采用高压静脉注射非离子型水溶性有机碘造影剂（碘海醇、碘帕醇、碘克沙醇等）；并根据体重计算造影剂用量：1.5×体重（kg），流速视血管情况为2～2.5ml/s。扫描结束后及时将CT图像资料传输到放疗计划工作站。患者需在休息区观察30分钟，如无不良反应方可离开。嘱患者24小时内多饮水，加速造影剂的排出。

扫描条件及重建参数见表10-3-1。

表 10-3-1 扫描要求及重建参数

呼吸方式	平静呼吸
定位像	冠状位
扫描范围	包括整个扫描部位
扫描方式	螺旋扫描
千伏（kV）	120
毫安秒（mAs）	200～250
成像视野（FOV）	包全体表轮廓及定位设备
层（Slice）	3～5mm
重建间距	同层厚

五、4DCT技术在食管癌精准定位中的价值

4DCT扫描技术是一种增加时间维度的扫描技术，可以在同样位置随时间推移记录多幅图像，能够重现体内的器官运动，由于人体存在由呼吸、心跳、胃肠蠕动等导致的器官内运动，对于运动幅度较大的肿瘤而言，有必要进行4DCT技术。该技术准确获取肿瘤的运动范围，从而为了避免了肿瘤因运动导致的“脱靶”。对于食管而言，特别是肿瘤位于下段靠近膈肌端时，会存在因呼吸运动产生较大位移的情况。图10-3-5展示了呼吸运动对食管癌靠近膈肌附近肿瘤的运动影响情况，在条件允许的情况下，对于中下段食管癌患者来说，采用4D技术进行模拟定位有极强价值。

4DCT技术在不同的厂家有不同的实现方式，在实际工作中需要结合患者固定体位来进行，常见的4DCT实现技术是通过跟踪腹式呼吸来实现的，包括腹带、体表的红外感应装置等，GE医疗宣称Deviceless 4D技术可以通过无任何外接物的方式来实现，该技术方案是通过实时的图像数据来获取呼吸信号，从而获取位置图像的运动信息。

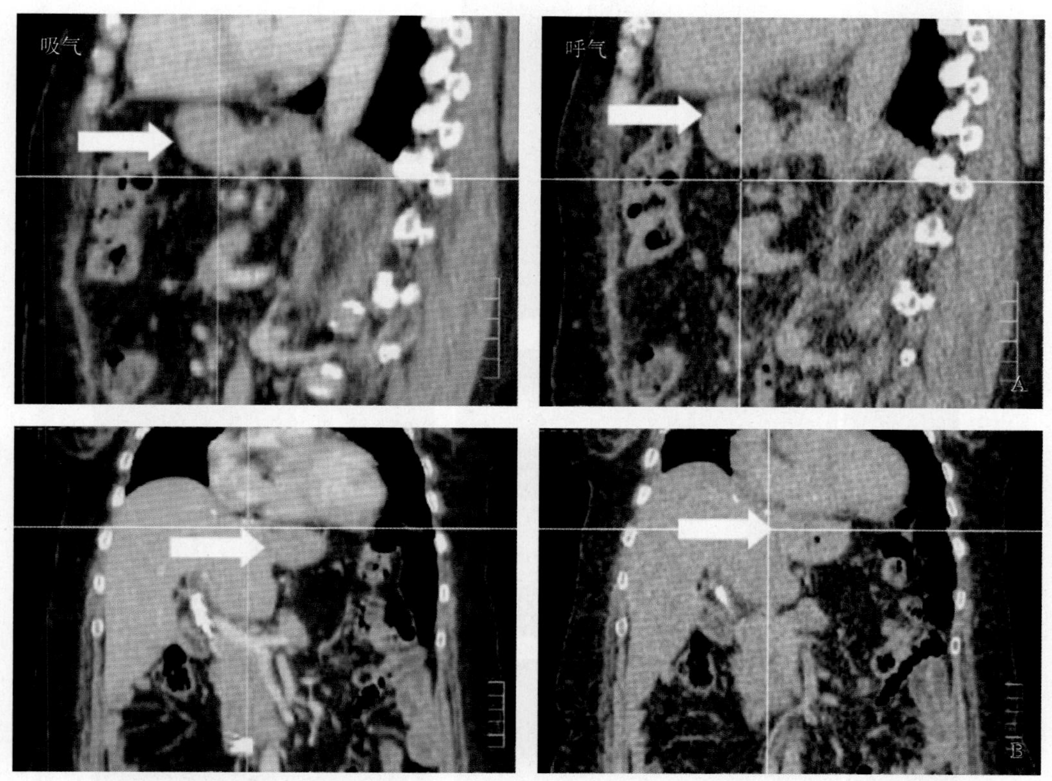

图10-3-5　A.矢状位：左为呼气相末；右为吸气相末；B.冠状位：左为呼气相末；右为吸气相末

六、食管癌放疗精准定位的进展

精准定位很大一部分目的是让肿瘤靶区更加精准地被标记，目前主要有物理和生物两种方式让标记更准确。由于以CT为主的模拟定位技术对软组织的显影有先天劣势，有研究通过内镜下对肿瘤的上下界进行钛夹或者使用类似的CT下能够显影的材料进行

标记，获得了更精准的GTV勾画范围，也有研究对食管进行多模态的功能成像，包括MR、PET/CT，这也让食管癌的靶区标记更加准确（图10-3-6，图10-3-7）。

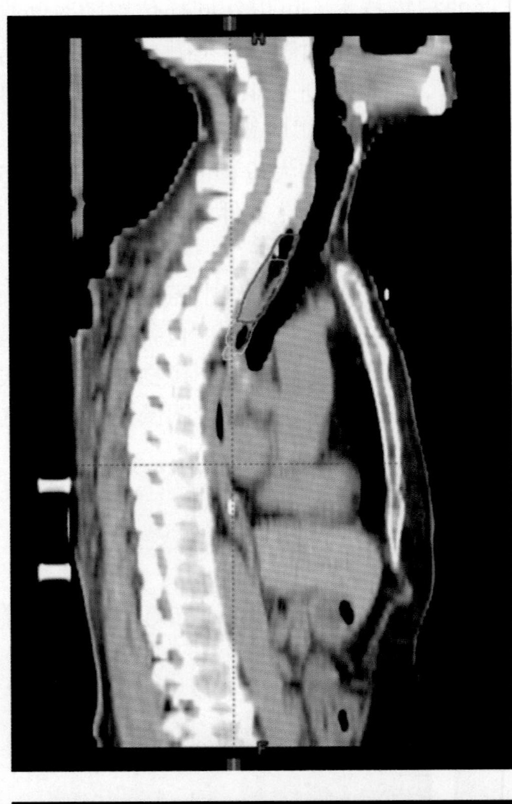

图10-3-6 有无标记时GTV勾画的差异，红色为有钛夹标记的GTV勾画

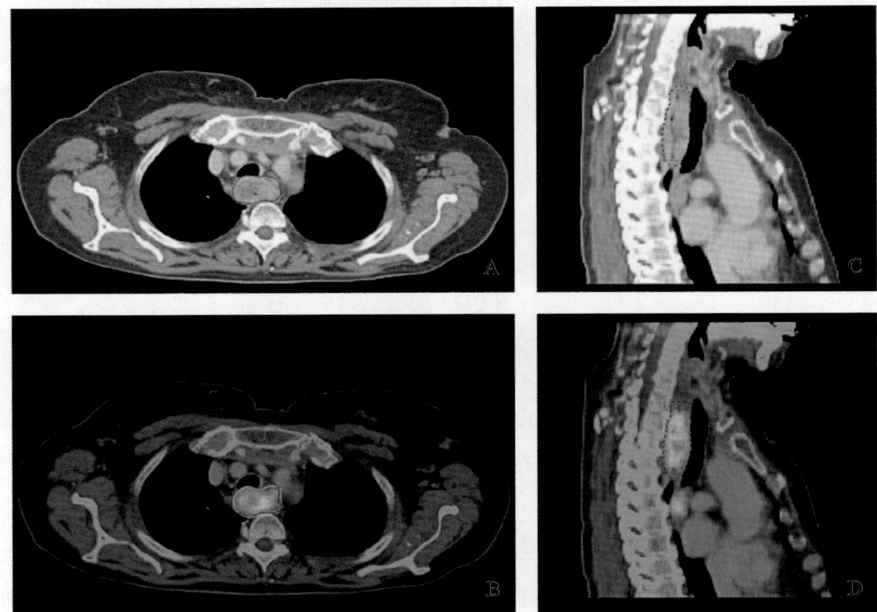

图10-3-7 功能影像融合的靶区勾画差异情况

A、C.CT图像下的靶区勾画；B、D.PET/CT融合情况下的靶区勾画情况

一些放疗技术的进展也在食管癌的治疗中获得了积极的结果，如粒子放疗、核磁引导加速器在食管癌治疗中的应用，粒子放疗对于食管癌的副作用更小，正常器官受量更低。由于核磁引导下放疗可以在放疗中对靶区进行实时成像，在线调整计划，其剂量分布比目前的引导技术更有优势（图10-3-8）。

另外，靶向治疗、免疫治疗与放疗的协同作用研究也有一些进展，未来可能会诞生新的食管癌放疗模式。

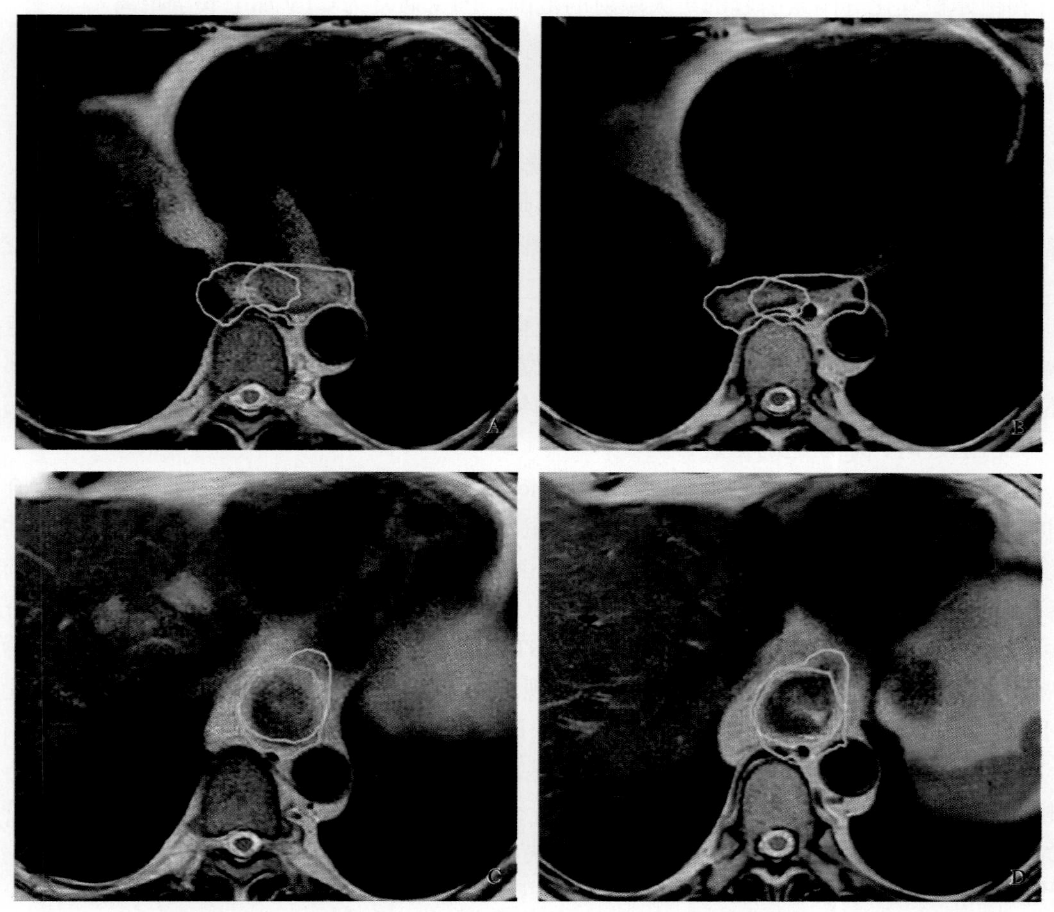

图10-3-8　磁共振引导下放疗能够对不同次的动度差异进行在线调整

绿色为第一次放疗靶区，粉色为第二次放疗靶区

第四节　食管癌放疗的精准靶区勾画

一、食管癌放疗靶区定义

1. 大体肿瘤区（gross tumor volume，GTV）　指可证实的肿瘤病灶，即通过临床检查、影像学检查或内镜检查等能确定的具有一定形状和体积的恶性病变。GTV与肿瘤细胞密度最高的恶性赘生物相对应，因此为达到根治的目的，必须给予足够高的剂量完全

覆盖GTV。GTV包括原发病灶（gross tumor volume of primary tumor，GTVt）和转移淋巴结（gross tumor volume of lymph node，GTVn）。

2. 临床靶区（clinical tumor volume，CTV） 指包含GTV在内和（或）必须消灭的原发肿瘤亚临床病灶（clinical tumor volume of primary tumor，CTVt）和高危转移的淋巴结区域（clinical tumor volume of lymph node，CTVn）。

3. 计划靶区（planning target volume，PTV） 指由于放疗摆位、放疗过程中靶区位置和靶体积变化等因素引起的扩大照射的范围。PTV通常为CTV加上安全距离。

二、食管癌放疗靶区勾画依据

靶区勾画的依据可以通过临床检查、影像学等手段确定。除了常规临床体格检查外，临床常需结合超声内镜、上消化道造影、胸腹部增强CT、MRI、PET/CT等检查。因为除了临床检查、影像学检查结果外，医师临床经验、影像设备（CT、MRI、超声设备等）、影像显示参数设置等多种因素也可影响GTV的确定，所以综合多种影像学检查结果评估GTV更有意义。

1. 上消化道内镜检查 可以准确地确定食管病变的病理性质及病变长度，但有一定局限性。内镜检查只能局部观察到病变的位置，不能直观反映肿瘤对应的相应解剖部位，具有一定盲目性；不能观察到食管壁边缘病变和食管蠕动情况；部分管腔狭窄的病变无法通过时，难以达到检查目的。

2. 超声内镜检查 超声内镜（endoscopic ultrasound，EUS）将超声技术和内镜检查联合在一起，可以更准确地判定食管肿瘤病变长度，还可以对食管周围淋巴结进行定性诊断。但EUS同样也存在很大局限性，既不能直观反映病变位置，也无法对严重狭窄的食管癌病变进行检查。庞青松等发现，在EUS检查过程中放置放射性钛夹联合CT检查可以更直观反映病变位置，从而使食管癌GTVt的勾画更准确。即使对于一些早期食管癌患者（特别是T分期≤T1a），有研究发现近7.6%的患者会出现淋巴结转移，其中几乎一半的患者是因为没有进行术前EUS而未诊断出来。

3. 上消化道造影检查 上消化道造影是食管癌放疗靶区勾画常用的传统影像手段，相比EUS能更直观地反映食管肿瘤所在位置，还可以反映食管纵轴上的边界情况及食管黏膜、食管壁光滑度及食管蠕动情况。其缺点是很难判断食管癌病灶横向扩展的范围、程度及淋巴结是否转移。

4. 胸部增强CT检查 胸部增强CT是食管癌靶区勾画的基础，因为它能很好地反映食管癌灶与周边组织之间的解剖关系。同时CT能够相对准确地对纵隔、锁骨上淋巴结转移情况进行判断，对GTVt及GTVn的靶区勾画均有较好的指导意义。虽然胸部增强CT能提供癌灶准确的位置信息，但对于肿瘤原发肿瘤纵向上下界及局部表面特征很难体现出来（即食管壁表浅病灶和食管蠕动情况），无法准确显示GTV的真正长度。

5. 胸部MRI检查 MRI在GTV的靶区勾画中具有一定的作用，可以弥补胸部CT的不足。因为CT对软组织分辨能力较差，对于一些软组织对比度较低的部分，MRI可以有效地辨别，从而有助于提高食管癌放疗靶区勾画的准确性。与在自由呼吸期间获得的传统PET相比，在屏气T_2WI和DWI时，GTV显得更小。此外，在T_2WI磁共振成像中加入DWI降低了累及胃食管结合部肿瘤尾部边界的可变性，显示了DWI在这些病例的靶区勾画中的潜在价值。

6. PET/CT检查　在GTV靶区勾画中PET/CT的应用也越来越广泛，PET/CT可以提供能量代谢的信息，对于有无癌变的定性诊断敏感度较高，可达69%～100%。PET/CT也有其局限性，如肿瘤浸润深度难以判断，且对于局部早期的食管癌，病灶局限在黏膜下，PET/CT探测困难，容易出现假阳性。临床上常以SUV＝2.5作为阈值勾画GTV，但由于SUV是一种半定量的评估指标，会受到多种因素的影响，从而影响靶区勾画的准确性。李慧敏等比较了3DCT、4DCT、MRI和PET/CT所勾画胸段食管癌的GTV、位置及长度差异，发现PET/CT与MRI图像结合对食管癌靶区勾画更具有指导意义。所以，对于GTV应该采用综合多模态影像学方式进行勾画，以增加临床上GTV勾画的准确性和统一性。

三、食管癌放疗靶区勾画原则

1.根治性放疗靶区勾画原则

（1）GTVt勾画：GTVt的准确勾画取决于对肿瘤长度和宽度的精确判断。食管造影可以反映出食管病变部位、病灶长度、黏膜异常及动力学改变，但对于食管早期病变的判断存在一定的局限性。胸部CT则能反映食管癌灶与周边组织之间的解剖关系及淋巴结转移情况，但准确确定GTVt的长度仍具有一定困难。在食管癌GTVt勾画中确定上下界至关重要，目前GTV的长度可以根据食管厚度来确定，正常食管壁在CT层面的厚度≤5mm，＞5 mm则被认为是异常。近几年随着超声内镜的发展，国外有学者认为超声胃镜下钛夹置入术可以作为食管癌GTV长度判断的金标准。海平等比较了食管造影、胸部CT和超声胃镜下钛夹标记法在确定食管癌放疗GTV长度中的作用，发现超声胃镜下钛夹标记法确定的GTV区别于另外两种，在食管癌GTV的确定上具有一定的优势。在一项对42名食管鳞癌患者进行的研究中，这些患者接受了屏气CT和DWI MRI检查，随后进行了食管切除术，CT和病理学之间的肿瘤长度差异为3.6mm，而DWI和病理学之间的长度差异低至0.5mm。另外，多模态影像结合的方式也逐步应用在食管癌靶区勾画中，李慧敏等认为DWI-MRI与PET/CT均能相对准确地确定食管原发肿瘤的上下界，其中MRI可代替PET/CT来帮助基于CT图像勾画的GTV勾画上下界。^{18}F-FDG PET/CT在食管癌放疗靶区勾画中已得到广泛应用，主要勾画方法如下。①视觉勾画法：放疗医师在PET/CT融合图像上完全凭视觉勾画出食管癌高代谢区域。由于PET图像肿瘤边缘显示模糊，依赖勾画者对脱氧葡萄糖摄取的理解和经验，容易造成观察者间的偏倚，从而导致GTV勾画存在差异。②绝对阈值法：即以某一固定SUV来勾画肿瘤靶区边界，通常为2.5，研究表明SUV＝2.5作为阈值勾画的肿瘤长度与超声内镜相比较有很好的符合度。③相对阈值法：即选择病灶内最高SUV值的某个百分比作为靶区的边界阈值。在临床的实际应用中，食管癌病灶由于分化程度、炎症反应、坏死、纵隔内正常组织FDG摄取增高等因素，肿瘤放射活性分布不均匀，此法勾画食管癌靶区并不能完全覆盖肿瘤实际体积。总之，对于食管癌原发灶GTV的勾画需要采用多模态影像技术，即结合食管镜、超声内镜、CT、上消化道造影、MRI等多项临床检查综合判断为佳。

（2）GTVn勾画：GTVn诊断标准主要依据为CT和（或）MR显示短径≥10mm（食管旁、气管食管沟≥5mm）的淋巴结，或PET/CT显示SUV高（炎性淋巴结除外），或者虽低于上述标准，但淋巴结有明显坏死、环形强化、强化程度与原发灶相仿、偏心钙化者。虽然CT已成为无创性诊断淋巴结转移的常用方法，但却难以鉴别局部浸润与炎性反应，无法提供肿瘤的代谢和功能等生物学信息。张炜等认为PET/CT能准确显示转移淋巴结的位置、数目、大小及与周围组织的毗邻关系，在诊断食管癌淋巴结转移中具有优势，可作为勾画GTVn的重要手段。郭洪波等也根据术后病理结果比较了PET/CT和CT勾画GTVn的情况，结果显示PET/CT的准确率更高。

（3）CTVt的勾画：食管癌CTVt的精确勾画显著影响放疗的疗效和不良反应。食管癌具有多中心起源及跳跃式转移的特点，所以食管癌CTVt需要在GTVt的基础上外扩。早期曾有研究分析了食管鳞癌术后病理标本的病灶扩展范围，结果发现当CTV的外扩边界为30 mm时才能包含94%的亚临床病灶。龙志华等对96例连续食管癌术后切片标本进行分析发现，近端食管切除长度为（4.73±3.60）cm，实际上癌浸润长度为（0.79±1.32）cm，癌浸润长度＜1.0 cm的占70%，＜1.5 cm的占95%，＜3.0 cm的占97.9%。

Dali Han等比较了食管鳞癌术前^{18}F-（FDG）PET-CT和手术切除病理标本大切片，以获得亚临床病变的证据。研究者分析了最大标准摄取值（SUV_{max}）、MTV和病变之间的关系，以提高对CTVt的评估准确度。CTVt为了覆盖94.5%的食管鳞癌亚临床病变，应在^{18}F-（FDG）PET-CT定义的GTVt（SUV_{max}＝2.5）的头脚方向外扩3cm作为边界。

根据NCCN指南（2021.V4）的要求，CTVt的范围为原发肿瘤加上沿着食管和贲门长轴上下分别外扩3.0～4.0 cm、径向外扩1.0 cm。中国食管癌放射治疗指南认为对于靶区范围过大、患者PS评分较差、病期较晚、心肺功能不能耐受者，推荐累及野照射。CTVt定义为GTVt前后左右方向均外放5.6cm，上下方向各外放3.0cm。外放后将解剖屏障包括在内时需进行适当调整。

（4）CTVn：食管癌在早期就有可能出现淋巴结转移，其特殊的解剖结构决定了淋巴结转移较广泛。根据治疗的需要，理论上应给予预防性照射的CTV：应包括肿瘤周围软组织及所有区域淋巴结（双锁上区、全纵隔、贲门旁及胃左淋巴结区），且必须给予足够的放疗剂量。但是较大的照射范围又会导致心脏、肺及血液系统毒副作用，所以目前对于食管癌CTVn勾画范围争议较大。

祝淑钗等发现选择性淋巴结区（elective nodal irradiation，ENI）组患者的局部控制率明显高于累及野照射（involved field irradiation，IFI）组（分别为51.7%和27.2%，P＝0.003），在后续的研究中分析了924例接受根治性调强放疗食管癌患者的临床资料，发现ENI组患者的1年、3年和5年无局部区域复发生存率、无进展生存率和总生存率均明显高于IFI组。但一项近期的荟萃分析评估了5项前瞻性临床研究，比较了IFI和ENI的5年总生存率、3年局部控制率及远处转移率，两者无明显差别，但ENI照射的放射性肺损伤、食管损伤发射率却显著降低。李涛等牵头开展的一项多中心Ⅲ期临床研究，分析了228例食管癌患者（IFI组和ENI组各114例），也得到相同的结果：患者5年生存率与肿瘤局部控制率无明显差异，但IFI组食管癌根治性放疗放射性食管炎和放射性肺炎的发生率明显下降。

根据NCCN指南（2021.V4）的要求，CTVn的范围为阳性淋巴结外扩0.5～1.5cm。NCCN指南还指出，CTVn还应包括ENI，该区域具体的范围取决于原发肿瘤的位置。

中国食管癌放射治疗指南关于CTVn的范围和NCCN指南一致，推荐采用选择性淋巴结照射。但是，对于靶区范围过大、患者PS评分较差、病期较晚、心肺功能不能耐受者，推荐行累及野淋巴结照射，即在GTVn各方向均外放5.6cm，外放后将解剖屏障包括在内时需进行适当调整。

ENI的勾画原则（参考《胸部肿瘤放疗规范和靶区定义》）如下。

胸上段：上界为环甲膜食管入口水平；下界为GTV下缘3cm或隆突下2.0～3.0cm。包括下颈部、锁骨上、1、2、4、7、8U及部分8M组淋巴引流区。

胸中段：上界为肺尖水平，包括GTV上3.0cm，下界为GTV下缘3cm。包括2、4、7、8U、8M及部分8Lo组的淋巴引流区。

胸下段：上界为主动脉弓下；下界为腹腔胃左淋巴引流区，包括4、7、部分8U、8M、8Lo、16、17、20组淋巴引流区。

ENI的勾画原则（参考中国食管癌放射治疗指南）如下（淋巴结引流区分组参照日本JES第11版标准）。

颈段：双侧101、双侧102、双侧104、105、106rec。

胸上段：双侧01、双侧104、105、106、部分108组。

胸中段：105、106、107、108、部分110及腹部1、2、3、7组。

胸下段：107、108、110及腹部1、2、3、7组。

上段跨中段：双侧101、双侧104、105、106、107、108组。

中段跨上段：105、106、107、108、部分110组。

中段跨下段：部分105、部分106、107、108、110及腹部1、2、3、7组。

下段跨中段：107、108、110及腹部1、2、3、7组。

ENI的勾画原则［参考NCCN指南（2021.V4）］如下。

颈段食管：考虑锁骨上淋巴结的治疗和更高层面的颈段淋巴结的照射，特别是淋巴结期≥N1。

食管近端1/3：考虑照射食管旁淋巴结和锁骨上淋巴结。

食管中段：考虑照射食管旁淋巴结。

食管远端1/3：考虑食管旁、小弯曲、脾淋巴结和腹腔干淋巴结区域。

（5）PTV：国际辐射单位与测量委员会（ICRU）第62号文件补充定义PTV。PTV的范围应包括内扩边界（IM）和摆位边界（SM）。其中IM是指自身生理活动及CTV位置和形状大小的变化。食管癌在放疗过程中，随着时间变化肿瘤会受呼吸、心跳及肌肉收缩等影响在位置和形态上发生较大的改变，这种变化是确定食管癌放疗内靶区（ITV）边界的重要依据之一。食管是一个具有自身蠕动功能的肌性器官，位于胸腔纵隔，受呼吸运动、心脏搏动、食管充盈状态及其他器官移动等多方面的影响，这均使预测食管及食管肿瘤本身的运动规律或趋势存在不确定性。因此在放疗中有必要为了补偿肿瘤靶区的运动范围及变化，在肿瘤靶区周围确定一定的边界来弥补其所致的靶区漏照或剂量不足。

范华等收集30例初治食管鳞癌行4DCT增强扫描并采集10个呼吸时相的CT信息。分别在10个时相上勾画GTV，以肿瘤中心点位置坐标来确定肿瘤在左右（RL）、前后（AP）和头脚（SI）方向上的运动范围。研究显示呼吸运动仍是影响胸段食管癌GTV运动的主要因素，心脏搏动是次要因素。在呼吸控制技术下胸下段食管癌GTV运动幅度大于胸中段食管癌。胸中段食管癌靶区ITV在RL、AP、SI上外扩0.30cm、0.30cm、0.50cm可以覆盖95%肿瘤靶区；胸下段食管癌靶区ITV则分别外扩0.30cm、0.40cm、0.70cm可以覆盖95%肿瘤靶区。

中国食管癌放射治疗指南推荐PTV：在CTV各方向外放5mm，纵向外放可至8mm（实际外放可根据各中心质控数据自行决定）。NCCN指南（2021.V4）则推荐外扩0.5～1.0cm。

Boekhoff等评估能够在治疗过程中产生完全靶区剂量学覆盖的最小CTV-PTV边界。研究发现，29例患者中27例产生完全CTV剂量学覆盖的最小CTV-PTV距离，在后和右方向为8mm，在前和头方向为9mm，在左和脚方向为10mm。在另外2例患者中，需要在右侧方向上有17mm和23mm的边界才能产生完全剂量覆盖。

■ 示例：

（1）病情简介：患者××，吞咽梗阻2月余入院。上消化道内镜提示：距门齿31～36cm新生物，占据管壁1/3周。活检病理提示：鳞癌。胸部增强CT提示：食管胸下段管壁增厚强化，周围间隙模糊，考虑食管癌。纵隔内及右肺门多发淋巴结肿大，较大者1.3cm，考虑转移。完善其他辅助检查：腹部彩超、全身骨扫描、颅内MRI等均未见肿瘤转移。

（2）诊断与靶区勾画原则

1）患者诊断明确，为胸下段食管鳞癌伴纵隔、肺门淋巴结转移（T3N3M0，Ⅳa期），根据治疗原则和患者意愿，选择根治性放化疗。

2）靶区勾画原则

①GTV：根据增强CT扫描、EUS检查、上消化道造影等影像学检查可见的食管原发灶为GTVt。确诊转移或不能除外转移的淋巴结为GTVn。GTVn的确定：a.结合CT、MRI、EUS等影像学检查综合判断；b.淋巴结增大，短径≥5mm，或长径≥10mm；c.食管旁、气管食管沟、心包角淋巴结长径≥5mm；d.腹腔淋巴结增大长径≥8mm；e. PET/CT提示阳性。

②CTV：包括CTVt及CTVn。

CTVt在原发肿瘤的上、下缘各外放3cm，前后左右各外放0.5cm形成，并根据解剖学屏障做适当修正。

CTVn采用累及区域淋巴引流区照射，即预防照射有阳性淋巴结转移的淋巴结区域，没有淋巴结转移的区域不做预防性照射。本例患者，阳性淋巴结区域位于4L、4R、5、7、8、右肺门，所以CTVn的照射范围包括了上述淋巴引流区。

3）靶区勾画示例（图10-4-1）：

◆ 黄色为淋巴结引流区（CTVn）

◆ 紫色为阳性淋巴结（GTVn）

◆ 绿色为原发灶亚临床病灶（CTVt）

◆ 红色为原发灶（GTVt）

2.新辅助放疗靶区勾画原则　目前尚无专门针对食管癌新辅助放疗的放疗靶区规定。新辅助放疗与根治性放疗目的并不相同，根治性放疗的目的是根治肿瘤，防止复

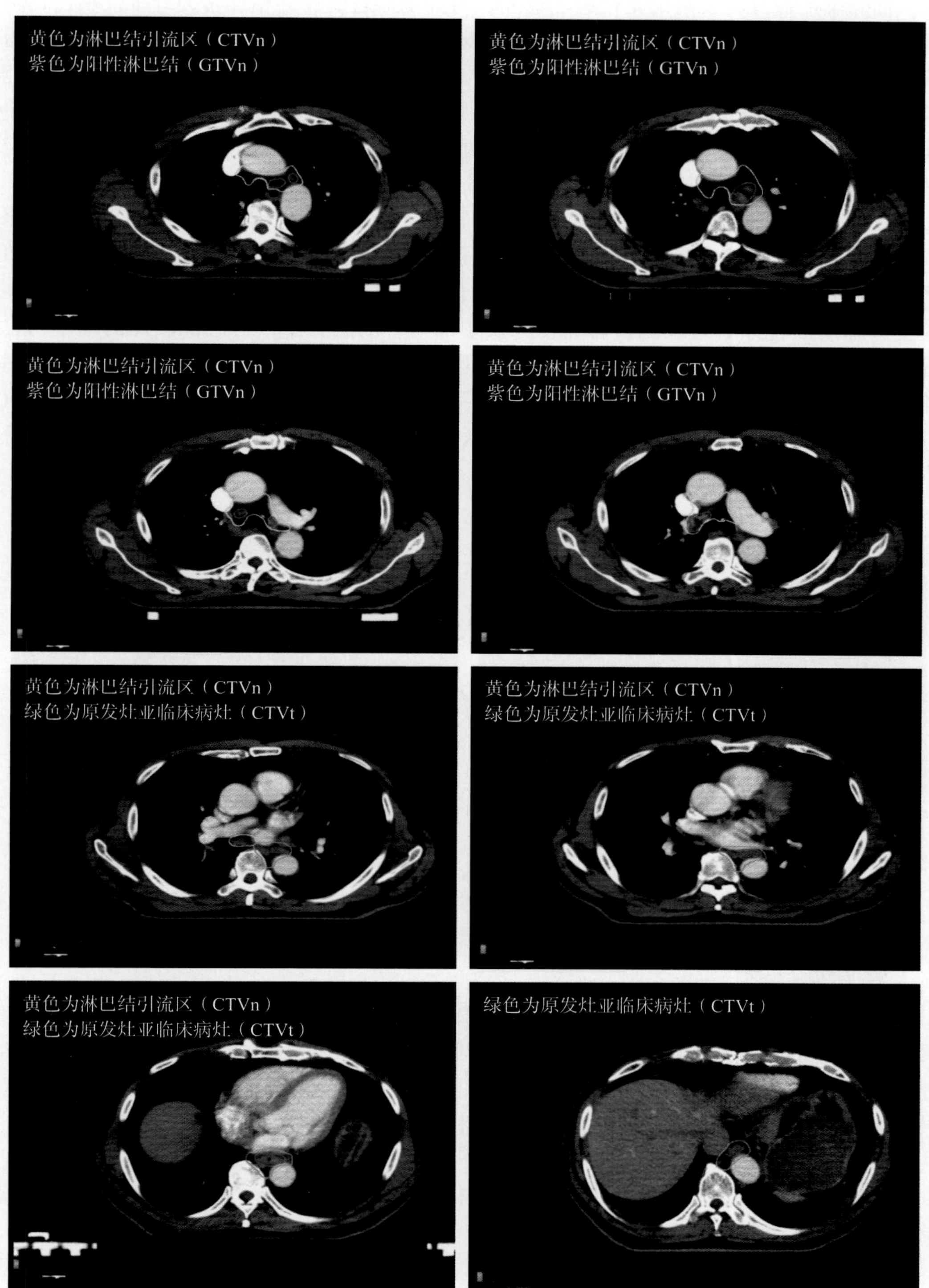

图10-4-1　一例根治性放疗食管癌患者靶区勾画

发，而新辅助放疗主要目的是使肿瘤退缩、与周围器官的癌性粘连转为纤维性粘连，降低分期，增加手术切除率和R0切除率，因此两者放疗靶区的勾画也需要有所区别。另外，由于后续手术切除范围实际包括了GTV外扩范围（GTV上下3cm亚临床病灶的范围），并会对纵隔淋巴结进行系统清扫，所以总体而言，新辅助放疗的靶区相对于根治性放疗来讲可以适当缩小。中国食管癌放射治疗指南和《胸部肿瘤放疗规范和靶区定义》均建议采用根治性放疗累及野照射原则。

新辅助放疗食管癌患者术后吻合口瘘是影响患者术后恢复和肿瘤预后的重要危险因素，也是新辅助放疗广泛开展的重要限制因素之一，但新辅助放疗对食管癌术后吻合口瘘的影响并不明确。胃底部是食管癌术后吻合口的组成部分。一项回顾性研究发现，在接受新辅助放化疗后行经胸食管癌切除及颈部吻合的患者中，胃底部放疗的剂量与食管癌切除术后食管吻合口瘘的发生率相关，因此应当尽可能减少胃底部的放射剂量。另外，新辅助放疗在勾画靶区时还需考虑后续手术切除时吻合口的位置，应尽量避免吻合口位置位于照射野内，使得食管和胃吻合区形成低剂量区（图10-4-2），降低手术吻合难度及吻合口瘘、气管水肿等并发症发生率。

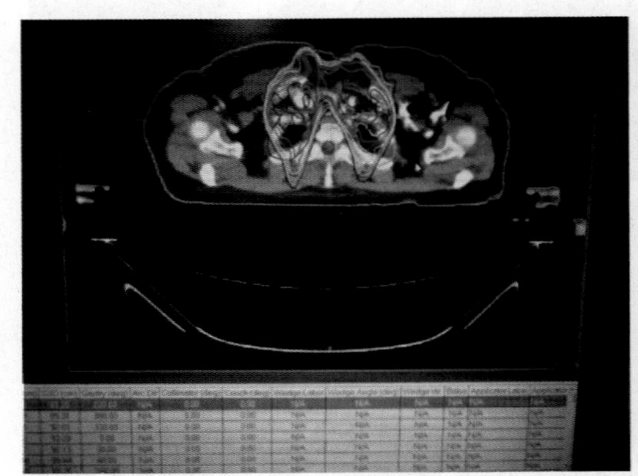
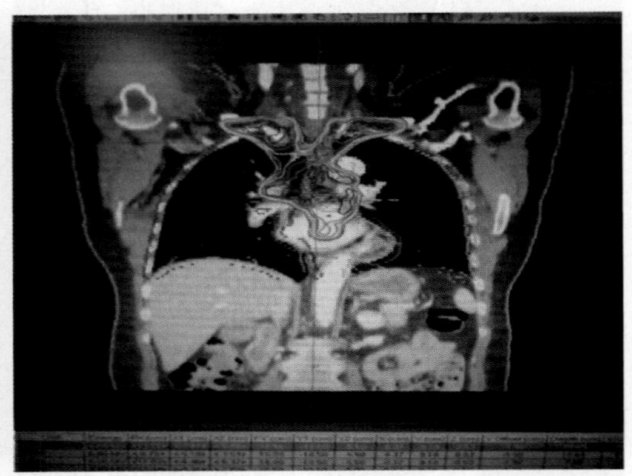

图10-4-2　食管吻合区形成低剂量区

■ 示例：

（1）病情简介：患者××，吞咽梗阻20余天入院。上消化道内镜提示：距门齿25～30cm新生物。活检病理提示：鳞癌。胸部增强CT提示：食管胸中段管壁局部增厚，周围脂肪间隙欠清晰，考虑食管癌。纵隔内多发淋巴结肿大，较大者1.2cm，考虑转移。完善其他辅助检查：腹部彩超、全身骨扫描、颅内MRI等均未见肿瘤转移。

（2）诊断与靶区勾画原则

1）患者诊断明确，为胸中段食管鳞癌伴纵隔淋巴结转移（T3N2M0，Ⅲ期），根据治疗原则和患者意愿，选择新辅助放化疗。

2）靶区勾画原则：患者为新辅助放疗，根据前述治疗原则，采用累及野照射。根据增强CT扫描、EUS检查、上消化道造影等影像学检查可见的食管原发灶为GTVt。确诊转移或不能除外转移的淋巴结为GTVn。GTVn的确定：①结合CT、MRI、EUS等影像学检查综合判断；②淋巴结增大，短径≥5mm，或长径≥10mm；③食管旁、气管食管沟、心包角淋巴结长径≥5mm；④腹腔淋巴结增大长径≥8mm；⑤PET/CT提示阳性。

3）靶区勾画示例（图10-4-3）：

◆ 红色为阳性淋巴结（GTVn）

◆ 紫色为原发灶（GTVt）

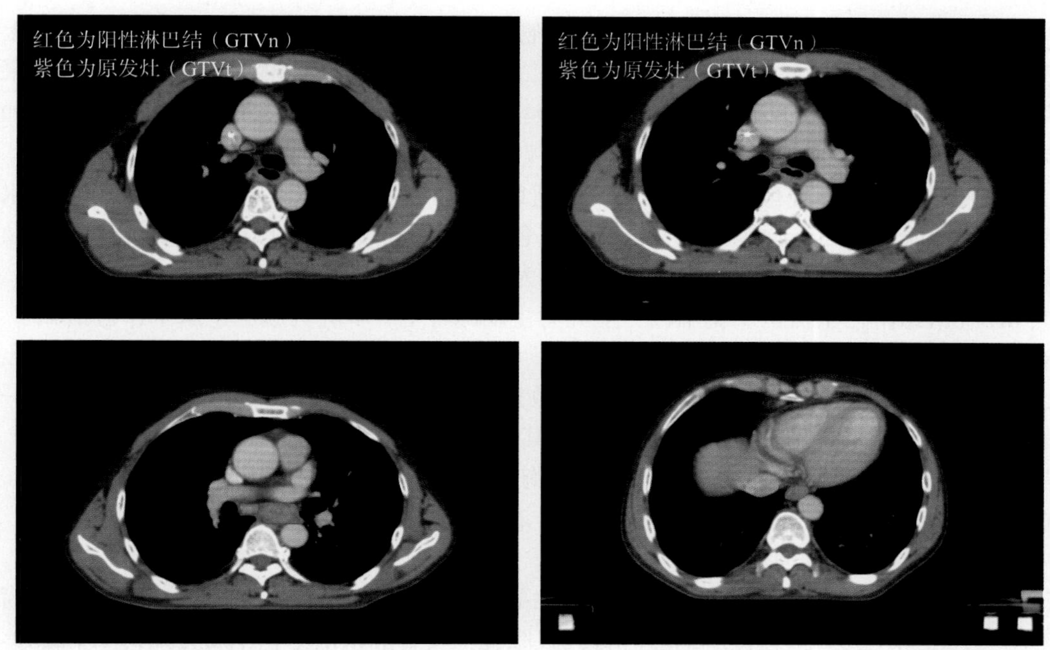

图10-4-3　一例新辅助放疗食管癌患者靶区勾画

3. *术后放疗的靶区勾画*　局部复发是胸段食管癌手术治疗失败的重要原因，而术后放疗的目的则是降低肿瘤局部复发率，提高局部控制率。因此，分析食管癌术后早期复发的部位、特点及其相关因素对于术后放疗的靶区勾画具有重要的参考意义。谢天鹏等对2010年4月至2013年4月间在四川省肿瘤医院行根治性手术的320例胸段食管癌术后1年内复发的特点及其相关因素进行分析。72例复发患者中，局部复发46例（63.9%），均为区域淋巴结转移，无吻合口复发。局部复发以上纵隔淋巴结转移多见，占局部复发的58.7%；颈部淋巴结转移占19.6%；上纵隔和颈部淋巴结同时转移占17.4%；腹腔淋巴结转移2例。远处转移伴或不伴局部复发26例，占36.1%。由此可见，淋巴结和引流区是术后辅助放疗的重点区域。

Cui对胸段食管鳞癌根治术后的复发模式进行了分析，并探索其对患者术后放疗CTV勾画的意义。2014～2018年，共有428名根治性手术后复发的食管鳞癌患者被纳入本研究。这些患者都经历了吻合口和（或）区域淋巴结（LNR）复发。428例患者中，仅吻合口复发27例（6.3%），仅LNR复发184例（43.0%）。LNR不包括在T形CTV中的比例在胸上段、胸中段、胸下段分别为12.5%（1/8）、4.7%（6/128）和10.4%（5/48）。

沈文斌等认为食管癌术后靶区设计应该有选择性，术后靶区范围除常规应该依据不同病变部位制定外，还建议对于胸上段N1期患者应该注意腹腔淋巴结引流区，胸下段N1期患者应该注意锁骨上区淋巴结引流区的预防性照射，另外T3、T4期胸中/下段癌患者的术后靶区建议包括吻合口。目前对于术后放疗的CTVn勾画范围尚不明确，刘锐锋等比较了食管癌根治术后IFI和ENI的患者，发现与ENI相比，IFI不仅能提高食管鳞癌患者术后生存率，并且有较小的毒副作用，认为对于术后放疗的患者可以考虑采用IFI。

中国食管癌放射治疗指南推荐，食管癌根治术后CTV靶区勾画范围：双侧锁骨上区及上纵隔区，即104、105、106、107组。如果下段食管癌且淋巴结转移≥ 3 枚，采用单一放疗时，建议包括以下淋巴结区：104、105、106、107及腹部1、2、3、7组。如果为胸上段食管癌或上切缘≤ 3 cm者，建议包括吻合口。

《胸部肿瘤放疗规范和靶区定义》中建议如下。胸上段（CTV）：上界为环甲膜水平，下界为瘤床下3cm或隆突下2 ～ 3cm，包括中下颈部、锁骨上、1、2、4、7、8U及部分8M组相应淋巴引流区。胸中段：上界为肺尖水平，下界为瘤床下3cm，包括2、4、7、8U、8M组淋巴引流区。胸下段：上界为主动脉弓下，下界为腹腔干水平，包括4、7、8U、8M、8Lo、16、17、20组淋巴引流区。

由于手术所致解剖结构变化，在术后放疗靶区勾画时，还应该考虑胸胃的位置。一般而言，胸胃在左侧胸腔时，术后放疗对其影响较小，靶区勾画基本不受胸胃的影响。当胸胃在右侧胸腔时，靶区勾画时需注意胸胃保护，但如果患者胸胃刚好位于食管床，在术后放疗中可能会受到较高剂量的照射，在靶区勾画时需要格外注意。

■ 示例

（1）病情简介：患者××，进行性吞咽梗阻1个月入院。胃镜提示距门齿25 ～ 31cm新生物，活检提示鳞癌。行胸腹腔镜下食管癌根治术，术后分期为T3N2M0。

（2）诊断与靶区勾画原则

1）患者诊断明确，为胸中段食管鳞癌伴纵隔淋巴结转移（T3N2M0，Ⅲ期）术后，患者术前未行放化疗，根据治疗原则和患者意愿，选择辅助放化疗。

2）靶区勾画原则：根据患者肿瘤部位和分期，术后预防性照射瘤床区（CTVt）和高危淋巴结引流区（CTVn）。

3）靶区勾画示例（图10-4-4）：

◆ 红色为预防照射淋巴引流区（CTVn）

◆ 紫色为瘤床区（CTVt）

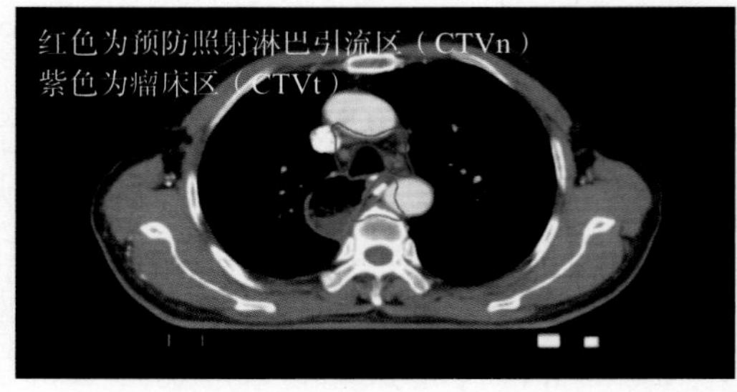

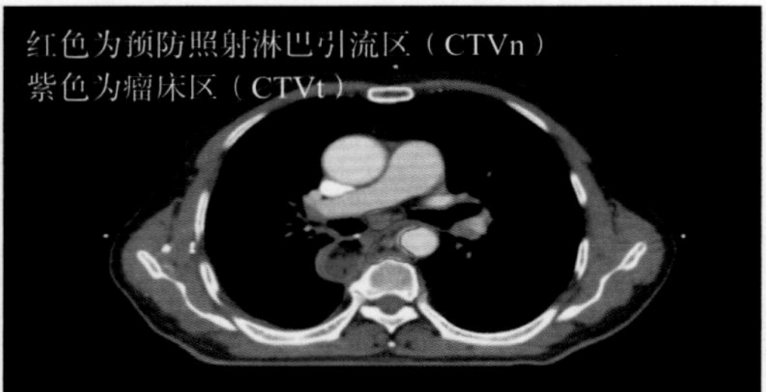

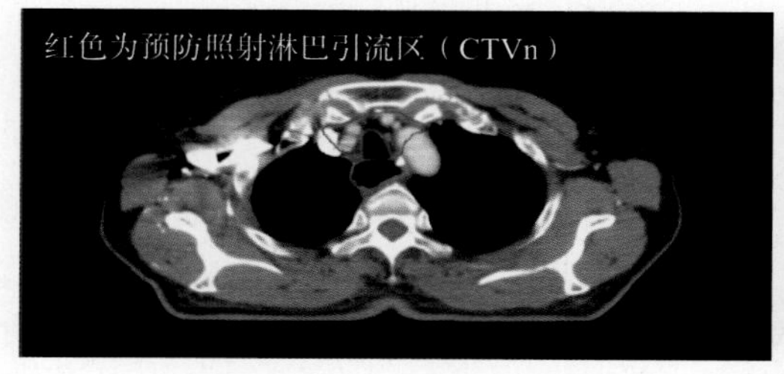

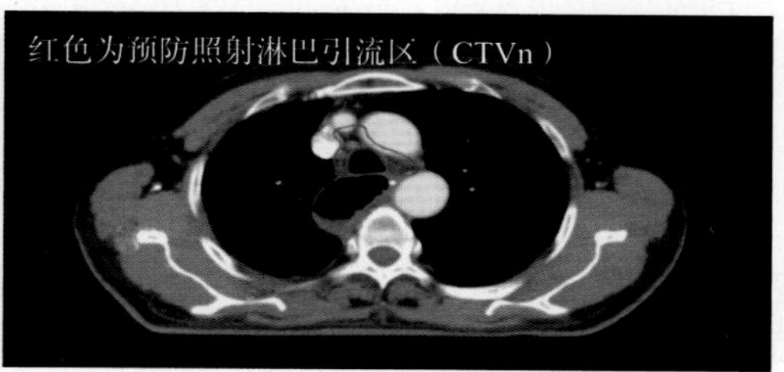

图10-4-4　一例辅助放疗食管癌患者靶区勾画

第五节　食管癌的精准放疗计划

近20年来，放疗领域的硬件及软件都得到了飞速发展。放疗设备从^{60}Co治疗机全面向直线加速器过渡，照射技术从简单的三维适形治疗发展到了更为精确的固定野调强治疗和弧形旋转调强治疗等技术。在三维适形治疗时代，放疗计划采用正向设计的方式，即手动调整射野角度、铅门形状、射野权重和（或）楔形板的型号等少量参数，使模拟剂量分布满足临床的要求。适形治疗计划通常能够保证靶区接受足够的放疗剂量，并在一定程度上降低正常组织的受量，但由于剂量的跌落无法做到十分迅速，正常组织的受量无法降到很低的程度。放疗硬件和技术的升级，大幅提升了治疗计划的设计自由度，尤其是多叶准直器（multi-leaf collimator，MLC）与加速器机头的整合，使得每个射野均能形成各种特殊形状，加上可调的射野权重，可以形成复杂度较高的剂量分布，在靶区剂量足够的前提下，各正常组织剂量可得到极大的控制。

精确调强治疗时代，放疗计划设计的自由度大幅增加，三维适形治疗阶段那种正向设计的方式不再适用，因此逆向优化治疗计划系统（treatment planning system，TPS）逐渐在临床上应用起来。在逆向优化治疗计划系统（图10-5-1）中，用户通常只需要设定射线能量、角度、床角度等参数，然后再设定计划想要达到的剂量目标，如靶区平均剂量与最大剂量、正常组织最大剂量与最大剂量体积等，然后由系统根据既定目标自动优化出射野形状、权重等参数，形成最优计划方案。

本节主要针对现代主流的调强治疗技术及其治疗计划设计要点进行介绍，首先回顾

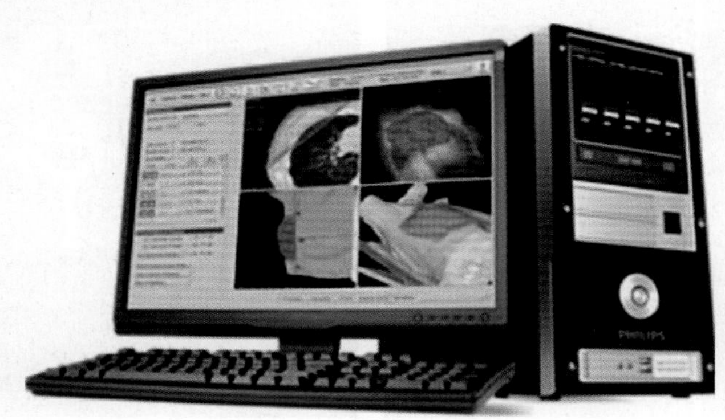

图10-5-1　逆向优化治疗计划系统

一下传统的食管癌二维、三维适形计划方式。

一、二维放疗计划

食管癌的二维放疗通常采用仰卧位，双手交叉置头顶，用热塑胸部体罩固定，模拟定位机下对射野进行定位。三野等中心照射，以病变长度上下延伸5 cm作为照射范围。野宽一前野6 cm，二后野宽5 cm，6～8MV直线加速器照射。二维放疗时，通常以食管造影作为设野依据，但由于钡剂无法显示食管管腔外肿瘤大小、浸润深度等，以钡餐显示管腔作为射野中心实施放疗，可能会出现部分肿瘤剂量不足而导致肿瘤局部复发的风险，进而导致5年生存率低。但如果扩大照射面积，又会对周围组织造成损伤，使患者毒副反应重、生活质量差。四川省肿瘤医院李昉等通过比较调强适形放疗和二维放疗治疗局部晚期非手术食管癌患者的疗效和安全性发现，调强适形放疗联合化疗治疗局部晚期非手术食管癌患者，具有满意的近期效果，与常规放疗联合化疗的治疗方案相比，减少了正常组织的照射剂量，尤其是放射性肺炎、放射性肺纤维化等晚期放射性不良反应明显减少，提高了生存质量，值得在临床上推广。

二、三维适形放疗计划

三维适形放疗计划通常根据靶区大小、形状采用不同射野模式，并合理使用楔形板补偿照射。

颈段食管癌的三维适形计划相对来讲难度不大，需要先布置90°和270°附近左右两个射野，再布置0°的射野，视情况选择是否布置180°的射野，如图10-5-2所示。射野的权重分配需要手动调整至靶区内剂量分布均匀，且脊髓最大剂量尽量小于40Gy。

胸段食管癌的三维适形计划需要考虑到危及器官，除了脊髓以外，还有双肺、心脏的剂量需要注意。一般采用4～6个射野，由于适形计划的强度调制能力有限，心脏和双肺的受量通常较高，各射野权重也需要不断调整直至达到临床能接受的剂量目标（图10-5-3）。

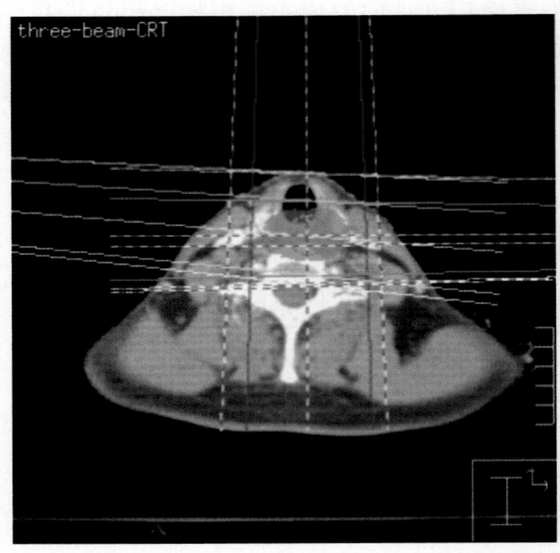

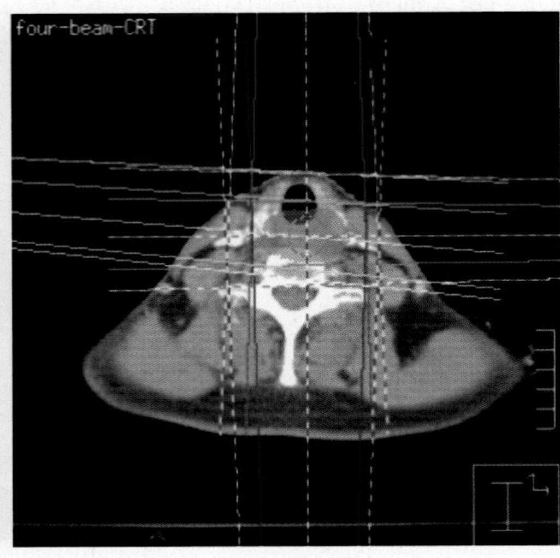

图10-5-2　颈段食管癌三野（左）、四野（右）布野示意图

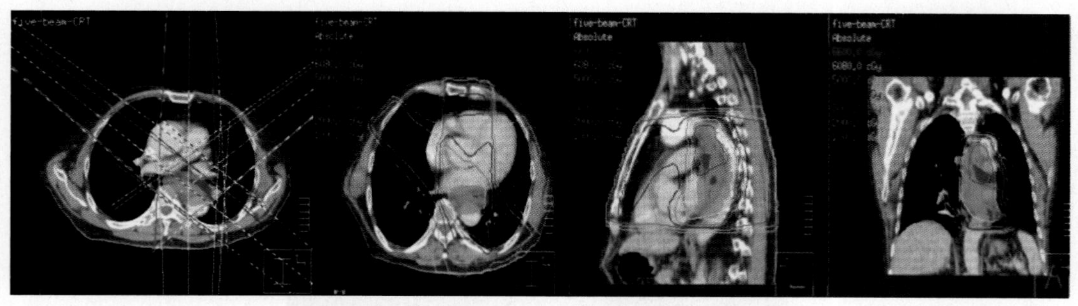

图10-5-3　胸段食管癌五野布野及剂量分布示意图

张伟等分析了2009年1月至2011年6月在四川省肿瘤医院行三维适形放疗或调强放疗放疗上段食管癌的疗效与剂量学差异。研究发现，三维适形组总有效率为80.0%，调强组为85.0%，无显著性差异，GTV和PTV剂量参数D_{mean}、D_{max}无显著性差异，均能使靶区达到治疗剂量。调强组，GTV和PTV的D_{95}、D_{99}、HI（均匀性指数）、CI（适形性指数）等剂量参数显著优于三维适形组。可能的原因是上段食管癌一般与心脏、肝脏距离较远，双肺和脊髓是制约靶区剂量的主要危及器官。三维适形放疗虽然可达到靶区治疗的照射剂量，但对于有区域淋巴结转移、病灶较大的患者，则难以达到理想的剂量分布，为避免损伤周围重要组织或器官，常不得不牺牲局部靶区，导致覆盖率降低。

三、调强放疗计划

（一）固定野调强布野原则与要点

在固定野调强计划中，虽然最终计划质量很大部分取决于逆向优化剂量目标的设置与权衡，但射野角度是计划的基石，决定了最终计划质量的上限。

针对食管癌放疗患者，考虑到食管及周围的正常组织器官的解剖关系，固定野调强计划中射野角度应遵循以下几个原则。

1.就近原则　射野应从尽量短的路径入射至靶区，以求穿射较少的正常组织，降低正常组织剂量。

2.避开原则　对于需要优先保护的危及组织和器官，射野应尽量避免直接穿透其中。

3.沿纵隔前后方向布野　为了减少肺的受量，减少肺的受照体积，射野角度应集中于0°和180°附近，以求较少地穿透肺组织。

4.沿靶区长轴布野　提高靶区适形度。

（二）固定野调强布野方式

食管分为颈段、胸上段、胸中段和胸下段，头脚方向跨度较大，放疗部位甚至可低至腹部。由于不同节段的食管周围正常组织情况不尽相同，因此不同节段的食管癌布野方式也有一定区别。

对于颈段食管癌，食管位于躯干中间位置，除脊髓外，周围无须严格控制剂量的正常组织和器官，因此可以采用七野或五野在360°内均匀分布的布野方式（图10-5-4）。

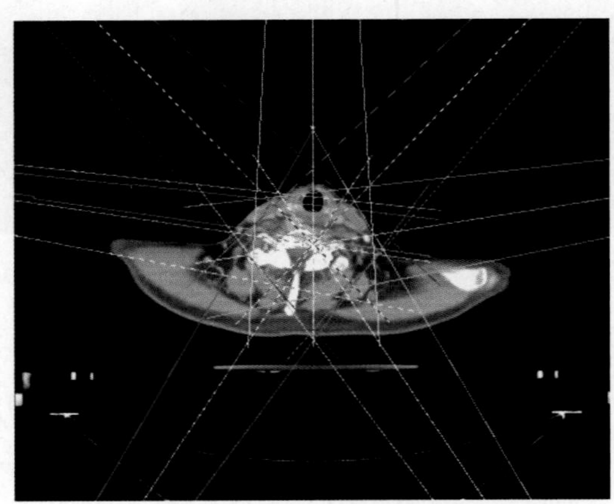

图10-5-4　颈段食管癌布野方式

对于胸上段食管癌，一般布置5个射野，但由于肺组织的出现，这5个射野一般不再采用360°范围内均分的方式，而是呈现出射野角度尽量靠近0°和180°的情况。因为均匀分布的射野虽然有利于提高靶区剂量的适形度和均匀性，但也增大了受照射的肺组织体积，不利于随后逆向优化中肺剂量的降低。而射野角度越靠近0°或180°，受到射线波及的肺组织就越少，利于肺受照剂量的控制（图10-5-5）。

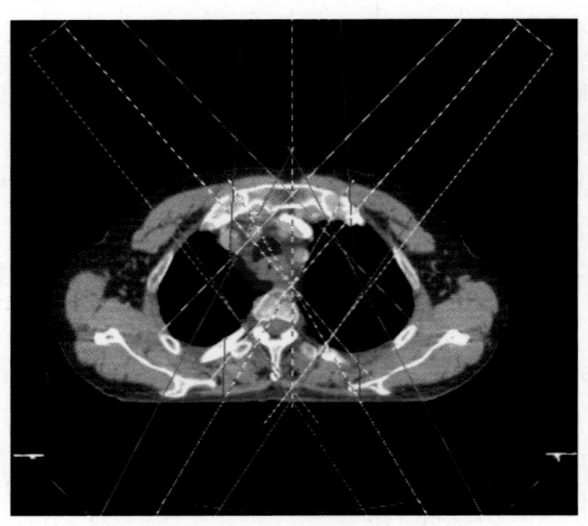

图10-5-5　胸上段食管癌布野方式

对于胸中下段食管癌，除了需要考虑肺组织、脊髓以外，还需要考虑控制心脏的受量。射野可以选择5个或者7个，可选的布野方式更多一些，如图10-5-6所示，但布野时依然要注意，如果射野偏离0°或180°较多，则靶区的剂量覆盖率及均匀性会增加，但肺组织受照剂量特别是低剂量照射区域的体积如V5可能会提高。

对于腹段食管癌，涉及的正常组织则更多，如肝脏、胰腺、肾脏等，一般来讲可以

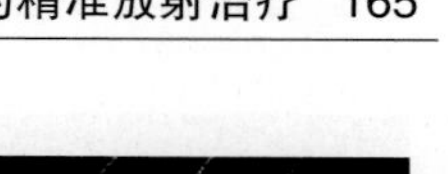

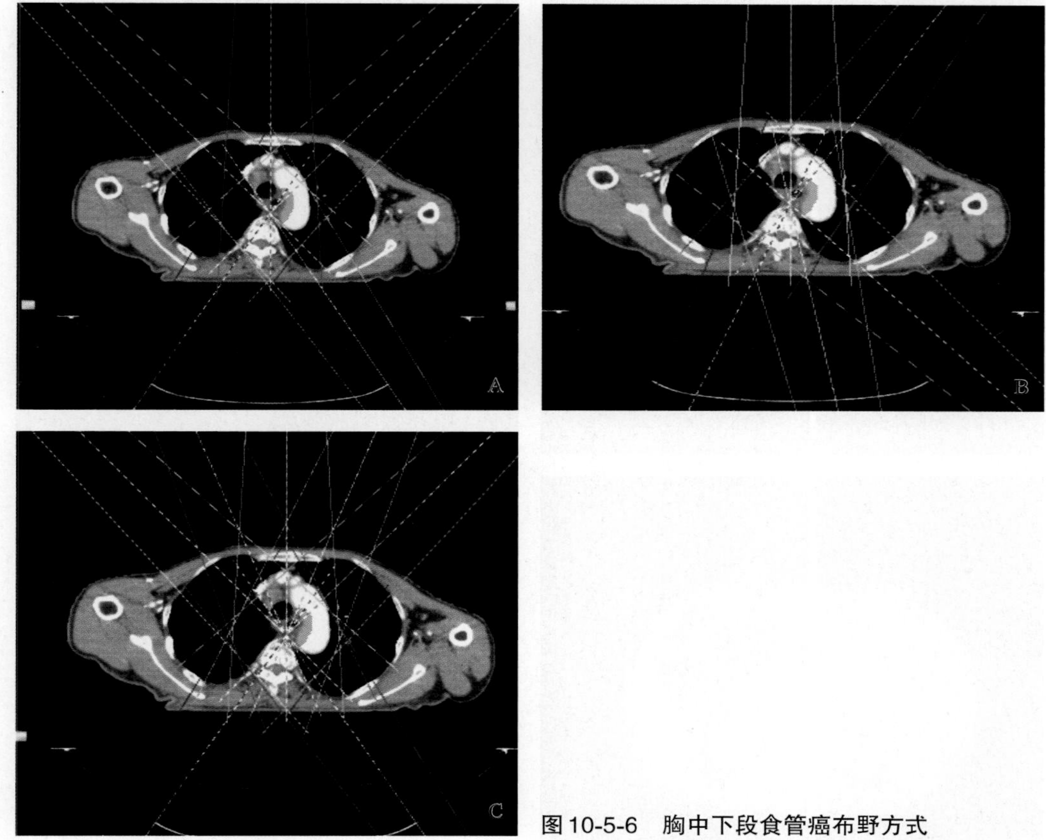

图10-5-6 胸中下段食管癌布野方式

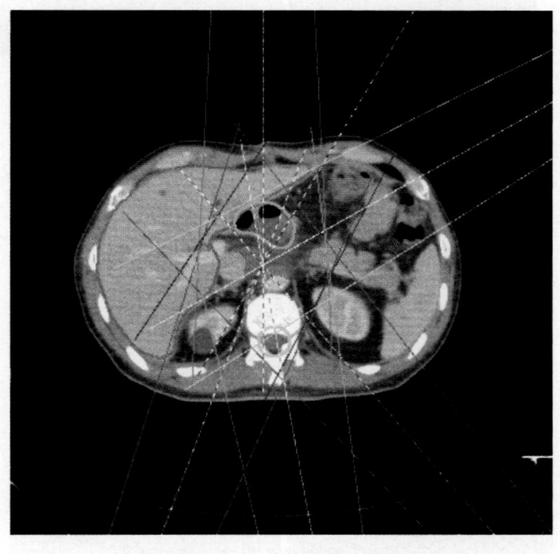

图10-5-7 腹段食管癌布野方式

采取图10-5-7这种六野布野方式，尽量避免从右侧肝脏部位直接射入，而是选择前后方向，适当增加左侧的射野，以提升靶区剂量覆盖效果。

据前所述，不同部位的食管癌的布野方式不尽相同，全段食管癌放疗中靶区较长，覆盖范围广，肺、心脏、脊髓的剂量限制给予计划者较大的压力，通常肺V5、V20和心脏V30之间需要做一定取舍。计划者可以适当旋转次级准直器角度，减少漏射线，缩短MLC行程。全段食管癌的布野方式灵活，需根据实际情况选择布置7个射野，方案可选择195°、225°、300°、0°、60°、135°、165°或210°、320°、340°、0°、20°、40°、150°。计划者亦可通过固定铅门技术，实现对食管的不同分段，采取不同角度进行照射的方式（图10-5-8）。

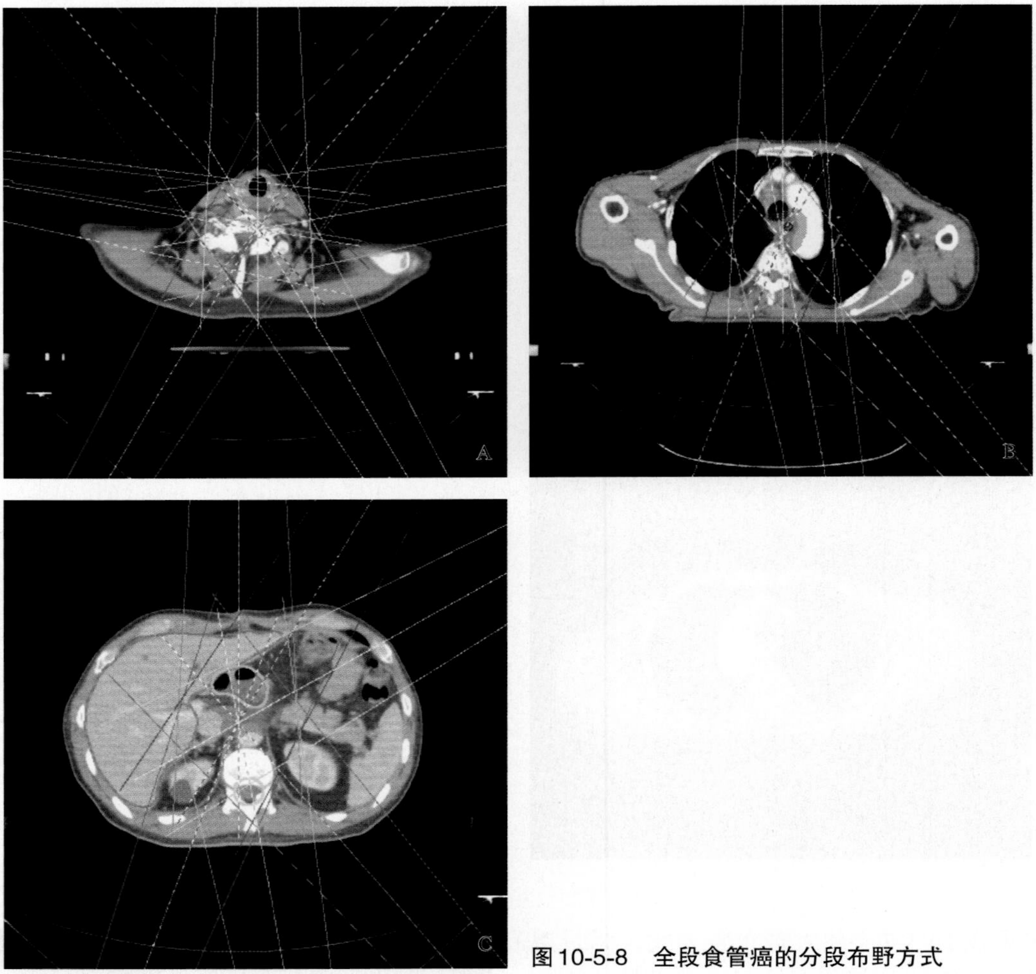

图10-5-8 全段食管癌的分段布野方式

（三）弧形旋转调强布野方式

对于弧形旋转调强而言，弧形角度范围可以设置为全弧，这是由于即使是全弧度照射，部分计划系统也能根据逆向优化目标的设置来选择各个角度射束的权重，甚至将某些角度的射野权重归零，即不出束（图10-5-9）。若计划系统无法自动优化出束角度，则用户可根据临床需求直接设置为段弧，如181°～220°，320°～340°和140°～179°，这种段弧的设置方式主动避免了射野从大部分肺组织中进行透射，可得到肺组织剂量较低的放疗计划。

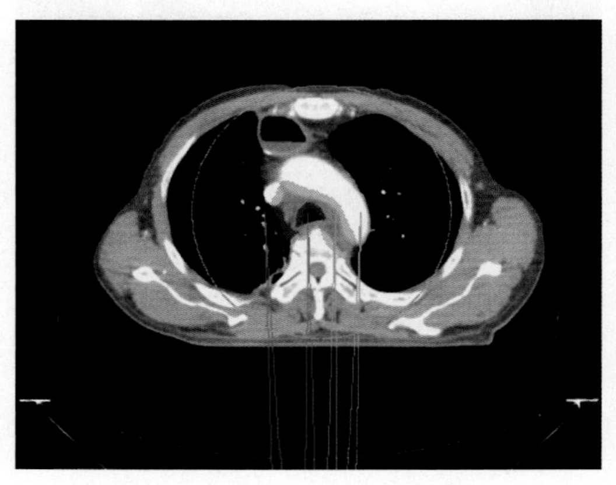

图10-5-9 全弧度照射食管癌

（四）逆向优化剂量目标

不论是固定野调强还是弧形旋转调

强，都涉及逆向优化这一步，即计划者给定一些靶区和正常器官的剂量目标及对应权重，再由优化器自动计算出最优方案。在不同的治疗计划系统中，其剂量目标和权重的设置方式不尽相同。一般来讲，靶区的剂量目标有最大值、最小值、平均值和最小剂量体积等，正常组织的剂量目标有最大值、最大剂量体积、平均值等。合理的剂量目标及对应权重的设定因计划系统而异，需要计划者不断地积累经验与技巧。除了对于正常组织和靶区设定剂量目标以外，计划者还可以勾画出额外的剂量控制区域并设定合理的剂量目标，以达到理想的剂量效果。图10-5-10展示了双肺中的两个剂量控制区域，通过这个区域施加最大值或最大剂量体积的目标，可以有效地控制肺组织的剂量，在弧形旋转调强计划中可以在部分计划系统中实现角度规避的效果。图10-5-11展示了控制靶区适形度的常用技巧，即在靶区周围勾画数个剂量控制环，通过梯度限制控制环中的受照剂量，从而可以控制靶区周围的剂量跌落梯度，降低周围正常组织剂量。

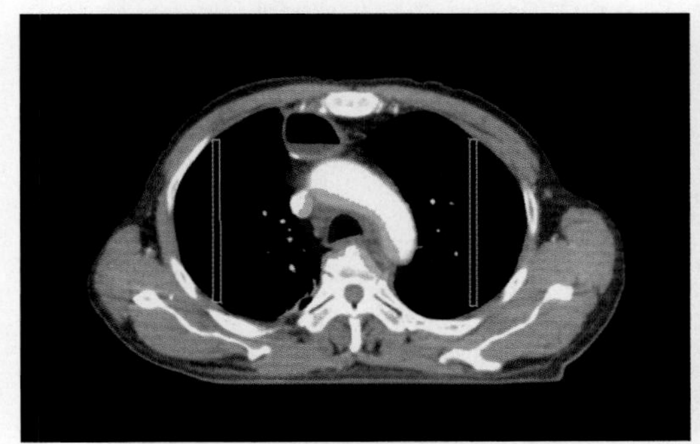

图10-5-10　肺部剂量控制区域

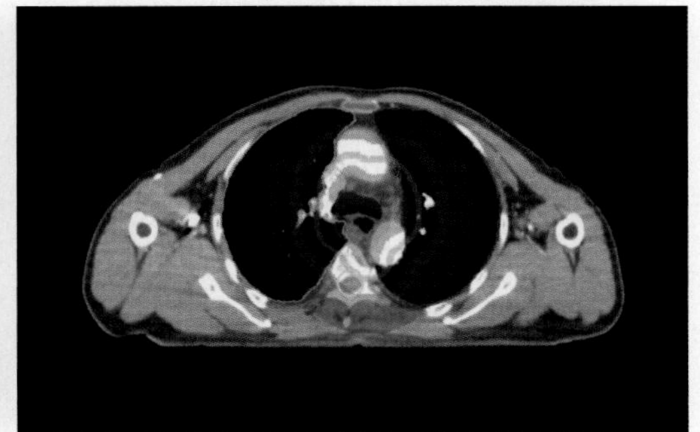

图10-5-11　靶区周围剂量控制环

第六节　食管癌的精准照射

对于食管癌来说，放疗在其治疗周期中占据很重要的地位，一方面放疗是一种确定性的局部治疗手段，也是手术治疗的辅助手段，食管癌的放疗是以外照射为主（EBRT），偶有近距离治疗的方案解决特殊的食管癌类型，外照射根据射线不同主要分为光子和粒子放疗，从技术手段上来讲目前适形放疗（3DCRT）和适形调强放疗（IMRT）是主流技术，相比之下IMRT技术在心、肺等额外剂量控制上更具有优势，螺旋断层放疗（TOMO）、容积旋转调强放疗（VMAT）、质子放疗等技术也有应用于食管癌放疗中的报道，图像引导放疗（IGRT）技术在食管癌的精准放疗中也具有非常重要的意义，其技术包括锥形束CT（CBCT）、磁共振引导放疗（MR-Linac）、体表光学引导放疗（SGRT）技术等。

一、发展历史

食管癌的放疗发展是随多学科共同发展而进步的，总体来说经历了三个阶段：①二维放疗时代；②精确放疗时代；③多学科融合的放疗时代。二维放疗时代主要以2D放疗为主导的技术方案，即放疗时通过X射线机和临床经验定义靶区，靶区有初级的适形，X射线刚被发现不久就用于医疗领域，在很长一段时间内人类还没有完全清楚X射线/γ射线等辐射是如何与生物体作用的，放疗以比较直接的方式进行，放射源主要包括X射线和镭/钴等核素源的辐射（图10-6-1），经过长期的临床反馈进步，逐步形成了体积/靶区概念，形成了正常器官和危及器官保护的概念。CT技术诞生后，随着计算机技术、放射生物学等学科的进展，逐步形成了以剂量先行的放疗理念，在该阶段主要以三精放疗为代表，即精确定位、精确计划、精确照射。其最具代表性的技术为IMRT，在其技术基础之上衍生了有影像学引导技术的IGRT、MLC和机架动态旋转调强的VMAT技术等。

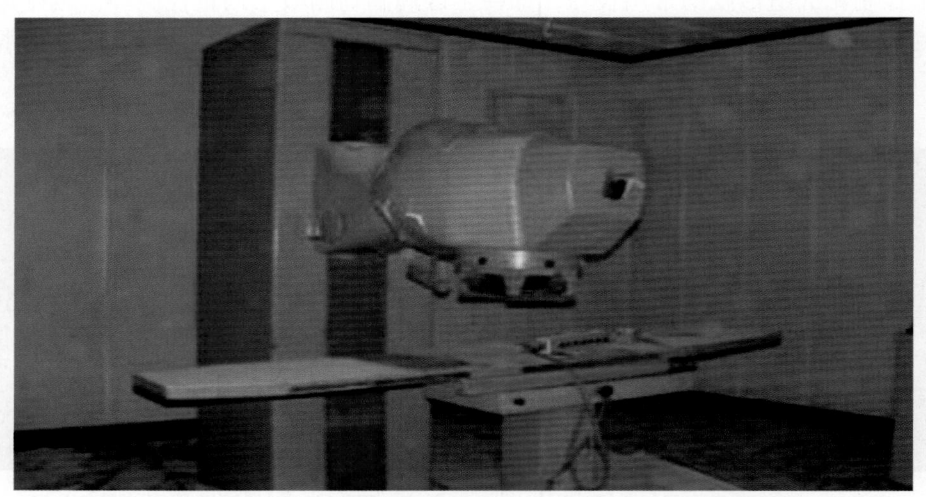

图10-6-1　早期国产钴-60远距离放疗设备（山东新华，四川省肿瘤医院1984）

随着对食管癌的深入研究，放疗与其他治疗手段的协同作用越来越凸显，其中包括营养支持治疗、靶向治疗和免疫治疗，放疗技术在多模态组学技术加入后，对于靶区的定义也更加精准，由此进入多学科融合放疗阶段。

二、放疗技术

用于食管癌的放疗一般有内照射和外照射，外照射放疗技术从时间进程上来说主要是有普通放疗、3DCRT、IMRT、VMAT、TOMO、粒子放疗等，其中一些技术的剂量学差异在图10-6-2进行展示。总体来说放疗的目的是将剂量精确投放，并且尽可能地减少对正常组织的损伤。

在实施放疗时，主要考虑的是确保剂量交付的准确性，首先需要进行患者信息核对，同时核对患者的固定装置、配件信息是否正确，装置配件是否完好，由于食管位于纵隔内，周围有肺、心脏、脊髓等危及器官，这对于剂量交付的准确性具有较高要求。

三、图像引导技术

图像引导下放疗（图10-6-3）是目前主流的技术，有了图像引导技术，在放疗剂

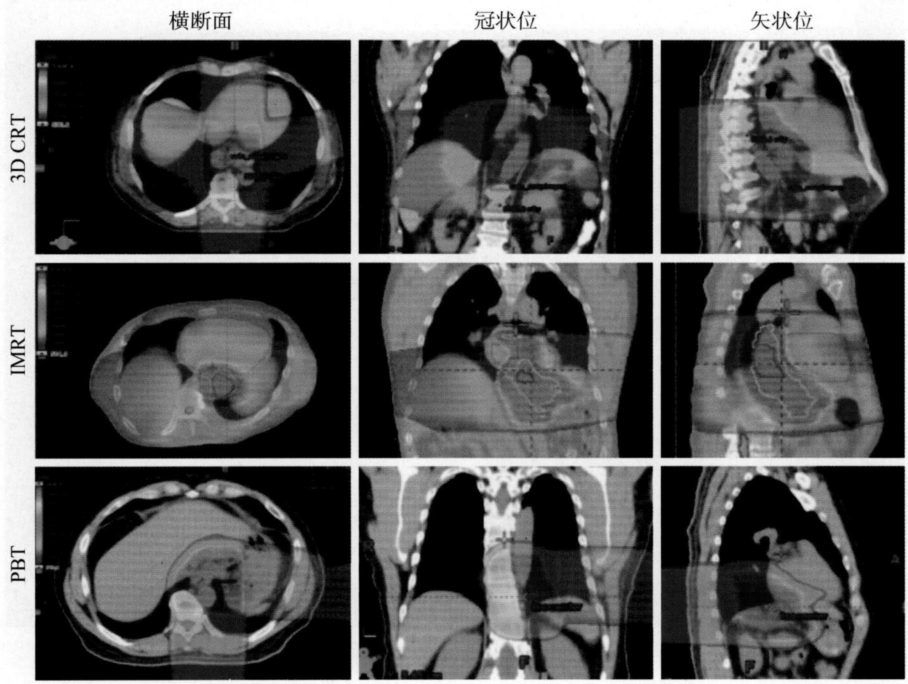

图10-6-2　3DCRT和IMRT技术、质子放疗（PBT）技术在食管癌中剂量分布差异

左中右分别为不同截面的展示，上中下分别是3DCRT、IMRT和质子放疗

量交付之前有了更准确的判断方式，通常将此过程称为配准。常见的图像引导技术为CT，在直线加速器为千伏级锥形束CT，TOMO为兆伏级扇形束CT，两种方式都能够对目标区域进行成像，与计划的图像融合用于放疗前的引导，图10-6-4展示了放疗时使用CBCT对食管癌放疗的引导配准。除了CT的方式以外，还有正交X射线、超声引导、MR引导（图10-6-5）等方式，通常主诊医师会根据患者情况及放疗中心所配置的设备选择适合患者的技术方案。

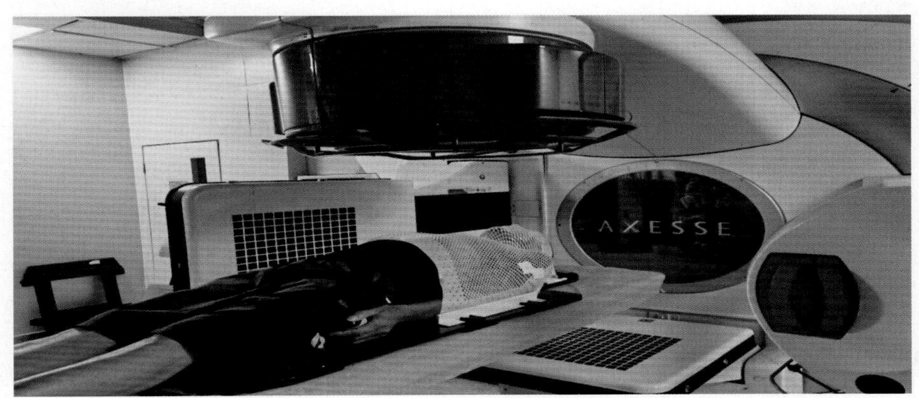

图10-6-3　正在执行放疗的食管癌患者（图像引导下放疗）

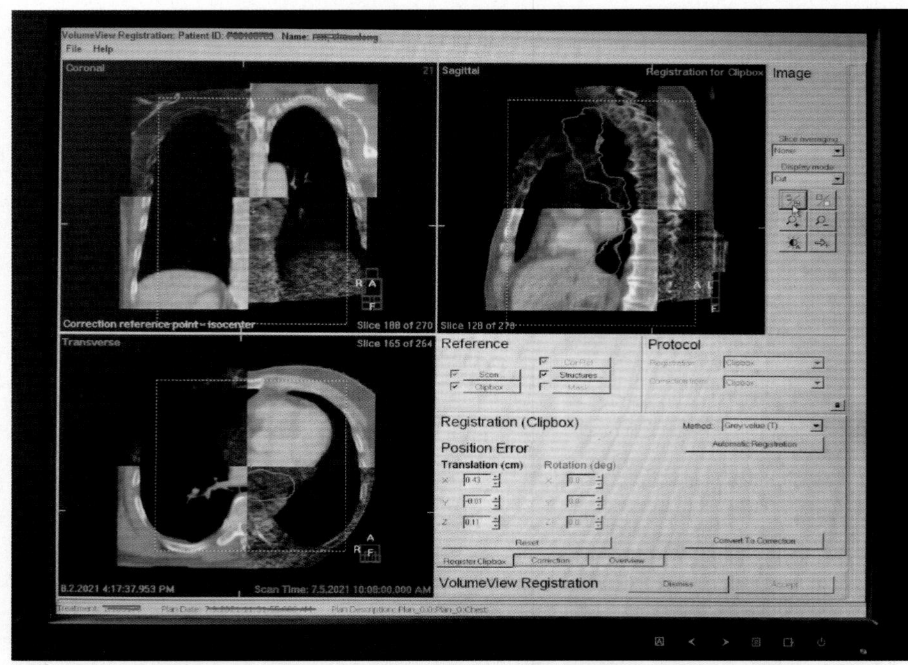

图 10-6-4　食管癌放疗患者图像引导配准界面（CBCT 引导）

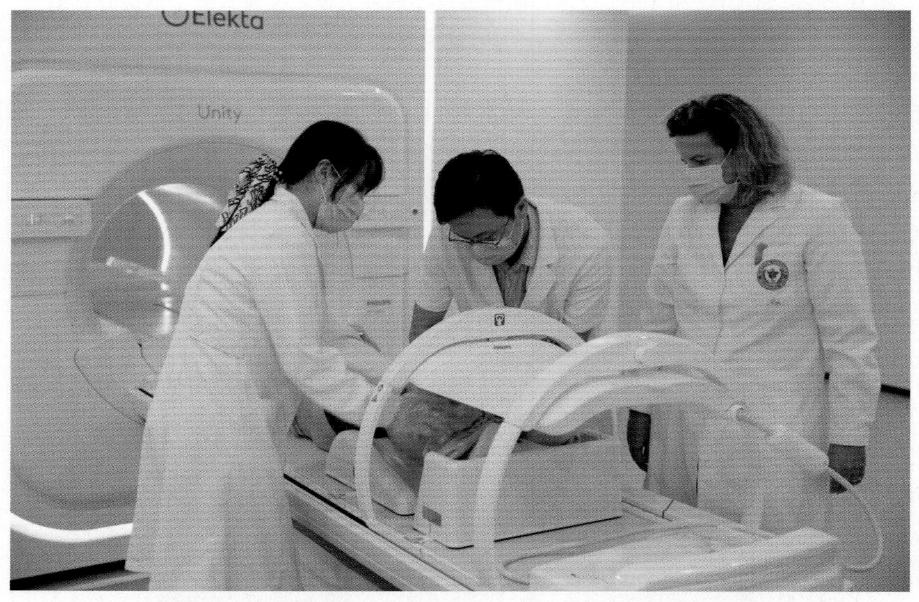

图 10-6-5　核磁加速器治疗场景（Unity，医科达，瑞典，四川省肿瘤医院）

四、辅助运动管理技术

值得注意的是，在食管癌的放疗中，由于下段食管与膈肌、胃邻近，其动度易受呼吸或进食影响，在实施放疗时需要进行呼吸运动管理及禁食管理。常见的方式为在CT定位时实施4DCT，以更精确地确定靶区运动范围，配合腹压板、主动呼吸控制（ABC）等呼吸运动管理技术（图10-6-6）。

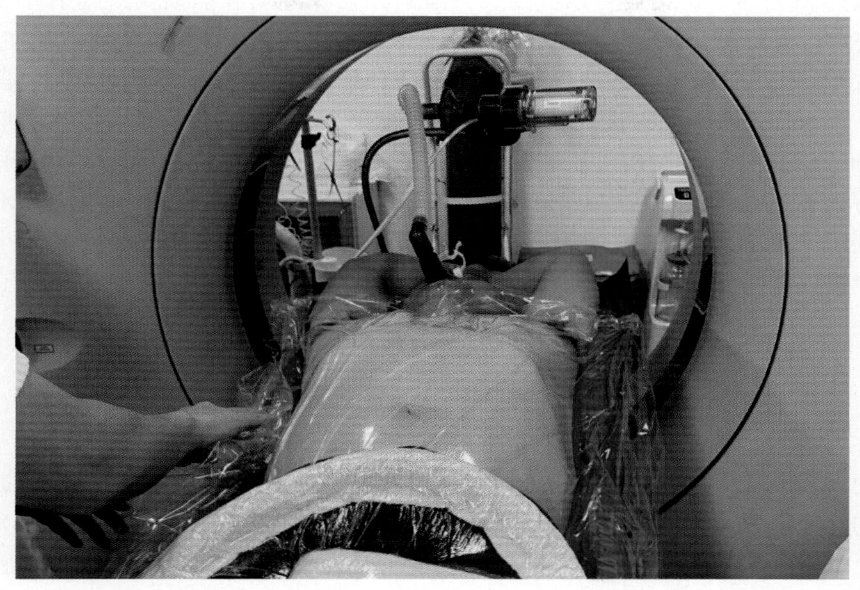

图10-6-6　ABC＋真空垫负压膜（Body-Fix）的呼吸运动管理技术

以上诸多技术的辅助，确保了食管癌放疗剂量交付的准确性，除此以外，还有诸多流程、环节配合，如专业的放疗系统、完善的从业人员培训和实施程序，确保精准照射的实施。

第七节　食管癌放疗不良反应的预防及处理

一、组织放射反应分类和放射损伤类型

食管癌放疗相关的不良反应主要是电离辐射对食管及其周围正常组织造成的放射损伤。根据组织放射反应出现的快慢，将组织分为早反应组织和晚反应组织。早反应组织是指增殖分裂活跃、细胞更新速度快、对射线早期反应强烈的组织。早反应组织对辐射更敏感，照射后的损伤很快就会表现出来。早反应组织主要依靠活跃的细胞增殖来维持细胞数量，从而对损伤进行修复。此类组织包括皮肤、黏膜、骨髓和大部分肿瘤组织。晚反应组织的特点与早反应组织不同，其分化迟缓，细胞更新速度慢，照射后的损伤很晚才会表现出来。晚反应组织仅以修复代偿其正常的细胞功能，往往靠未受损伤细胞的复制来代偿，而不是干细胞分化成终末细胞的结果。晚反应组织比较有代表性的是神经、骨骼、脊髓和肺脏。分次剂量对早反应组织和晚反应组织影响是不一样的，晚反应组织对分次剂量的变化更敏感，换句话说，加大分次剂量时，晚反应组织的损伤会加重。在治疗时间方面，晚反应组织则对治疗时间的变化并不敏感。因为晚反应组织更新慢，在放疗阶段并不能代偿性生长，减少治疗时间会增加对肿瘤细胞的杀灭，但不会增

加晚反应组织的并发症。然而早反应组织对治疗时间变化更敏感，缩短治疗时间会增加早反应组织的损伤。

与放疗相关的不良反应可以分为急性放射损伤和晚期放射损伤，其中急性放射损伤发生在放疗开始后3个月内，往往开始于常规放疗的第2～3周，呈现自限性的特点。发生在放疗结束后3个月的毒副反应为晚期放射损伤，通常为不可逆的损伤。食管癌放疗的急性放射损伤多为放射性皮肤反应、放射性食管炎、放射性肺炎；晚期放射损伤包括慢性肺纤维化、放射性食管狭窄、放射性气管狭窄、放射性心脏损伤和放射性脊髓炎。随着计算机技术、影像学技术的发展，常规放疗逐渐被精确放疗取代，IMRT在临床中得到广泛应用，其剂量学优势明显优于常规放疗，患者放疗毒副反应的发生率及不良反应严重程度明显降低。

二、食管癌放疗的常见不良反应

（一）放射性皮肤反应

放射性皮肤反应是指在放疗中及放疗后在照射野内发生的皮肤黏膜炎症性损害。几乎所有的放疗患者均会出现不同程度的放射性皮肤反应。放射性皮肤反应可分为急性放射性皮炎和慢性放射性皮炎。急性放射性皮炎主要表现为红斑、水疱、干湿性脱皮和疼痛；慢性放射性皮炎表现为毛细血管扩张、脱毛、色素沉着、萎缩、纤维化、溃疡和坏死。

放射性皮炎的诊断标准较多，包括RTOG、CTCAE和WHO标准，目前RTOG分级标准在临床应用广泛。根据RTOG对放射野皮肤急性放射损伤分级标准，可分为5级，即0级：皮肤基本无变化；Ⅰ级：轻度红斑，出现干性脱皮，汗出量减少；Ⅱ级：明显红斑，片状湿性脱皮，中度水肿；Ⅲ级：融合性湿性脱皮，重度水肿；Ⅳ级：溃疡、出血、组织坏死。

大多数患者在常规照射剂量20Gy时出现放射性皮肤反应，轻者皮肤红斑，严重时可出现溃疡及坏死。放射性皮肤反应的发生机制：电离辐射作用于生物体内的水分子产生大量氧自由基，对电离辐射敏感的皮脂腺、毛囊和表皮基底层细胞受到氧自由基的攻击，导致皮肤基底层细胞受损，角质形成细胞分泌大量细胞炎性因子，肿瘤坏死因子（TNF）-α、白细胞介素（IL）-6、组胺等可引起组织细胞变性，出现红斑和痒感。随着放疗的次数、剂量增加，基底层细胞完全破坏，导致干性脱皮，如治疗不及时，随之后期可出现湿性脱皮甚至溃疡、坏死。总体来说，早期的病理机制是电离辐射损伤表皮基底层细胞和浅表毛细血管，表现为脱屑、红斑、水疱、疼痛等；随着放疗剂量的增加，皮肤全层、皮下组织、脉管系统和结缔组织受损，毛细血管管腔狭窄闭塞，真皮和皮下组织被纤维组织取代，表现为皮肤色素沉着、感染、溃疡、坏死及病理性纤维化。

放射性皮炎的发生及严重程度与电离辐射类型、照射剂量、分割方法、照射技术等密切相关。例如，X射线穿透能力较弱，大部分被皮肤吸收，导致放射性皮炎。皮肤作为早反应组织，用同样剂量的放射线照射造成的生物效应是不同的，超分割方式照射产生的放射性皮炎往往更为严重，但常规分割照射，对皮肤的损伤则较小。

为了避免放射性皮炎给患者带来身体和经济的负担，预防放射性皮炎的发生显得尤为重要。放疗前向患者及其家属宣教保护照射野皮肤对预防放射性皮炎非常重要，具体表现为穿全棉柔软、吸水性强的内衣，照射野皮肤用温水和柔软毛巾轻轻沾洗，保持皮肤干燥，尤其是褶皱处皮肤，照射部位发痒时可轻轻拍打，禁用手抓，禁用肥皂擦洗或热水浸浴，不可随意涂擦碘酊、乙醇、化妆品等刺激性物品，外出时应局部遮挡，防止日光直接照射，皮肤有脱屑时禁用手撕剥，照射野皮肤禁行穿刺操作。尽量减少皮肤的摩擦次数，减小对皮肤造成的刺激，如果发生感染要及时对症治疗。发生放射性皮炎时患者感到焦虑、恐惧，缺乏治疗信心，应密切观察患者的心理变化，安慰、鼓励患者，及时答疑，解除其思想顾虑。

Yang等收集了30例出现严重皮肤反应的颈段和胸上段食管癌的放疗计划患者数据，采用皮肤剂量限制技术来重新制订放疗计划，与旧计划相比，新计划可显著降低皮肤剂量，而对靶体积和危及器官的剂量分布影响不大。

对已发生的放射性皮炎应立即处理，了解患者接受放疗的次数和剂量，观察皮肤改变及破损程度，根据放射性皮炎的程度制订治疗方案，尽可能预防或延迟Ⅲ级或Ⅳ级放射性皮炎的发生。不同分级的处理原则如下。1～2级：温水轻轻清洗患处皮肤，充分冲洗并用软毛巾拍干，使用水性乳膏保湿减轻瘙痒和炎症。3级：评估患者是否需要暂停放疗；用温热或室温生理盐水清洗，可考虑使用外用产品，如抗菌乳膏、水凝胶和水胶体敷料，可以起到保护创面、防止继发感染、创造湿性环境、促进伤口愈合和保护创面神经末梢、减轻疼痛的作用。4级：（永久性终止放化疗）患者可能需要清创或植皮，保持创面清洁，管理疼痛，评估患者是否需要预防或治疗感染。

一些药物如康复新溶液、三乙醇胺乳膏、重组人表皮生长因子、多磺酸黏多糖软膏、射线防护剂、维生素B_{12}、新型敷料及一些中药等用来防治放射性皮肤损伤具有较好疗效。应用外用药物时应均匀涂抹于皮损部位，用棉签或指腹部位轻柔涂抹，切忌使用指尖等尖锐物涂抹。值得注意的是，外用保湿剂乳膏、凝胶、乳液或敷料可能造成放疗时局部高剂量，因此不应在放疗前应用，防止因建成效应加重局部反应。

Yao等将脂肪干细胞移植到放射性皮炎模型大鼠中，发现与对照组相比，脂肪干细胞移植组的皮肤损伤、炎症、纤维化和细胞凋亡减少，毛囊和皮脂腺再生增强。进而他们进行了细胞学实验，观察到脂肪干细胞抑制组织蛋白酶F和促凋亡蛋白（Bid、BAX和caspase 9）的表达，促进抗凋亡蛋白（Bcl-2和Bcl-XL）的表达。脂肪干细胞通过抑制凋亡蛋白的表达发挥预防和治疗放射性皮肤损伤的作用，有望成为预防放射性皮肤损伤的良好候选药物。

Lee等的实验证实富含血小板的血浆可以改善放射性皮肤损伤的愈合，对小鼠的背部皮肤进行局部照射后，将富含血小板的血浆注射到照射野的皮下组织内，加快了受损皮肤的愈合，体外实验发现血小板分泌的多种生长因子（血小板源性生长因子、乙型转型生长因子和成纤维生长因子）通过激活PI3K/AKT/NF-κB信号通路，促进了角蛋白14细胞趋向受损部位，并增强了其皮肤修复能力。

Shabeeb等让受照射后的小鼠服用姜黄素，发现受照射皮肤组织中的丙二醛增多，而过氧化氢酶、超氧化物歧化酶、谷胱甘肽和过氧化物酶活性降低，小鼠服用姜黄素后皮肤组织中的抗氧化酶活性增强，姜黄素有可能通过恢复受照射皮肤组织的抗氧化酶活性来防治放疗引起的皮肤损伤。

（二）放射性食管炎

放射性食管炎是食管癌放疗常见的并发症，约70%的食管癌患者会出现放射性食管炎，通常多数患者症状开始于放疗后2周，主要表现为吞咽疼痛、进食梗阻感加重、胸骨后烧灼感、食管溃疡，少数极重者可能出现食管出血、穿孔等危及生命的并发症。

由于放射性食管炎发生时食管黏膜充血、水肿、溃疡，食管内镜检查必将会增加食管炎穿孔、出血的风险，所以放射性食管炎的诊断主要依据患者的症状，一般放疗20Gy左右患者开始出现放射性食管炎相关症状。最初的临床表现为食管黏膜充血水肿，进食有阻挡感，伴有轻度的吞咽疼痛，随着照射剂量的累积及照射时间的延长，可出现胸骨后烧灼感，随后演变为与吞咽无关的持续性胸骨后疼痛。当出现胸背部剧痛、刺激性呛咳、呼吸困难和无原因低热等症状时，应警惕食管穿孔、食管气管瘘的发生。瘘早期表现为剧烈胸背疼痛、发热和白细胞计数升高，出现以上情况时及时处理，行上消化道钡餐造影排除是否有穿孔的情况发生。

放射性食管炎的诊断主要根据美国国家癌症研究所与放射治疗肿瘤协作组共同制定的放射损伤分级标准评级。0级：无症状；1级：轻度吞咽困难或吞咽疼痛，需用表面麻醉药、非麻醉药镇痛或进半流饮食；2级：中度吞咽困难或吞咽疼痛，需麻醉药镇痛或进流质饮食；3级：重度吞咽困难或吞咽疼痛，伴脱水或体重下降大于15%，需鼻胃饲或静脉输液补充营养；4级：完全梗阻，溃疡、穿孔或瘘管形成。

放射性食管炎的发生主要是由于电离辐射产生的氧自由基过多，对细胞的核酸和蛋白质造成损伤，氧自由基攻击细胞膜的多不饱和脂肪酸，引起膜流动性降低、通透性增高、线粒体肿胀、溶酶体破坏及溶酶体酶的释放，TNF-α、IL-1β、IL-6和IL-8等细胞炎性因子引起炎症反应，食管黏膜发生充血、水肿、溃疡所致。放射性食管炎发生时食管的病理改变：轻度表现为表浅性食管炎，基底细胞丧失分裂功能，出现变性坏死，黏膜下水肿，血管扩张，上皮细胞脱落。食管黏膜表现为充血、水肿、糜烂和溃疡。当发展为重度食管炎时，食管浅表坏死组织脱落，食管壁变薄，食管深层肌肉呈灶状凝固性坏死，成纤维细胞浸润，黏膜下层结缔组织增生，逐渐出现纤维化。

放射性食管炎的发生与多种因素有关，包括组织照射总剂量、分割剂量、放疗技术、照射野食管长度、是否联合化疗、营养状况及患者是否患有基础疾病（糖尿病、高血压）等。高龄、颈段食管癌、接受同期化疗或加速超分割放疗者出现放射性食管炎更早、更重。对比单纯放疗，同步放化疗疗效增强的同时也增加了放射性食管炎的发生率。照射野食管的长度、超分割和食管的平均照射剂量是影响急性放射性食管炎的主要相关因素。营养状况指标中人血白蛋白是急性放射性食管炎的独立影响因素，对患者进行营养干预有助于降低急性放射性食管炎的发生率，提高治疗的耐受性。

放射性食管炎的预防：根据患者病情，个体化制定放疗剂量；尽量采用常规分割剂量；治疗中应避免机械和化学性刺激；避免进食辛辣、过热、过冷、过硬及粗糙的食物，防止损伤食管黏膜；进食后应多饮几口清水，将黏附于食管壁上的残渣冲入胃中，保持食管清洁。做好饮食指导，鼓励患者进食高热量、高蛋白、高维生素、低糖的半流质饮食来增加营养，遵循少食多餐原则，饮食清淡，戒烟戒酒，进餐后不立即平卧休息，以免引起食物反流，加重食管黏膜炎症，可适当散步助消化。

放射性食管炎治疗原则为消炎、镇痛、营养支持及对症治疗。轻度放射性食管炎如果不影响进食，可暂观察，多饮水，肠内营养支持治疗，根据患者NRS评分行镇痛治疗；中重度放射性食管炎影响进食者，可给予静脉补液，肠外营养支持；给予激素早期可减少炎症部位充血，抑制炎性介质的产生和释放，促进受损组织修复；口服消化道黏膜保护剂如硫糖铝和口服康复新液等，维生素B_{12}可促进消化道黏膜上皮细胞及血管内皮细胞的生长和修复，加速创面愈合；口服稀释后的利多卡因可达到黏膜表面麻醉效应，能减轻局部疼痛；食管炎严重者必要时需暂停放疗。

Yu等回顾性分析了547例接受同步放化疗的局部晚期食管鳞癌患者，对放射性食管炎做出了基于剂量学参数和炎症指标的模型构建与验证，接受放疗剂量＞61.5Gy的患者比接受放疗剂量≤61.5Gy的患者更可能发生≥2级的放射性食管炎，中性粒细胞淋巴细胞比值（NLR）＜1.71和血小板淋巴细胞比值（PLR）≥136.3与≥2级放射性食管炎的发生显著相关。

Gul等将32例接受放疗的患者分为口服谷氨酰胺组和对照组，治疗结束后，谷氨酰胺组免疫学参数（TNF-α、IL-1β、IL-6和IL-8水平）较对照组显著降低（$P=0.019$），谷氨酰胺组患者放射性食管炎发生率为53.8%，对照组则为100%（$P=0.051$），谷氨酰胺通过抑制细胞炎性因子来预防和延迟食管炎发生。

Li等发现蟾毒合剂口服液可有效预防放射诱发的食管炎，研究者采用X射线建立放射诱导的食管炎小鼠模型，与单纯放疗组相比，蟾毒合剂口服液联合放疗组的小鼠血清中表达碱性成纤维生长因子（bFGF）、TGF-β、IL-6和IL-10的细胞数量明显降低；采用MRI评估食管黏膜水肿情况，与常规用药（包括庆大霉素、地塞米松、山莨菪碱和普鲁卡因）联合放疗组相比，蟾毒合剂口服液联合放疗组小鼠食管水肿程度相似，并且这两个治疗组的食管炎严重程度都较单纯放疗组轻。

（三）放射性肺炎

放射性肺炎是恶性肿瘤经放疗后，放射野内的正常肺组织受到损伤而引起的炎症反应。放射性肺炎是胸部肿瘤放疗中比较常见的不良反应，但食管癌接受放疗的患者发生放射性肺炎相对比较少见，文献报道2级及以上放射性肺炎的发生率为6%～25%。

急性放射性肺炎通常发生于放疗开始后的3～6个月，主要表现为活动后气紧、低热、无明显诱因的刺激性干咳、胸痛和呼吸困难等。查体无特异性，大部分患者没有明显肺部阳性体征，部分患者可有呼吸音粗糙或干、湿啰音。实验室检查、肺功能检测也无特异性。早期的胸部X线或CT影像学可能完全没有任何的改变，随着放疗次数和剂量的增加，CT影像学改变为局限在射野区域内或附近的斑片影、蜂窝样改变；严重时可能出现肺实变影。部分患者只有影像学改变而无临床症状。放射性肺炎的诊断缺少特异性依据，多是根据患者的症状、体征、正常肺组织受照体积和剂量及肺部影像学改变，并排除其他原因所致的上述症状。诊断急性放射性肺炎必须同时具备以下条件：①有肺受照射病史，多发生于从放疗开始后6个月内；②CT影像学改变主要为局限在照射区域内的斑片影、通气支气管征、条索影、肺实变影或蜂窝样改变，少数患者除存在照射区域内改变外，同时伴有放射区域外的相应影像学改变；③至少有咳嗽、气短、发热等临床症状之一，上述症状为放疗后新出现或较前加重，或经放疗减轻或消失后重新出现或加重，咳嗽最为常见，其次为气短，轻者为活动后气短，重者平静呼吸时亦觉气短，约50%患者伴有发热；排除上述症状由下列因素所致：肿瘤进展、肺部感染（细菌、真菌或病毒）、慢性阻塞性肺疾病（COPD）急性加重、心源性疾病、肺梗死、贫血、药物性肺炎等。放射性肺损伤的RTOG分级标准如下。0级：无变化；1级：轻度干咳或劳累时呼吸困难；2级：持续咳嗽需麻醉性止咳药或稍活动即呼吸困难，但休息时无呼吸困难；3级：重度咳嗽，对麻醉性止咳药无效，或休息时呼吸困难，或临床或影像有急性放射性肺炎的证据，或间断吸氧或可能需类固醇治疗；4级：严重呼吸功能不全，或持续吸氧或辅助通气治疗；5级：致命性。

放射性肺炎的发生与肺泡Ⅱ型细胞的损伤和血管内皮细胞损伤关系密切。肺泡Ⅱ型上皮细胞是肺组织细胞中对电离辐射最敏感的细胞之一，肺泡Ⅱ型上皮细胞受损，使其分泌的前列腺素E_2水平降低，对成纤维细胞的抑制减少，从而使成纤维细胞增生。血管内皮细胞受照射后空泡化，导致血管通透性增加、肺泡渗出增加、肺间质水肿及肺内充血。转化生长因子（TGF）-β、TNF-α、IL-1、IL-6等细胞炎性因子也被认为与放射性肺炎的发生发展关系密切。

放射性肺损伤的病理学改变：早期表现为肺泡结构破坏，肺泡壁增厚，肺泡腔变小，肺间质充血水肿、肺泡内渗出增加。随着放疗的进行，将出现肺实质充血、肺泡间质水肿、肺泡内充满蛋白样渗出液。随后出现炎性细胞浸润，肺泡细胞从肺泡壁脱落。数周后，间质水肿转变为胶原复合物和胶原纤维形成，肺泡壁增厚，病理性纤维化。

目前研究认为放射性肺炎的发生主要与以下几个因素有关。①放疗方式：Lan等的研究发现，在接受根治性放化疗的食管癌患者中，IMRT和3DCRT相比，接受调强放疗的患者放射性肺炎发生率更低（6.5% vs. 23.3%，$P < 0.001$）；②受照射剂量：放射剂量小于15Gy时，很少发生放射性肺炎；③受照射肺的容积：剂量相同时受照肺组织容积越大，发生率越高，V20是预测放射性肺炎发生重要的相关因素，Tonison的研究发现，V20小于23%，有症状放射性肺炎的发病率降低到10%以下；④受照射部位：胸中段食管癌患者放射性肺炎的发生率高于胸上段和胸下段的患者；⑤分割方式：总剂量相同时，分割次数越少，总疗程越短，放射性肺炎发病率越高；⑥放疗同步联合化疗：某些化疗药（如吉西他滨、多西他赛、长春瑞滨、环磷酰胺、甲氨蝶呤等）与放疗同时使用时，除对肿瘤有增敏作用外，也提高了正常组织的放射敏感性；⑦患者健康情况：有肺部基础疾病、高龄、吸烟者易发生放射性肺炎。Du等的研究发现，在食管癌患者放疗期间，随着辐射剂量的增加，肺密度增加，肺密度变化越明显，放射性肺炎发生越早。

放射性肺炎缺乏有效的治疗手段，重在预防，主要是精确勾画靶区，优化放疗计划，尽量降低正常肺组织受照剂量和体积。肾上腺皮质激素是目前治疗放射性肺炎常用而有效的药物，具有抑制免疫，减少渗出和促纤维化因子产生的作用，能减轻肺实质细胞和微血管的损害程度，减轻肺组织渗出和水肿，进而有效地减轻症状。合并感染时，合理使用抗生素，并采用止咳祛痰、适当吸氧等对症处理。但是大量激素可以导致患者免疫功能下降、菌群失调、真菌感染、血糖及血压增高等并发症。抗氧化剂［如还原型谷胱甘肽（GSH）、氨磷汀、苯吡啶酮等］能够与氧自由基结合，避免正常细胞被氧化，减轻细胞损伤，从而对肺损伤起保护作用。细胞因子抑制剂（如己酮可可碱、干扰素、氟伐他汀等）通过抑制细胞炎性因子减轻炎症反应，抑制胶原纤维的合成，起到抗纤维化的作用，减少了放射性肺炎的发生。

有研究报道间充质干细胞能促进组织修复和再生，间充质干细胞不仅可以分化为肺泡上皮细胞，分泌抗炎因子（如前列腺素E_2、IL-10、诱导型一氧化氮和吲哚胺-2，3-双加氧酶），而且可通过抑制TGF-β和Wnt/β-catenin信号通路来抑制肺上皮细胞上皮间质转化过程。

最新研究发现调节性T细胞有助于放射诱导的肺纤维化，小鼠胸部照射后肺中的调节性T细胞数升高，向小鼠腹膜内注射抗CD25 mAb消耗调节性T细胞，有效地减弱了小鼠的肺纤维化。调节性T细胞通过促进纤维细胞积聚、促进上皮细胞的上皮间质转化过程及将Th1/Th2细胞因子平衡转向Th2优势等机制来促进放射性肺纤维化。

Hansel等在研究中发现，二甲双胍治疗不仅限制了放疗诱导的肺泡上皮细胞衰老和凋亡，同时促进了放疗诱导的肿瘤细胞的细胞应激，导致了放射增敏。二甲双胍已被证明能够减少促炎性细胞因子的分泌，限制细胞因子风暴样反应的发生和持续时间，同时二甲双胍可以通过增加抗氧化酶（如超氧化物歧化酶、过氧化氢酶和谷胱甘肽）活性及增强DNA修复能力来改善细胞的抗氧化防御。与单纯放疗组相比，放疗联合浓度梯度的二甲双胍处理肿瘤细胞时，联合组的细胞活力明显降低，二甲双胍的放射增敏作用可能与PI3K/AKT/mTOR通路或通过改善氧合减少肿瘤缺氧有关。

Lei等采用腹腔注射方式，在照射前3天给予小鼠氨基葡萄糖，对照组同时生理盐水腹腔注射，结果发现氨基葡萄糖可以减轻照射后小鼠肺组织的炎症反应和细胞损伤，显示出氨基葡萄糖可能是一种新型的辐射诱导肺损伤的潜在辐射防护剂。

（四）放射性心脏损伤

放射性心脏损伤是电离辐射导致的心脏结构和功能损伤，并引起一系列心血管并发症的统称，主要包括冠状动脉疾病、心律失常、心包病变、瓣膜病变、心肌梗死及心力衰竭。常见的临床表现为胸痛、心悸等，也有患者无明显症状。据相关报道，食管癌患者放疗后有症状的心脏损伤总体发生率约10%。由于心脏受量与生存期有明显关联，NCCN指南也要求心脏平均受照剂量小于26Gy。

诊断主要依据是放疗后患者出现心血管疾病相关症状和心电图、心肌酶等心功能检查，超声心动图、冠状动脉CT、心脏磁共振及心肌核素等影像学检查，发现冠状动脉、心肌及心包病变和心律失常等表现，并除外其他因素。心电图是放射性心脏损伤最常用的检查方法，是反映心脏传导系统异常的敏感指标，心电图异常的主要类型包括窦性心动过速、ST段压低及抬高、T波低平或倒置、QRS波电压下降、传导阻滞和低电压等。心肌细胞受到损伤时，心肌肌钙蛋白、肌酸激酶、肌酸激酶同工酶等心肌内多种酶大量释放入血，引起酶学改变。其中心肌肌钙蛋白对检测心脏损伤的敏敏度和特异度都较高。超声心动图可用于评价放疗所致的心脏结构、功能和血流动力学状态异常。放疗后常见改变为心包积液、心包增厚、左心室舒张末期直径减少、左心室后壁厚度减少和二尖瓣关闭速度减慢，少数有室间隔活动幅度下降、主动脉瓣或二尖瓣增厚、关闭不全等。RTOG急性放射性心脏损伤分级标准如下。0级：无变化。1级：无症状，但心电图有客观改变；或心包异常，无其他心脏病证据。2级：有症状伴心电图有客观改变和影像学充血性心力衰竭或心包疾病，不需要特别治疗。3级：对治疗有反应的充血性心力衰竭、心绞痛、心包疾病。4级：充血性心力衰竭、心绞痛、心包疾病、心律失常，对非手术治疗无效。5级：致命性。

心脏细胞受到电离辐射后，细胞内皮损伤导致血管扩张和血管通透性增加，受损的内皮细胞分泌黏附分子和生长因子，继而促进TNF和白细胞介素（IL-1和IL-6）的分泌，进一步激活急性炎症反应。电离辐射还可引起心肌微血管受损，血液供应减少，出现组织缺氧，同时，微血管损伤还导致炎症和血栓形成。血管内皮细胞损伤，脂质沉积，继而泡沫细胞等形成，中膜内纤维积聚，最终粥样斑块形成、心肌细胞供血不足，心肌灌注减少，继而出现缺血性心肌损伤。随着放疗后时间延长，内皮细胞肿胀，通透性增加，间质纤维蛋白沉积和血栓形成导致心包胶原纤维增加，心肌病理性纤维化，加速动脉粥样硬化，使心肌灌注量下降、缺血缺氧、变性坏死。

心脏受照射体积和照射剂量是放射性心脏损伤最重要的影响因素，单次分割剂量、病变部位、照射技术、联合化疗可能会增加其发生率。吸烟、高血压、血脂异常、肥胖、糖尿病等是高危因素。RTOG0617研究结果显示受照射体积越大，心脏损伤发生风险越高，当心脏平均受照射剂量分别为10Gy、10～20Gy、≥20Gy时，2年后心脏损伤发生率分别为4%、7%、21%。有研究表明心脏平均受照剂量每增加1Gy，发生冠脉疾病事件的概率就相应增加7.4%。在总剂量相同的情况下，单次分割剂量≥ 3 Gy者较3Gy以下者发生放射性心脏损伤的风险加倍。蒽环类化疗药物如吡柔比星和多柔比星能明显增加放疗后的心脏毒性。Pao的研究发现，多数患者在放疗结束后6.6个月出现心包积液，平均心脏剂量＞23.45 Gy、心脏V30＞33.55%和平均心包剂量＞20.33 Gy的患者心包积液发生率较高。

放射性心脏损伤缺少有效、特异的治疗方案。缩小照射范围、降低照射剂量、提高放疗技术及优化放疗方案以减少肿瘤细胞附近正常组织的暴露，被认为是主要的预防措施。治疗原则：减少放射性心脏损伤的危险因素，抗炎、抗血栓及营养心肌治疗。

他汀类药物是目前最有效的降脂药物，还具有抗炎、抗血栓形成和抗纤维化作用，可以减轻放射诱导的心肌纤维化；血管紧张素转化酶抑制剂（ACEI）能抑制心肌纤维化；褪黑素可通过抑制IL-4、IL-13及抗氧自由基作用来减少电离辐射引起的心脏损伤。

动物实验证实，照射后小鼠miR-15b水平显著降低，而照射增加miR-21的表达，miRNA表达的失衡可能会加速照射诱导的心脏损伤，而阿托伐他汀可以改善miRNA表达的失衡，并且在给予照射小鼠阿托伐他汀后氧化应激（丙二醛）和炎症标志物（TNF-α）显著降低。

新型药物的研发也取得进展，高效的超氧化物歧化酶模拟物GC4419可快速进入细胞并对超氧化物歧化。与单一疗法相比，GC4419与放疗联合增强了放疗对肿瘤细胞的细胞毒作用，同时保护正常细胞免于放疗诱导的细胞死亡。

第八节　食管癌生物放疗的探索

一、低剂量辐射照射

低剂量辐射（low dose radiation，LDR）的概念是由联合国原子辐射效应科学委员会于1986年提出，定义为0.2Gy以内的低线性能量传递（linear energy transfer，LET）射线或0.05Gy以内的高线性能量传递射线，且同时符合0.005cGy/min的照射剂量率。随着科学技术的发展，低剂量辐射产生的生物效应受到人们的广泛关注。低剂量辐射在我们的生活中随处可见，如天然辐射、医学诊疗、核技术等。既往研究已在线性非阈值模型（linear non-threshold model，LNTModel）中证实了高剂量（＞1Gy）辐射对机体的危险性，而LDR却能刺激机体损伤修复，促进免疫功能增强。

1984年，Luckey和Olivieri等首先提出LDR可诱导生物体产生兴奋效应（hormesis）和适应性反应（adaptive effect）。兴奋效应是机体受到LDR后出现的免疫力增强、生育能力提高及对肿瘤的抵抗力加强等作用。适应性反应是指在高剂量辐射（high dose radiation，HDR）前进行LDR可以减轻后续HDR对正常组织的损伤。LDR诱导适应性反应的机制包括激活抗氧化功能、DNA损伤修复、细胞信号传导及改变代谢途径等。此外，LDR可刺激抗氧化能力、修复DNA损伤、凋亡和诱导免疫反应，这些可能共同负责提供有效的局部肿瘤控制。LDR也被证明可以改变其他几个过程，如老化、适应性反应、生存等。这种显示LDR有益效应的有趣现象通常被称为"辐射激效"。LDR治疗能增强免疫反应是提高治疗效果的重要因素之一。

脾脏作为机体最重要的免疫器官之一，接受LDR后的免疫反应最为直接，效果肯定。同步低剂量脾照射联合放疗作为一种新的治疗模式，即在传统放疗前给予食管癌患者的脾脏低剂量照射，在治疗的同时增强患者免疫能力，并且不会过多增加正常器官的受照剂量。其优势主要包括：①诱导产生持久的临床反应，提高淋巴细胞反应性，促进机体免疫功能增强同时并不产生药物依赖性；②技术较简单、易行，在常规放疗之前增加一次照射即可；③没有特殊的设备要求，放疗科普通放疗设备即可实现；④相比于其他免疫疗法，性价比高，患者易于接受；⑤适应证广泛，可适用于任何免疫功能低下的肿瘤患者；⑥几乎没有毒副作用。

石鑫珏的实验发现：对照组（普通放疗组）$CD16^+$、$CD56^+$、$CD3^+$、$CD4^+$及$CD4^+/CD8^+$随着放疗的进行逐渐减少，差异有统计学意义（$P<0.05$），而实验组（低剂量脾照射＋放疗）变化不大，差异无统计学意义（$P>0.05$）；低剂量脾照射和时间，即放疗剂量的累积，对$CD3^+$、$CD4^+$及$CD4^+/CD8^+$的变化有交互作用，证实低剂量脾照射可以诱导免疫增强，抵消放疗引起的免疫抑制。此外，实验组出现皮肤与消化道症状、骨髓抑制和放射性肺炎的累积剂量均较对照组高，即发生时间更晚，差异有统计学意义（$P<0.05$），故同步低剂量脾照射可以诱导食管癌患者放疗期间免疫增强，并且减轻常规放疗不良反应，提高耐受力。但由于该研究例数较少，能否用于临床治疗还需进一步的临床数据证实。

陈大卫的研究发现，LDR可以通过抑制TGF-β信号转导通路调控肿瘤基质的转化，减弱其保护肿瘤生长的"屏蔽"作用，从而诱导T淋巴细胞归巢浸润肿瘤，使抗原进一步释放。LDR的介入会显著增强肿瘤病灶接受免疫治疗（联合大分割放疗）的效应率，利用"低剂量放疗＋大分割放疗＋免疫治疗"的三联治疗模式具有一定的临床转化意义。

四川省肿瘤医院李涛等对食管癌患者放疗中配合低剂量辐射照射脾脏的研究结果显示，该组病例中对照组30例放疗后细胞免疫指标较治疗前NK细胞活性明显降低，且$CD4^+$细胞减少、$CD4^+/CD8^+$值明显下降，但$CD8^+$细胞受影响较小，造成机体T淋巴细胞亚群分布异常，$CD4^+/CD8^+$值失去平衡，导致机体细胞介导免疫的负性作用占优势，使机体抗肿瘤免疫功能下降，表现为细胞免疫抑制。临床资料表明，肿瘤患者细胞免疫功能受损和抗肿瘤免疫应答减弱有利于肿瘤的生长和转移。本组结果提示低剂量辐射照射脾脏对机体细胞免疫具有兴奋作用，可激活NK细胞的活性，使$CD4^+$细胞增加，调整$CD4^+/CD8^+$值的平衡。在该组资料中两组病例的细胞免疫指标在治疗前无差异，但治疗后联合组NK细胞活性、$CD4^+$、$CD4^+/CD8^+$值均较对照组高（$P<0.05$），说明LDR照射脾脏能提高食管癌放疗患者的细胞免疫功能，但其远期疗效尚待进一步观察。

四川省肿瘤医院李涛等在LDR对人食管癌细胞凋亡相关基因蛋白表达影响的研究结果显示，LDR使食管癌细胞中的突变型*P53*基因蛋白水平显著降低，从而降低食管癌细胞对放疗的耐受性。这有利于放射线诱导食管癌细胞的凋亡，从而增加食管癌对放疗的敏感性。

Farooque等从体液免疫与细胞免疫两个方面介绍了LDR对免疫系统功能的影响，具体内容见表10-8-1。

表10-8-1　LDR对免疫系统功能的影响

免疫系统	LDR治疗后变化	免疫系统在LDR反应中的作用
细胞免疫		
先天免疫		
NK细胞	功能增强	裂解肿瘤细胞
ADCC	数量增加	裂解肿瘤细胞
巨噬细胞	功能增强	吞噬作用和提呈抗原
树突状细胞	被激活	T细胞增殖和抗原提呈增加
获得性免疫		
$CD8^+$（CTL）	增加细胞溶解	裂解肿瘤细胞
$CD4^+$	增强反应能力	辅助其他免疫细胞
Th1	数量增加	抗肿瘤活性
Th2	没有变化	促炎反应
调节性T细胞	数量减少	打破肿瘤发生过程中肿瘤耐受和抗肿瘤免疫的诱导
体液免疫		
细胞因子		
IL-2	↑	T细胞增殖
IL-12	↑	促炎反应
IFN-γ	↑	吞噬作用和抗原呈现
TGF-β	↓	T细胞和B细胞的成熟和增殖
IL-10	↓	免疫激活
TNF-α	↑	促炎反应

注：ADCC，抗体依赖细胞介导的细胞毒作用；CTL，细胞毒性T细胞；NK细胞，自然杀伤细胞

低剂量照射常见的两种方式是低剂量全身照射与低剂量脾照射。血液性肿瘤常用低剂量全身照射。Chaffey等、Choi等和Safwat等先后报道了全身LDR显著提高恶性淋巴瘤患者的治疗效果，而且没有增加毒副作用。目前，在食管癌的治疗中低剂量照射常是照射脾脏。

二、放疗修饰

1.物理修饰：纳米材料的应用　在肿瘤的放疗过程中，放射线不可避免地对正常组织造成损伤，因此，对于如何在保护正常组织的情况下还能达到有效杀灭肿瘤细胞的方法的研究是很有必要的。其中除了设法在X射线的剂量与免疫功能方面增加对肿瘤细胞的捕杀外，还可以通过增加肿瘤细胞对放射线的敏感性（即在接受同等量的放射线的情况下可以杀死更多的肿瘤细胞），来达到有效减少肿瘤细胞的目的，获得更好的治疗效果与产生更少的毒副反应。

纳米金材料就是一种很好的放疗增敏剂。纳米金粒子（gold nanoparticles，GNPs或AuNPs）指尺寸在1～100nmol/L的金纳米级颗粒，一般以金溶胶的形式存在于水溶液中。纳米金具有稳定的金属特性、独特的光学性质、良好的组织相容性、易控的表面修饰性、高X射线吸收系数等特性，在生物医学领域有非常广阔的应用前景。目前纳米级金颗粒已被证实能够增加多种肿瘤细胞的放射敏感性，从而提高放疗疗效，但针对食管癌放疗的报道极少，且机制尚不明确。这里就已有关于纳米金在其他癌肿中作用的研究进行阐述。

Herold等最先发现纳米金材料的辐射增敏作用，他们将纳米金粒子与肿瘤细胞混合后注射至肿瘤组织中，然后使用放射线照射与对照组比较，结果提示纳米金能够增加辐射的生物有效剂量。

张国军等在葡萄糖偶联纳米金（Glu-GNPs）对A549肺癌细胞体外放射增敏作用的研究中发现，①Glu-GNPs处理A549细胞24小时后，Glu-GNPs未进入细胞内；而作用48小时后，可观察到Glu-GNPs进入细胞内且主要分布于胞质线粒体或内涵体中。②Glu-GNPs浓度在≤100nmol/L时无明显的细胞毒作用。③Glu-GNPs联合照射组较单纯照射组存活率降低，细胞生长抑制明显，其抑制作用随Glu-GNPs的浓度增加而增大，且在联合照射组中160 kV＋G1u-GNPs组的生长抑制作用较6 MV＋Glu-GNPs组更加明显（$F=42.92$，$P=0.034$）。④G1u-GNPs增加放射诱导的DNA双链断裂。联合照射组较单纯照射组均有更多的DNA损伤，而联合照射组中，Glu-GNPs＋160 kV组较Glu-GNPs＋6 MV组中DNA损伤更加明显。

另外有研究显示，纳米金对肿瘤组织物理剂量增强率在140 kV X射线照射的肿瘤组织中可达到200%，而对于4 MV和6 MV的X射线，其对肿瘤组织的物理剂量增强率却仅有7%。其剂量增强作用的机制为光子束与聚集于肿瘤组织的纳米金相互作用发生光电效应，产生大量的次级电子。次级电子的射程非常短，其能量最终被纳米金周围的肿瘤细胞所吸收。千伏级的光子束主要与物质发生光电效应，故其物理剂量增强效应显著，对于兆伏级的高能光子束，主要发生的不是光电效应，而是康普顿效应，因而纳米金对高能光子的增敏作用不明显。如果增敏效应的出现仅仅是因为上述物理机制，那么据此推断纳米金在以康普顿效应为主的兆伏级能量下应该不会有明显的放射增敏作用。

但是事实并非如此。Jain等的生物学效应研究发现纳米金颗粒分别在160 kV、6 MV和15 MV X射线中对人乳腺癌细胞MDA-MB-231的辐射增敏率为1.41、1.29和1.16，其结果表明纳米金对千伏和兆伏级X射线都能发挥相近的辐射增敏生物学效应。那么在食管癌细胞中，不同能级对其放射增敏的强弱是否会不同，这需要后续研究来揭示。

此外，纳米金与免疫治疗相联合疗法发展迅速。纳米技术的引入能够有效提升免疫药物的靶向递送效率和治疗功效。Riley等的回顾性研究揭示，纳米粒子能够通过“EPR效应”［高渗透长滞留效应（enhanced permeability and retention effect）］特异性积聚于肿瘤组织和细胞中，高度适用于肿瘤疫苗和免疫佐剂的靶向递送。除了对肿瘤组织和免疫系统的良好靶向性之外，纳米金还具有其他优点：①纳米金是一种非常适合于医学应用的生物惰性材料，可塑性极强。想改变纳米金体内分布、代谢、细胞毒性、免疫原性等特性，可对其尺寸和形状进行小幅度调整。②纳米金可修饰性极高，能够在通过多种方式偶联不同类型和功能分子的同时，避免这些分子间的相互干扰。③人们可以通过同时修饰聚乙二醇（polyethylene glycol，PEG）、精氨酸-甘氨酸-天冬氨酸三肽（RGD）、免疫佐剂等不同功能的分子，改善纳米金多方面的性能，全面提升其靶向递送免疫药物、激活免疫系统的功效。④更为重要的是，纳米金独特的光动力学性质，使其能够在特定波长激光的照射下产热，一方面通过热相关信号途径刺激肿瘤组织中免疫因子、炎症递质的分泌；另一方面在癌组织中释放免疫激动药物，协同诱导针对癌细胞的免疫应答，实现高效低毒的抗肿瘤免疫疗效。

尽管目前对食管癌细胞的纳米金增敏研究及纳米金与免疫疗法联合治疗食管癌的研究相对较少，但是纳米金与放射线结合，通过造成更多的DNA损伤来起到辐射增敏作用，为食管癌的放疗提供一种新的思路。当然，关于纳米金的辐射增敏机制尚有待进一步深入研究。此外，纳米金与免疫治疗联合或许也是食管癌治疗的新方向，值得科研工作者与临床医师关注与研究。

2. 生物修饰

（1）自噬调节的放疗增敏作用：细胞中蛋白质的合成和降解总是处于动态平衡状态。如果这个平衡被打破，可能会导致许多人类疾病，肿瘤便是其中之一。蛋白质的降解对细胞内营养物质再利用和细胞内环境稳定的维持有重要作用。目前发现，降解细胞内蛋白质的途径主要有两个，一个是泛素-蛋白酶体系统（ubiquitin-proteasome system，UPS），负责降解大多数细胞内蛋白质且具有特异性；另一个是溶酶体介导的自噬途径，主要降解受损的细胞器和较稳定的胞质蛋白。以自噬为靶点寻求治疗肿瘤的方法已成为热点研究领域，但自噬在肿瘤蛋白质代谢中的作用及其机制尚不清楚。

自噬是一种进化过程中高度保守的、降解自身结构蛋白及受损细胞器的方式。自噬受基因调控，在酵母、线虫、果蝇和哺乳动物中均发现自噬相关的同源基因。根据底物进入溶酶体途径不同，可以将自噬分为大自噬、微自噬和分子伴侣介导的自噬。在大自噬形成过程中，胞质内的双层膜首先形成杯状凹陷，包裹蛋白质、线粒体、内质网等胞内受损成分，形成特征性的具有双层膜结构的自噬体，随后自噬体与溶酶体融合形成自噬溶酶体，溶酶体内的水解酶将底物彻底降解并释放出氨基酸、游离脂肪酸等物质。

自噬与肿瘤密切相关。目前研究表明，肿瘤是自噬失调引起的疾病之一。多种肿瘤细胞系自噬水平比正常细胞低，即使在无血清饥饿状态下，肿瘤细胞自噬水平仍不能通过诱导提高。Yang等研究显示，人实体肿瘤中缺氧环境和营养缺乏情况广泛存在。而缺氧环境可使肿瘤细胞自噬活性增加，导致肿瘤细胞对放化疗不敏感。自噬基因的缺失与肿瘤发生密切相关，在多种肿瘤中发现自噬相关基因Beclin-1单等位基因缺失，如肝癌、乳腺癌、卵巢癌和前列腺癌等。一些致癌基因和抑癌基因能够直接调节自噬活性，如致癌基因Ⅰ型*PI3K*、*AKT1*、*PKB*、*TOR*、*Bcl-2*可抑制自噬；而突变和沉默的抑癌基因*p53*、*PTEN*、*UCRAG*、*DAPK1*可诱导自噬。Rautou等认为，自噬在肿瘤发生、发展中是一把双刃剑，有促进和抑制肿瘤的双重作用：在癌前阶段，自噬可吞噬大量受损细胞器、大分子物质等，维持细胞染色体稳定而抑制肿瘤；在肿瘤发生阶段，众多抑癌基因和自噬相关基因失活，自噬活性降低，肿瘤细胞自噬性死亡减少，有利于肿瘤生长；在肿瘤生长阶段，自噬为迅速生长的肿瘤细胞提供营养原料；在肿瘤晚期，自噬活性不足，细胞内坏死的细胞器及大分子物质堆积，肿瘤细胞因代谢失调而死亡。自噬对于肿瘤发生、发展具有重要作用，适当地调控自噬抑制、自噬性生存、促进自噬性死亡可以增强抗肿瘤治疗的细胞毒性，改善肿瘤细胞放射抵抗。目前，调控自噬水平进行肿瘤放射增敏已成为研究热点。

研究表明，自噬是抵抗辐射介导的细胞死亡的一种机制。自噬空泡通过防止细胞质酸化、提供修复过程所需的分解代谢产物及去除功能失调的线粒体和内质网来保护细胞免受辐射损伤。

袁晓丽的实验分为不同照射剂量组、不同加药顺序联合照射组，采用MTT法检测不同浓度氯喹（CQ）对食管癌TE-1细胞的生长抑制作用，发现放射线可诱导食管癌TE-1细胞自噬活性增加及早期凋亡增加；放射后使用CQ可明显增加食管癌TE-1细胞的放射敏感性，其机制可能与抑制放射诱导的自噬并促进早期凋亡相关。

Song等用3-甲基腺嘌呤（3-MA）抑制了辐照后的TE-1食管鳞癌细胞的自噬隔离，并通过检测细胞活力、细胞周期进展和凋亡来评估被阻断的自噬对放射敏感性的影响。研究发现3-MA阻止了辐照诱导的自噬体积累；在3-MA的补充下，Beclin-1和LC3-Ⅱ的表达均降低；通过诱导细胞周期阻滞，自噬抑制使TE-1细胞放射敏感性增加；电离辐射（IR）和3-MA诱导TE-1细胞凋亡；自噬抑制提高辐射致死性；3-MA单独使用时几乎没有细胞毒性，但低剂量3-MA可以通过对TE-1细胞的长期损伤提高辐照的杀伤效果。此外，3-MA在恶性EC细胞系中表现出剂量依赖性的IR致死性增强。结果表明，自噬是辐照EC细胞的一种促生存途径，充分阻断且持续时间充足的自噬可增强放射增敏效应；自噬抑制增加放疗对人食管鳞癌细胞的毒性。

Chen等研究了自噬抑制剂3-MA对EC9706人食管鳞癌细胞株辐射敏感性的影响，还将3-MA和辐射的协同细胞毒作用在裸鼠肿瘤移植模型中进行了评估。结果表明，辐射诱导自噬小体积累，而3-MA能有效抑制辐射诱导的自噬；抑制自噬可显著增加肿瘤在体内和体外的放射敏感性；此外，抑制自噬促进了细胞凋亡，减少了肿瘤细胞增殖；在小鼠模型中，辐射和自噬抑制的联合作用导致肿瘤体积明显缩小和血管系统显著减少。该研究在体外和体内证明，辐射诱导的自噬对细胞死亡具有保护作用，并且抑制自噬能够增强食管鳞癌的放射敏感性。

CHI等探讨了辐射诱导肿瘤细胞自噬作为一种细胞保护适应性反应的假设，这依赖于肝激酶B1（LKB1），也称为丝氨酸/苏氨酸激酶11（STK11）。结果发现辐射诱导

Eca-109细胞的自噬依赖于LKB1途径而自噬抑制剂可以在体外破坏辐射诱导Eca-109细胞自噬，进而增加细胞阻滞和细胞死亡，降低Eca-109细胞的克隆生存。

He等探讨了LKB1在体内外食管癌放射敏感性中的作用及其分子机制。研究者将转染了LKB1过表达质粒的EC-109细胞异种移植到裸鼠体内，经照射后，发现LKB1过表达肿瘤的肿瘤体积明显增大；LKB1过表达抑制了Eca-109细胞的凋亡，激活了Eca-109细胞的自噬；抑制AMP活化蛋白激酶（AMPK）可减弱LKB1诱导的Eca-109细胞的辐射抗性。该研究首次证实了LKB1通过抑制凋亡和激活自噬来诱导食管癌细胞对辐射的辐射抵抗，而AMPK介导了LKB1在食管癌放疗中的这一功能。这一发现有助于我们了解食管癌放疗耐药性的发生，并可能为未来最大限度地提高食管癌放疗效率提供一个新的靶点。

总之，抑制自噬可能增强放疗对人食管鳞癌细胞的杀伤作用，这可能是一种提高放疗作为一种抗癌方式的疗效的新途径。

（2）靶向miRNA的放疗增敏作用：miRNA是长18 ～ 24nt的非编码单链分子，广泛存在于真核生物中，通过与靶mRNA结合或直接降解mRNA来抑制靶基因的翻译，从而在转录后水平干扰编码蛋白基因的表达，miRNA这类调控作用是通过与靶mRNA的3′端非翻译区的完全或不完全互补来完成的。研究表明miRNA广泛参与肿瘤的各个方面，如肿瘤的血管生成、侵袭转移及放射敏感性的相关过程（细胞再增殖、乏氧细胞再氧化、细胞周期阻滞及再分布）等。其中miRNA与肿瘤放射敏感性方面的研究成为热点。现已证实miRNA与多种肿瘤的放射敏感性密切相关，如食管癌、肺癌、鼻咽癌、乳腺癌等。

研究显示人类大多数miRNA基因定位于肿瘤相关的基因组区域或脆性位点，这说明miRNA可能与肿瘤发生有着密切的关系。根据miRNA在肿瘤发生中所起的作用可将其分为两类，一类miRNA具有致癌基因作用，在癌组织中表达水平显著上调；另一类miRNA具有抑癌基因作用，在肿瘤组织中表达水平显著下调。

现有研究表明miRNA与食管癌的发生、发展及预后密切相关。Li等的研究显示miR-21的下调抑制了食管鳞癌的辐射抗性，而miR-21的过表达增加了食管鳞癌的辐射抗性。miR-21是未来发展食管鳞癌特异性治疗干预的潜在新靶点。Wang等采用实时荧光定量聚合酶链反应（qRT-PCR）方法发现miR-21在食管癌组织中高表达，用miR-21抑制物（miR-21 inhibitor）转染食管癌细胞系EC9706和EC-1，结果显示下调miR-21可抑制细胞生长、侵袭和促进细胞凋亡。

Ni等研究发现miR-143在食管癌组织中低表达，且miR-143的表达与肿瘤侵袭长度和淋巴结转移情况呈负相关，体外细胞实验显示miR-143抑制了食管癌细胞生长和促进了细胞凋亡。进一步研究显示，miR-143可通过负性调控胞外信号调节激酶（extracellular signal regulated kinase，ERK）-5′，抑制食管癌细胞转移和侵袭，上述结果证明miR-143可作为食管癌肿瘤抑制因子。

Lin等通过qRT-PCR检测了91例食管癌组织中miR-142-3p的表达情况，进一步分析其与临床病理因素的相关性，结果显示miR-142-3p的表达与食管癌预后呈正相关，且miR-142-3p是食管癌患者术后独立的预后因子。另据研究，miR-150的表达与食管癌预后呈正相关，miR-483和miR-214的表达量和总生存呈负相关。

现阶段miRNA与食管癌放射敏感性的研究主要集中在以下两个方面：①食管癌患者自身的差异miRNA与放射敏感性的研究，即分析不同放射敏感性食管癌患者差异表达miRNA，作为进一步研究对象，研究其功能和机制。②外界条件诱导食管癌细胞miRNA的表达差异与放射敏感性的研究：a.通过射线诱导miRNA的表达差异；b.通过转染技术诱导miRNA的表达差异，从而研究表达差异的miRNA与放射敏感性的相关性及其可能的机制。

食管癌患者不同个体对放疗可能具有不同反应，表现为相对放射敏感和抵抗，不同放射反应的食管癌患者可能具有差异的miRNA表达谱，这些差异表达的miRNA有望成为肿瘤患者治疗前预测其放射敏感性的指标，为临床医师制定个体化治疗提供一些参考。

Ko等采用miRNA芯片比较了25例同步放化疗敏感和抗拒的食管癌患者治疗前病理组织的miRNA表达差异，结果显示两组之间有71个miRNA显著变化，有5个miRNA差异大于2倍（$P < 0.05$），即与放化疗抗拒组相比，放化疗敏感组HS-240、hsa-miR-296分别下调2.5倍和3.2倍，has-miR-141、hsa-miR-31、HS-217均上调2倍。这些差异表明miRNA可能和放射敏感性相关，其中miR-296已被证实可通过促进多柔比星诱导的细胞凋亡和减少多药耐药基因1（MDR1）的转录来影响食管癌细胞化疗敏感性，但其与食管癌放射敏感性的研究提示miR-296与食管癌放射抗拒的产生没有直接相关性，但X射线影响了食管癌细胞中miR-296的表达，提示miR-296可能参与了食管癌的放射损伤修复机制。

射线的照射和miRNA的转染都可以通过不同机制导致部分miRNA的表达改变，这些表达改变的miRNA是否也和放射敏感性密切相关，机制又如何，这就为研究提供了一个方向，也是近来的研究热点。

Lynam等给予食管癌细胞株OE33 2Gy/f的X射线照射处理，照射累积剂量达50 Gy，形成了放射抵抗株OE33R；并通过单克隆实验证明了其细胞株的放射抵抗性，应用芯片比较人食管癌放射抵抗细胞株OE33R与其亲本细胞OE33P的miRNA表达差异。结果显示与亲本细胞OE33P相比，放射抵抗细胞株OE33R miR-31表达显著下调（$P < 0.01$），qRT-PCR实验结果显示其机制可能是通过调节DNA修复相关基因（*PARP1*、*SMUG1*、*MLH1*、*RAD51L3*、*MMS19*）来影响食管癌放射敏感性。

郑志范等通过梯度剂量法照射食管癌细胞KYSE-150进行耐放射诱导，建立了食管癌耐放射细胞亚株KYSE-150R，单克隆实验验证了其放射抵抗性，即KYSE-150R细胞SF2（2Gy照射时的存活分数）、D0（平均致死剂量）、Dq（准阈剂量）及N（外推数）值均高于KYSE-150细胞。采用miRNA芯片分析了人食管癌耐放射细胞株KYSE-150R与其亲本细胞KYSE-150的miRNA表达谱，耐放射细胞株KYSE-150R与其亲本相比，表达上调超过2倍的miRNA有10个，为miR-22、miR-33b、miR-92b等；表达下调超过2倍的有25个，为miR-141、miR-185和miR-301a等。生物信息学软件预测发现Wnt 1为miR-301a的靶基因之一，qRT-PCR结果显示与对照组相比，耐放射抵抗组的Wnt1 mRNA表达上调，差异具有统计学意义（1.4074 ± 0.281，$P < 0.05$），故miR-301a的表达下调可引起食管癌细胞放射耐受，其主要机制是miR-301a的表达下调增加了Wnt/β-catenin信号通路的活性。上述通路的激活可导致β-catenin蓄积，引起下游细胞周期蛋

白D1（cyclin D1）和Wnt诱导的分泌性蛋白1（WISP1）的表达增高，引起细胞增殖加速，出现放射抵抗。

陈鑫等分别给予食管鳞癌Eca-109、TE-1细胞2 Gy/f X射线处理，照射累积剂量达64Gy，形成放射抵抗株Eca-109R、TE-1R；克隆形成实验检测细胞放射抗拒能力；芯片检测放射抗拒细胞与母代细胞miRNA表达谱，qRT-PCR验证miRNA表达水平。结果显示，放射抗拒细胞株Eca-109R、TE-1R增殖能力均较母代细胞强，差异具有统计学意义（$P < 0.001$）；放射抗拒细胞株Eca-109R、TE1R的克隆形成率中的N、Dq、D0等参数较母代细胞具有更强的放射抗拒性，差异具有统计学意义（$P < 0.05$）；miRNA芯片检测并经qRT-PCR验证，TE-1R与Eca-109R细胞较母代细胞均存在多个明显差异表达的miRNA，两放射抗拒细胞株间比较，仅miR-21在放射抗拒形成前后具有共同的表达改变趋势，且差异具有统计学意义（$P < 0.05$），后期实验探究miR-21与食管癌TE-1细胞放射敏感性的关系，结果显示下调miR-21可增加食管癌细胞放射敏感性，其主要机制为miR-21可降低wnt/β-catenin信号通路的活化程度。

通过转染技术可将外源miRNA类似物或抑制物转入细胞株，过表达或沉默特定miRNA，从而研究其对肿瘤细胞放射敏感性的影响。近来随着转染技术的成熟，相关研究层出不穷，如在食管癌、肺癌、恶性胶质瘤、恶性胸腺瘤、套细胞淋巴瘤细胞系等方面都有相关报道。Lynam等应用脂质体转染技术将miR-31前体分子转入食管癌放射抵抗细胞株OE33R内，定量聚合酶链反应（qPCR）检测miR-31的表达情况，单克隆实验验证miR-31与食管癌细胞放射敏感性的相关性，结果显示与对照组相比，转染组miR-31表达量及放射敏感性明显增加，且差异均具有统计学意义（$P < 0.05$）。上述实验说明miR-31可在一定程度上使放射耐受的食管癌细胞恢复放射敏感性，即逆转细胞的放射抵抗。

Wang等采用逆转录qRT-PCR方法检测食管癌4个细胞株EC9706、KYSE510、KYSE450和KYSE150中miR-22的表达水平，结果显示4株细胞中miR-22表达水平由高至低依次为EC9706、KYSE510、KYSE450和KYSE150。进一步选择miR-22表达量最高和最低细胞株EC9706和KYSE150作为研究对象，将反义miR-22和miR-22前体分子分别转入上述2株细胞，克隆实验验证miR-22与食管癌放射敏感性的关系，结果显示与对照组分别比较，转染miR-22前体分子的细胞株KYSE150存活分数明显降低，然而转染反义miR-22的细胞株EC9706的存活分数明显升高。上调miR-22明显增加了食管癌细胞的放射敏感性，其主要机制为上调miR-22可抑制食管癌细胞的双链修复功能，减少Rad51（DNA修复重要基因）蛋白的表达及促进细胞凋亡。

上述研究显示在食管癌病理组织或细胞中，不管是自身miRNA的表达差异，还是诱导下miRNA的表达差异，这些差异表达的miRNA都在多个方面影响了食管癌放射敏感性。但由于miRNA调节机制的复杂性，miRNA与靶基因之间不是一一对应的，故miRNA用于食管癌放射敏感性预测仍有很多问题需要解决，如一个与食管癌放射敏感性相关的miRNA具体是通过哪个靶基因或哪条信号通路影响其放射敏感性；是一个靶基因起作用还是多个靶基因同时起协调作用；这个miRNA对于食管癌是否具有特异性，其准确性又有多高等。在今后的研究中可增加食管癌组织标本的研究，扩大样本量，筛选出食管癌患者放射敏感与不敏感差异miRNA的表达谱，挑选出更多有价值的、与食管癌放射敏感性相关的miRNA进行后续功能研究。随着miRNA研究技术的不断成熟、功能研究的不断深入，miRNA有望成为食管癌放疗新的靶点。

3.代谢修饰：基于代谢重编程的代谢调节增敏效应　肿瘤细胞代谢重编程是肿瘤的核心特征之一，而瓦尔堡（Warburg）效应则是肿瘤代谢重编程中的核心。2020年*Science*杂志上发表综述，集中讲述了恶性肿瘤进展过程中肿瘤细胞的代谢表型变化，尤其关注了肿瘤发展过程中代谢依赖性的潜在治疗靶点。2019年*J Exp Clin Cancer Res*杂志发表的综述讲到，异常的肿瘤代谢可以改变肿瘤细胞的许多生理活动，如诱导DNA损伤修复、增强自噬、改变肿瘤微环境等，进而影响放疗的敏感性。因此，通过代谢干预来增加肿瘤细胞放疗敏感性成为目前放疗增敏研究的一个前沿方向。目前关于饮食调节的放射增敏效应，研究较多的是热量限制饮食、生酮饮食等。肿瘤细胞和正常细胞在葡萄糖、脂肪等营养物质的代谢方面存在显著差异，即在葡萄糖缺乏条件下，正常细胞可以很好地利用酮体供能，而多数肿瘤细胞则不能代谢酮体。基于这一差异，近年来，饮食干预和代谢调节治疗成为肿瘤治疗和放疗增敏的一个新方向。生酮饮食是一种限制碳水化合物、增加脂肪摄入的特殊饮食模式。研究发现，生酮饮食相对于普通饮食，放疗后荷瘤小鼠肿瘤生长更缓慢、生存时间更长，显示出较好的放疗增敏效应。生酮饮食增加肿瘤细胞放疗敏感性的具体机制尚不清楚，但学者普遍认为可能与该饮食模式诱导生成的酮体有关。β-羟基丁酸（β-hydroxybutyrate，β-OHB）是酮体中最主要的一种，约占酮体总量的70%，是机体在生酮饮食、运动、饥饿等情况下，肝脏向外周组织输出的供能物质。除供能外，β-OHB还可作为内源性的生物活性小分子，起到重要的神经、心血管保护作用和抗肿瘤效应。Woolf等的研究显示，即使在高葡萄糖存在下，β-OHB也能减少多种人胶质母细胞瘤细胞系、两种人肿瘤干细胞系和一种鼠胶质瘤细胞系的增殖。四川省肿瘤医院李涛教授团队采用生酮（高脂）喂养荷瘤小鼠，并与常规饮食喂养小鼠进行比较发现，放疗后生酮（高脂）饮食组肿瘤生长更缓慢，生存期更长。生酮（高脂）饮食组小鼠血液中β-OHB含量明显升高，且无心、肝、肾等器官损伤。体外实验发现，β-OHB可以显著抑制放疗后食管癌细胞的增殖，增加DNA双链断裂标志物（γH2AX）的表达，提示β-OHB具有食管癌细胞的放疗增敏效应。

参　考　文　献

陈大卫，2020．利用低剂量放疗、SHP-2抑制剂，增强放射-免疫联合治疗疗效的临床及基础研究．济南：山东大学．

陈念永，林力，车志伟，等，1990．食管癌体外照射结合高剂量率腔内后装放射治疗的探索．中华放射肿瘤学杂志，(4)：22-25．

陈鑫，车少敏，惠蓓娜，等，2013．食管鳞癌放射抗拒的相关microRNA筛选．西安交通大学学报（医学版），34（3）：296-301．

丁笠，张新跃，2021．纳米金用于肿瘤免疫治疗的研究进展．中国肿瘤，30（1）：58-66．

范华，2013．胸中下段食管癌放疗中运动规律及剂量学研究．泸州：泸州医学院，西南医科大学．

郭昕，韩东梅，赵红福，等，2021．近距离放疗在食管癌治疗中的应用．国际放射医学核医学杂志，45（4）：257-263．

海平，赵仁，杨小荣，等，2018．三种方法确定食管癌GTV长度的比较研究．中华放射肿瘤学杂志，

27（4）：370-373.
何叶，许青，胡晓钰，等，2019. 基于CBCT影像研究胸部肿瘤放疗中手臂位置对于摆位及治疗的影响. 中国癌症杂志，29（12）：961-964.
黄鑫，陈博，李自康，等，2019. 不同放化疗敏感性食管鳞状细胞癌中膜联蛋白A1的表达及预后因素分析. 蚌埠医学院学报，44（10）：1344-1348.
吉林，张伟，杨家林，等，2004. 后程加速超分割放射治疗食管癌的临床研究. 中国肿瘤临床与康复，11（2）：142-144.
李爱杰，贺科文，穆向魁，等，2019. 低剂量照射在肿瘤治疗中的作用及机制. 中华肿瘤防治杂志，26（22）：1737-1742.
李昉，李涛，吕家华，等，2017. 调强适形放疗联合化疗治疗局部晚期非手术食管癌患者的临床研究. 实用癌症杂志，32（4）：616-619.
李慧敏，李建彬，李奉祥，等，2020. 4DCT、PET-CT与MRI勾画胸段食管癌大体肿瘤体积比较研究. 中华放射肿瘤学杂志，29（7）：508-512.
李涛，郎锦义，卢铀，等，2003. 低剂量分次照射脾脏对食管癌放疗患者细胞免疫功能的影响. 临床肿瘤学杂志，8（3）：173-175.
李涛，郎锦义，王捷，等，2004. 低剂量分次照射脾脏联合放射治疗食管癌的前瞻性临床远期疗效分析. 四川医学，25（9）：959-960.
李涛，卢铀，王捷，等，1997. 194例超长食管癌不同治疗方法疗效分析. 中华放射肿瘤学杂志，6（4）：221-224.
李涛，肖灵，郎锦义，等，2004. 低剂量辐射对人食管癌细胞凋亡相关基因蛋白表达的影响. 临床肿瘤学杂志，9（4）：371-373.
李晓青，陈鑫，黄珊，等，2012. 下调mir-21可以增强食管癌TE-1细胞的放射敏感性. 南方医科大学学报，32（11）：1559-1563.
刘红丽，许雪冬，邵倩，2020.（18）F-FDG PET-CT在食管癌放射治疗靶区勾画中的应用进展. 中华临床医师杂志（电子版），14（4）：306-309.
龙辉，李欢，吴清明，2012. X射线对食管癌中microRNA-296表达的影响. 华中科技大学学报（医学版），41（4）：457-460.
卢铀，王捷，李涛，等，1997. 食管癌体外加HDR腔内放疗疗效分析. 中国肿瘤临床，（4）：245-248.
罗毅君，王晓莉，于金明，等，2017. 食管鳞癌累及野放疗的理论和实践. 中华放射肿瘤学杂志，26（8）：965-969.
吕家华，李涛，李昉，等，2016. 雷替曲塞联合奈达铂同步放疗治疗食管癌术后局部复发的临床研究. 国际肿瘤学杂志，43（6）：414-418.
沈文斌，高红梅，祝淑钗，等，2018. T1-4N0-1M0期胸段食管鳞癌根治性切除术后失败模式对术后辅助治疗的意义. 中华放射医学与防护杂志，38（4）：265-272.
沈文斌，许金蕊，李曙光，等，2020. 颈段及胸上段食管癌调强放疗不同照射方式预后分析. 中华放射肿瘤学杂志，29（10）：842-848.
石鑫珏，2018. 同步低剂量脾照射对食管癌患者放疗期间免疫功能的影. 太原：山西医科大学.
谭晓琴，邓春燕，李涛，2014. 微小RNA与食管癌放射敏感性的相关研究. 肿瘤预防与治疗，27（2）：103-106.
魏新锋，王蕊，衣峻萱，等，2022. 低剂量辐射生物效应的研究进展. 中国辐射卫生，（1）：113-118，128.
谢天鹏，向润，杨晓军，等，2016. 食管癌术后一年内复发的特点及相关因素分析. 中华肿瘤杂志，38（2）：146-149.

杨川，张国军，黄建鸣，等，2019．多功能纳米金在肺腺癌A549荷瘤小鼠模型中的放射增敏作用及Micro CT成像研究．中华放射肿瘤学杂志，28（4）：302-308.

袁晓丽，李涛，2016．自噬与肿瘤蛋白质代谢．肿瘤代谢与营养电子杂志，3（4）：204-206.

袁晓丽，李涛，黄建鸣，等，2014．氯喹对食管癌细胞系放射增敏的实验研究．中华放射医学与防护杂志，34（11）：823-826.

张国军，杨川，黄建鸣，等，2018．葡萄糖耦联纳米金对A549肺癌细胞体外放射增敏作用．中华放射医学与防护杂志，38（8）：574-579.

张斯渊，董信春，韩松辰，等，2021．精准医疗：中晚期食管癌放疗技术进展浅谈．实用肿瘤杂志，36（4）：368-374.

张伟，吴磊，樊林，2015．三维适形放疗与调强放疗对上段食管癌中的疗效及剂量学分析．实用癌症杂志，30（5）：729-732.

张炜，宋轶鹏，姜翠芳，2014．PET/CT确定食管癌大体靶区的研究进展．中华核医学与分子影像杂志，34（2）：157-160.

赵晶晶，庞青松，王平，2020．食管癌根治性放疗剂量研究进展．中华放射肿瘤学杂志，29（7）：589-592.

郑志范，苏华芳，邹燕，等，2011．MicroRNA在食管癌放射抵抗细胞表达谱研究．中华医学杂志，91（9）：639-642.

中国医师协会放射肿瘤治疗医师分会，中华医学会放射肿瘤治疗学分会，中国抗癌协会肿瘤放射治疗专业委员会，2020．中国食管癌放射治疗指南（2020年版）．国际肿瘤学杂志，47（11）：641-655.

中华医学会放射肿瘤治疗学分会放疗技术学组，中国医师协会医学技师专业委员会，2021．CT模拟定位技术临床操作指南中国专家共识（2021版）．中华放射肿瘤学杂志，30（6）：535-542.

祝淑钗，李巧芳，张雪原，等，2020．食管癌根治性调强放疗靶区范围对患者预后的影响．中华肿瘤杂志，42（12）：1040-1047.

Ajani JA，D'Amico TA，Bentrem DJ，et al，2019．Esophageal and esophagogastric junction cancers，version 2．2019，NCCN clinical practice guidelines in oncology．J Natl Compr Canc Netw，17（7）：855-883.

Amini A，Xiao LC，Allen PK，et al，2012．Celiac node failure patterns after definitive chemoradiation for esophageal cancer in the modern era．Int J Radiat Oncol Biol Phys，83（2）：e231-e239.

Anderegg MCJ，Ruurda JP，Gisbertz SS，et al，2020．Feasibility of extended chemoradiotherapy plus surgery for patients with cT4b esophageal carcinoma．Eur J Surg Oncol，46（4 Pt A）：626-631.

Barte DP，2014．MicroRNAs：genomics，biogenesis，mechanism，and function．Cell，116（2）：281-297.

Bartel DP，2009．MicroRNAs：target recognition and regulatory functions．Cell，136（2）：215-233.

Bedenne L，Michel P，Bouché O，et al，2007．Chemoradiation followed by surgery compared with chemoradiation alone in squamous cancer of the esophagus：FFCD 9102．J Clin Oncol，25（10）：1160-1168.

Boekhoff MR，Defize IL，Borggreve AS，et al，2021．CTV-to-PTV margin assessment for esophageal cancer radiotherapy based on an accumulated dose analysis．Radiother Oncol，161：16-22.

Bouchard M，McAleer MF，Starkschall G，2010．Impact of gastric filling on radiation dose delivered to gastroesophageal junction tumors．Int J Radiat Oncol Biol Phys，77（1）：292-300.

Brower JV，Chen S，Bassetti MF，et al，2016．Radiation dose escalation in esophageal cancer revisited：a contemporary analysis of the national cancer data base，2004 to 2012．Int J Radiat Oncol Biol Phys，96（5）：985-993.

Calin GA，Sevignani C，Dumitru CD，et al，2004．Human microRNA genes are frequently located at fragile sites and genomic regions involved in cancers. Proc Natl Acad Sci U S A, 101（9）: 2999-3004.

Cao RF, Pei X, Ge N, et al, 2021. Clinical target volume auto-segmentation of esophageal cancer for radiotherapy after radical surgery based on deep learning. Technol Cancer Res Treat, 20: 15330338211034284.

Chaachouay H, Ohneseit P, Toulany M, et al, 2011. Autophagy contributes to resistance of tumor cells to ionizing radiation. Radiother Oncol, 99（3）: 287-292.

Chang CL, Tsai HC, Lin WC, et al, 2017. Dose escalation intensity-modulated radiotherapy-based concurrent chemoradiotherapy is effective for advanced-stage thoracic esophageal squamous cell carcinoma. Radiother Oncol, 125（1）: 73-79.

Cheda A, Wrembel-Wargocka J, Lisiak E, et al, 2004. Single low doses of X rays inhibit the development of experimental tumor metastases and trigger the activities of NK cells in mice. Radiat Res, 161（3）: 335-340.

Chen JQ, Pan JJ, Liu J, et al, 2013. Postoperative radiation therapy with or without concurrent chemotherapy for node-positive thoracic esophageal squamous cell carcinoma. Int J Radiat Oncol Biol Phys, 86（4）: 671-677.

Chen JQ, Pan JJ, Zheng XW, et al, 2012. Number and location of positive nodes, postoperative radiotherapy, and survival after esophagectomy with three-field lymph node dissection for thoracic esophageal squamous cell carcinoma. Int J Radiat Oncol Biol Phys, 82（1）: 475-482.

Chen JZ, Guo H, Zhai TT, et al, 2016. Radiation dose escalation by simultaneous modulated accelerated radiotherapy combined with chemotherapy for esophageal cancer: a phase Ⅱ study. Oncotarget, 7（16）: 22711-22719.

Chen S, Wang Hy, Ng WL, et al, 2011. Radiosensitizing effects of ectopic miR-101 on non-small-cell lung cancer cells depend on the endogenous miR-101 level. Int Radiat Oncol Biol Phys, 81（5）: 1524-1529.

Chen YS, Li XH, Guo LM, et al, 2015. Combining radiation with autophagy inhibition enhances suppression of tumor growth and angiogenesis in esophageal cancer. Mol Med Rep, 12（2）: 1645-1652.

Chen YS, Song HX, Lu Y, et al, 2011. Autophagy inhibition contributes to radiation sensitization of esophageal squamous carcinoma cells. Dis Esophagus, 24（6）: 437-443.

Cho SH, 2005. Estimation of tumour dose enhancement due to gold nanoparticles during typical radiation treatments: a preliminary Monte Carlo study. Phys Med Biol, 50（15）: N163-73.

Crosby T, Hurt CN, Falk S, et al, 2013. Chemoradiotherapy with or without cetuximab in patients with oesophageal cancer（SCOPE1）: a multicentre, phase 2/3 randomised trial. Lancet Oncol, 14（7）: 627-637.

Cui TT, Zhang HJ, Yu T, et al, 2021. Pattern of recurrence in 428 patients with thoracic esophageal squamous cell carcinoma after radical surgery and its implication in postoperative radiotherapeutic clinical target volume. Front Oncol, 11: 652365.

De B, Rhome R, Doucette J, et al, 2017. Dose escalation of definitive radiation is not associated with improved survival for cervical esophageal cancer: a national cancer data base（NCDB）analysis. Dis Esophagus, 30（4）: 1-10.

Deng W, Yang JS, Ni WJ, et al, 2020. Postoperative radiotherapy in pathological T2-3N0M0 thoracic esophageal squamous cell carcinoma: interim report of a prospective, phase Ⅲ, randomized controlled study. Oncologist, 25（4）: e701-e708.

Du F, Liu H, Wang W, et al, 2021. Correlation between lung density changes under different dose gradients and radiation pneumonitis-based on an analysis of computed tomography scans during esophageal cancer radiotherapy. Front Oncol，11：650764.

El-Mahdy MA，Alzarie YA，Hemann C，et al，2020. The novel SOD mimetic GC4419 increases cancer cell killing with sensitization to ionizing radiation while protecting normal cells. Free Radic Biol Med，160：630-642.

Farooque A，Mathur R，Verma A，et al，2011. Low-dose radiation therapy of cancer：role of immune enhancement. Expert Rev Anticancer Ther，11（5）：791-802.

Faubert B，Solmonson A，DeBerardinis RJ，2020. Metabolic reprogramming and cancer progression. Science，368（6487）：eaaw5473.

Fourquet A，Telllaud JL，Lando D，et al，1993. Effects of low dose total body irradiation（LDTBI）and recombinant human interleukin-2 in mice. Radiother Oncol，26（3）：219-225.

Gao XS，Qiao XY，Wu FP，et al，2007. Pathological analysis of clinical target volume margin for radiotherapy in patients with esophageal and gastroesophageal junction carcinoma. Int J Radiat Oncol Biol Phys，67（2）：389-396.

Ge YZ，Yin L，Tan MD，et al，2020. Impact of postoperative radiotherapy for T3N0M0 esophageal cancer patients：a population-based study. Clin Transl Med，10（3）：e143.

Gebski V，Burmeister B，Smithers BM，et al，2007. Survival benefits from neoadjuvant chemoradiotherapy or chemotherapy in oesophageal carcinoma：a meta-analysis. Lancet Oncol，8（3）：226-234.

Goense L，van Rossum PSN，Ruurda JP，et al，2016. Radiation to the gastric fundus increases the risk of anastomotic leakage after esophagectomy. Ann Thorac Surg，102（6）：1798-1804.

Gridley DS，Pecaut MJ，Rizvi A，et al，2009. Low-dose，low-dose-rate proton radiation modulates CD4（＋）T cell gene expression. Int J Radiat Biol，85（3）：250-261.

Grosshans D，Boehling NS，Palmer M，et al，2012. Improving cardiac dosimetry：alternative beam arrangements for intensity modulated radiation therapy planning in patients with carcinoma of the distal esophagus. Pract Radiat Oncol，2（1）：41-45.

Guan Y，Wang J，Cao FL，et al，2020. Role of clip markers placed by endoscopic ultrasonography in contouring gross tumor volume for thoracic esophageal squamous cell carcinoma：one prospective study. Ann Transl Med，8（18）：1144.

Gul K，Muge A，Taner A，et al，2015. Oral glutamine supplementation reduces radiotherapy- induced esophagitis in lung cancer patients. Asian Pac J Cancer Prev，16（1）：53-58.

Guo TT，Zou LQ，Ni JJ，et al，2020. Regulatory T cells：an emerging player in radiation-induced lung injury. Front Immunol，11：1769.

Guttmann DM，Mitra N，Bekelman J，et al，2017. Improved overall survival with aggressive primary tumor radiotherapy for patients with metastatic esophageal cancer. J Thorac Oncol，12（7）：1131-1142.

Han DL，Yuan YP，Chai J，et al，2019. Subclinical lesions of the primary clinical target volume margin in esophageal squamous cell carcinoma and association with FDG PET/CT. Front Oncol，9：336.

Hansel C，Barr S，Schemann AV，et al，2021. Metformin protects against radiation-induced acute effects by limiting senescence of bronchial-epithelial cells. Int J Mol Sci，22（13）：7064.

Hashimoto S，Shirato H，Hosokawa M，et al，1999. The suppression of metastases and the change in host immune response after low-dose total-body irradiation in tumor-bearing rats. Radiat Res，151（6）：717-724.

He Q，Li J，Dong F，et al，2017. LKB1 promotes radioresistance in esophageal cancer cells exposed to radiation，by suppression of apoptosis and activation of autophagy via the AMPK pathway. Mol Med Rep，16（2）：2205-2210.

Herold DM，Das IJ，Stobbe CC，et al，2000. Gold microspheres：a selective technique for producing biologically effective dose enhancement. Int J Radiat Biol, 76（10）: 1357-1364.

Huang W, Huang Y, Sun JJ, et al, 2015. Atlas of the thoracic lymph nodal delineation and recommendations for lymph nodal CTV of esophageal squamous cell cancer in radiation therapy from China. Radiother Oncol, 116（1）: 100-106.

Iorio MV, Croce CM, 2012. MicroRNA dysregulation in cancer: diagnostics, monitoring and therapeutics. A comprehensive review. EMBO Mol Med, 4（3）: 143-159.

Jain S, Coulter JA, Hounsell AR, et al, 2011. Cell-specific radiosensitization by gold nanoparticles at megavoltage radiation energies. Int J Radiat Oncol Biol Phys, 79（2）: 531-539.

Jemal A, Bray F, Center M M, et al, 2011. Global cancer statistics. CA Cancer J Clin, 61（2）: 69-90.

Jeong DY, Kim MY, Lee KS, et al, 2018. Surgically resected T1- and T2-stage esophageal squamous cell carcinoma: T and N staging performance of EUS and PET/CT. Cancer Med, 7（8）: 3561-3570.

Jiang P, Rao EY, Meng N, et al, 2010. MicroRNA-17-92 significantly enhances radioresistance in human mantle cell lymphoma cells. Radiat Oncol, 5: 100.

Jing Z, Gong L, Xie CY, et al, 2009. Reverse resistance to radiation in KYSE-150R esophageal carcinoma cell after epidermal growth factor receptor signal pathway inhibition by cetuximab. Radiother Oncol, 93（3）: 468-473.

Kang JJ, Chang JY, Sun X, et al, 2018. Role of postoperative concurrent chemoradiotherapy for esophageal carcinoma: a meta-analysis of 2165 patients. J Cancer, 9（3）: 584-593.

Kaushik S, Bandyopadhyay U, Sridhar S, et al, 2011. Chaperone-mediated autophagy at a glance. J Cell Sci, 124（Pt 4）: 495-499.

Kelly RJ, 2019. Emerging multimodality approaches to treat localized esophageal cancer. J Natl Compr Canc Netw, 17（8）: 1009-1014.

Kelly RJ, Ajani JA, Kuzdzal J, et al, 2021. Adjuvant nivolumab in resected esophageal or gastroesophageal junction cancer. N Engl J Med, 384（13）: 1191-1203.

Kidane B, Korst RJ, Weksler B, et al, 2019. Neoadjuvant therapy VS upfront surgery for clinical T2N0 esophageal cancer: a systematic review. Ann Thorac surg, 108（3）: 935-944.

Kim HJ, Suh YG, Lee YC, et al, 2017. Dose-Response Relationship between Radiation Dose and Loco-regional Control in Patients with Stage Ⅱ - Ⅲ Esophageal Cancer Treated with Definitive Chemoradiotherapy. Cancer Res Treat, 49（3）: 669-677.

Ko MA, Zehong G, Virtanen C, et al, 2012. MicroRNA expression profiling of esophageal cancer before and after induction chemoradiotherapy. Ann Thorac Surg, 94（4）: 1094-102, discussion 1102-1103.

Kojima S, Nakayama K, Ishida H, 2004. Low dose gamma-rays activate immune functions via induction of glutathione and delay tumor growth. J Radiat Res, 45（1）: 33-39.

Kura B, Kalocayova B, Szeiffova Bacova B, et al, 2021. The effect of selected drugs on the mitigation of myocardial injury caused by gamma radiation. Can J Physiol Pharmacol, 99（1）: 80-88.

Lan KQ, Zhu JH, Zhang J, et al, 2020. Propensity score-based comparison of survival and radiation pneumonitis after definitive chemoradiation for esophageal cancer: Intensity-modulated radiotherapy versus three-dimensional conformal radiotherapy. Radiother Oncol, 149: 228-235.

Lee J, Jang H, Park S, et al, 2019. Platelet-rich plasma activates AKT signaling to promote wound healing in a mouse model of radiation-induced skin injury. J Transl Med, 17（1）: 295.

Lee YS, Dutta A, 2009. MicroRNAs in cancer. Annu Rev Pathol, 4: 199-227.

Lei X, Ma N, Liang YJ, et al, 2020. Glucosamine protects against radiation-induced lung injury via inhibition of epithelial-mesenchymal transition. J Cell Mol Med, 24（18）: 11018-11023.

Li C，Ni WJ，Wang X，et al，2019. A phase Ⅰ/Ⅱ radiation dose escalation trial using simultaneous integrated boost technique with elective nodal irradiation and concurrent chemotherapy for unresectable esophageal Cancer. Radiat Oncol，14（1）：48.

Li F，Lv JH，Liang L，et al，2018. Downregulation of microRNA-21 inhibited radiation-resistance of esophageal squamous cell carcinoma. Cancer Cell Int，18：39.

Li HM，Li FX，Li JB，et al，2020. Comparison of gross target volumes based on four-dimensional CT，positron emission tomography-computed tomography，and magnetic resonance imaging in thoracic esophageal cancer. Cancer Med，9（15）：5353-5361.

Li J，Qiu R，Hu YP，et al，2021. Postoperative Adjuvant Therapy for Patients with PN＋ esophageal squamous cell carcinoma. Biomed Res Int，2021：8571438.

Li J，Wen YX，Xiang ZZ，et al，2021. Radical radiotherapy for metachronous oligometastasis after initial treatment of esophageal cancer. Radiother Oncol，154：201-206.

Li Y，Lin JM，Xiao J，et al，2020. Therapeutic effects of co-venenum bufonis oral Liquid on radiation-induced esophagitis in rats. Exp Anim，69（3）：354-362.

Liberti MV，Locasale JW，2016. The warburg effect：how does it benefit cancer cells? Trends Biochem Sci，41（3）：211-218.

Lin HN，Chen LQ，Shang QX，et al，2020. A meta-analysis on surgery with or without postoperative radiotherapy to treat squamous cell esophageal carcinoma. Int J Surg，80：184-191.

Lin J，Liu C，Gao F，et al，2013. miR-200c enhances radiosensitivity of human breast cancer cells. J Cell Biochem，114（3）：606-615.

Lin JG，Xia LZ，Liang JX，et al，2019. The roles of glucose metabolic reprogramming in chemo-and radio-resistance. J Exp Clin Cancer Res，38（1）：218.

Lin RJ，Xiao DW，Liao LD，et al，2012. MiR-142-3p as a potential prognostic biomarker for esophageal squamous cell carcinoma. J Surg Oncol，105（2）：175-182.

Lin SH，Hobbs BP，Verma V，et al，2020. Randomized phase ⅡB Trial of proton beam therapy versus intensity-modulated radiation therapy for locally advanced esophageal cancer. J Clin Oncol，38（14）：1569-1579.

Lin SH，Merrell KW，Shen J，et al，2017. Multi-institutional analysis of radiation modality use and postoperative outcomes of neoadjuvant chemoradiation for esophageal cancer. Radiother Oncol，123（3）：376-381.

Liu J，Yu HS，Shang QJ，et al，2013. 低剂量脾照射对局部晚期非小细胞肺癌放疗患者免疫系统的影响（英文）. Chinese-German Journal of Clinical Oncology，12（2）：51-55.

Liu RF，Zhang XL，Zhang QN，et al，2021. Adjuvant radiotherapy of involved field versus elective lymph node in patients with operable esophageal squamous cell cancer：a single institution prospective randomized controlled study. J Cancer，12（11）：3180-3189.

Liu RJ，Xiong SD，Zhang L，et al，2010. Enhancement of antitumor immunity by low-dose total body irradiationis associated with selectively decreasing the proportion and number of T regulatory cells. Cell Mol Immunol，7（2）：157-162.

Liu YY，Kou CG，Su YY，et al，2017. Accelerated or hyperfractionated radiotherapy for esophageal carcinoma：a meta-analysis of randomized controlled trials. Onco Targets Ther，10：2971-2981.

Lopez-Campos F，Candini D，Carrasco E，et al，2019. Nanoparticles applied to cancer immunoregulation. Rep Pract Oncol Radiother，24（1）：47-55.

Lu C，Xie CH，2016. Radiation-induced autophagy promotes esophageal squamous cell carcinoma cell survival via the LKB1 pathway. Oncol Rep，35（6）：3559-3565.

Lynam-lennon N, Reynolds JV, Marignol L, et al, 2012. MicroRNA-31 modulates tumour sensitivity to radiation in oesophageal adenocarcinoma. J Mol Med (Berl), 90 (12): 1449-1458.

Lynam-lennon N, Reynolds JV, Pidgeon GP, et al, 2010. Alterations in DNA repair efficiency are involved in the radioresistance of esophageal adenocarcinoma. Radiat Res, 174 (6): 703-711.

Lyu J, Li T, Wang QF, et al, 2018. Outcomes of concurrent chemoradiotherapy versus chemotherapy alone for stage Ⅳ esophageal squamous cell carcinoma: a retrospective controlled study. Radiat Oncol, 13 (1): 233.

Lyu J, Li T, Xie CH, et al, 2019. Enteral nutrition in esophageal cancer patients treated with radiotherapy: a Chinese expert consensus 2018. Future Oncol, 15 (5): 517-531.

Lyu J, Liu T, Li T, et al, 2019. Comparison of efficacy, safety, and costs between neoadjuvant hypofractionated radiotherapy and conventionally fractionated radiotherapy for esophageal carcinoma. Cancer Med, 8 (8): 3710-3718.

Lyu J, Yisikandaer A, Li T, et al, 2020. Comparison between the effects of elective nodal irradiation and involved-field irradiation on long-term survival in thoracic esophageal squamous cell carcinoma patients: a prospective, multicenter, randomized, controlled study in China. Cancer Med, 9 (20): 7460-7468.

Ma L, Luo GY, Ren YF, et al, 2017. Concurrent chemoradiotherapy combined with enteral nutrition support: a radical treatment strategy for esophageal squamous cell carcinoma patients with malignant fistulae. Chin J Cancer, 36 (1): 8.

Machiels M, Jin P, van Hooft JE, et al, 2019. Reduced inter-observer and intra-observer delineation variation in esophageal cancer radiotherapy by use of fiducial markers. Acta Oncol, 58 (6): 943-950.

Maki Y, Asano H, Toyooka S, et al, 2012. MicroRNA mir-34b/c enhances cellular radiosensitivity of malignant pleural mesothelioma cells. Anticancer Res, 32 (11): 4871-4875.

Martin EJ, Bruggeman AR, Nalawade VV, et al, 2020. Palliative radiotherapy versus esophageal stent placement in the management of patients with metastatic esophageal cancer. J Natl Compr Canc Netw, 18 (5): 569-574.

Marzella L, Ahlberg J, Glaumann H, 1981. Autophagy, heterophagy, microautophagy and crinophagy as the means for intracellular degradation. Virchows Arch B Cell PatholIncl Mol Pathol, 36 (2-3): 219-234.

McCollough CH, Leng S, Yu L, et al, 2015. Dual- and multi-energy ct: principles, technical approaches, and clinical applications. Radiology, 276 (3): 637-653.

Minsky BD, Neuberg D, Kelsen DP, et al, 1996. Neoadjuvant chemotherapy plus concurrent chemotherapy and high-dose radiation for squamous cell carcinoma of the esophagus: a preliminary analysis of the phase Ⅱ intergroup trial 0122. J Clin Oncol, 14 (1): 149-155.

Minsky BD, Pajak TF, Ginsberg RJ, et al, 2002. INT 0123 (Radiation Therapy Oncology Group 94-05) phase Ⅲ trial of combined-modality therapy for esophageal cancer: high-dose versus standard-dose radiation therapy. J Clin Oncol, 20 (5): 1167-1174.

Mioc A, Mioc M, Ghiulai R, et al. 2019. Gold Nanoparticles as targeted delivery systems and theranostic agents in cancer therapy. Curr Med Chem 26 (35): 6493-6513.

Nair A, Godoy MC, Holden EL, et al, 2012. Multidetector CT and postprocessing in planning and assisting in minimally invasive bronchoscopic airway interventions. Radiographics, 32 (5): E201-E232.

Nemoto K, Kawashiro S, Toh Y, et al, 2020. Comparison of the effects of radiotherapy doses of 50. 4 Gy and 60 Gy on outcomes of chemoradiotherapy for thoracic esophageal cancer: subgroup analysis based on the comprehensive registry of esophageal cancer in Japan from 2009 to 2011 by the Japan esophageal society. Esophagus, 17 (2): 122-126.

Ni Y, Meng L, Wang LG, et al, 2013. MicroRNA-143 functions as a tumor suppressor in human esophageal squamous cell carcinoma. Gene, 517 (2): 197-204.

Otake R, Okamura A, Yamashita K, et al, 2021. Efficacy of postoperative radiotherapy in esophageal squamous cell carcinoma patients with positive circumferential resection margin. Esophagus, 18 (2): 288-295.

Pandey R, Shankar BS, Sharma D, et al, 2005. Low dose radiation induced immunomodulation: effect on macrophages and CD8 + T cells. Int J Radiat Biol, 81 (11): 801-812.

Pao TH, Chang WL, Chiang NJ, et al, 2020. Pericardial effusion after definitive concurrent chemotherapy and intensity modulated radiotherapy for esophageal cancer. Radiat Oncol, 15 (1): 48.

Patel AA, Wolfgang JA, Niemierko A, et al, 2009. Implications of respiratory motion as measured by four-dimensional computed tomography for radiation treatment planning of esophageal cancer. Int J Radiat Oncol Biol Phys, 74 (1): 290-296.

Qu CJ, Liang ZH, Huang JL, et al, 2012. Mir-205 determines the radioresistance of human nasopharyngeal carcinoma by directly targeting PTEN. Cell cycle, 11 (4): 785-796.

Rautou PE, Mansouri A, Lebrec D, et al, 2010. Autophagy in liver diseases. J Hepatol, 53 (6): 1123-1134.

Riley RS, June CH, Langer R, et al, 2019. Delivery technologies for cancer immunotherapy. Nat Rev Drug Discov, 18 (3): 175-196.

Roos CTG, Faiz Z, Visser S, et al, 2021. A comprehensive motion analysis-consequences for high precision image-guided radiotherapy of esophageal cancer patients. Acta Oncol, 60 (3): 277-284.

Salama S, Diaz-Arrastia C, Patel D, et al, 2011. 2-Methoxyestradiol, an endogenous estrogen metabolite, sensitizes radioresistant MCF-7/FIR breast cancer cells through multiple mechanisms. Int J Radiat Oncol Biol Phys, 80 (1): 231-239.

Shabeeb D, Musa AE, Abd Ali HS, et al, 2020. Curcumin protects against radiotherapy-induced oxidative injury to the skin. Drug Des Devel Ther, 14: 3159-3163.

Shah MA, Bennouna J, Doi T, et al, 2021. KEYNOTE-975 study design: a phase Ⅲ study of definitive chemoradiotherapy plus pembrolizumab in patients with esophageal carcinoma. Future Oncol, 17 (10): 1143-1153.

Shigematsu A, Adachi Y, Koike-Kiriyama N, et al, 2007. Effects of low-dose irradiation on enhancement of immunity by dendritic cells. J Radiat Res, 48 (1): 51-55.

Sjoquist KM, Burmeister BH, Smithers BM, et al, 2011. Survival after neoadjuvant chemotherapy or chemoradiotherapy for resectable oesophageal carcinoma: an updated meta-analysis. Lancet Oncol, 12 (7): 681-692.

Song T, Liang XD, Fang M, et al, 2015. High-dose versus conventional-dose irradiation in cisplatin-based definitive concurrent chemoradiotherapy for esophageal cancer: a systematic review and pooled analysis. Expert Rev Anticancer Ther, 15 (10): 1157-1169.

Suh YG, Lee IJ, Koom WS, et al, 2014. High-dose versus standard-dose radiotherapy with concurrent chemotherapy in stages Ⅱ - Ⅲ esophageal cancer. Jpn J Clin Oncol, 44 (6): 534-540.

Sun X, Wang L, Wang Y, et al, 2020. High vs. Low radiation dose of concurrent chemoradiotherapy for esophageal carcinoma with modern radiotherapy techniques: a meta-analysis. Front Oncol, 10: 1222.

Suntharalingam M, Winter K, Ilson D, et al, 2017. Effect of the addition of cetuximab to paclitaxel, cisplatin, and radiation therapy for patients with esophageal cancer: the NRG oncology RTOG 0436 phase 3 randomized clinical trial. JAMA Oncol, 3 (11): 1520-1528.

Tepper J, Krasna MJ, Niedzwiecki D, et al, 2008. Phase Ⅲ trial of trimodality therapy with cisplatin, fluorouracil, radiotherapy, and surgery compared with surgery alone for esophageal cancer: CALGB 9781. J Clin Oncol, 26 (7): 1086-1092.

Thangaraj G, Manakov V, Cucu A, et al, 2016. Inflammatory effects of TNFα are counteracted by X-ray irradiation and Ache inhibition in mouse micromass cultures. Chem Biol Interact, 259 (Pt B): 313-318.

Thomas L, Lapa C, Bundschuh RA, et al, 2015. Tumour delineation in oesophageal cancer-a prospective study of delineation in PET and CT with and without endoscopically placed clip markers. Radiother Oncol, 116 (2): 269-275.

Tonison JJ, Fischer SG, Viehrig M, et al, 2019. Radiation pneumonitis after intensity-modulated radiotherapy for esophageal cancer: institutional data and a systematic review. Sci Rep, 9 (1): 2255.

Van De Voorde L, Larue R, Persoon L, et al, 2015. The influence of gastric filling instructions on dose delivery in patients with oesophageal cancer: a prospective study. Radiother Oncol, 117 (3): 442-447.

van Hagen P, Hulshof MCCM, van Lanschot JJB, et al, 2012. Preoperative chemoradiotherapy for esophageal or junctional cancer. N Engl J Med, 366 (22): 2074-2084.

Vollenbrock SE, Nowee ME, Voncken FEM, et al, 2019. Gross tumor delineation in esophageal cancer on MRI compared with 18 F-FDG-PET/CT. Adv Radiat Oncol, 4 (4): 596-604.

Wang N, Zhang CQ, He JH, et al, 2013. MiR-21 down-regulation suppresses cell growth, invasion and induces cell apoptosis by targeting FASL, timp3, and reck genes in esophageal carcinoma. Dig Dis Sci, 58 (7): 1863-1870.

Wang QF, Li T, Liu HM, et al, 2014. The safety and usefulness of neutron brachytherapy and external beam radiation in the treatment of patients with gastroesophageal junction adenocarcinoma with or without chemotherapy. Radiat Oncol, 9: 99.

Wang TH, Lei Y, Harms J, et al, 2021. Learning-based stopping power mapping on dual-energy CT for proton radiation therapy. Int J Part Ther, 7 (3): 46-60.

Wang WH, Li JC, Li T, et al, 2020. A phase Ⅲ trial in progress comparing tislelizumab plus concurrent chemoradiotherapy (cCRT) with placebo plus cCRT in patients with localized esophageal squamous cell carcinoma (ESCC). 2020 ASCO-GI, abstract TPS475.

Wang XC, Zhang ZB, Wang YY, et al, 2013. Increased miRNA-22 expression sensitizes esophageal squamous cell carcinoma to irradiation. J Radiat Res, 54 (3): 401-408.

Wang XY, Miao CW, Chen Z, et al, 2017. Can involved-field irradiation replace elective nodal irradiation in chemoradiotherapy for esophageal cancer? A systematic review and meta-analysis. Onco Targets Ther, 10: 2087-2095.

Welsh J, Settle SH, Amini A, et al, 2012. Failure patterns in patients with esophageal cancer treated with definitive chemoradiation. Cancer, 118 (10): 2632-2640.

Woolf EC, Syed N, Scheck AC, 2016. Tumor metabolism, the ketogenic diet and β -hydroxybutyrate: novel approaches to adjuvant brain tumor therapy. Front Mol Neurosci, 9: 122.

Wu SX, Wang LH, Luo HL, et al, 2018. Randomised phase Ⅲ trial of concurrent chemoradiotherapy with extended nodal irradiation and erlotinib in patients with inoperable oesophageal squamous cell cancer. Eur J Cancer, 93: 99-107.

Xi M, Lin SH, 2017. Recent advances in intensity modulated radiotherapy and proton therapy for esophageal cancer. Expert Rev Anticancer Ther, 17 (7): 635-646.

Xu TK, Zhang YY, Chang PY, et al, 2018. Mesenchymal stem cell-based therapy for radiation-induced lung injury. Stem Cell Res Ther, 9 (1) : 18.

Xu XJ, Wang ZM, Jiang SN, et al, 2019. Evaluating the optimal re-irradiation dose for locally recurrent esophageal squamous cell carcinoma after definitive radiotherapy. Radiat Oncol, 14 (1) : 191.

Yang GZ, Li W, Jiang HY, et al, 2016. Low-dose radiation may be a novel approach to enhance the effectiveness of cancer therapeutics. Int J Cancer, 139 (10) : 2157-2168.

Yang H, Liu H, Chen YP, et al, 2021. Long-term efficacy of neoadjuvant chemoradiotherapy plus surgery for the treatment of locally advanced esophageal squamous cell carcinoma: the neocrtec5010 randomized clinical trial. JAMA Surg, 156 (8) : 721-729.

Yang JS, Zhang WC, Xiao ZF, et al, 2017. The impact of postoperative conformal radiotherapy after radical surgery on survival and recurrence in pathologic T3N0M0 esophageal carcinoma: a propensity score-matched analysis. J Thorac Oncol, 12 (7) : 1143-1151.

Yang PM, Lin YT, Shun CT, et al, 2013. Zebularine inhibits tumorigenesis and stemness of colorectal cancer via p53-dependent endoplasmic reticulum stress. Sci Rep, 3: 3219.

Yang WF, Yang ZH, Zhao T, et al, 2020. A technique to reduce skin toxicity in radiotherapy treatment planning for esophageal cancer. J Appl Clin Med Phys, 21 (2) : 67-72.

Yao CL, Zhou Y, Wang H, et al, 2021. Adipose-derived stem cells alleviate radiation-induced dermatitis by suppressing apoptosis and downregulating cathepsin F expression. Stem Cell Res Ther, 12 (1) : 447.

Yokobori T, Suzuki S, Tanaka N, et al, 2013. MiR-150 is associated with poor prognosis in esophageal squamous cell carcinoma via targeting the EMT inducer ZEB1. Cancer Sci, 104 (1) : 48-54.

Yorimitsu T, Klionsky DJ, 2005. Autophagy: molecular machinery for self-eating. Cell Death Differ, 12 Suppl 2 (Suppl 2) : 1542-1552.

Yu HS, Song AQ, Lu YD, et al, 2004. Effects of low-dose radiation on tumor growth, erythrocyte immune function and SOD activity in tumor-bearing mice. Chin Med J (Engl), 117 (7) : 1036-1039.

Yu SF, Zhang WC, Ni WJ, et al, 2019. A propensity-score matching analysis comparing long-term survival of surgery alone and postoperative treatment for patients in node positive or stage III esophageal squamous cell carcinoma after R0 esophagectomy. Radiother Oncol, 140: 159-166.

Yu YL, Zheng HY, Liu LY, et al. 2021. Predicting severe radiation esophagitis in patients with locally advanced esophageal squamous cell carcinoma receiving definitive chemoradiotherapy: construction and validation of a model based in the clinical and dosimetric parameters as well as inflammatory indexes. Front Oncol, 11: 687035.

Zhang MS, Wu AJ, 2017. Radiation techniques for esophageal cancer. Chin Clin Oncol, 6 (5) : 45.

Zhang YH, Liu L, Wang Q, et al, 2020. Endoscopic submucosal dissection with additional radiotherapy in the treatment of T1a esophageal squamous cell cancer: randomized controlled trial. Endoscopy, 52 (12) : 1066-1074.

Zhao KL, Liao ZX, Bucci MK, et al, 2007. Evaluation of respiratory-induced target motion for esophageal tumors at the gastroesophageal junction. Radiother Oncol, 84 (3) : 283-289.

Zhou Y, Hong L, 2013. Prediction value of miR-483 and miR-214 in prognosis and multidrug resistance of esophageal squamous cell carcinoma. Genetic Test MolBiomarkers, 17 (6) : 470-474.

第11章

食管癌的精准内科治疗

近十几年来，我国食管癌内科治疗紧跟时代步伐，取得长足进步，已由单一的化疗药物治疗发展为化学药物与免疫治疗、分子靶向治疗及其他新药的联合治疗。目前手术为可切除食管癌的主要治疗手段，但单纯手术的疗效不尽如人意。早期食管癌症状多不明显，发现时往往已处于晚期，术后局部复发与远处转移是主要的死亡原因，因此探索食管癌精准内科治疗模式是改善食管癌患者远期生存的关键。现将我院对食管癌内科治疗的探索过程总结如下。

第一节　食管癌的精准化疗

我国70%的食管癌患者就诊时已属中晚期，失去了根治性手术切除的机会；而我国食管癌病理结果显示95%以上均为鳞癌，对化疗相对敏感，因此在食管癌综合治疗中，化疗占有重要地位。既往因考虑晚期或复发的食管癌患者生存期及化疗耐受情况，常用单一化疗药物，但有效率往往不高。随着化疗方案的不断改进，目前单一用药已被联合用药取代。化疗药物的快速发展为食管癌的化疗带来了一些新的希望，所以，国内外学者尝试了多种治疗方案，现将我院进行的食管癌化疗所获得的初步结果报告如下。

一、食管癌精准化疗的发展历程

20世纪80年代，我院广大学者们在如何选用联合化疗方案方面花费了大量的精力，最开始的联合化疗方案主要有顺铂（DDP）和博来霉素联合化疗，即顺铂、平阳霉素（PYM）、依托泊苷（VP-16）进行联合化疗，具体方案：DDP 80mg/m^2，于第1、4、7周每周的第1天静脉滴注；PYM 6mg/m^2，于第1～7周的每周第1、3、5天肌内注射一次，VP-16每次100mg，（固定量）于第1、4、7周的第2～6天静脉滴注。根据患者情况，间歇4～6周后重复第二疗程，化疗期间给予足够的静脉营养和对症治疗。由DDP＋PYM联合化疗的一步步探索到现在多种不同组合化疗方案的建立，以5-FU联合铂类的方案已成为食管癌传统化疗的经典方案。随着紫杉类、伊立替康、新型铂类化合物、氟尿嘧啶类化合物、吉西他滨、长春瑞滨、雷替曲塞等药物应用于食管癌，食管癌的化疗药物选择变得十分丰富。化疗不但单独应用有效，而且与其他治疗手段的结合，也逐渐显示出联合治疗的优势。

二、食管癌精准化疗的治疗现状

目前，根据食管癌治疗的不同阶段，可将化疗分为新辅助化疗、辅助化疗、根治化疗、姑息化疗。基于放疗在食管癌治疗中的作用，化疗常与放疗联合，故又有新辅助放化疗、辅助放化疗、根治性放化疗、姑息性放化疗等联合治疗方法。但化疗也是一把双刃剑，让患者获益的同时其也可能带来较为明显的不良反应。例如，术前化疗可以起到降期、降低远处转移率风险的作用，但也可能增加化疗相关副作用、引发并发症，导致耐药肿瘤克隆及延迟手术治疗时机等。因此，探究食管癌的精准化疗具有较强的临床意义。

（一）新辅助化疗

新辅助化疗可使肿瘤活性降低、肿瘤降期，以利于手术切除，同时还可消灭全身潜在微小转移灶，并观察肿瘤对该方案化疗的反应程度，指导术后治疗。术前全身化疗还能起到放疗增敏作用。近年来很多研究证实，对于可手术食管癌，无论是腺癌患者还是鳞癌患者，术前化疗联合手术的治疗模式较单纯手术可获得明显生存获益。而术前同步放化疗的长期生存获益是否优于术前化疗尚无定论，目前我院开展的一项术前放化疗与单纯手术治疗食管鳞癌的随机对照研究（具体方法：氟尿嘧啶＋顺铂2个周期，同期进行放疗，剂量40Gy，放化疗结束后3～5周手术切除）表明，术前辅助性放化疗能显著提高食管癌根治性切除率，提高生存率，降低TNM分期和局部区域淋巴结转移，减少局部复发和远处转移。所以，在患者可耐受的情况下，放化疗综合治疗可以提高局部区域控制率和根治性手术切除率。

对于切缘可切除食管癌或交界部癌（可疑累及周围器官但未明确cT4b），建议术前采用2周期的新辅助化疗。化疗后进行肿瘤二次评估，可根治性切除者进行手术治疗，不能切除者继续完成根治性同步放化疗。

新辅助化疗或新辅助同步放化疗已经成为局部晚期食管及食管胃结合部治疗的标准治疗手段。近期一些研究结果表明，局部晚期食管癌新辅助化疗的近期疗效肯定，不良反应可以耐受，手术切除率高，值得临床推广。新辅助化疗后建议的手术时机是在患者身体条件允许的情况下，放化疗结束后4～8周或化疗结束后3～6周。对于拒绝手术或者不能耐受手术者，可以选择根治性同步放化疗、单纯放疗等。

新辅助化疗方案的选择（详见表11-1-1）　目前食管癌的新辅助化疗方案如下：紫杉醇＋卡铂，顺铂＋5-FU或卡培他滨或替吉奥，长春瑞滨＋顺铂，紫杉醇＋顺铂，奥沙利铂＋5-FU或卡培他滨或替吉奥（推荐用于腺癌），紫杉醇＋5-FU或卡培他滨或替吉奥，老年患者可考虑单药卡培他滨或替吉奥化疗。

（二）术后辅助化疗

目前，局限性食管癌的首选治疗是以手术切除为主的综合治疗。但食管癌患者仅行手术治疗，5年生存率为8%～30%，手术治疗的远期疗效不佳，与许多患者术后2～3年内复发有明显的关系，其中食管鳞癌术后2年内复发或转移率可达70%。研究表明，除术前已发生微小远处转移外，手术切除不彻底、淋巴结清扫不完全、术后患者免疫功能下降等都会使残留的肿瘤细胞快速进入增殖周期，所以需要给予术后辅助化疗来提高术后患者的生存率、延长患者无病生存期及总生存期等。

20世纪90年代，我院开展的食管癌术后DEP联合化疗49例临床分析（具体方案如下：顺铂、平阳霉素、依托泊苷三药联合化疗）表明，食管癌根治术后进行联合化疗，在提高食管癌术后患者5年生存率方面是具有重要价值和意义的。近年来，我院开展的一项关于雷替曲塞联合奈达铂同步放化疗治疗食管癌术后局部复发的临床研究也表明，雷替曲塞联合奈达铂化疗并同步调强放疗治疗根治术后局部复发食管鳞癌可获得较好的临床缓解率和生存率，且不良反应轻。目前很多临床研究也显示食管癌术后辅助化疗有助于延缓复发及转移，可延长患者的无瘤生存期，对于能否改善患者的总生存期仍还需要更多的研究证实。

食管癌术后辅助化疗需要结合组织病理类型、手术切缘、淋巴结转移情况及术前是否进行了新辅助治疗。参照《中国临床肿瘤学会食管癌诊疗指南2021》，食管癌术后辅助化疗适应证如下。

1.未接受过新辅助放化疗者

（1）R0切除后

1）淋巴结阴性者：Ⅰ级推荐观察或辅助化疗（推荐腺癌，pT3）。Ⅱ级推荐辅助放疗或辅助放化疗（推荐鳞癌，pT4）。

2）淋巴结阳性者：Ⅰ级推荐辅助化疗（推荐腺癌）。

3）T4a或淋巴结阳性者：Ⅱ级推荐术后放疗或放化疗（推荐鳞癌）。

（2）R1/R2切除后：Ⅰ级推荐同步放化疗。不能耐受者可序贯放化疗或单纯放疗、化疗。

2.接受过新辅助放化疗者

（1）R0切除术后

1）淋巴结阴性者：Ⅱ级推荐纳武利尤单抗（O药）辅助免疫治疗。

2）淋巴结阳性者：Ⅱ级推荐纳武利尤单抗（O药）辅助免疫治疗。Ⅲ级推荐辅助化疗。

（2）R1/R2切除（包括环周切缘阳性，任何T/N分期，M0）：可观察至肿瘤进展或最佳支持对症治疗。Ⅲ级推荐化疗。

3.接受过新辅助化疗者 R0切除术后

（1）淋巴结阴性者：Ⅰ级推荐观察或辅助化疗（推荐腺癌）。Ⅲ级推荐辅助放化疗。

（2）淋巴结阳性者：Ⅰ级推荐辅助化疗（推荐腺癌）。Ⅲ级推荐辅助化疗（推荐鳞癌）或辅助放化疗。

食管鳞癌术后是否常规进行辅助化疗仍有争议，尚未得到大型随机对照研究的支持。基于目前一些前瞻性Ⅱ期及回顾性临床研究结果，对术后病理证实区域淋巴结转移（N＋）的患者，可选择行2～3个周期辅助化疗。

食管腺癌术后辅助化疗的证据来自围手术期化疗相关研究。对于术前行新辅助化疗并完成根治术的患者，可根据癌残留程度判断术前化疗方案是否有效，再决定是用原方案或更新治疗方案进行术后辅助化疗。

辅助化疗一般在术后3～4周之后开始。术后恢复良好、考虑行术后辅助化疗的患者可在术后第4周完善化疗前检查并开始辅助化疗；如果患者术后恢复欠佳，可适当延迟辅助化疗，但不宜超过术后2个月。

对于术后辅助化疗方案，虽然目前尚无公认的标准辅助化疗方案，但若患者术前未接受过化疗，推荐以5-FU为基础的化疗。多项研究支持，5-FU联合顺铂/卡铂用于术后辅助化疗对食管鳞癌有益，其中氟尿嘧啶与顺铂的联合方案疗效可靠，简便易行，被推荐为食管癌术后辅助化疗的经典方案。亚叶酸钙对5-FU具有生化调变作用，在5-FU＋顺铂的基础上联合亚叶酸钙，可能会增效。除此之外，紫杉醇也被认为是治疗食管癌最有效的药物之一，但单药用于食管癌的辅助治疗鲜有报道，较多的是与其他药物的联合。

（三）根治性化疗

由于食管癌早期多无特异性症状，确诊时多属中晚期，从而错失最佳手术时机导致食管癌患者总体5年生存率较低。新辅助化疗或者放疗后再次手术是局部晚期食管癌较为理想的治疗模式，而对于那些无法手术或者拒绝手术的局部晚期食管癌患者，现有证据显示同步放化疗存在生存获益，尤其是食管鳞癌患者。所以，目前对于体能状况和营养状态较好，无法手术的局部晚期食管癌患者，紫杉醇、氟尿嘧啶和铂类三类药物中的两类药组合同步放疗为临床实践常规采用。对不能手术或拒绝手术的鳞癌患者，CSCO指南把同步放化疗方案作为一级推荐。同步放化疗最常用的化疗方案有TP方案（紫杉醇＋顺铂）和PF方案（顺铂和氟尿嘧啶），有研究证实即使是存在远处转移的患者，TP方案和PF方案同步放化疗也能带来明显的食管病灶局部控制率的提高和OS的延长。

国内外在同步放化疗所使用的化疗药物方面有所不同，NCCN指南一线推荐氟尿嘧啶联合顺铂，而国内指南和规范推荐紫杉醇、铂类药物和氟尿嘧啶类药物中的两类药组合。近年来，国内很多研究证实，白蛋白紫杉醇联合顺铂同步放化疗对比氟尿嘧啶联合顺铂同步放化疗，客观缓解率虽然没有统计学差异，但白蛋白紫杉醇联合顺铂同步放化疗的临床疗效会更好，1年生存率更高，且不良反应较轻。

（四）姑息化疗

对于初诊时已出现淋巴结转移或远处转移的食管癌患者，如身体能耐受化疗，则推荐行化疗。对于转移性食管癌经全身治疗后出现疾病进展者，可更换方案化疗。根治性治疗后出现局部复发或远处转移的患者，如能耐受，还可继续行化疗。

远处转移或局部复发的食管癌常用的化疗方案分为以下三种情况。

1. *一线治疗方案*　推荐使用两药联合化疗方案，常用的如下：氟尿嘧啶（或卡培他滨）＋顺铂（或奥沙利铂）、紫杉醇（或多西他赛）＋顺铂（奥沙利铂）/卡铂、白蛋白紫杉醇＋顺铂、紫杉醇脂质体＋奈达铂等。

2. *二线及后续治疗方案*　有紫杉类单药、伊立替康单药、氟尿嘧啶＋伊立替康、伊立替康＋替吉奥等。

3. *三药联合方案*　由于该方案不良反应重，在患者身体耐受的情况下，可考虑用于PS评分良好、可配合定期行不良反应评估的患者。常用的有DCF方案，即多西他赛＋

顺铂＋5-FU；DCF改良方案，即多西他赛＋奥沙利铂＋5-FU（或卡培他滨）等。

三、食管癌精准化疗的未来

近年来，新辅助化疗广泛用于食管癌的治疗，因为化疗药物能缩小影像学上看不到的病灶，有助于手术的R0切除，提高后续的治疗效果。但由于肿瘤细胞具有异质性，不同个体的食管肿瘤细胞对同一种化疗药物可能具有不同的敏感性，导致治疗效果参差不齐，因此未来可通过筛选生物标志物来预测食管癌患者对化疗的疗效，以实现食管癌的个体化治疗。氟尿嘧啶、紫杉醇和顺铂是食管鳞癌的常规化疗药物。氟尿嘧啶通过抑制胸腺嘧啶核苷酸合成酶而抑制DNA的合成，同时也能抑制RNA的合成，从而发挥抗肿瘤作用。氟尿嘧啶的生物标志物主要富集在细胞周期G1期。顺铂能够与DNA分子交叉联结，从而影响DNA复制，高浓度时还能抑制RNA及蛋白质的合成。其生物标志物主要与蛋白聚糖、细胞迁移和细菌侵袭通路有关。紫杉醇通过促进微管蛋白聚合来抑制解聚，保持微管蛋白稳定而达到抑制细胞有丝分裂的效果，从而发挥抗肿瘤作用。与之相关的生物标记物主要与细胞黏附有关。通过寻找上述相关的生物标志物，能为食管癌的精准化疗、个体化治疗提供依据。

四、化疗前相关检查评估

（一）评估肿瘤情况

通过病理和细胞学明确病理类型，通过病史、体格检查、影像学检查明确疾病的范围、发展趋向，以确定治疗目标。化疗前应视具体情况行胸腹部CT或颈胸部CT检查，留作基线片，方便化疗后对比疗效或长期随访。

（二）评估患者身体条件

患者应当一般状况良好，ECOG PS评分为0～1分。

化疗开始前1周内行血常规、肝肾功能、心电图等检查。心、肝、肾和造血功能应无明显异常。通常，白细胞＜3.5×10^9/L、血小板＜80×10^9/L、HGB＜80g/L不宜使用骨髓抑制的化疗药物。

（三）评估合并疾病情况

患者应无活动性消化道出血、胃肠梗阻、胃肠穿孔、栓塞、休克等严重并发症。若合并非肿瘤性发热，体温应＜38℃。如患者合并心、肺或其他慢性内科疾病，可根据病情进行相关检查，如心肌酶谱24小时动态心电图、超声心电图、BNP（脑钠肽）、肺功能等。

五、化疗方案制订

食管癌精准化疗常用方案见表11-1-1。

表11-1-1　食管癌精准化疗常用方案

术前化疗方案

（1）氟尿嘧啶＋顺铂
顺铂80 mg/m^2　i.v.　d1
5-FU 1000 mg/m^2　i.v.　24小时持续输注d1 ～ 4
每3周重复，术前2个周期
（2）紫杉醇＋顺铂
紫杉醇150 mg/m^2　i.v.　d1
顺铂50 mg/m^2　i.v.　d1
每3周重复

术后化疗方案

（1）氟尿嘧啶＋顺铂
顺铂80 mg/m^2 i.v.d1
5-FU 1000 mg/m^2　i.v.　24小时持续输注d1 ～ 4
（2）紫杉醇＋顺铂
紫杉醇150 mg/m^2　i.v.　d1
顺铂50 mg/m^2　i.v.　d1
每3周重复
（3）卡培他滨＋奥沙利铂（仅对食管胃交界部腺癌）
卡培他滨1000mg/m^2　p.o.　b.i.d.　d1 ～ 14
奥沙利铂 130mg/m^2　i.v.　d1
每3周重复

围手术期化疗方案

（1）氟尿嘧啶＋奥沙利铂（仅对胸段食管腺癌或食管胃结合部腺癌）
奥沙利铂85mg/m^2　i.v.　d1
甲酰四氢叶酸400mg/m^2　i.v.　d1
5-FU 400mg/m^2　i.v.　d1，然后1200mg/m^2 d2 ～ 3，持续静脉输注
每2周重复
奥沙利铂85mg/m^2　i.v.　d1
LV 200mg/m^2　i.v.　d1
5-FU 2600mg/m^2　i.v.　24 小时持续输注　dl
每2周重复
卡培他滨1000mg/m^2　p.o.　b.i.d.　d1 ～ 14
奥沙利铂130mg/m^2　i.v.　d1
每3周重复
（2）氟尿嘧啶＋亚叶酸＋奥沙利铂＋多西他赛（FLOT）方案
5-FU 2600mg/m^2　i.v.　24 小时持续输注　d1
LV 200mg/m^2　i.v.　d1
奥沙利铂85mg/m^2　i.v.　d1
多西他赛 50mg/m^2　i.v.　d1

续表

每2周重复，术前4个周期+术后4个周期，共8个周期
（3）氟尿嘧啶+顺铂方案
5-FU1000mg/m^2　i.v.　48小时持续输注　d1～2
顺铂 50mg/m^2　i.v.　d1
每2周重复，术前4～6个周期+术后4～6个周期，共8～12个周期
（4）卡培他滨+奥沙利铂（仅对食管胃结合部腺癌）
卡培他滨1000mg/m^2　p.o.　b.i.d.　d1～14
奥沙利铂130mg/m^2　i.v.　d1
每3周重复

食管癌晚期一线化疗方案

（1）氟尿嘧啶+顺铂
顺铂75～100mg/m^2　i.v.　d1
5-FU 750～1000mg/m^2　i.v.　24小时持续输注　d1～4
每28天重复
顺铂50mg/m^2　i.v.　d1
LV 200mg/m^2　i.v.　d1
5-FU 2000mg/m^2　i.v.　24小时持续输注　d1
每14天重复
顺铂80mg/m^2　i.v.　d1
卡培他滨1000mg/m^2　p.o.　b.i.d.　d1～14
每21天重复
（2）帕博利珠单抗+氟尿嘧啶+顺铂
帕博利珠单抗200mg　i.v.　d1
氟尿嘧啶800mg/m^2　d1～5
顺铂80mg/m^2　d1
每21天重复
（3）卡瑞利珠单抗+紫杉醇+顺铂
卡瑞利珠单抗 200mg　i.v.　d1
紫杉醇 175mg/m^2　dl
顺铂75mg/m^2　d1
每21天重复
（4）氟尿嘧啶+奥沙利铂
奥沙利铂85mg/m^2　i.v.　dl
LV 400mg/m^2　i.v.　d1
5-FU 400mg/m^2　i.v.　d1，然后1200mg/m^2　i.v.　24小时持续输注　d2～3
每14天重复
奥沙利铂85mg/m^2　i.v.　d1
LV 200mg/m^2　i.v.　d1
5-FU 2600mg/m^2　i.v.　24小时持续输注　d1
每14天重复
（5）多西他赛+5-FU
多西他赛400mg/m^2　i.v.　d1
LV 400mg/m^2　i.v.　d1
5-FU 400mg/m^2　i.v.　d1，然后1000mg/m^2　i.v.　24小时持续输注　d2～3

续表

顺铂40mg/m^2　i.v.　d3
每14天重复
（6）伊立替康＋氟尿嘧啶
伊立替康80mg/m^2　i.v.　d1
LV 500mg/m^2　i.v.　d1
5-FU2000mg/m^2　i.v.　24小时持续输注　d1
每周重复，连续6周后停止2周
（7）白蛋白结合型紫杉醇＋顺铂
白蛋白结合型紫杉醇 125mg/m^2　i.v.　d1、d8
顺铂75mg/m^2　i.v.　d1
每21天重复
（8）卡瑞利珠单抗＋阿帕替尼＋紫杉醇脂质体＋奈达铂
卡瑞利珠单抗200mg　d1
阿帕替尼250mg　d1～3
紫杉醇脂质体150mg/m^2　d1
奈达铂50mg/m^2　d1
每14天重复

食管癌晚期二线治疗方案

（1）氟尿嘧啶＋伊立替康
伊立替康180mg/m^2　i.v.　d1
LV 400mg/m^2　i.v.　d1
5-FU 400mg　i.v.　d1，然后 1200mg/m^2　i.v.　24 小时持续输注　d2～3
每14天重复
（2）伊立替康＋替吉奥
伊立替康160mg/m^2　i.v.　d1
替吉奥40～60mg　p.o.　b.i.d.　d1～10
每14天重复
（3）安罗替尼
安罗替尼　12mg/d　p.o.　d1～14
每21天重复
（4）紫杉类
多西他赛 75～100mg/m^2　i.v.　d1
每21天重复
紫杉醇175mg/m^2　i.v.　d1
每21天重复
紫杉醇 80mg/m^2　i.v.　d1、d8、d15、d22
每28天重复
紫杉醇80mg/m^2　i.v.　d1、d8、d15
每28天重复
（5）伊立替康
伊立替康150～180mg/m^2　i.v.　d1
每14天重复
伊立替康125mg/m^2　i.v.　d1
每21天重复

六、化疗相关并发症防治

（一）骨髓抑制

1. 定义、特点与分级　骨髓抑制是化疗药物常见的不良反应，包括白细胞和中性粒细胞减少，红细胞减少，血红蛋白和血小板下降等。不同化疗药物之间可有轻微的差异，如吉西他滨引起的骨髓抑制有时会以血小板下降为主，而氟尿嘧啶引起的骨髓抑制则以白细胞和中性粒细胞的减少为主。不同血细胞成分的半衰期不同。中性粒细胞减少通常发生于化疗后1周，化疗后10～14天达到最低点。血小板减少的出现较白细胞减少稍晚，但也在化疗后2周左右迅速减少到最低值。骨髓抑制的实验室检查分级见表11-1-2。

表11-1-2　NCI-CTCAE-4.0版骨髓抑制的实验室检查分级

不良事件	1级	2级	3级	4级	5级
贫血（g/L）	100≤Hb＜正常值下限	80≤Hb＜100	Hb＜80；需要输血	危及生命，需要紧急治疗	死亡
WBC减少（$\times10^9$/L）	3.0≤WBC＜正常值下限	2.0≤WBC＜3.0	1.0≤WBC＜2.0	WBC＜1.0	–
NEUT减少（$\times10^9$/L）	1.5≤NEUT＜正常值下限	1.0≤NEUT＜1.5	0.5≤NEUT＜1.0	NEUT＜0.5	–
PLT减少（$\times10^9$/L）	75.0＜PLT＜正常值下限	50.0≤PLT＜75.0	25.0≤PLT＜50.0	PLT＜25.0	–

注：NCI，美国国家癌症研究所；CTCAE，通用不良事件术语标准；Hb，血红蛋白；WBC，白细胞；NEUT，中性粒细胞计数；PLT，血小板。

2. 处理

（1）剂量调整：通常治疗后出现2级以上血液学毒性，或在开始治疗前（第1周期）出现骨髓抑制，下一周期或第1周期的治疗应推迟，直到血液学指标恢复到可接受的水平。当出现严重（3～4级）的中性粒细胞减少症、发热性中性粒细胞减少（不明原因发热，无临床和微生物证明感染，伴随中性粒细胞绝对计数＜1.0×10^9/L、单次体温＞38.3℃或持续发热体温＞38℃超过1小时）或严重（3～4级）的血小板减少症（PLT＜50×10^9/L）时，下一疗程需减量一个剂量范围（通常是25%），但不同药物之间的推荐有所不同。

（2）药物治疗：①白细胞或中性粒细胞减少时，可给予粒细胞集落刺激因子（granulocyte colony stimulating factor，G-CSF）或粒细胞-巨噬细胞集落刺激因子，根据白细胞回升速度和水平，确定维持量。②血小板下降时，可给予促血小板生成药物，如重组人血小板生成素和重组人白介素-11。③贫血时，使用促红细胞生成素（erythropoietin，EPO）、输血或根据情况补充铁剂等。同时建议患者于化疗后每周复查1～2次血常规。根据具体化疗方案及患者血常规变化的特点，复查时间间隔可酌情增减。

（二）胃肠道反应

1.化疗相关恶性呕吐　可发生于化疗后数小时或数天。可单独或联合应用5-HT_3受体拮抗剂、甲氧氯普胺及神经激肽-1受体拮抗剂等药物。甲氧氯普胺与苯海拉明联用可提高止吐作用并控制锥体外系不良反应。应注意对症纠正严重呕吐造成的水电解质紊乱。

2.食欲下降　尤其是术后患者，手术改变造成消化系统异常，故化疗时更要注意营养支持。可以口服营养制剂和增强食欲的药物，如甲地孕酮等。或者放置胃或空肠营养管并通过营养管进行营养支持，必要时应静脉营养支持。

3.腹泻　应注意避免进食寒凉和粗纤维丰富的食物，及时服用止泻药。腹泻超过每日5次或出现血性腹泻时应停止化疗，并注意足量补液及纠正水电解质紊乱。

（三）肝、肾功能损害

通常化疗前的肝功能要求为血清胆红素≤1.5倍LULN（正常参考值范围上限）；无肝转移患者，AKP、AST和ALT≤2.5倍LULN；有肝转移的患者，氨基转移酶≤5倍LULN。对于化疗药物引起的肝损伤，可根据肝损伤的类型选择护肝药物。对于以ALT、AST升高为主的患者，可选用降酶类保肝药物，如甘草酸类制剂；对于以胆红素升高为主的患者，可选用退黄类药物，如腺苷蛋氨酸；对于两者合并的患者，可联合用药。如果化疗已导致患者发生严重肝功能受损，下一周期应调整化疗药物剂量，甚至停药。此外，应用化疗前，建议患者检查乙肝五项和HBV DNA。对于HBsAg阳性的患者，应在化疗前7天服用抗病毒药（如拉米夫定、阿德福韦等），预防HBV再活动，直至化疗结束后至少12周。

易引起肾损伤的典型化疗药物有甲氨蝶呤、丝裂霉素、顺铂、异环磷酰胺。使用上述药物时，应常规记录24小时尿量、检查尿常规。同时可予以相应的水化、利尿处理或给予保护性药物。可用的保护性药物有硫代硫酸钠、乙酰半胱氨酸、还原型谷胱甘肽等。此外，应避免合用氨基糖苷类药物、非甾体抗炎药、两性霉素B等损害肾功能的药物。肾功能不全者禁用有肾毒性的药物。

（四）神经系统毒性

神经系统毒性反应是抗肿瘤药物治疗常见的不良反应之一，也是化疗药物常见的剂量限制性毒性。临床可表现为感觉运动神经障碍、自主神经系统受累、脑神经功能障碍、中枢神经系统病变。常引起神经系统毒性的抗肿瘤药物如下：①紫杉醇类。紫杉醇可影响神经细胞轴浆运输，产生神经毒性，其神经毒性的特点为多在给药后48小时内出现外周神经炎表现，如肢端手套-袜子状的麻木、灼热感，震动感下降，深腱反射消失，进一步发展则可导致运动神经受损。多西他赛与紫杉醇毒性相似。②奥沙利铂。其神经毒性反应可呈急性、亚急性、慢性。急性、亚急性发生于数小时至7天左右，表现多为肢端麻木和感觉迟钝，由冷觉触发或加重，慢性则类似于顺铂的毒性反应。积累量增大时出现感觉异常，导致精细运动的障碍。应用奥沙利铂等药物前，须告知患者避免接触寒凉物品，并给予营养神经药物，如维生素B_1、维生素B_{12}。发生严重神经毒性时应停药。

（五）过敏反应

常见的食管癌化疗药物中易引起过敏反应的典型的化疗药物为紫杉醇注射液。紫杉醇注射液引起的过敏反应通常为Ⅰ型，即速发型过敏反应。患者常表现为呼吸困难（伴或不伴支气管痉挛）、荨麻疹、低血压（或有时高血压）及红斑疹（可能直到患者用完药回家后才出现），也可能出现严重的背部、骨盆、胸部及腹部压迫性疼痛。紫杉醇注射液的辅料中含有Cremophor EL（聚氧乙基代蓖麻油），一部分患者出现过敏反应是由于对该辅料过敏。因此，紫杉醇注射液输注前需常规进行预处理，具体的预处理方法如下：①治疗前12小时和6小时分别口服地塞米松20mg，或在用紫杉醇之前30～60分钟静脉滴注地塞米松20mg；②治疗前30～60分钟肌内注射或口服苯海拉明50mg；③治疗前30～60分钟静脉注射西咪替丁300mg或雷尼替丁50mg。对于已经发生全身性过敏反应的患者，应立即停止用药，可选用抗组胺药、糖皮质激素、升压药等。

除以上常见不良反应外，还有一些少见的不良反应，如手足综合征，是肿瘤治疗药物（如卡培他滨）常见不良反应之一，又称为掌跖感觉丧失性红斑综合征，主要发生在受压部位。症状通常出现在手掌与足底位置。临床主要表现为指（趾）的皮肤肿胀或红斑、麻木、感觉迟钝等，严重者甚至会出现脱屑、溃疡、水疱等。化疗时同时口服大剂量维生素B_6可降低手足综合征的发生率并可缓解症状。塞来昔布对于手足综合征的缓解也有一定疗效。同时，可指导患者穿软底鞋，避免手部或足部的过多摩擦与受压。

七、总结与展望

目前手术仍然是局部进展期食管癌的主要治疗手段。手术联合围手术期治疗的综合治疗模式在提高手术效果及患者总生存方面显示出一定优势。食管癌新辅助化疗、围手术期化疗及姑息化疗的国内外临床试验研究结果不尽相同，可能与病例选择、治疗方案、样本大小、手术方式等方面的差异有关。且食管癌化疗标准模式仍缺少大样本高证据水平的临床研究证实。此外，如何寻找预测新辅助治疗疗效的生物标志物以筛选新辅助治疗的合适人群，分子靶向药能否用于新辅助治疗，术后放化疗或放疗后序贯化疗能否带来更好的生存获益，术后化疗方案及时限等问题仍值得我们进一步思考和研究。

第二节　食管癌的精准分子靶向治疗

肿瘤分子靶向治疗是以肿瘤细胞的标志性分子为靶点，干预细胞发生癌变的环节，如通过抑制肿瘤细胞增殖、干扰细胞周期、诱导肿瘤细胞分化、抑制肿瘤细胞转移、诱导肿瘤细胞凋亡及抑制肿瘤血管生成等途径达到治疗肿瘤的目的。其作用主要是针对肿瘤细胞，而对正常细胞的影响小。随着对食管癌发生、发展、复发及转移过程中分子机制研究的进展，分子靶向治疗在晚期食管癌上发挥的作用越来越大，逐渐成为最近几年研究的热点。目前，食管癌分子靶向治疗的靶点有表皮生长因子受体（EGFR）和人血管内皮生长因子（VEGF）及其受体（VEGFR）、人表皮生长因子受体2（HER-2）等。

在临床上，通过针对这些靶点应用相应的靶向药物可以提高晚期食管癌患者的生存率和改善预后。目前，分子靶向治疗已是晚期食管癌放化疗以外的重要治疗手段之一。

一、食管癌分子靶向治疗发展历程

1997年，首个以CD20为靶点的靶向药物利妥昔单抗获得FDA批准，此后癌症靶向药物逐渐发展。2006年，我国食管癌的治疗正式进入靶向治疗时代，十几年来，癌症基因监测逐渐普及，靶向药物的治疗靶点逐渐显现，这些都为食管患者的个体化治疗提供了新的发展方向。

二、食管癌分子靶向治疗现状

（一）分子靶向治疗适应证

1.局部复发或远处转移的晚期食管癌。

2.不可切除的晚期食管癌。

（二）精准分子靶向治疗

1.*靶向EGFR的精准治疗*　EGFR是上皮生长因子细胞增殖和信号转导的酪氨酸激酶型受体，属于ErbB受体家族。其位于细胞表面，通过配体与其结合进而使EGFR激活，与肿瘤细胞增殖、新生血管生成、细胞凋亡抑制相关。EGFR表达异常发生于许多实体肿瘤，大多数食管癌都有EGFR过度表达，其中ESCC占大多数。

（1）酪氨酸激酶抑制剂（TKI）：主要通过竞争性结合EGFR酪氨酸激酶结构域上的结合位点，阻断其磷酸化进而产生抗肿瘤的作用。研究表明，其联合化疗或放疗较单纯放化疗可能会延长OS及PFS，在疗效提高的基础上，不良反应并未明显增加。

1）吉非替尼（gefitinib）：是一种选择性表皮生长因子受体酪氨酸激酶抑制剂，通过抑制酪氨酸激酶的活性，阻断EGFR的下游信号转导和自身磷酸化，进而抑制肿瘤的增殖、转移。目前相关研究提示，吉非替尼可以通过联合放化疗起到更好的疗效和作用，增加常规治疗的敏感性。其主要的不良反应包括腹泻和皮疹，但一般为Ⅰ～Ⅲ级毒性。

2）厄洛替尼（erlotinib）：是一种小分子抑制剂，能抑制与表皮生长因子受体相关的酪氨酸激酶的活化。一项回顾性分析提示，厄洛替尼联合放疗与同步放化疗（CCRT）相比较，即使两者在生存结果方面相似，但前者的治疗毒副作用更小，患者的治疗体验较好，因此依从性更好。厄洛替尼与吉非替尼同属于EGFR-TKI，两种都较易耐受，但同时易发生耐药。

3）埃克替尼（icotinib）是一种高效且高选择性的EGFR抑制剂，与吉非替尼、厄洛替尼类似，但安全性更高，被批准用于治疗EGFR敏感突变的非小细胞肺癌。一项多中心Ⅱ期临床试验显示，接受埃克替尼治疗的EGFR过表达或扩增的晚期ESCC患者中位PFS和OS升高，同时EGFR过表达可能用于预测接受埃克替尼治疗患者的疗效。因此，对于治疗EGFR过表达的食管癌，埃克替尼有可能成为潜在的分子靶向药物，其具体治疗效果及应用适应证需进一步研究和探索。

（2）单克隆抗体：其与EGFR胞外段结构域结合，通过竞争性阻断自身配体，从而阻止EGFR活化和磷酸化。在提高疗效的同时，也并未明显增加副作用，同样具有很好的临床应用价值。

1）西妥昔单抗（cetuximab）：是一种针对EGFR的IgG1类单克隆抗体，其通过与细胞外区的EGFR结合，竞争拮抗其他配体，阻断磷酸化进而使下游的细胞信号转导被抑制，抑制血管生成和增加细胞凋亡。此外，还可通过抗体依赖细胞介导的细胞毒作用（antibody-dependent cell-mediated cytotoxicity，ADCC）杀伤肿瘤细胞。

2）尼妥珠单抗（nimotuzumab）：是一种人源化IgG1类单克隆抗体，具有高亲和力和特异性等特点，能够竞争性结合EGFR，阻断其介导的下游信号转导通路，促进细胞凋亡和抑制肿瘤新生血管生成。研究表明，尼妥珠单抗可诱导局部复发的食管癌的放疗敏感性增加，故其联合放疗将来有机会成为控制EGFR高表达的局部复发的食管癌的有效治疗手段。尼妥珠单抗毒性较小，主要包括白细胞减少和贫血，皮肤、肾脏和胃肠毒性少见。

黄丹丹等比较了局部晚期食管癌患者单纯放疗、同步放化疗和尼妥珠单抗联合同步放化疗的近期疗效和不良反应。结果发现，所有患者总有效率为81.5%，其中单纯放疗组为57.1%，同步放化疗组为86.2%，联合治疗组为90.9%。不良反应方面，仅有2例患者出现Ⅰ度皮疹，1例患者出现Ⅰ度恶心，2例患者出现轻度血压下降。

2.靶向VEGF的精准治疗　VEGF是一种极为重要的血管内皮生长刺激因子，可使血管通透性增加和促进新生血管生成。而肿瘤新生血管的形成对肿瘤细胞的增殖及其生长至关重要，且增强肿瘤细胞的侵袭性和转移能力。

（1）酪氨酸激酶抑制剂：激酶抑制剂通过选择性抑制VEGF阻断其下游信号转导通路，使肿瘤的生长及侵袭转移受到控制。但目前这类药物的疗效还需要进一步探索和研究。

舒尼替尼（sunitinib）属于多激酶抑制剂，在作用机制上与索拉非尼相似。一项研究提示，对于术后的食管癌患者，使用舒尼替尼的辅助治疗在早期是可行的，尽管在后期其毒性较低，但大多数患者无法耐受；且表明舒尼替尼单药治疗相较于联合治疗，前者对远处转移的ESCC或EAC疗效不明显，需继续探索。

（2）单克隆抗体：其可通过与VEGF结合，阻断其与VEGFR结合，抑制酪氨酸激酶信号通路，从而抑制肿瘤的增殖和侵袭转移，起到抗肿瘤的作用。有研究表明，在常规的放化疗治疗后，VEGF的表达水平会提高，而通过使用VEGF单克隆抗体可对抗其产生的作用，从而可提高疗效。

贝伐珠单抗（bevacizumab）是一种抑制VEGF-A的单克隆抗体，可通过IgG1抗体与VEGF结合并阻断其生物活性而起作用。有研究表明，贝伐珠单抗联合放化疗治疗患者相对耐受，但临床获益不明显，高表达VEGF-A的患者有提高生存的倾向，需进一步研究和探索。

（3）其他药物：重组人血管内皮抑制素即恩度，在临床与放化疗协同治疗下，其展现出来的疗效不错，不良反应也可耐受。具体作用机制尚未完全明确，可能与通过抑制血管内皮细胞的迁移来抑制肿瘤新生血管的生成，进而阻断肿瘤的营养供给等相关，还有待进一步探索。

3.靶向VEGFR的精准治疗　VEGFR是酪氨酸激酶受体，通过与VEGF结合，启动信号级联，进而刺激新生血管生成。其包括VEGFR-1、VEGFR-2、VEGFR-3，前两者均可表达于血管内皮细胞，但后者仅表达于淋巴管内皮细胞。在血管诱导生成方面，VEGFA/VEGFR2是最主要的信号通路。

酪氨酸激酶抑制剂：通过高度选择性竞争VEGFR的ATP结合位点，阻断下游信号转导，抑制酪氨酸激酶的生成，从而抑制肿瘤组织新血管的生成，最终达到治疗肿瘤的目的。

1）阿帕替尼（apatinib）：是一种我国创新研发的VEGFR-2抑制剂，是晚期胃癌靶向治疗药物。其通过竞争性拮抗VEGFR-2的ATP结合位点，产生一系列的连锁机制，进而抑制肿瘤组织新生血管的生成，最终达到治疗肿瘤的目的。阿帕替尼作用于晚期食管癌可延长生存期或改善生存结果，不良反应可控，且安全性也较好。有研究提示，在复发性和难治性实体瘤患者中，联合应用阿帕替尼和S-1（爱斯万）具有可控的毒性和良好的疗效，希望会有更多的相关临床探索和研究。

2）索拉非尼（sorafenib）：也是一种针对VEGFR的多激酶抑制剂，其在治疗晚期食管癌上具有一定的改善患者生存结果的趋势，但因其不良反应较大，故临床应用有所限制。其主要不良反应包括皮疹和足皮肤反应等。

3）单克隆抗体：机制与酪氨酸激酶抑制剂相似，通过与VEGF竞争结合VEGFR，进而发挥抗肿瘤作用。

4）雷莫芦单抗（ramucirumab，RAM）是一种靶向VEGFR-2的IgG1类单克隆抗体。有研究表明，紫杉醇单药治疗和RAM联合紫杉醇治疗晚期食管癌的疗效相比，后者在延长生存期上更具有优势。但同时也发现RAM在与奥沙利铂（FOLFOX）联合应用中无进展生存期无改善。其主要副作用包括高血压和腹泻等。

4.靶向HER-2的精准治疗　HER-2是一种酪氨酸激酶受体，属于人表皮生长因子受体家族，其又称为ErbB2。HER-2在乳腺癌中的作用已为人们所熟知，但其在食管癌中也是重要的调节分子。15%～32%的EAC和2%～11%的ESCC过度表达HER-2，具有重要的信号转导作用。目前，对于局部复发或转移性的晚期患者，HER-2表达程度可被评估用于巩固治疗。

（1）单克隆抗体

1）曲妥珠单抗（trastuzumab）：是一种针对HER-2的IgG1型单克隆抗体，通过高度选择作用于HER-2的细胞外区，可介导对HER-2过表达肿瘤细胞的毒性，进而抑制癌症的进展。目前，曲妥珠单抗主要用于HER-2过表达的食管胃结合部腺癌，且多项研究表明曲妥珠单抗联合同步放化疗治疗HER-2阳性肿瘤患者具有更好的疗效和更长的生存期。然而，并非所有HER-2阳性EAC患者都对其有反应，曲妥珠单抗在EAC中的应答率为30%～60%，需要进一步研究。有研究表明，曲妥珠单抗-deruxtecan相较于单纯化疗具有更长的总生存期（12.5个月 vs. 8.4个月，$P=0.01$），同样具有研究价值。

2）帕妥珠单抗（pertuzumab）是一种可抑制HER-2的IgG4型单克隆抗体。一项Ⅱ期可行性研究表明，曲妥珠单抗和帕妥珠单抗联合新辅助放化疗对HER-2过表达的EAC不能显著改善OS，但具有临床可行性，可进一步探索其潜在价值。

（2）其他药物：有丝分裂原诱导基因6蛋白。最新的研究进展显示，有丝分裂原诱导基因6蛋白（Mig-6 protein）可利用S1段与激酶结合，是HER-2和EGFR的负向调控因子，且也能有效靶向HER-3及HER-4。其能以不同的亲和力与4种HER激酶结合，但若将S1段断裂成位于S1段中间区域的hs2肽，便会极大地削弱其亲和力。目前，Mig-6被认为是一种特异性的泛HER抑制剂，它可以靶向和抑制HER家族成员，具有广泛的选择性，但对其他的生长因子受体（GFR）表现出弱活性或无活性。

三、靶向治疗常见副作用及其处理

1. *皮肤毒性*　是最常见的副作用，主要表现为皮疹，其发病可能存在剂量依赖性；也可表现为手足皮肤反应、脱发。对于不同程度的皮疹，处理方案不同，但均需警惕是否存在感染。对于皮肤毒性的副作用，应知预防大于治疗，预防可使用保湿霜、润肤霜或低效力的类固醇类药物。

2. *高血压*　靶向药物会引起高血压，但具体机制尚不明确，且不同的靶向药物引起高血压的概率也不同。此外，对于一个晚期肿瘤患者，常有较大的心理和精神压力，这也是发生高血压的不良因素之一；所以医师应在必要时对患者进行心理疏导，引导患者有一个积极乐观的心态。若患者出现高血压危象，需立即且永久停药；在用药期间若患者血压控制不满意，可联合心血管病专家协助治疗，尽量在不中断靶向药物使用的情况下最大限度地控制血压。

3. *胃肠道毒性*　使用靶向治疗的患者大都有胃肠道方面的副作用，如腹泻、恶心呕吐等。其中最常见的副作用是腹泻，通常发生在治疗初期，随治疗过程进展会减少，但易复发。针对不同的腹泻情况，其推荐治疗方案有所不同，并且不同靶向药物的调整剂量原则也不同。其次常见的胃肠道副作用是恶心呕吐。对于轻度的恶心呕吐，可密切观察，一旦加重应予以两联止吐或三联止吐。若应用止吐药物后患者症状仍然不见好转或再次加重，需停药并积极对症处理。

4. *疲乏*　在癌症患者中比较常见，产生的原因可能有很多方面；如来自情绪困扰或睡眠障碍的影响。对于轻度疲乏，若休息后可缓解，可以继续服用，无须进行剂量调整。对于中重度疲乏，若休息后不能缓解，需降低剂量后使用。若降低剂量后仍不缓解，应考虑停服。目前，无专门用于针对疲乏的药物，在综合考虑未影响治疗的情况下，可予以观察处理。

四、总结与展望

目前，食管癌的治疗以手术、放疗及化疗为主，靶向治疗作为一种新的治疗手段，伴随着分子生物学的进步而逐步发展。目前已有的EGFR-TKI、EGFR单抗、VEGF和VEGFR单抗、HER-2单抗等在晚期食管癌治疗中可能发挥着一定的疗效。但还需要探索更多与食管癌相关的靶点及研发更多的靶向药物来完善治疗体系，同时也需要更多大样本、多中心的临床研究对已有的靶向药物进行评估。总之，随着探索的不断深入，在未来有可能发现疗效足以与放化疗等价甚至超越放化疗的靶向药物，进而改善食管癌患者的生存结果。

第三节　食管癌的精准免疫治疗

近年来，免疫检查点抑制剂将肿瘤治疗带入了一个新的时代。以PD-1/PD-L1抗体为代表的免疫治疗在晚期食管癌治疗中初现成效，其中卡瑞利珠单抗、帕博利珠单抗、纳武利尤单抗等免疫治疗药物的Ⅲ期临床试验结果表明，免疫联合治疗能有效提高食管癌尤其是晚期食管癌的治疗疗效。目前，免疫治疗已与手术、化疗、放疗、靶向药物治疗等比肩，成为临床抗肿瘤治疗的重要手段。但如何实现免疫疗法的疗效最大化和免疫治疗精准获益人群的选择是目前研究的关注热点。

一、食管癌免疫治疗的发展历程

早在20世纪90年代，广大学者们根据肿瘤的发展规律，观察到增强机体的免疫力可以协助抑制恶性肿瘤细胞的增殖，且有利于提高手术、化疗或放疗的疗效。在当时，主要试用的免疫治疗方法有向机体输注一些非特异的血清因子（如备解素、干扰素等）、输注特异性自身或异体抗肿瘤血清产生被动免疫、在卡介苗或干扰素诱导刺激下产生非特异的主动免疫、在瘤细胞（瘤苗）匀浆或化学处理过的抗原等刺激下产生特异性的主动免疫等。近年来，免疫检查点抑制剂的发现为多种恶性肿瘤提供了新的治疗思路，也为晚期食管癌，甚至局部晚期食管癌患者带来了新的曙光。

二、食管癌免疫治疗现状

（一）免疫治疗预测疗效生物标志物

1. *PD-1/PD-L1的表达*　肿瘤细胞通过其表达的PD-L1（程序性死亡配体1）与T细胞（免疫细胞）上的PD-1（程序性死亡受体1）结合，抑制T细胞使其不能发挥清除肿瘤细胞的作用。而PD-1抗体就是通过阻断T细胞上PD-1与肿瘤细胞上PD-L1的结合，从而解除T细胞受到的抑制，使T细胞重获“新生”，重新正常工作，发挥其正常的防卫功能，发现并消灭肿瘤细胞。

PD-L1表达水平的高低会直接影响免疫检查点抑制剂的治疗效果，其也是目前循证学证据相对充分的免疫治疗标志物，通过检测PD-L1表达水平可以指导免疫检查点抑制剂的使用。在体内，除了肿瘤细胞会表达PD-L1之外，淋巴细胞、巨噬细胞等免疫细胞及间质细胞也会表达PD-L1。PD-L1表达水平的评价标准包括CPS评分、TPS评分、IPS评分等。不同的癌种适应证，选择的评价标准有所不同，其中TPS和CPS评分最常用。下面来分别阐述说明。

（1）TPS评分：肿瘤细胞阳性比例分数（tumor proportion score，TPS）。目前PD-L1检测关注的焦点是肿瘤细胞的PD-L1表达水平，其表达水平的高低会直接影响免疫检查点抑制剂的治疗效果。TPS是一个百分比，通常以1%、50%为分界线，其表达阳性的cutoff值通常判定为TPS＜1%、TPS1%～49%、TPS≥50%。

（2）CPS评分：联合阳性分数（综合阳性评分，combined positive score，CPS）。除了肿瘤细胞表达PD-L1之外，淋巴细胞、巨噬细胞等免疫细胞及间质细胞也会有PD-L1

表达，从而抑制免疫功能。为此引入另一个评价PD-L1表达水平的概念：CPS。不同癌种，CPS评分标准的界限cutoff值不同，通常是以CPS≥1和CPS≥10多见。例如，FDA批准pembrolizumab联合化疗治疗PD-L1表达阳性（CPS≥10）的局部复发性不可切除或转移性三阴性乳腺癌。

CPS和TPS的主要不同点：①是否计算肿瘤区域阳性表达的免疫细胞数量。CPS不局限于肿瘤细胞PD-L1表达，还包括相关免疫细胞PD-L1表达。②TPS为百分比数值，CPS是百分制数值。

（3）IPS评分：仅将肿瘤相关的免疫细胞（淋巴细胞、巨噬细胞等）PD-L1表达情况单独作为评价指标来区分获益人群。例如，atezolizumab获批用于尿路上皮癌和肺癌时用的就是IPS评分。

2.肿瘤突变负荷（tumor mutation burden，TMB） 是指全外显子中，肿瘤基因组去除胚系突变后的体细胞突变数量。一般以一份肿瘤样本中所评估基因的外显子编码区每兆碱基中发生置换和插入/缺失突变的总数来表示。TMB越高，肿瘤表达的新抗原越多，被免疫系统识别的概率也就越大。因此高TMB的肿瘤对免疫治疗的敏感性较好。

3.高微卫星不稳定性（microsatellite instability-high，MSI-H） 癌症基因组图谱（The Cancer Genome Atlas，TCGA）提供了胃癌和食管癌的综合分子特征并进行了分类。研究发现EBV相关亚型和微卫星不稳定性（microsatellite instability，MSI）肿瘤亚型与PD-L1/2过表达有关，这些亚型的肿瘤细胞分别有50%和33%的PD-L1阳性率，预示着可能对PD-L1/PD-1单抗治疗敏感。MSI通常是由错配修复缺陷（deficient mismatch repair，dMMR）引起的。dMMR患者会累积高水平的突变并产生更多新抗原，因此对PD-L1/PD-L1抗体有更高的敏感性。此外，dMMR的微环境更易使其表达PD-L1等，也适用于PD-1单抗的免疫治疗。食管癌患者同时表达MSI-H/dMMR，有可能从pembrolizumab的治疗中获益。

（二）食管癌免疫治疗适应证

1.帕博利珠单抗

（1）FDA推荐用于复发性局部晚期或转移性胃癌、食管胃结合部腺癌，且肿瘤存在PD-L1表达、经过2种及以上前线治疗方案（包括含氟尿嘧啶和含铂类化疗方案）后疾病进展的患者。

（2）对于HER-2高表达的胃癌或食管胃结合部腺癌患者，FDA推荐可联合曲妥珠单抗+氟尿嘧啶+铂类化疗，一线治疗局部晚期不可切除或转移性HER-2阳性胃癌或食管胃结合部腺癌患者。

（3）用于PD-L1（CPS≥10）、并且既往接受过一种或多种系统疗法后病情进展的复发性局部晚期或转移性食管鳞癌患者的治疗。

2.纳武利尤单抗

（1）FDA推荐与化疗联用，一线治疗，晚期或转移性胃癌、食管胃结合部癌和食管腺癌患者；国家药品监督管理局（NMPA）推荐用于治疗既往接受过2种或2种以上全身性治疗方案的晚期或复发性胃或胃食管结合部腺癌患者。

（2）FDA推荐用于治疗先前接受以氟尿嘧啶和铂类为基础的化疗后病情进展的不可

切除性、晚期、复发或转移性食管鳞癌患者。

3.卡瑞利珠单抗　NMPA推荐单药二线治疗晚期食管鳞癌患者。

（三）食管癌免疫治疗模式

1.新辅助免疫联合放化疗　目前，许多Ⅱ、Ⅲ期临床试验都证实了免疫联合放化疗可以增强抗肿瘤作用。NCT03792347研究表明，新辅助同步放化疗联合帕博利珠单抗免疫治疗可提高局部晚期食管鳞癌的术后病理缓解率，同时具有可接受和可控制的安全性。另外，NCT03946969临床研究表明信迪利单抗联合三联化疗方案（脂质体紫杉醇＋顺铂＋S-1）新辅助治疗局部晚期食管鳞癌具有令人满意的主要病理缓解和良好的耐受性，是安全可行的新辅助治疗选择。同时，我院参与的NCT03957590临床研究，评估了替雷利珠单抗联合同步放化疗治疗局部晚期食管鳞癌的安全性和耐受性，Ⅲ期临床试验研究数据显示，此研究改善了局部晚期食管癌患者的预后，并具有可耐受的安全性。可见，对于局部晚期食管鳞癌，新辅助免疫联合放化疗后再进行手术可作为其治疗选择。

2.免疫单药辅助术后治疗　Checkmate-577研究选用了免疫单药辅助治疗术后有病理残留的食管或胃食管结合部癌，其研究结果显示纳武利尤单抗术后辅助治疗可为接受新辅助放化疗后且术后有病理残留的食管或胃食管结合部癌患者带来显著的DFS改善，且耐受性良好，具有可接受的安全性。可见，对于不能耐受术后放化疗治疗的患者，免疫单药辅助术后治疗可作为一种治疗选择。

3.免疫联合化疗一线治疗晚期食管癌　KEYNOTE-590研究纳入不可切除局部晚期或转移性食管癌患者，包括食管腺癌、鳞癌或食管胃结合部腺癌患者，研究结果表明，无论是在所有人群，还是在ESCC人群、PD-L1 CPS ≥ 10的ESCC人群中，帕博利珠单抗联合化疗一线治疗食管癌比含铂化疗可显著改善OS、PFS和ORR。同时，NCT03469557研究也表明了替雷利珠单抗联合化疗在晚期ESCC或G/GEJ腺癌患者中，可显示出持久的治疗反应并具有可控制的耐受性。所以，免疫联合化疗的治疗模式也是晚期食管癌患者的一种治疗手段。

4.免疫单药二线治疗晚期食管癌　此治疗模式下的临床研究有KEYNOTE-181研究、ATTRACTION-3研究、ESCORT研究、ORIENT-2研究和CT5研究。这些研究都表明了免疫单药（帕博利珠单抗、纳武利尤单抗、卡瑞利珠单抗、信迪利单抗和特瑞普利单抗）二线治疗晚期食管癌与单纯化疗组相比，具有显著的疗效差异。免疫单药二线治疗晚期食管癌，延长了PD-L1 CPS ≥ 10患者的生存期，显示出生存获益，且治疗相关不良反应具有可控制的耐受性。可见，免疫单药二线治疗局部晚期食管癌可能成为食管癌标准的二线治疗方案。

三、食管癌免疫治疗进展

（一）食管癌的辅助及新辅助免疫治疗

1.免疫治疗在食管鳞癌辅助及新辅助的研究进展　目前单纯化疗及同步放化疗为食管癌辅助及新辅助治疗的标准方式，但免疫治疗在此领域中的研究日益增多。2019年美国临床肿瘤学会（ASCO）年会中报道了一项关于免疫抑制剂应用于食管癌辅助和新辅助治疗的研究进展，此研究为Ⅱ期单臂临床试验。试验选取28例Ⅰb～Ⅲ期食管鳞癌患者，给予化疗（紫杉醇＋卡铂）、放疗（44.1Gy/21f）联合帕博利珠单抗后进行手术治疗，术后给予免疫抑制剂帕博利珠单抗治疗至2年或至进展或发生不可耐受毒性。入组的28例患者中有2例患者因其他原因未行手术。26例行食管癌手术治疗的患者中，有12例术后病理达到了病理学完全缓解（pathologic complete response，pCR），pCR率为46.2%（95% CI：28.8%～64.6%），达到pCR的患者无病生存期趋势更好（HR＝0.33，$P=0.1$，中位随访时间为11.7个月，6个月和12个月的总生存率分别为89.3%和82.1%，未达到中位总生存期（OS）。治疗期间最常见的治疗相关不良反应（TRAE）是中性粒细胞减少（50%）和肝酶升高（30.8%）。

2.*免疫治疗在食管腺癌及食管胃结合部（GEJ）腺癌的研究进展* 2019年ASCO年会报道了关于免疫抑制剂度伐利尤单抗应用于食管及食管胃结合部腺癌的术后辅助治疗研究进展，此试验为Ⅱ期单臂临床试验。入组24例局部晚期食管腺癌及食管胃结合部腺癌患者，给予同步放化疗（顺铂＋5-FU/卡铂＋紫杉醇）后，行R0切除术，术后给予度伐利尤单抗直到12个月或疾病进展或发生不可耐受毒性，12个月时无进展生存率为79.2%，26个月时无进展生存率为67.9%，中位随访时间14.5个月（1.7～23.9个月）。3例（12.5%）患者发生了3级TRAE：导致治疗中止的肺炎、肝炎、肠炎各1例，未观察到≥4级的不良反应。

（二）免疫抑制剂用于晚期食管癌的治疗

1.*免疫抑制剂用于食管鳞癌晚期一线治疗* 首个证实免疫联合化疗一线治疗晚期食管癌显著优于化疗的Ⅲ期临床研究——KEYNOTE-590研究结果表明，帕博利珠单抗联合化疗相比安慰剂联合化疗用于局部晚期或转移性食管癌一线治疗，可显著改善全人群的OS和PFS，并提高了所有患者的ORR。另一项全球性的CHECKMATE-649研究评估了纳武利尤单抗联合化疗或纳武利尤单抗联合伊匹木单抗治疗既往未接受过新辅助治疗的HER-2阴性、晚期或转移性胃癌、食管胃结合部癌或食管腺癌患者的疗效，研究结果也达到了OS和PFS的双重主要终点。此外，基于我国食管癌的人群特点，ESCORT-1st研究评估了卡瑞利珠单抗联合紫杉醇和顺铂对比安慰剂联合紫杉醇和顺铂用于晚期食管鳞癌治疗的有效性及安全性。与化疗相比，卡瑞利珠单抗联合化疗可显著延长患者的中位OS，降低30%的死亡风险，同时也显著延长患者的中位PFS，降低44%的疾病进展风险。卡瑞利珠单抗联合化疗组患者的ORR更高，持续缓解时间更长。在安全性方面，两组中≥3级治疗相关的不良反应事件发生率相当（63.4%vs. 67.7%），其中常见的≥3级治疗相关的不良反应事件是中性粒细胞计数减少（39.9%vs. 43.4%）。

基于KEYNOTE-590研究、CHECKMATE-649研究和ESCORT-1st研究的研究结果，以及卡瑞利珠单抗＋阿帕替尼＋化疗的研究结果，帕博利珠单抗（K药）联合化疗，纳武利尤单抗联合化疗及卡瑞利珠单抗联合化疗分别获NMPA批准，作为晚期食管癌一线治疗的Ⅱ级推荐。

2.*免疫抑制剂用于晚期食管鳞癌二线治疗* 在晚期食管癌二线治疗上，多队列KEYNOTE-028研究调查了帕博利珠单抗单药治疗晚期食管癌的应用，在食管鳞癌中

ORR为28%。此外，中位反应持续时间为15个月（范围为6～26个月），中位OS为7个月，中位PFS为1.8个月。初步证实了免疫治疗二线用于PD-L1阳性晚期食管癌的疗效和安全性。KEYNOTE-181研究入组了一线治疗进展的晚期转移性食管腺癌或鳞癌及Ⅰ型食管胃结合部腺癌，按1∶1随机接受帕博利珠单抗或研究者选择的化疗。研究达到主要终点。在PD-L1 CPS≥10的患者中，帕博利珠单抗对比化疗显著延长OS，降低37%的疾病死亡风险，1年生存率达43.5%（其中PD-L1高表达人群1年生存率达54.2%），对比标准化疗方案的23.9%，帕博利珠单抗治疗亚洲人群食管癌的1年生存率几乎是化疗组的2倍。在食管鳞癌患者中，帕博利珠单抗组的OS也有临床意义上的改善。初步结果表明，免疫相关的不良事件包括皮疹（13%）、食欲下降（9%）和淋巴细胞计数下降（9%），没有报道与治疗相关的死亡率。基于此，2019年7月FDA批准帕博利珠单抗用于PD-L1 CPS≥10的复发性局部晚期或转移性食管鳞癌患者的二线及以上治疗。

3.免疫抑制剂用于食管鳞癌晚期三线治疗　KEYNOTE-180研究评估了帕博利珠单抗在包括食管鳞癌在内的转移性食管癌患者中的疗效，该试验共纳入121例患者（100例男性和21例女性；中位年龄65岁），18例（14.9%）接受过3次或更多次治疗，63例患者的PD-L1表达阳性，中位随访时间为5.8个月（0.2～18.3个月），所有患者的ORR为9.9%（95% CI：5.2%～16.7%），未达到中位反应持续时间（1.9～14.4个月），食管鳞癌患者（9/63）与腺癌患者（3/58）的ORR分别为14.3%（95% CI：6.7%～25.4%）和5.2%（95% CI：1.1%～14.4%），PD-L1阴性患者与PD-L1阳性肿瘤患者的ORR分别为13.8%（95% CI：6.1%～25.4%）和58%（95% CI：1.8%～15.5%）。总体而言，15例患者（12.4%）发生3～5级TRAE。有5例患者（4.1%）因不良事件而停止治疗。1例肺炎患者发生治疗相关的死亡，也初步确认了帕博利珠单抗三线及以上治疗PD-L1表达阳性晚期食管癌的疗效和安全性。

（三）免疫治疗在食管胃结合部腺癌治疗中的研究进展

1.免疫抑制剂用于食管胃结合部腺癌一线治疗　KEYNOTE-062研究评估了帕博利珠单抗作为单药和联合化疗一线治疗表达PD-L1，并且人表皮生长因子受体2（HER-2）呈阴性的晚期胃/食管胃结合部腺癌患者的疗效。入组患者按1∶1∶1随机分配至帕博利珠单抗单药组（200mg固定剂量，q3w，简称P组）、帕博利珠单抗联合顺铂（80mg/m^2，q3w）加氟尿嘧啶（800mg/m^2，d1～5，q3w）或加卡培他滨（1000mg/m^2，d1～14，q3w）（简称P＋C组）、安慰剂联合顺铂加氟尿嘧啶或加卡培他滨（简称C组）。主要研究终点PFS和OS。次要研究终点包括肿瘤表达PD-L1（CPS≥1）的患者的总缓解率（ORR）和缓解持续时间（DOR）。研究结果显示：P组vs. C组，在PD-L1 CPS≥1的晚期胃或食管胃结合部腺癌患者中，帕博利珠单抗的OS非劣效于化疗组；在PD-L1 CPS≥10的患者中，帕博利珠单抗的OS相比化疗取得了有临床意义的OS改善。此外，帕博利珠单抗对比化疗的安全性更优，任意级别和3～4级治疗相关的不良反应（AE）发生率均显著更低。P＋C组vs. C组，在PD-L1 CPS≥1和CPS≥10的晚期胃或食管胃结合部腺癌患者中，帕博利珠单抗联合化疗对比单纯化疗，并未取得显著更优的OS；但观察到一定程度的PFS和ORR获益。两个治疗组的安全性相似，任意级别AE和治疗

相关的3～4级AE发生率相似。

基于此研究结果，可知在CPS≥1的晚期胃或食管胃结合部腺癌患者中，帕博利珠单抗对比化疗用于一线治疗，可以取得相似的OS获益；且在CPS≥10的患者中，帕博利珠单抗组的OS显著优于化疗组。安全性对比显示帕博利珠单抗的耐受性更优。在帕博利珠单抗基础上联合化疗，获益有限，但安全性可管理。

2. *免疫抑制剂用于晚期食管胃结合部腺癌二线治疗* KEYNOTE-061研究在既往接受过铂类和氟尿嘧啶类方案一线治疗进展的局部晚期或转移性胃或食管胃结合部腺癌患者中对比了帕博利珠单抗和紫杉醇单药化疗，主要终点为CPS≥1患者的OS和PFS。结果显示，帕博利珠单抗较紫杉醇单药化疗组延长了不到1个月的OS（9.1个月 vs. 8.3个月，HR＝0.82，P＝0.042），但帕博利珠单抗组的安全性更好。亚组分析显示，在PD-L1 CPS≥10的患者中，帕博利珠单抗较紫杉醇观察到OS获益的趋势。探索性分析发现，在MSI-H型患者中，帕博利珠单抗组的OS明显优于紫杉醇组。

3. *免疫抑制剂用于晚期食管胃结合部腺癌三线治疗* 帕博利珠单抗的Ⅱ期临床试验KEYNOTE-059显示出免疫治疗用于晚期胃癌/食管胃结合部腺癌后线治疗的疗效。在该研究中，肿瘤及免疫细胞PD-L1表达阳性（CPS≥1）患者较阴性患者缓解率更高，因此帕博利珠单抗被美国FDA获批的适应证也强调了CPS条件。

四、免疫治疗副作用及防治

近年来，我们对放化疗的毒副作用已经十分了解，但对免疫疗法的副作用还处于探索阶段。尽管CTLA-4、PD-1/PD-L1免疫检查点抑制剂已在多个瘤种治疗中展示出好的疗效，甚至让部分晚期癌症患者实现长期生存，但由于人体内免疫系统的复杂性，免疫脱靶效应引发的不良反应也是不可忽视的问题。欧洲临床肿瘤协会（ESMO）发表的《免疫治疗的毒性管理：ESMO诊断、治疗及随访临床实践指南》显示，免疫治疗的相关毒性主要分为免疫相关皮肤毒性、内分泌疾病、肝脏毒性、胃肠道毒性、肺炎，以及罕见的免疫相关毒性（神经系统毒性、心脏毒性、风湿免疫毒性、肾毒性、眼毒性）等，但与化疗相比，总体发生率较低，且大部分症状较轻。

1. *皮肤毒性* 是最常见的免疫相关毒副作用，约1/3患者都会出现，但一般都比较轻微，较少出现严重皮肤毒性的情况。皮肤毒性临床上主要体现为皮疹和瘙痒，而牛皮癣、苔藓病之类也可能发生。

（1）皮疹：以斑丘疹为主，扁平斑块或隆起丘疹，在丘疹周围合并皮肤发红的底盘，常出现于躯干，并向心扩散。轻度皮疹（覆盖面积小）通常不必停药，根据皮疹大小对症治疗，而重度皮疹（覆盖面积大）则须停药，严重的情况下还需皮肤科急会诊。

（2）瘙痒：分为轻微瘙痒、间歇性广泛瘙痒、持续性广泛瘙痒。轻微瘙痒通常不必停药，而持续性广泛瘙痒则必须停药并对症治疗。

2. *胃肠道毒性* 也是较为常见的免疫治疗毒副作用，约1/5的患者会出现，其中腹泻最常见，其他的胃肠道毒性临床表现包括腹痛、里急后重、痉挛、血便等。根据排便次数多少分为轻度（少于4次）、中度（4～6次）、重度（大于6次），一般情况下均为轻度腹泻，但需要同时警惕其他消化道并发症，如结肠炎、结肠溃疡等。在出现胃肠道毒性时，无论轻重，都需要密切监测，一旦恶化必须考虑暂时停药甚至永久停药，并配合对症治疗缓解毒副作用。

3.肝脏毒性　是免疫治疗经常发生的毒副作用，发生率为5%～15%，临床表现为丙氨酸转氨酶和天冬氨酸转氨酶升高，而胆红素不升高，通常在接受免疫治疗后6～14周出现。肝脏毒性以氨基转移酶升高的倍数作为评判标准，小于3倍为轻度，3～5倍为中度，5倍以上为重度。由于患者本身并不一定能感受到肝脏毒性，密切的临床监测很重要，一旦出现中度以上肝脏毒性，需要立即停药接受肝功能恢复治疗，在出现重度肝脏毒性时，甚至需要永久停药。

4.内分泌毒性　主要体现在一些内分泌腺的功能异常，主要为甲状腺功能减退，其他临床内分泌毒性包括甲状腺功能亢进、肾上腺功能不全、垂体炎、垂体功能减退等。甲状腺功能减退主要体现在促甲状腺激素（TSH）升高，游离甲状腺素正常或降低，按照TSH水平分为轻度（TSH＜10 mIU/L）、中度（TSH＞10mIU/L）、重度（日常生活能力受到干扰）。对于出现中度、重度内分泌毒性的患者，应当暂停治疗，并可考虑对症治疗，直至各项指标退到基线水平。

5.肺部毒性　最常见的肺部毒性是肺炎。在免疫治疗药物单药治疗时，肺炎发生率不高，发生严重肺炎的比例不到1%。但是在免疫和其他药物联合治疗时，肺炎的发生率会增加。肺炎临床表现为弥漫性或局灶性实质炎症（CT表现为磨玻璃样阴影）。根据患者的症状及肺炎范围，肺炎可分为轻度（无症状，＜25%的肺实质）、中度（出现呼吸短促、咳嗽、胸痛、发热等症状）、重度（症状严重影响生活，＞50%的肺实质）。肺炎一旦出现，就应考虑停药，以避免肺炎的恶化，直到肺部影像有改善。对于重度肺炎，甚至需要考虑永久停药。

6.其他　除了以上这些，还有其他相对较为少见的毒副作用，如神经、眼部、心脏、肾脏、血液等身体组织也可能会由于免疫治疗出现功能异常。控制和避免毒副作用的关键是加强临床监控和检查，在毒副作用还没上升到严重级别时就及时停药，并配合其他治疗手段减轻症状。

五、总结与展望

免疫治疗为消化道肿瘤的治疗开辟了一条新的路径，在晚期食管癌从三线到二线、一线不断推进，并且免疫联合化疗，免疫联合抗血管生成药物、联合其他免疫检查点抑制剂或者TKI等都在研究中。但是目前疗效仍然有限，临床上还需进一步探索免疫治疗的方式和时机，以及如何选择更有效的优势人群。期待未来有更多的研究突破引领食管癌免疫治疗新时代，让精准免疫治疗真正惠及每一位食管癌患者。

第四节　特殊食管癌患者的治疗选择

一、老年晚期食管癌患者

在我国食管癌发病人群中，老年患者所占比例大，且大多数为60岁以上的患者，甚至部分患者达75岁以上，其病死率很高。目前，局部晚期食管癌的治疗主要采用以手术为主的综合治疗模式，但由于老年患者生理储备功能下降，常存在多种合并症及与衰老相关的生理变化，以及一般行为评分低、治疗耐受差等临床特点，很多研究都将老年患者排除在外。尽管在过去的几十年中，食管癌的预后有所改善，但老年食管癌的治疗效果并不理想。而且治疗上缺乏循证医学证据，因此在综合治疗模式的选择上，仍然是在全面评估老年食管癌患者身体状况的情况下，选择多学科综合治疗，包括手术、放疗、放疗联合化疗、靶向治疗或免疫治疗的方式。

近期，我国研发者发起了一项替吉奥胶囊同步放疗对比单纯放疗治疗老年食管癌患者的多中心、随机对照、Ⅲ期临床研究，该研究立足于老年患者未被满足的巨大临床需求，为老年食管癌患者的针对性、优化放化疗方案提供了有力的循证学证据。研究结果显示，替吉奥胶囊同步放疗的总生存率显著高于单纯放疗。同时，替吉奥胶囊同步放疗的毒性反应可耐受，并且，口服化疗使用方便，对老年人的合并症影响较小，可考虑作为老年食管癌放化疗的推荐方案。但目前老年食管癌患者的总体治疗效果较差，尚缺乏其他治疗的数据支持。所以，早发现、早期诊断和早期治疗是提高治疗疗效、改善生存期的关键。

二、合并乙肝及肝硬化的食管癌患者

乙肝病毒感染已被证实与许多癌症的存活相关，且在食管癌的内科治疗中，无论是化疗、靶向治疗、免疫治疗，都可能会导致肝功能受损，所以对于合并乙肝或肝硬化的食管癌患者，治疗前必须检测肝功能、乙肝两对半、乙肝病毒DNA及肝脏B超。良好的肝功能状态对食管癌的治疗尤为重要。若在治疗前肝功能轻中度损坏，则可以在保肝治疗的同时进行抗肿瘤治疗，若肝功能重度损坏，则需要暂缓抗肿瘤治疗，并积极进行保肝治疗，若乙肝病毒DNA载量高，则需要服用恩替卡韦、替诺福韦抗病毒治疗，待病毒载量下降并稳定后，再考虑抗肿瘤治疗。对于食管癌合并肝硬化患者，肝功能Child-pugh A级若可耐受食管癌综合治疗模式，可优先治疗食管癌；B级患者则需慎重选择；C级患者则需要积极治疗肝硬化及其合并症。

三、原发性食管小细胞癌的治疗

原发性食管小细胞癌（primary small cell carcinoma of esophagus，PSCCE）是一种起源于食管的高级别神经内分泌肿瘤，具有倍增时间短、生长分数高和早期转移的特点。由于其发病率极低，大样本随机对照研究难以开展，关于PSCCE的研究多基于病例报道，而对其治疗方案的选择尚无统一标准。PSCCE的治疗应当根据不同分期制订最适合的治疗策略，对于早期患者，如Ⅰ/Ⅱ A期患者，手术是主要的治疗方式。对于Ⅱ B/Ⅲ期PSCCE患者，最佳治疗模式尚存在争议，但一些研究表明，放化疗联合可使患者明显获益，尤其是对于Ⅱ B期、Ⅲ期及淋巴结转移的患者，其中放疗是更佳的局部治疗方式，推荐联合放化疗作为PSCCE的一线治疗。而对于局部晚期甚至广泛期的PSCCE患者，新辅助放化疗可显著降低局部和远处进展，并延长患者OS，为患者带来更大获益。然而PSCCE新辅助治疗的病例报道较少，具体疗效有必要进一步探索。近年来，国内外有关PSCCE的研究日益增多，关于PTEN、PAK1，以及PDE3A、PTPRM3等新兴位点的研究逐渐深入，可能会为PSCCE的靶向治疗提供巨大潜力，在精准医疗时代，希望未来免疫治疗、靶向治疗及与其他治疗方式的联合会为PSCCE患者带来新的曙光。

参 考 文 献

郭晓彤，赫捷，2016．食管癌治疗现状及精准医学时代展望．中华肿瘤杂志，38（9）：641-645．

黄丹丹，李涛，张军，等，2012．尼妥珠单抗联合同步放化疗治疗局部晚期食管癌的近期疗效分析．中国肿瘤临床，（23）：1961-1963．

季永领，2018．替吉奥胶囊同步放疗治疗老年食管癌患者的临床研究．苏州：苏州大学．

李强，陶苹，王更利，等，1998．食管癌术后DEP联合化疗49例临床分析．四川肿瘤防治，（4）：29-30．

吕家华，李涛，李昉，等，2016．雷替曲塞联合奈达铂同步放疗治疗食管癌术后局部复发的临床研究．国际肿瘤学杂志，43（6）：414-418．

彭林，谢天鹏，韩泳涛，等，2008．术前放化疗与单纯手术治疗食管鳞癌的随机对照研究．肿瘤，（7）：620-622．

乔宇峰，于振涛，2019．食管鳞癌新辅助治疗现状与争议．中国肿瘤临床，46（9）：473-478．

郑智元，张祖蓉，蔡晓红，等，1992．16例5-氟脲嘧啶120小时持续滴注及顺铂、平阳霉素联合治疗晚期食管癌．肿瘤，（1）：26-27．

中华人民共和国国家卫生健康委员会，2019．食管癌诊疗规范（2018版）．中华消化病与影像杂志（电子版），9（4）：158-192．

Ajani JA，D´Amico TA，Bentrem DJ，et al，2019．Esophageal and esophagogastric junction cancers，version 2．2019，nccn clinical practice guidelines in oncology．J Natl Compr Canc Netw，17（7）：855-883．

Akin Telli T，Bregni G，Camera S，et al，2020．PD-1 and PD-L1 inhibitors in oesophago-gastric cancers．Cancer Lett，469：142-150．

Akiyama Y，Iwaya T，Endo F，et al，2018．Investigation of operative outcomes of thoracoscopic esophagectomy after triplet chemotherapy with docetaxel，cisplatin，and 5-fluorouracil for advanced esophageal squamous cell carcinoma．Surg Endosc，32（1）：391-399．

Ashok A，Tiwari V，Jiwnani S，et al，2019．Controversies in preoperative therapy in esophageal cancer：current evidence and ongoing research．Ann Gastroenterol Surg，3（6）：592-597．

Bang YJ，Cho JY，Kim YH，et al，2017．Efficacy of sequential ipilimumab monotherapy versus best supportive care for unresectable locally advanced/metastatic gastric or gastroesophageal junction cancer．Clin Cancer Res，23（19）：5671-5678．

Bang YJ，Ruiz EY，Van Cutsem E，et al，2018．Phase III，randomised trial of avelumab versus physician's choice of chemotherapy as third-line treatment of patients with advanced gastric or gastro-oesophageal junction cancer：primary analysis of javelin gastric 300．Ann Oncol，29（10）：2052-2060．

Bott RK，Beckmann K，Zylstra J，et al，2020．Adjuvant therapy following oesophagectomy for adenocarcinoma in patients with a positive resection margin．Br J Surg，107（13）：1801-1810．

Burt BM，Groth SS，Sada YH，et al，2017．Utility of adjuvant chemotherapy after neoadjuvant chemoradiation and esophagectomy for esophageal cancer．Ann Surg，266（2）：297-304．

Chan KKW，Saluja R，Delos Santos K，et al，2018．Neoadjuvant treatments for locally advanced，resectable esophageal cancer：a network meta-analysis．Int J Cancer，143（2）：430-437．

Chen SY，Sun JF，Zhao LJ，et al，2021．Safety of apatinib plus S-1 for advanced solid tumor as palliative treatment．Exp Ther Med，21（1）：62．

Cools-Lartigue J，Ferri L，2019．Should multidisciplinary treatment differ for esophageal adenocarcinoma versus esophageal squamous cell cancer? Ann Surg Oncol，26（4）：1014-1027.

Cunningham D，Stenning SP，Smyth EC，et al，2017. Peri-operative chemotherapy with or without bevacizumab in operable oesophagogastric adenocarcinoma（UK medical research council ST03）：primary analysis results of a multicentre，open-label，randomised phase 2-3 trial. Lancet Oncol，18（3）：357-370.

Das S，Gaur NK，Shaikh O，et al，2021. A rare case of primary small cell carcinoma of esophagus. Cureus，13（8）：e17190.

Davidson M，Starling N，2016. Trastuzumab in the management of gastroesophageal cancer：patient selection and perspectives. Onco Targets Ther，9：7235-7245.

de Klerk LK，Patel AK，Derks S，et al，2021. Phase II study of pembrolizumab in refractory esophageal cancer with correlates of response and survival. J Immunother Cancer，9（9）：e002472.

Enzinger PC，Burtness BA，Niedzwiecki D，et al. 2016. Calgb 80403（allianc）/E1206：a randomized phase II study of three chemotherapy regimens plus cetuximab in metastatic esophageal and gastroesophageal junction cancers. J Clin Oncol，34（23）：2736-2742.

Fuchs CS，Doi T，Jang RW，et al，2018. Safety and efficacy of pembrolizumab monotherapy in patients with previously treated advanced gastric and gastroesophageal junction cancer：phase 2 clinical keynote-059 trial. JAMA Oncol，4（5）：e180013.

Ge XK，Zhao Q，Song YZ，et al，2018. Comparison of preoperative concurrent chemoradiotherapy with chemotherapy alone in patients with locally advanced siewert II and III adenocarcinoma of the esophagogastric junction. Eur J Surg Oncol，44（4）：502-508.

Hamai Y，Hihara J，Emi M，et al，2021. Prospective randomized trial of early postoperative enteral and total parenteral nutrition for treating esophageal cancer. Anticancer Res，41（12）：6237-6246.

Han XH，Wang ZG，Hu B，et al，2017. Autophagy inhibition contributes to endostar sensitization in esophageal squamous cell carcinoma. Oncol Lett，14（6）：6604-6610.

Honing J，Smit JK，Muijs CT，et al，2014. A comparison of carboplatin and paclitaxel with cisplatinum and 5-fluorouracil in definitive chemoradiation in esophageal cancer patients. Ann Oncol，25（3）：638-643.

Horgan AM，Darling G，Wong R，et al，2016. Adjuvant sunitinib following chemoradiotherapy and surgery for locally advanced esophageal cancer：a phase II trial. Dis Esophagus，29（8）：1152-1158.

Huang J，Fan QX，Lu P，et al，2016. Icotinib in patients with pretreated advanced esophageal squamous cell carcinoma with egfr overexpression or egfr gene amplification：a single-arm，multicenter phase 2 study. J Thorac Oncol，11（6）：910-917.

Huang J，Xu BH，Mo HN，et al，2018. Safety，activity，and biomarkers of shr-1210，an anti-pd-1 antibody，for patients with advanced esophageal carcinoma. Clin Cancer Res，24（6）：1296-1304.

Iwai Y，Hamanishi J，Chamoto K，et al，2017. Cancer immunotherapies targeting the PD-1 signaling pathway. J Biomed Sci，24（1）：26.

Janjigian YY，Bendell J，Calvo E，et al，2018. Checkmate-032 study：efficacy and safety of nivolumab and nivolumab plus ipilimumab in patients with metastatic esophagogastric cancer. J Clin Oncol，36（28）：2836-2844.

Joshi SS，Maron SB，Catenacci DV，2018. Pembrolizumab for treatment of advanced gastric and gastroesophageal junction adenocarcinoma. Future Oncol，14（5）：417-430.

Kelyy R，Ajani JA，Kuzdzal J，et al，2020. Adjuvant nivolumab in resected esophageal or gastroesophageal junction cancer. N Engl J Med，384（13）：1191-1203.

Kim J，Bowlby R，Mungall AJ，et al，2017. Integrated genomic characterization of oesophageal carcinoma. Nature，541（7636）：169-175.

Kojima T，Doi T，2017. Immunotherapy for esophageal squamous cell carcinoma. Curr Oncol Rep，19（5）：33.

Kudo T，Hamamoto Y，Kato K，et al，2017. Nivolumab treatment for oesophageal squamous-cell carcinoma：an open-label，multicentre，phase 2 trial. Lancet Oncol，18（5）：631-639.

Kundel Y，Sternschuss M，Moore A，et al，2020. Efficacy of immune-checkpoint inhibitors in metastatic gastric or gastroesophageal junction adenocarcinoma by patient subgroups：a systematic review and meta-analysis. Cancer Med，9（20）：7613-7625.

Lin EM，Gong J，Klempner SJ，et al，2018. Advances in immuno-oncology biomarkers for gastroesophageal cancer：programmed death ligand 1，microsatellite instability，and beyond. World J Gastroenterol，24（25）：2686-2697.

Liu D，Wen JM，Chen JY，et al，2021. A comparative analysis of the gene expression profiles of small cell esophageal carcinoma，small cell lung cancer，and esophageal adeno/squamous carcinoma. Front Surg，8：655159.

Liu SL，Luo LL，Zhao L，et al，2021. Induction chemotherapy followed by definitive chemoradiotherapy versus chemoradiotherapy alone in esophageal squamous cell carcinoma：a randomized phase II trial. Nat Commun，12（1）：4014.

LU ZH，Chen H，Jiao X，et al，2020. Prediction of immune checkpoint inhibition with immune oncology-related gene expression in gastrointestinal cancer using a machine learning classifier. J Immunother Cancer，8（2）：e000631.

Mao CY，Zeng XX，Zhang C，et al，2021. Mechanisms of pharmaceutical therapy and drug resistance in esophageal cancer. Front Cell Dev Biol，9：612451.

Martin F，Kröll D，Knitter S，et al，2021. The effect of age on short-term and mid-term outcomes after thoracoscopic ivor Lewis esophagectomy：a propensity score-matched analysis. BMC Surg，21（1）：431.

Martin JT，2021. Consolidation therapy in esophageal cancer. Surg Clin North Am，101（3）：483-488.

Miao HK，Li RZ，Chen DN，et al，2021. Survival outcomes and prognostic factors of primary small cell carcinoma of the esophagus. J Thorac Dis，13（5）：2790-2802.

Motoori M，Fujitani K，Sugimura K，et al，2018. Skeletal muscle loss during neoadjuvant chemotherapy is an independent risk factor for postoperative infectious complications in patients with advanced esophageal cancer. Oncology，95（5）：281-287.

Motoori M，Yano M，Miyata H，et al，2017. Randomized study of the effect of synbiotics during neoadjuvant chemotherapy on adverse events in esophageal cancer patients. Clin Nutr，36（1）：93-99.

Münch S，Pigorsch SU，Devečka M，et al，2018. Comparison of definite chemoradiation therapy with carboplatin/paclitaxel or cisplatin/5-fluoruracil in patients with squamous cell carcinoma of the esophagus. Radiat Oncol，13（1）：139.

Muro K，Chung HC，Shankaran V，et al，2016. Pembrolizumab for patients with PD-L1-positive advanced gastric cancer（keynote-012）：a multicentre，open-label，phase 1b trial. Lancet Oncol，17（6）：717-726.

Ni WJ，Yu SF，Zhang WC，et al，2020. A phase-II/III randomized controlled trial of adjuvant radiotherapy or concurrent chemoradiotherapy after surgery versus surgery alone in patients with stage-IIB/III esophageal squamous cell carcinoma. BMC Cancer，20（1）：130.

Nomura H，Hatogai K，Maki Y，et al，2020. Risk factors for febrile neutropenia in neoadjuvant docetaxel，cisplatin，and 5-fluorouracil chemotherapy for esophageal cancer. Support Care Cancer，28（4）：

1849-1854.

Noordman BJ, Spaander MCW, Valkema R, et al, 2018. Detection of residual disease after neoadjuvant chemoradiotherapy for oesophageal cancer (presano): a prospective multicentre, diagnostic cohort study. Lancet Oncol, 19 (7): 965-974.

Pasini F, de Manzoni G, Zanoni A, et al, 2013. Neoadjuvant therapy with weekly docetaxel and cisplatin, 5-fluorouracil continuous infusion, and concurrent radiotherapy in patients with locally advanced esophageal cancer produced a high percentage of long-lasting pathological complete response: a phase 2 study. Cancer, 119 (5): 939-945.

Rochefort P, Roussel J, de la Fouchardière A, et al, 2018. Primary malignant melanoma of the esophagus, treated with immunotherapy: a case report. Immunotherapy, 10 (10): 831-835.

Samson P, Lockhart AC, 2017. Biologic therapy in esophageal and gastric malignancies: current therapies and future directions. J Gastrointest Oncol, 8 (3): 418-429.

Shah MA, Hofstetter WL, Kennedy EB, 2021. Immunotherapy in patients with locally advanced esophageal carcinoma: asco treatment of locally advanced esophageal carcinoma guideline rapid recommendation Update. J Clin Oncol, 39 (28): 3182-3184.

Shah MA, Kennedy EB, Catenacci DV, et al, 2020. Treatment of locally advanced esophageal carcinoma: asco guideline. J Clin Oncol, 38 (23): 2677-2694.

Siegel RL, Miller KD, Fuchs HE, et al, 2021. Cancer statistics, 2021. CA Cancer J Clin, 71 (1): 7-33.

Song T, Du D, Zhang X, et al, 2017. Comparative study of radiotherapy plus erlotinib versus chemoradiotherapy for elderly patients with esophageal cancer: a propensity score-matched analysis. Dis Esophagus, 30 (9): 1-10.

Stiles BM, Kamel MK, Harrison SW, et al, 2019. Neoadjuvant therapy for locally advanced esophageal cancer should be targeted to tumor histology. Ann Thorac Surg, 107 (1): 187-193.

Stroes CI, Schokker S, Creemers A, et al, 2020. Phase II feasibility and biomarker study of neoadjuvant trastuzumab and pertuzumab with chemoradiotherapy for resectable human epidermal growth factor receptor 2-positive esophageal adenocarcinoma: trap study. J Clin Oncol, 38 (5): 462-471.

Sun JM, Shen L, Shah MA, et al, 2021. Pembrolizumab plus chemotherapy versus chemotherapy alone for first-line treatment of advanced oesophageal cancer (keynote-590): a randomised, placebo-controlled, phase 3 study. Lancet, 398 (10302): 759-771.

Sun YC, Wang JZ, Ma Y, et al, 2021. Radiation induces norad expression to promote escc radiotherapy resistance via EEPD1/ATR/Chk1 signalling and by inhibiting pri-mir-199a1 processing and the exosomal transfer of mir-199a-5p. J Exp Clin Cancer Res, 40 (1): 306.

Tepper J, Krasna MJ, Niedzwiecki D, et al, 2008. Phase III trial of trimodality therapy with cisplatin, fluorouracil, radiotherapy, and surgery compared with surgery alone for esophageal cancer: calgb 9781. J Clin Oncol, 26 (7): 1086-1092.

Tintelnot J, Goekkurt E, Binder M, et al, 2020. Ipilimumab or folfox with nivolumab and trastuzumab in previously untreated her2-positive locally advanced or metastatic esophagogastric adenocarcinoma - the randomized phase 2 intega trial (AIO STO 0217). BMC Cancer, 20 (1): 503.

Topalian SL, Hodi FS, Brahmer JR, et al, 2012. Safety, activity, and immune correlates of anti-PD-1 antibody in cancer. N Engl J Med, 366 (26): 2443-2454.

van der Wilk BJ, Noordman BJ, Neijenhuis LKA, et al, 2021. Active surveillance versus immediate surgery in clinically complete responders after neoadjuvant chemoradiotherapy for esophageal cancer: a multicenter propensity matched study. Ann Surg, 274 (6): 1009-1016.

Verma R, Sattar RSA, Nimisha, et al, 2021. Cross-talk between next generation sequencing methodologies to identify genomic signatures of esophageal cancer. Crit Rev Oncol Hematol, 162: 103348.

Vitzthum LK, Hui C, Pollom EL, et al, 2021. Trimodality versus bimodality therapy in patients with locally advanced esophageal carcinoma: commentary on the american society of clinical oncology practice guidelines. Pract Radiat Oncol, 11 (6): 429-433.

Wang H, Tang H, Fang Y, et al, 2021. Morbidity and mortality of patients who underwent minimally invasive esophagectomy after neoadjuvant chemoradiotherapy vs neoadjuvant chemotherapy for locally advanced esophageal squamous cell carcinoma: a randomized clinical trial. JAMA Surg, 156 (5): 444-451.

Wang X, Niu HT, Fan QX, et al, 2016. Predictive value of EGFR overexpression and gene amplification on icotinib efficacy in patients with advanced esophageal squamous cell carcinoma. Oncotarget, 7 (17): 24744-24751.

Wilke H, Muro K, Van Cutsem E, et al, 2014. Ramucirumab plus paclitaxel versus placebo plus paclitaxel in patients with previously treated advanced gastric or gastro-oesophageal junction adenocarcinoma (rainbow): a double-blind, randomised phase 3 trial. Lancet Oncol, 15 (11): 1224-1235.

Wu ZG, Zheng Q, Chen HQ, et al, 2021. Efficacy and safety of neoadjuvant chemotherapy and immunotherapy in locally resectable advanced esophageal squamous cell carcinoma. J Thorac Dis, 13 (6): 3518-3528.

Xiao X, Hong HG, Zeng XX, et al, 2020. The efficacy of neoadjuvant versus adjuvant therapy for resectable esophageal cancer patients: a systematic review and meta-analysis. World J Surg, 44 (12): 4161-4174.

Xu MF, Huang H, Xiong YL, et al, 2014. Combined chemotherapy plus endostar with sequential stereotactic radiotherapy as salvage treatment for recurrent esophageal cancer with severe dyspnea: a case report and review of the literature. Oncol Lett, 8 (1): 291-294.

Yang YM, Hong P, Xu WW, et al, 2020. Advances in targeted therapy for esophageal cancer. Signal Transduct Target Ther, 5 (1): 229.

Yoon HH, Bendell JC, Braiteh FS, et al, 2016. Ramucirumab combined with folfox as front-line therapy for advanced esophageal, gastroesophageal junction, or gastric adenocarcinoma: a randomized, double-blind, multicenter phase II trial. Ann Oncol, 27 (12): 2196-2203.

Zenda S, Kojima T, Kato K, et al, 2016. Multicenter phase 2 study of cisplatin and 5-fluorouracil with concurrent radiation therapy as an organ preservation approach in patients with squamous cell carcinoma of the cervical esophagus. Int J Radiat Oncol Biol Phys, 96 (5): 976-984.

Zhang HD, Liang HG, Tang P, et al, 2021. Research progress and challenges of neoadjuvant therapy for esophageal squamous cell carcinoma. Zhonghua Wei Chang Wai Ke Za Zhi, 24 (9): 836-842.

Zhang HP, Huang Z, Song YG, et al, 2021. The TP53-related signature predicts immune cell infiltration, therapeutic response, and prognosis in patients with esophageal carcinoma. Front Genet, 12: 607238.

Zhang Y, Mou GZ, Li TZ, et al, 2021. PD-1 immune checkpoint inhibitor therapy malignant tumor based on monotherapy and combined treatment research. Technol Cancer Res Treat, 20: 15330338211004942.

Zheng Z, Guo Y, Zou CP, 2020. Oncological outcomes of addition of anti-PD1/PD-L1 to chemotherapy in the therapy of patients with advanced gastric or gastro-oesophageal junction cancer: A meta-analysis. Medicine (Baltimore), 99 (7): e18332.

Zhong H, He JJ, Yu JJ, et al, 2021. Mig6 not only inhibits EGFR and HER2 but also targets HER3 and HER4 in a differential specificity: implications for targeted esophageal cancer therapy. Biochimie, 190:

132-142.

Zhou N, Rajaram R, Hofstetter W, 2020. Management of locally advanced esophageal cancer. Surg Oncol Clin N Am, 29（4）: 631-646.

Zhuo ZG, Deng HY, Song TN, et al, 2020. Predictors for the clinical benefit of anti-PD-1/PD-L1 therapy in advanced gastroesophageal cancer: a meta-analysis of clinical trials. Ann Palliat Med, 9（5）: 2524-2537.

Zou JY, Chen JY, Xie X, et al, 2019. Hepatitis b virus infection is a prognostic biomarker for better survival in operable esophageal cancer: analysis of 2, 004 patients from an endemic area in China. Cancer Epidemiol Biomarkers Prev, 28（6）: 1028-1035.

第12章

食管癌的营养治疗

恶性肿瘤的存在本身会对患者营养素的摄入和（或）利用产生不同程度的影响，从而引起营养不良。同时，肿瘤患者在接受放疗、化疗、手术治疗期间，由于全身反应及抗肿瘤治疗并发症的影响，具有较高的营养不良发生风险。有趣的是，不同部位肿瘤患者的营养不良发生率不同，消化系统肿瘤高于其他，而上消化道肿瘤高于下消化道肿瘤。研究表明，至少60%的食管癌患者存在营养不良，导致放疗耐受性下降、治疗延迟或中断。

营养不良会导致患者机体免疫力下降，从而增加感染风险，延长住院时间，增加医疗费用，增加治疗不良反应，延缓身体康复，降低治疗疗效及生活质量。例如，在食管癌患者的放化疗期间，有时会出现食管瘘等副作用，而食管瘘通常需要额外的手术治疗且与高死亡率相关。有研究表明，在行放射治疗的食管癌患者中，体重指数低于20kg/m^{2}是食管瘘形成的危险因素。而围放化疗期的营养治疗可以预防食管癌患者的体重下降，保持骨骼肌质量和功能，提高放化疗敏感性，减轻放化疗不良反应，降低患者的治疗中断率，提高放化疗的完成率，进而提高治疗疗效。同时围手术期的营养治疗可以为手术患者提供营养储备，增加机体抵抗力和手术耐受力，减少术后并发症，促进伤口愈合及患者早日康复。因此，有必要及时、准确地判断恶性肿瘤患者的营养状况，尤其是针对食管癌患者进行的精准营养治疗更是刻不容缓！

第一节　食管癌的精准营养诊断

营养诊断是营养治疗的基石，而营养风险筛查则是营养诊断的第一个落脚点。食管癌患者营养不良发生风险高，建议对所有确诊的食管癌患者进行营养筛查。营养风险筛查工具2002（Nutritional Risk Screening 2002，NRS-2002）是目前唯一具有循证基础的筛查工具，已被中华医学会肠外肠内营养学分会和欧洲肠外肠内营养学会推荐应用，其适用性已经在我国临床实践中得到验证，已被多项指南和专家共识推荐为包括食管癌在内的住院肿瘤患者最合适的营养风险筛查方法。

Sun HJ等应用NRS-2002对接受手术的胸段食管鳞癌（ESCC）患者进行营养状况评分，并探讨对长期生存的预后影响。研究者对2010～2012年诊断为ESCC的117例患者进行回顾性分析，将研究对象分为两组，其中NRS-2002＜2.0组45例，NRS-2002≥2.0组72例。在NRS-2002＜2.0组中，1年、3年和5年无进展生存率分别为75.6%、44.4%和40.0%，而在NRS-2002≥2.0组中，无进展生存率分别为61.1%、6.9%和4.2%，差异有统计学意义（P＜0.001）。相应地，在NRS-2002＜2.0组中，1年、3年和5年总生存率分别为97.8%、66.7%和57.8%，而在NRS-2002≥2.0组中，总生存率分别为91.7%、33.3%和16.7%，差异也有统计学意义（$P<0.001$）。结果显示NRS-2002是ESCC患者术后PFS和OS的独立预后因素。

对于经营养筛查有营养风险的患者，应该进一步接受营养状况评价，以便判断患者有无营养不良并评估其严重程度。通过适当的测量工具对营养不良进行快速准确的评估，可以有效预防与营养不良相关的恶性临床结局的发生。患者参与的主观全面评定（patient-generated subjective global assessment，PG-SGA）就是一个专门为肿瘤患者设计的营养状况评估量表。该量表由患者自我评估及医务人员评估两部分组成，目前其已在食管癌患者的营养状况评估中广泛应用。患者自我评估项目包括体重变化、进食、症状、活动与身体功能等；医务人员评估纳入了疾病和营养需求的关系、体格检查、代谢需求等内容。一项对食管癌患者使用PG-SGA进行营养评估的相关性研究结果显示，PG-SGA评分与食管癌患者的KPS评分（$r=-0.717$）和ECOG评分（$r=0.672$）具有显著相关性。杨家君等采用PG-SGA对常见消化道恶性肿瘤患者的营养状况进行评估，结果发现，PG-SGA可以较好地反映常见消化道恶性肿瘤患者的营养状况，而且与患者的肿瘤分期、住院时间及住院费用相关，且肿瘤分期越晚，PG-SGA评分越高。因此PG-SGA是一种有效的肿瘤患者特异性营养状况评估工具，被美国营养师协会（American Dietetic Association，ADA）和中国抗癌协会肿瘤营养与支持治疗专业委员会等单位广泛推广并在临床广泛应用。PG-SGA评估结果包括定性评估及定量评估两种：定性评估将患者分为营养良好、可疑或中度营养不良、重度营养不良三类；定量评估将患者分为0～1分（营养良好），2～3分（可疑营养不良）、4～8分（中度营养不良）、≥9分（重度营养不良）四类。

除PG-SGA外，欧洲临床营养和代谢学会的2015年共识声明（ESPEN 2015）和全球领导人营养不良倡议（Global Leadership Initiative on Malnutrition，GLIM）也是诊断肿瘤人群营养不良的常用方法。一项研究评估了这三种方法定义的营养不良是否可用于预测食管癌患者食管切除术后的并发症。结果发现，手术前由PG-SGA、ESPEN 2015和GLIM测定的研究人群营养不良的患病率分别为23.1%（83/360）、12.2%（44/360）和33.3%（120/360）。PG-SGA和GLIM诊断符合率高于ESPEN 2015。研究人群术后并发症的总发生率为58.1%（209/360）。多因素分析发现，GLIM和ESPEN 2015定义的营养不良都与术后并发症的总数相关，而GLIM定义的营养不良在所有独立预测因子中显示出识别并发症发生率的能力最高。

四川省肿瘤医院韩泳涛团队对287例食管癌患者采用NRS-2002、PG-SGA和预后营养指数（PNI）评估患者营养不良风险，分析三种营养筛查工具与各营养指标的相关性，并以GLIM的营养不良评定（诊断）标准共识为金标准，比较三种营养筛查工具的诊断效能。结果发现，三种营养筛查工具与人体成分和血生化指标均存在相关关系，PNI与各营养指标的复合相关系数最大。诊断效能评价中，PG-SGA的灵敏度和正确指数最高。因此，建议联合三种营养筛查工具诊断食管癌患者营养不良，从而更全面反映患者营养状况。

营养评估应该稳定贯穿于抗肿瘤治疗的整个过程中，以监测营养治疗疗效，必要时调整营养治疗方案。在食管癌患者中，营养评估的间隔时间在抗肿瘤治疗期间通常为

1～2周，治疗结束后稳定期为1～3个月。

在进行营养评估的基础上，对于营养不良患者，特别是重度营养不良患者，需要进一步进行综合测定，确定营养不良的类型、营养不良的原因、是否合并代谢紊乱及器官功能障碍等。综合测定的内容包括应激程度、炎症反应、能量消耗水平、代谢状况、器官功能、人体组成、心理状况等方面。综合测定的方法包括体格检查、人体成分分析、实验室检查、体能测定等。

生物电阻抗分析法是食管癌患者综合测定的重要内容之一，建议有条件的单位开展。相位角（phase angle，PA）是由生物电阻抗分析法测得的容抗和电阻之比的反正切值，是细胞健康的综合指标，可反映细胞的活力及完整性（如细胞形状、大小、膜的通透性、细胞间组分）等生物电特性。PA作为营养指标，与人体内的脂肪、总水分和细胞外液相关，有研究表明，PA能够反映细胞的健康和营养状态。高PA值被认为是细胞增多、细胞膜完整性和良好细胞功能的标志。PA值低提示细胞死亡或细胞功能下降，是临床营养不良的标志。四川省肿瘤医院周红等对287例初诊食管癌患者采用生物电阻抗测量人体成分，并分别通过体格测量、PG-SGA和PNI等进行综合营养评估。研究结果发现，食管癌低PA组患者PG-SGA评分高于正常PA组；低PA组患者PNI、四肢骨骼肌指数、身体质量指数低于正常PA组，两组患者体脂百分比、内脏脂肪面积比的差异无统计学意义；相关分析中PA与PNI、四肢骨骼肌指数、身体质量指数、身体细胞含量呈正相关；PA与PG-SGA、水肿指数、体脂百分比、内脏脂肪面积呈负相关。PA可作为临床食管癌营养诊断的重要辅助工具之一。

第二节　营养治疗适应证的精准选择及全程管理

一、手术患者营养治疗的适应证

专家认为，为了确保最佳的术前状态和减少围手术期并发症，评估所有术前食管癌患者的营养状况并相应地应用营养干预是关键。食管切除术会导致永久性的解剖改变，因此在术后阶段需要特别关注营养策略，包括早期开始肠内喂养、对术后并发症进行营养干预，以及关注长期营养摄入和状态。

1. *术前营养治疗*　ESPEN外科手术肠内营养指南指出，若患者存在以下情况之一：6个月内体重减轻≥10%，BMI＜18.5 kg/m^2，以及PG-SGA评分C级或无肝肾功能障碍情况下血清白蛋白含量低于30 g/L，则手术前应该进行7～14天的营养治疗，即便因此可能会造成手术时间的延迟。这些推荐意见同样适用于食管癌患者。

新辅助放化疗能使食管癌患者的生存获益，其已逐渐成为标准的治疗方案，术前放化疗可影响食管癌患者的全身营养状况，增加术后吻合口瘘发生的风险。通过科学、合理的营养支持路径和个体化的营养支持方案，做好并发症的预见性护理及管路安全控制，保证营养支持治疗计划有效落实，有助于食管癌新辅助放化疗术后吻合瘘患者瘘口的痊愈。然而，新辅助放化疗患者在放化疗结束至手术期间存在6～8周的居家“空窗期”，在此期间患者存在营养状态差、免疫力低下等问题，直接影响患者预后。四川省肿瘤医院彭林团队在食管癌新辅助放化疗患者治疗结束出院时给予其三联预康复模式，即对患者实施包括有氧运动和力量锻炼、以蛋白质补充为主的营养干预和减轻焦虑的心理干预的模式。该模式可改变患者居家“空窗期”无人监管的状态，改善患者营养状态、降低术后并发症，加快患者术后康复。

2.*术后营养治疗* 推荐用于：所有术前接受营养治疗并有效的患者；所有营养不良的患者；术后无法经口摄食的患者或术后1周经口摄食小于60%能量需求的患者。食管癌术后胃及结肠功能恢复相对较慢，但小肠的蠕动及吸收功能于术后6小时即已恢复，这为早期实施肠内营养提供了理论依据。马兴好等研究证实，部分食管癌患者术前即存在营养不良，术后所有患者都存在不同程度的营养不良，且营养不良风险增加；而术后早期给予肠内营养，可逐步改善患者的营养相关指标。

Ivor-Lewis食管切除术术式程序较复杂，涉及胸腹腔两个区域的操作及上消化道的重建，手术时间较长，对患者创伤打击大，明显影响机体免疫功能。因此，术后给予合理的营养支持十分必要，但对营养支持的方式仍有争议。四川省肿瘤医院彭林团队通过比较不同营养支持方式对Ivor-Lewis食管癌根治术后体液免疫及结局的影响，探讨合理有效、经济的术后营养支持方式。研究结果发现，手术前后各时点两组患者血清中IgG、IgA、IgM、IgE、κ轻链和λ轻链、补体C3、C4的含量差异均无统计学意义。术后18小时、术后第3天EN（肠内营养）和EN＋PN（肠外营养）组IgG、κ轻链和λ轻链的含量均较术前明显降低，除EN组患者术后的κ轻链于第7天仍明显低于术前外，其他指标均在术后第7天接近术前水平。两组患者感染相关性并发症发生率和住院时间的差异均无统计学意义，但明显EN方式更方便经济。

部分食管癌切除术后可能并发吻合口瘘，这部分患者由于长期禁食禁水、应激反应、丢失体液和消化液等因素，往往造成营养状况恶化，不利于瘘口愈合和肿瘤控制。精细化的营养治疗和护理可改善患者营养状况，提高患者免疫力，促进瘘口愈合。四川省肿瘤医院报道了这部分患者的管理经验。在2019年9月至2020年8月113例新辅助放化疗后手术后的患者中，7例患者发生吻合口瘘（发生率为6.19%）。病区成立由医师、营养师、营养专科护士组成的营养管理小组，共同讨论制订个体化的营养支持治疗方案，并根据实施效果及不良反应情况进行动态调整。7例吻合口瘘患者的营养支持治疗的实施路径为营养评估—营养方案制订（目标能量及蛋白质计算、营养支持模式及通路选择、营养处方制订）—方案的实施—效果评价。通过科学、合理的营养支持路径和个体化的营养支持方案，做好并发症的预见性护理及管路安全控制，保证营养支持治疗计划有效落实，7例食管癌新辅助放化疗术后吻合瘘患者的瘘口痊愈，顺利出院，取得了满意效果。

二、放化疗患者营养治疗的适应证

1.*放化疗前患者* 食管癌患者放化疗前营养治疗的目的如下：改善患者治疗前营养状况，为放化疗的实施进行营养储备。PG-SGA评分是判断食管癌患者放化疗前是否需要进行营养治疗的重要指标。对于PG-SGA评分为0～1分（无营养不良）的患者，不需要营养治疗，直接进行放化疗；对于PG-SGA评分为2～3分（可疑营养不良）的患者，应该在营养教育的基础上行放化疗；对于PG-SGA评分为4～8分（中度营养不良）的患者，应该在营养治疗的同时行放化疗；对于PG-SGA评分≥9分（重度营养不良）

的患者，需要先进行营养治疗1～2周，待营养状况好转后再开始放化疗（图12-2-1）。

2.放化疗中患者　放化疗的不良反应严重影响食管癌患者治疗过程中的营养状况。因此，《恶性肿瘤放疗患者营养治疗专家共识》推荐，接受放化疗的食管癌患者在治疗过程中，需要在综合评估患者营养状况和急性放化疗不良反应的基础上，选择营养治疗路径（图12-2-1）。

3.放化疗后患者　食管癌患者在完成放化疗后，如果肿瘤未完全消退或者出现严重的放射性食管炎、食管水肿、食管纤维化和狭窄等，仍可能导致经口摄入营养不足。因此，在食管癌患者放化疗结束后，仍然需要PG-SGA评分并对晚期放化疗不良反应进行监测，以便早期识别营养不良，及时开展家庭饮食指导及营养治疗（图12-2-1）。

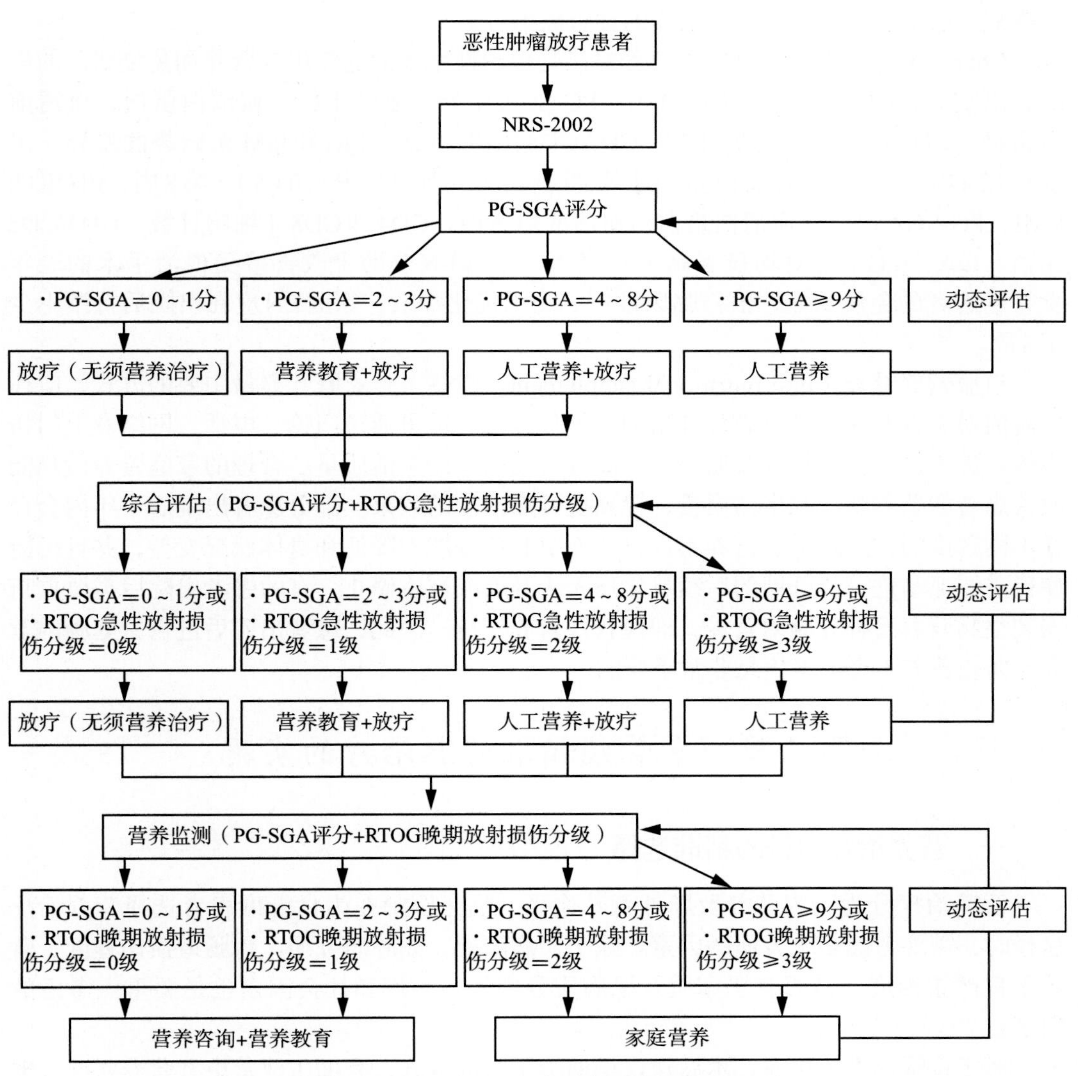

图12-2-1　食管癌围放疗期的全程营养管理

三、患者家庭营养治疗的适应证

家庭营养治疗是住院期间营养治疗的延伸，是指治疗间歇期需要营养治疗的肿瘤患者在营养支持小组的指导下于家中继续进行营养治疗。食管癌患者出院后并不意味着治疗的结束，由于手术或者放化疗等不良反应的持续存在，部分患者出院后仍会出现进食困难，导致营养不良，直接影响疾病的康复和预后。

食管癌患者出院后由于各种原因导致的营养摄入不足：①消化道重建后，胃和消化道的消化吸收能力大大削弱；②治疗的副作用导致患者食欲降低，如术后出现反流、胸闷、疼痛等不良症状，因而减少饮食者；③疾病本身的巨大消耗；④要求以蛋白质为主，多食水果或者蔬菜，少食多餐，但患者还未适应治疗后饮食习惯的改变；⑤需要尽快恢复一般情况，等待进一步治疗的食管癌患者。

Chen XY等研究了持续肠内营养对接受根治性手术的老年患者营养和免疫状态的影响。出院时，EN组和对照组的BMI、PG-SGA评分、血红蛋白、血清白蛋白、血清前白蛋白、CD4和CD8 T细胞计数、CD4/CD8比值、IgA、IgG和IgM无显著性差异。出院后第4周，EN组血清前白蛋白水平明显高于对照组（$P < 0.05$）。第8周，EN组的BMI、PG-SGA评分、血清白蛋白、血清前白蛋白、CD4和CD8 T细胞计数、CD4/CD8比值、IgA、IgG和IgM均显著高于对照组。家庭EN有助于改善接受根治手术的老年食管癌患者的免疫功能，值得临床推广。为了优化疗效，家庭EN应在出院后持续不少于8周。

口服营养补充（oral nutritional supplement，ONS）是家庭营养最主要的方式，应在出院前对患者及家属进行教育和培训，另外医护人员可通过门诊、电话、网络及上门访视等对患者进行营养指导及监测，提高食管癌患者的生活质量。合理的家庭营养治疗能改善患者的营养状况和生活质量，提高抗肿瘤治疗的效果。部分患者出院后半年内会存在不同程度的体重降低、营养不良，从而引起免疫能力降低和身体状况变差，并且可能使得需要抓紧进一步开展的后续放化疗无法开展或被迫停止。有的患者出院后需要重新安装空肠营养管补充肠内营养，即挽救性营养支持。因此，患者出院后进行家庭肠内营养，防止营养不良的发生是非常重要的。

第三节　食管癌精准营养治疗的实施

一、营养治疗途径的精准选择

营养治疗分为肠内营养及肠外营养途径。临床医师在为食管癌患者选择营养治疗途径时，需要考虑多个方面的因素。除了疾病因素，如肿瘤分期、胃肠道损伤程度、营养不良严重程度、是否有恶病质及恶病质分期外，心理和社会因素也是要重点考虑的因素。

对于食管癌手术患者，术后建议早期给予肠内营养，有助于改善患者营养状况、促进切口愈合、减少并发症、缩短住院时间。Han H回顾性分析了中晚期食管癌患者术后早期EN与全肠外营养（TPN）的疗效和安全性，该研究共纳入665例行食管切除术的食管或食管胃结合部癌患者，分为全肠外营养组（$n=262$）和早期肠内营养组（$n=403$）。结果显示，肠内营养组术后住院时间明显缩短（15.6天 vs.22.5天；$P<0.01$），治疗花费也明显低于肠外营养组。两组患者的吻合口瘘和临床疗效没有显著差异。可见，早期EN安全、经济，且有利于减少术后并发症，促进肠道运动的早期恢复，减轻全身炎症反应。

术后肠内营养治疗对接受食管切除术的患者至关重要，但尚不清楚空肠造口术和鼻肠管哪一种途径更好。一项纳入食管切除术后1531名行空肠造口术患者和1375名鼻肠管患者的荟萃分析显示，与鼻肠管组患者相比，空肠造口组患者术后肺炎发生率更低（OR＝0.68），导管脱位风险更低（OR＝0.15），住院时间更短。然而，空肠造口术组患者发生肠梗阻的风险较高（OR＝8.42）。空肠造口术可能是食管切除术后首选的肠内营养途径。

对于局部晚期接受根治性放化疗的食管癌患者，有研究发现，EN相对于TPN，患者骨骼肌的减少、≥2级的中性粒细胞减少、发热性中性粒细胞减少发生率均明显降低。EN组血清白蛋白增加，而TPN组血清白蛋白明显降低。EN组住院时间明显低于TPN组（缩短13天）。

因此无论是接受手术还是放化疗的食管癌患者，只要患者存有或部分存有胃肠道消化吸收功能，就应首先选择肠内营养。而当食管癌患者由于部分或完全胃肠道功能衰竭、肠内营养禁忌证或肠内营养无法实施等，导致肠内营养不能提供足够的营养和能量摄入，则需要选择补充性营养或全肠外营养。

二、营养治疗通路的精准选择

（一）肠内营养的通路

ONS是食管癌患者肠内营养的首选途径。Yang LP等的研究表明，与放疗组相比，行ONS营养干预组的放射性食管炎患者，骨髓抑制、恶心和呕吐等毒性反应均低于常规治疗组。ONS可以减轻食管癌患者放疗期间的体重减轻并改善其营养状况。欧洲肠外肠内营养学会指南建议，对存在中重度吞咽困难、严重放化疗食管黏膜炎等高危因素影响经口进食的患者推荐管饲营养。管饲分为两大类，一类是经鼻安置导管，导管远端可放置在胃、十二指肠或空肠中；另一类是经皮造瘘安置导管，包括微创（内镜协助）和外科手术下各类造瘘技术。经鼻置管是最常用的管饲途径，具有无创、简便、经济等优点。程国威等研究认为，存在高危因素的中晚期食管癌放疗患者使用鼻空肠营养管行营养治疗有助于维持体重稳定，减轻不良反应，减少治疗的中断。对于存在高危因素的中晚期食管癌患者，推荐放疗期间给予鼻空肠营养管置入，以降低严重不良反应发生率，改善治疗顺应性。高危因素至少具有一项下列情况：①入院前1个月内体重下降≥5%；②放疗前BMI小于18.5 kg/m^2；③已出现中重度吞咽梗阻，以半流质饮食为主，预判治疗中短期进食不能改善；④诊断颈段胸上段食管癌或任何分段但合并上纵隔或锁骨上淋巴结转移者，任何分段且同时原发下咽癌者；⑤进食正常但管腔狭窄已达1/3以上，预判治疗中短期进食困难可能加重；⑥预计穿孔和出血风险较高者；⑦预计放疗靶区范围较大，如原发肿瘤及纵隔转移淋巴结瘤体负荷较大者、多灶性食管癌、多站淋巴结转移者等；⑧靶区中需要照射部分胃和胃左、肝门等腹腔淋巴结区域或其他预计消化道反应可能较重的情况；⑨合并可能导致营养状态欠佳的基础疾病者，如胃部分切除术后、糖尿病血糖水平控制不佳或甲状腺功能亢进患者等。长期经鼻管饲可能导致鼻咽部刺激、溃疡、出血、导管脱出或堵塞、反流致吸入性肺炎等并发症，故经鼻管饲仅适用于管饲时间短于4周的食管癌患者。

在接受食管切除术治疗后，大多数食管癌患者的正常摄入模式发生了变化，超过50%的患者在出院时发现口服摄入不足。一项单中心、前瞻性、单臂研究评估了接受食管切除术的食管癌患者使用90天补充管饲营养干预的可行性。该研究纳入了2015年2月至2016年9月的24名食管切除术后患者，20名患者服用了70%或更多的计划营养素，83.3%的患者完成了营养干预程序。未观察到3/4级不良反应，平均体重变化为−7.6%±6.0%。结果表明，食管癌患者出院后常规使用90天家庭补充管饲营养是可行的。

对于部分接受食管癌根治性手术的患者，空肠造瘘可以实现早期EN和长期EN的需求，是一种方便易行的方法。一项研究评估了接受Ivor-Lewis食管切除术的胸段食管癌患者空肠造口术的疗效和副作用。2015 ～ 2018年，该研究对接受微创食管切除术的1400例食管癌患者进行回顾性评估。其中，356例和1044例分别接受了鼻空肠营养管治疗（鼻空肠组）和空肠造口术治疗（空肠造口组）。空肠造口组手术时间［（208.8±53.5）分钟vs.（218.1±43.2）分钟］较鼻空肠组缩短，而术中［（26.6±10.4）分钟vs.（18.4±9.1）分钟］和术后［（38.6±6.9）分钟vs.（18.5±7.6）分钟］营养管留置时间延长（均$P<0.05$）。与鼻空肠组相比，空肠造口组术后肺部感染（17.0% vs. 22.2%）、切口感染（0.2% vs. 1.1%）、营养管滑脱（0.2% vs. 5.1%）和营养回流（0.1% vs. 5.6%）的发生率降低（$P<0.05$）。同时，空肠造口术组围手术期（1.7% vs. 0.3%）和术后3个月（1.7% vs. 0.3%）的肠梗阻发生率均高于鼻空肠造口术组。因此，空肠造口术是胸段食管癌Ivor-Lewis食管切除术中一种可靠的肠内营养方法。

对非手术而需长期（≥4周）EN的肿瘤患者，则要考虑使用非外科造瘘技术，如经皮内镜胃造瘘术（percutaneous endoscopic gastrostomy，PEG），因其操作简便、安全性好、设备要求低，在口咽和食管无完全性梗阻内镜可通过。即使是严重食管狭窄的病例亦可以通过放射治疗、超细内镜或联合食管扩张、食管支架置入等手段为PEG创造条件。满足适应证，但因心理因素无法接受PEG或经PEG置管失败的患者，在条件许可情况下可考虑转为实施直接经皮内镜空肠造口术（direct percutaneous endoscopic jejunostomy，DPEJ）。经PEG置管营养治疗失败的原因主要包括胃瘫、胃或残胃排空障碍，以及胃流出道（即幽门、十二指肠或术后胃肠吻合口）梗阻，在此类情况下患者常无法耐受胃内喂养，而反复出现无法控制的恶心、呕吐、胃食管反流症状或由此导致的吸入性肺炎，此时PEG-J/DPEJ则是一种合理有效的替代方式。当食管管腔被肿瘤完全堵塞导致鼻饲管或PEG/PEJ无法安置时，推荐采取手术下胃或空肠造瘘。

什么样的肠内营养通路才最适合患者？一项纳入81例接受根治性同步放化疗的食管癌患者的前瞻性临床试验研究了三种不同的肠内营养通路（食管金属支架、胃造瘘和鼻饲管）对患者营养状态及生活质量的影响。令人担忧的是，食管癌患者同步放化疗期间食管金属支架会给患者带来更频繁的疼痛和更差的生活质量。因此，虽然金属支架的置入可立即改善吞咽困难症状，但并不适用于接受放化疗的患者。

各种肠内营养途径各有利弊。在选择营养途径前，首先应该进行详细的内镜和影像学检查，记录肿瘤的位置、长度和狭窄程度；其次要考虑置管方式，应尽量简单、方便，尽量减少对患者心理及身体的影响，有利于患者长期带管、舒适度且经济实用。在放化疗前或放化疗期间，使用鼻胃管进行营养支持的时间不超过30天；当出现胃食管反流、误吸、呕吐及胃排空延迟（排除喂养不当等因素）时，则应考虑改为鼻肠管；如果营养支持时间超过6周，则应推荐使用胃/空肠造瘘；对于长期需要肠内营养者，采用胃/空肠造瘘。

（二）肠外营养的通路

如果食管癌患者肠内营养无法完全满足正常人体需要或存在禁忌证，推荐行肠内营养联合部分肠外营养或全肠外营养。肠外营养通路分为经外周静脉及经中心静脉两种途径，但选择合适的肠外营养输注途径取决于患者的血管穿刺史、静脉解剖条件、凝血状态、预期使用肠外营养的时间、护理环境及原发疾病的性质等因素。

经外周静脉肠外营养被临床普遍认为是一种安全、有效、便捷的营养治疗通路。经外周静脉肠外营养临床适应证如下：①肠外营养治疗途径早期的建立；②对营养需求（热量、氮量等）和体液输注量要求不高的患者；③输注时间小于2周的短期肠外营养；④营养液渗透压低于1200mOsm/L H_2O；⑤无法建立中心静脉途径时（导管感染、有脓毒症者），或由于特殊部位（颈部放疗患者）无法进行深静脉置管操作。与中心静脉通路相比，经外周静脉通路具有以下优势：①简便易行，可直接由护士操作，无须特殊培训；②快速满足需求，可迅速建立起有效的营养治疗通路，避免经深静脉途径的肠外营养治疗在时间上的拖延；③置管材料价廉，与深静脉途径相比，医疗花费明显降低；④置管后利于护理，便于护理时早期发现静脉炎等；⑤避免中心静脉置管相关并发症的发生，如置管时导致的血气胸及导管相关性血行感染。但经外周静脉肠外营养也有其局限性及缺陷：①无法满足对能量及液体量需求高的患者，因周围静脉管径细小、血流缓慢，营养制剂输注入血时不能很好地被稀释，故该途径限制了高渗液体及大量液体的输注；②不宜长时间使用，易发生液体外渗及血栓性静脉炎等并发症；③对患者的血管条件要求较高，由于反复的静脉穿刺置管及组织水肿，可引起局部穿刺困难及患者的不耐受。

经中心静脉进行肠外营养的方式有经外周静脉穿刺置入中心静脉导管（peripherally inserted central catheters，PICC）、经锁骨下静脉、颈内静脉（internal jugular vein，IJV）、股静脉（femoral vein，FV）置管和输液港等。中心静脉导管（central venous catheter，CVC）可长期输注肠外营养，避免反复外周静脉穿刺，且较少影响患者的日常生活及运动，具有较高的舒适度、患者满意度和良好的生活质量。若经外周静脉输注出现3次以上静脉炎，建议采用中心静脉途径（图12-3-1）。

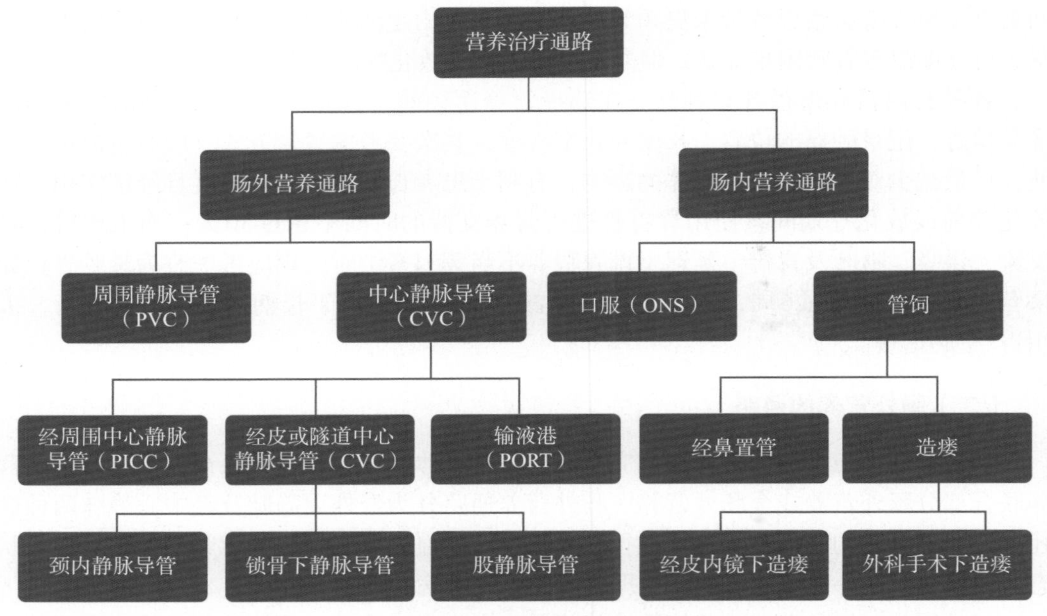

图12-3-1 食管癌患者营养通路

三、营养素的精准给予

（一）能量

能量需求的准确预测是营养治疗的重要前提。能量需求的预测方法有测定法（measurement）和估算法（estimation）。测定法，即测定每日能量消耗，具体方法有量热计直接测热法、代谢车间接测热法；估算法，即用公式估算每日能量消耗，虽不及前者准确，但操作简便，应用广泛。临床上认为Mifflin-St Jeor公式是目前计算静息能量消耗（resting energy expenditure，REE）的最佳方法。

食管癌患者能量需求因肿瘤分期、患者一般状况、治疗方式和不良反应的不同而不同。食管癌患者围手术期的生理心理反应可能导致明显的代谢改变和静息能量消耗增加。一项研究对8例男性食管癌手术患者采用间接量热法评估静息能量消耗并与8例男性健康对照者进行对照。结果发现，食管癌患者术前测量静息能量消耗/体重显著高于对照组［（23.3±2.1）kcal/（kg·d）vs.（20.4±1.6）kcal/（kg·d）］。当食管癌患者术后7天和14天，静息能量消耗/体重分别升高至（27.3±3.5）kcal/（kg·d）和（23.7±5.07）kcal/（kg·d）。Wu J的研究也发现，食管癌患者与健康对照组相比，BMI和脂肪含量百分比较低，测定的静息能量消耗（measured resting energy expenditure，mREE）和mREE/预测的静息能量消耗（predicted resting energy expenditure，pREE）百分比较高（$P<0.05$）。

（二）碳水化合物、脂肪和蛋白质

碳水化合物、脂肪和蛋白质的代谢是机体供能及维持人体生命活动和内环境稳定最重要的因素，也是制订营养方案时首要考虑的因素。非荷瘤状态下，碳水化合物为机体能量的主要来源。肿瘤细胞糖酵解能力是正常细胞的20～30倍，因此在带瘤状态下，应该减少碳水化合物在总能量中的供能比例，适当提高脂肪的供能比例。

由于外源性蛋白质的供给量与机体蛋白质合成和瘦体重含量存在量效关系，在提供足够能量的前提下，蛋白质摄入增加可以促进肿瘤患者肌肉蛋白质合成代谢，发挥纠正负氮平衡、修复损伤组织、合成蛋白质的作用。肿瘤患者蛋白质最小摄入量应＞1.0g/（kg・d）。对于食管癌手术、放化疗患者更应补充较多的蛋白质。蛋白质目标摄入量应提高为1.5～2.0g/（kg・d），才能达到更理想的效果。氨基酸是构成人体营养所需蛋白质的基本物质。复方氨基酸注射液是肠外营养中氮的来源。一般患者优先选择平衡型复方氨基酸注射液。静脉输注各种氨基酸的比例应符合机体需求，尤其是处于特殊病理、生理状态下不能经胃肠道途径给予营养的患者，应该根据特殊人群的代谢特点，在合适的时机选择适宜的氨基酸制剂与剂量，才能起到氨基酸注射液应有的营养治疗作用。

（三）免疫营养素

免疫营养素配方与标准配方相比，具有较高的ω-3多不饱和脂肪酸（ω-3 polyunsaturated fatty acid，ω-3PUFA）的比例及更多的精氨酸、核酸、谷氨酰胺和抗氧化剂。ω-3 PUFA包括α-亚麻酸（α-linolenic acid，ALA）、二十碳五烯酸（eicosapentaenoic acid，EPA）和二十二碳六烯酸。ω3-PUFA是免疫营养的重要组成部分，ω-3PUFA可改善免疫状况、减少白三烯和前列腺素的形成，进而减少炎症反应。精氨酸能增强T细胞活性，增强中性粒细胞的吞噬能力和多形核细胞的黏附力，并能减少损伤部位白细胞介素（IL）-1β、肿瘤坏死因子α（TNF-α）和IL-6等炎症介质的产生。谷氨酰胺是肠道黏膜的特殊能源，可以刺激肠道的固有黏膜免疫，对维护肠道的正常生理结构、维护肠道吸收和屏障功能、防止细菌和毒素移位具有重要意义。

1.手术患者　食管切除术创伤较大，被认为具有高并发症发生率和显著代谢、免疫学和生理学改变。免疫营养素在减轻有害或过度炎症反应、保护胃肠道屏障功能完整性、减少细菌移位方面有独特优势。

Satoshi Aiko等的研究共纳入28例接受手术的食管癌患者，其中11例患者接受常规肠内营养方案（对照组），而另外17例患者接受富含ω-3 PUFA营养方案治疗（试验组）。结果发现，ω-3 PUFA明显抑制了患者术后血小板的减少。试验组D-二聚体水平明显降低。血浆IL-8的水平在术后第1天和第3天明显降低。另外一项研究将53例患者随机分组为标准EN组（对照组），以及术前5天（口服）和术后21天（通过空肠造口术）摄入富含EPA的EN组（试验组）。试验组所有患者（$n=28$）术后均能维持各项身体成分，但对照组（$n=25$）却损失了大量的无脂肪体重（1.9kg，$P=0.030$）。另外，试验组与对照组相比，TNF-α、IL-10和IL-8等炎性因子均显著降低（$P<0.05$）。

Tetsuya Abe等开展的一项倾向性匹配研究共纳入326例接受手术的食管癌患者，其中189例在围手术期接受了谷氨酰胺、纤维和低聚糖治疗（GFO组）。经过倾向性匹配，共对89对平衡良好的患者进行了分析。与对照组相比，GFO组的全身性炎症反应综合征的持续时间明显缩短（$P=0.002$）。此外，术后2天，GFO组的CRP值明显低于对照组，术后第3天，GFO组的淋巴细胞/中性粒细胞比率（L/N）已明显恢复。研究结果认为，围手术期使用谷氨酰胺、纤维和低聚糖补充可能有助于食管根治术后患者的免疫抑制得到早期恢复。

尽管有证据表明免疫营养改善了食管癌术后患者营养相关终点，如保持瘦体重和应力反应的衰减，但目前还不确定免疫营养是否对临床结局有影响，如住院时间、术后死亡率等。

2.*放化疗患者* 肠内免疫营养有助于食管癌同步放化疗患者治疗过程中获得更好的营养状况或维持免疫功能。

Hiroshi Miyata的研究共纳入61例新辅助化疗的食管癌患者，并将患者随机分为富含ω-3脂肪酸的肠内营养组（$n=31$）和ω-3脂肪酸含量较少的肠内营养组（$n=30$）。ω-3脂肪酸富含组每日剂量900mg，而ω-3脂肪酸含量较少组为250mg。结果显示，对比3/4级白细胞减少症的发生率和中性粒细胞减少率，两组没有显著差异（$P>0.05$）。然而，ω-3脂肪酸富含组口腔炎和腹泻的发生率明显少于ω-3脂肪酸含量较少组。另外，该研究还发现，ω-3脂肪酸对肝脏还有一定的保护作用，ω-3脂肪酸富含组天冬氨酸转氨酶和丙氨酸转氨酶水平显著低于ω-3脂肪酸较少组（$P=0.012$ vs. $P=0.015$）。Fietkau R等的研究则显示富含ω-3 PUFA肠内营养配方相对于标准营养配方更能改善食管癌放疗患者的营养状况和生活质量。

四、营养治疗疗效的精准评价

在食管癌治疗过程中和治疗后，医师/营养师应该定期对营养治疗的疗效进行评价，以判断患者营养治疗的效果，为营养治疗方案的调整提供依据。不同的评价指标对营养治疗的反应速度不一，因此其评价频率也不同。对于快速反应指标（包括体重、血常规、电解质、肝肾功能、炎症参数、白蛋白、前白蛋白、转铁蛋白、急性手术/放化疗不良反应等），建议每周测量1～2次，必要时每天测量1次。对于中速反应指标（人体测量参数、人体成分分析、生存质量评估、体能评估、肿瘤病灶评估等），建议每月测量2次。对于慢速反应指标（生存分析、晚期手术/放化疗不良反应等），建议每月评价1次。疗效评价后，需要根据评价结果对患者的营养治疗方案进行实时、动态调整（图12-3-2）。

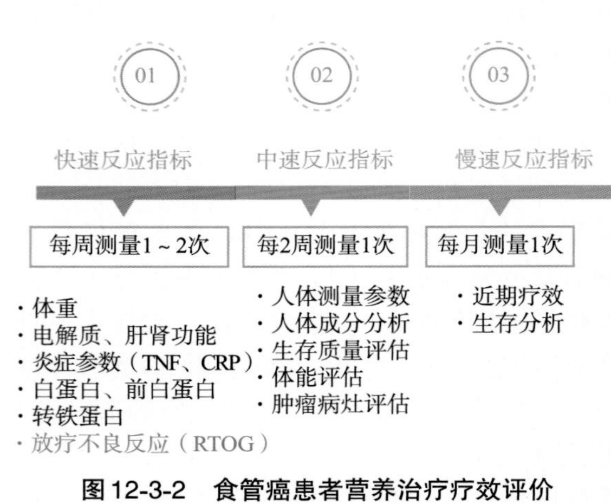

图12-3-2 食管癌患者营养治疗疗效评价

五、营养治疗的质量控制

营养治疗质量控制是指为了保证患者获得足质足量的营养治疗，保障营养治疗的疗效，减少营养治疗过程中的差错和并发症而采取的一系列措施及活动。营养治疗是否有效一方面取决于科学合理的治疗方案，另一方面取决于严格细致的质量控制。食管癌患者的营养治疗如果缺乏质量控制，非但达不到营养治疗的疗效，而且会给患者和医务人员带来安全隐患和医疗风险。因此，在食管癌患者的营养治疗过程中，建立营养治疗质量控制体系，并进行全程的质量控制至关重要。

食管癌患者营养治疗质量控制指标主要包括：①营养治疗的普及性；②营养治疗的及时性；③营养方案的合理性等。食管癌患者营养治疗质量控制的实施需要理论、制度、人员和工具的四重保障。营养治疗的开展应该遵循国内外最新的肿瘤营养治疗专家共识、规范、指南和标准，即营养治疗质量控制的理论保障。营养治疗的实施应该制定严格、科学的制度，包括营养诊断制度、营养查房制度、营养多学科讨论制度、营养随访制度等，即营养治疗质量控制的制度保障。营养治疗的实施和质量控制需要多个科室和人员参与，尤其应由临床医师、临床营养师、营养护士、其他专业人员组成的营养治疗多学科小组来实施，即人员保障。营养治疗的质量控制需要借助质控工具，包括硬件和软件两方面。硬件保障包括营养测量设备（体重仪、肌肉测量仪等）的准确性和稳定性，营养治疗设备的安全性和有效性；软件保障则包含营养宣教、营养实施和监控的各种调查表、统计表格、图表和计算机应用程序等，即营养治疗质量控制的工具保障。

参 考 文 献

程国威，孙莉，陈平，等，2019．鼻空肠营养治疗对食管癌放疗患者疗效和不良反应的影响．肿瘤代谢与营养电子杂志，6（3）：332-336.

高纯，李梦，韦军民，等，2019．复方氨基酸注射液临床应用专家共识．肿瘤代谢与营养杂志，6（2）：183-189.

李涛，吕家华，郎锦义，等，2017．恶性肿瘤放射治疗患者肠内营养专家共识．肿瘤代谢与营养电子杂志，4（3）：272-279.

李涛，石汉平，2021．肿瘤放射治疗营养学．北京：科学出版社.

吕家华，李涛，朱广迎，等，2018．肠内营养对食管癌同步放化疗患者营养状况、不良反应和近期疗效影响—前瞻性、多中心、随机对照临床研究（NCT02399306）．中华放射肿瘤学杂志，27（1）：44-48.

马兴好，杨惠，王家家，等，2018．食管癌患者围术期不同时期营养状态与相关分析．肿瘤代谢与营养电子杂志，5（3）：274-278.

彭海艳，戴静，王文博，等，2020．肌肉测量与PG-SGA评估在胃癌患者营养评估中的相关性研究．肿瘤代谢与营养电子杂志，7（2）：188-192.

石汉平，李薇，齐玉梅，等，2014．营养筛查与评估．北京：人民卫生出版社.

石汉平，李薇，王昆华，2013．PG-SGA肿瘤病人营养状况评估操作手册．北京：人民卫生出版社.

石汉平，许红霞，李薇，2015．临床能量需求的估算．肿瘤代谢与营养电子杂志，（1）：7-10.

谭太昌，叶长宁，方强，等，2011．不同营养支持方式对食管切除术后体液免疫及结局的影响．中华临床营养杂志，19（6）：372-376.

王东洲，王铁君，李涛，2016．肿瘤患者营养状况对放射敏感性的影响．肿瘤代谢与营养电子杂志，3（4）：207-210.

王昆华，石汉平，赵青川，等，2015．营养不良的三级诊断．中国癌症防治杂志，7（5）：313-319.

杨家君，黄学军，邓俊晖，等，2017．PG-SGA在常见消化道恶性肿瘤患者中的应用研究．肿瘤代谢与营养电子杂志，4（2）：189-193.

杨志勇，魏晶晶，庄则豪，2018．中国恶性肿瘤营养治疗通路专家共识解读：非外科空肠造口．肿瘤代谢与营养电子杂志，5（2）：139-143.

殷鸿，邓明珍，王益芳，等，2021．三种营养筛查工具对食管癌患者营养不良的评价比较．肿瘤预防与治疗，34（2）：127-132．

殷鸿，周红，严一菡，等，2021．新辅助放化疗食管癌患者术后吻合口瘘的营养管理．中华胸部外科电子杂志，（1）：36-39．

于振涛，2015．食管癌围手术期营养治疗．肿瘤代谢与营养电子杂志，2：19-22．

郑荣寿，孙可欣，张思维，等，2019．2015年中国恶性肿瘤流行情况分析．中华肿瘤杂志，41（1）：19-28．

中国抗癌协会肿瘤营养与支持治疗专业委员会肿瘤营养通路学组，2018．中国恶性肿瘤营养治疗通路专家共识（2018）．北京：人民卫生出版社．

中华医学会，2009．临床诊疗指南：肠外肠内营养学分册．2008版．蒋朱明，译．北京：人民卫生出版社．

周红，邓明珍，李亚玲，等，2020．初诊食管癌患者生物电阻抗相位角与营养状况的关系研究．肿瘤预防与治疗，33（9）：775-780．

Abe T，Hosoi T，Kawai R，et al，2019．Perioperative enteral supplementation with glutamine，fiber，and oligosaccharide reduces early postoperative surgical stress following esophagectomy for esophageal cancer．Esophagus，16（1）：63-70．

Aiko S，Yoshizumi Y，Tsuwano S，et al，2005．The effects of immediate enteral feeding with a formula containing high levels of omega-3 fatty acids in patients after surgery for esophageal cancer．JPEN J Parenter Enteral Nutr，29（3）：141-147．

Arends J，Bachmann P，Baracos V，et al，2017．Espen guidelines on nutrition in cancer patients．Clin Nutr，36（1）：11-48．

Baker ML，Halliday V，Robinson P，et al，2017．Nutrient intake and contribution of home enteral nutrition to meeting nutritional requirements after oesophagectomy and total gastrectomy．Eur J Clin Nutr，71（9）：1121-1128．

Cederholm T，Jensen GL Correia MITD，et al，2019．Glim criteria for the diagnosis of malnutrition-a consensus report from the global clinical nutrition community．Clin Nutr，38（1）：1-9．

Ceolin Alves AL，Zuconi CP，Correia MI，2016．Energy expenditure in patients with esophageal，gastric，and colorectal cancer．JPEN J Parenter Enteral Nutr，40（4）：499-506．

Chen MJ，Wu IC，Chen YJ，et al，2018．Nutrition therapy in esophageal cancer-consensus statement of the gastroenterological society of Taiwan．Dis Esophagus，31（8）：1-9．

Chen XY，Zhao GY，Zhu LG，et al，2021．Home enteral nutrition for postoperative elderly patients with esophageal cancer．Ann Palliat Med，10（1）：278-284．

Cong MH，Li SL，Cheng GW，et al，2015．An interdisciplinary nutrition support team improves clinical and hospitalized outcomes of esophageal cancer patients with concurrent chemoradiotherapy．Chin Med J（Engl），128（22）：3003-3007．

CSCO肿瘤营养治疗专家委员会，2012．恶性肿瘤患者的营养治疗专家共识．临床肿瘤学杂志，17（1）：59-73．

Donohoe CL，Healy LA，Fanning M，et al，2017．Impact of supplemental home enteral feeding postesophagectomy on nutrition，body composition，quality of life，and patient satisfaction．Dis Esophagus，30（9）：1-9．

Fietkau R，Lewitzki V，Kuhnt T，et al，2013．A disease-specific enteral nutrition formula improves nutritional status and functional performance in patients with head and neck and esophageal cancer undergoing chemoradiotherapy：results of a randomized，controlled，multicenter trial．Cancer，119（18）：3343-3353．

Furuta M，Yokota T，Tsushima T，et al，2019. Comparison of enteral nutrition with total parenteral nutrition for patients with locally advanced unresectable esophageal cancer harboring dysphagia in definitive chemoradiotherapy. Jpn J Clin Oncol，49（10）：910-918.

Li HN，Chen Y，Dai L，et al，2021. A meta-analysis of jejunostomy versus nasoenteral tube for enteral nutrition following esophagectomy. J Surg Res，264：553-561.

Löser C，Aschl G，Hébuterne X，et al，2005. Espen guidelines on artificial enteral nutrition-percutaneous endoscopic gastrostomy（PEG）. Clin Nutr，24（5）：848-861.

Lyu J，Li T，Xie CH，et al，2019. Enteral nutrition in esophageal cancer patients treated with radiotherapy：a Chinese expert consensus 2018. Future Oncol，15（5）：517-531.

Lyu JH，Shi AH，Li T，et al，2022. Effects of enteral nutrition on patients with oesophageal carcinoma treated with concurrent chemoradiotherapy：a prospective，multicentre，randomised，controlled study. Front Oncol，12：839516.

Mantzorou M，Koutelidakis A，Theocharis S，et al，2017. Clinical value of nutritional status in cancer：what is its impact and how it affects disease progression and prognosis? Nutr Cancer，69（8）：1151-1176.

Miyata H，Yano M，Yasuda T，et al，2017. Randomized study of the clinical effects of omega-3 fatty acid-containing enteral nutrition support during neoadjuvant chemotherapy on chemotherapy-related toxicity in patients with esophageal cancer. Nutrition，33（1）：204-210.

Movahed S，Varshoee Tabrizi F，Pahlavani N，et al，2021. Comprehensive assessment of nutritional status and nutritional-related complications in newly diagnosed esophageal cancer patients：a cross-sectional study. Clin Nutr，40（6）：4449-4455.

Niihara M，Tsubosa Y，Yamashita A，et al，2021. Supplemental enteral tube feeding nutrition after hospital discharge of esophageal cancer patients who have undergone esophagectomy. Esophagus，18（3）：504-512.

Okamoto H，Sasaki M，Johtatsu T，et al，2011. Resting energy expenditure and nutritional status in patients undergoing transthoracic esophagectomy for esophageal cancer. J Clin Biochem Nutr，49（3）：169-173.

Ryan AM，Reynolds JV，Healy L，et al，2009. Enteral nutrition enriched with eicosapentaenoic acid（EPA）preserves lean body mass following esophageal cancer surgery：results of a double-blinded randomized controlled trial. Ann Surg，249（3）：355-363.

Shen Y，Zhou YF，He T，et al，2021. Effect of preoperative nutritional risk screening and enteral nutrition support in accelerated recovery after resection for esophageal cancer. Nutr Cancer，73（4）：596-601.

Siegel RL，Miller KD，Jemal A，2020. Cancer statistics，2020. CA A Cancer J Clin，70（1）：7-30.

Song CH，Cao JJ，Zhang F，et al，2019. Nutritional risk assessment by scored patient-generated subjective global assessment associated with demographic characteristics in 23，904 common malignant tumors patients. Nutr Cancer，71（1）：50-60.

Steenhagen E，van Vulpen JK，van Hillegersberg R，et al，2017. Nutrition in peri-operative esophageal cancer management. Expert Rev Gastroenterol Hepatol，11（7）：663-672.

Sun HJ，Guo XW，Ji SJ，et al，2018. Prognostic influence of preoperative Nutritional Risk Screening -2002（NRS-2002）score for patients with thoracic esophageal squamous cell carcinoma receiving surgery. Zhonghua Zhong Liu Za Zhi，40（12）：917-921.

Sung H，Ferlay J，Siegel RL，et al，2021. Global cancer statistics 2020：globocan estimates of incidence and mortality worldwide for 36 cancers in 185 countries. CA Cancer J. Clin，71（3）：209-249.

Ttakesue T, Takeuchi H, Ogura M, et al, 2015. A prospective randomized trial of enteral nutrition after thoracoscopic esophagectomy for esophageal cancer. Ann Surg Oncol, 22 Suppl 3: S802-S809.

Wang B, Jiang XW, Tian DL, et al, 2020. Enteral nutritional support in patients undergoing chemoradiotherapy for esophageal carcinoma. Future Oncol, 16 (35): 2949-2957.

Wang GC, Chen HB, Liu J, et al, 2015. A comparison of postoperative early enteral nutrition with delayed enteral nutrition in patients with esophageal cancer. Nutrients, 7 (6): 4308-4317.

Watanabe S, Ogino I, Kunisaki C, et al, 2019. Relationship between nutritional status and esophageal-fistula formation after radiotherapy for esophageal cancer. Cancer Radiother, 23 (3): 222-227.

Weimann A, Braga M, Carli F, et al, 2017. Espen guideline: clinical nutrition in surgery. Clin Nutr, 36 (3): 623-650.

Wu J, Huang CH, Xiao HB, et al, 2013. Weight loss and resting energy expenditure in male patients with newly diagnosed esophageal cancer. Nutrition, 29 (11-12): 1310-1314.

Xiao L, Lyu J, Liu X, et al, 2021. Clinical application value of the prognostic nutritional index for predicting survival in patients with esophageal squamous cell carcinoma undergoing chemoradiotherapy or radiotherapy. Nutr Cancer, 73 (10): 1933-1940.

Yang LP, Gao J, Zhou Y, et al, 2020. Effect of oral nutritional supplements on patients with esophageal cancer during radiotherapy. Cancer Biother Radiopharm, DOI: 10. 1089/cbr. 2020. 3888.

Yin LY, Cheng N, Chen P, et al, 2021. Association of malnutrition, as defined by the PG-SGA, espen 2015, and glim criteria, with complications in esophageal cancer patients after esophagectomy. Front Nutr, 8: 632546.

Yu FJ, Shih HY, Wu CY, et al, 2018. Enteral nutrition and quality of life in patients undergoing chemoradiotherapy for esophageal carcinoma: a comparison of nasogastric tube, esophageal stent, and ostomy tube feeding. Gastrointest Endosc, 88 (1): 21-31.

Yu HM, Tang CW, Feng WM, et al, 2017. Early enteral nutrition versus parenteral nutrition after resection of esophageal cancer: a retrospective analysis. Indian J Surg, 79 (1): 13-18.

第13章

食管癌的心理治疗

食管癌是我国一种常见的消化道恶性肿瘤，我国食管癌发病率与死亡率都相对较高。食管癌的典型表现为进行性加重的吞咽困难，早期治疗预后较好，但大多数食管癌患者发现病情时已处于中晚期，临床治疗效果常不理想。心理健康状况较差，焦虑、抑郁等心理问题的发生率较高，这些心理问题会影响患者的治疗与康复，增加患者的心理痛苦，降低患者的治疗依从性，延长患者的住院时间，影响患者的生活质量，增加家属的心理负担。因此，了解食管癌患者的心理问题并进行针对性的心理治疗对于改善患者心理状况、提高患者生活质量和治疗疗效均具有重要意义。

第一节　食管癌患者的心理问题

一、食管癌患者面临的心理挑战

食管癌患者在诊断前会存在不同程度的进食困难，即使在根治性治疗后也有可能会出现不同程度的食管狭窄，表现为吞咽固体食物时出现哽咽感，严重者仅能进流质饮食，患者和家属常为进食问题感到苦恼而引发一系列心理问题。吻合口瘘是食管癌手术后最常见的严重并发症，会导致患者住院时间延长，进而患者容易出现失眠、焦虑和抑郁等症状。食管癌患者术后需长期半卧位预防反流，有些患者无法适应体位变化而导致睡眠差，痛苦程度增加。食管癌局部复发也会导致吞咽困难、胸骨后疼痛，引发患者焦虑。进展期食管癌患者常有厌食的症状，导致营养不良、消瘦。中晚期食管癌患者常出现严重疼痛，影响睡眠及情绪。另外化疗导致的恶心呕吐、放疗导致的吞咽疼痛也会影响患者的心理状态。

二、食管癌患者特殊的心理问题

(一)早期食管癌的心理社会反应

早期食管癌的治疗有手术(包括内镜下手术切除)、放疗、化疗等方式，这些治疗方式会给患者带来不同程度的躯体和心理方面的影响。食管癌的诊断和治疗对患者造成的心理痛苦不仅仅只是焦虑、抑郁等情感因素，还包含认知行为、社交行为、躯体和精神方面的因素，约50%手术治疗的患者在手术后6个月内存在心理痛苦，在治疗后5年内仍然持续存在，会影响食管癌患者的生活质量。

食管癌患者的症状与情绪问题互为因果，患者术后所经历的症状是影响生活质量的主要因素，最常见的症状是胃食管反流。其中对生活质量影响最大的是吞咽困难，患者因进餐行为改变和消化功能异常易出现病耻感，长期消极的心理状态和社会功能减退降低了患者的自我认同感，患者不愿参与社交活动，孤立自己，从而影响治疗及预后。为减少患者胃食管反流和防止误吸，要求食管癌术后患者采取坐位、半卧位体位，这种被动体位会影响患者夜间睡眠，一项调查早期食管癌内镜黏膜下剥离术前焦虑现状的调查显示，患者术前焦虑程度多处于中高水平，并与年龄、病变长度、抑郁、受教育程度、月收入、心理弹性及期望水平显著相关。食管癌术后化疗的患者常会受到脱发、食欲缺乏、体重减轻、反流、疲劳、失眠、恶心等症状的困扰，且症状困扰与焦虑抑郁相互影响。放疗是食管癌重要的治疗方法之一，有研究报道放疗前患者的焦虑抑郁水平显著高于正常人群，直至放疗后4周左右显著下降。食管癌切除术后最常见的长期问题就是食管狭窄问题，良性狭窄最常见的治疗方法就是扩张，扩张会让患者感觉不适，产生焦虑，如果问题长期持续存在，患者可能会出现抑郁。

早期食管癌患者还存在癌症复发的心理恐惧问题，早期食管癌患者术后癌症复发恐惧与性别、社会支持度、病灶数密切相关。另外一项研究显示，食管癌术后患者恐惧疾病进展处于中等水平，年龄、性别、肿瘤分期、精神心理症状群、进食相关症状群、自主神经紊乱症状群、呼吸相关症状群及病感症状群严重程度是食管癌术后恐惧疾病进展的影响因素。

（二）进展期食管癌患者的心理社会反应

进展期食管癌因疾病本身或放化疗后常有明显的消瘦、乏力、胸背部疼痛、厌食、营养不良等问题，严重影响患者的生活质量，增加患者出现严重焦虑和抑郁的风险。中下段食管癌患者胸骨后疼痛、食管内异物感等症状较严重，对于患者的症状体验、饮食及生活质量产生不利的影响，进而可能导致患者产生更多的负性情绪。因进展期食管癌患者常伴有营养摄入、水电解质摄入不足等情况，食管癌患者和家属需要重点监测进食情况，有时由于过度关注，患者和家属会因为进食问题出现意见分歧。面对进展期癌症，不仅患者会出现情绪问题，家属也会出现无助、恐惧，甚至焦虑、抑郁等情绪问题。

进展期癌症患者承受很多心理压力，不断进展的疾病让患者感到生命有限，来日无多，常表现出绝望、无望感和寻求速死的意愿，面临着意义、价值和目标丧失的存在主义危机。食管癌好发于中老年男性，老年食管癌患者的年龄大，认知水平及知识结构有限，对社会支持的利用度偏低，面临进展期疾病时容易产生负性情绪，在面对逆境、创伤等重大压力时的适应能力较差。一些老年食管癌患者的子女因为担心患者出现情绪问题没有告知患者真实病情，有研究发现这些不知晓病情患者的子女焦虑水平高于知晓病情患者的子女。

进展期食管癌患者在诊治过程中会面对很多实际问题，包括医疗保险、信息咨询、交通、住宿、照顾孩子及老人、工作、家务等。许多患者因病丧失劳动能力而面临严重的经济负担。对这些问题的担忧及如何获得相关的信息会影响患者的治疗和健康。疾病和治疗带来的身体不适和心理的不确定感增加了患者的痛苦，生活上不得不依赖他人，患者感到对生活丧失了控制，因患癌而无法胜任社会和家庭的角色，让患者逐渐丧失身份认同感和生命的意义感。当病情进一步恶化进入终末期，患者需要应对不断出现的躯体症状，当想到迫近的死亡时，不得不面对生存和死亡的问题，家属和照顾者会面临病逝、哀伤和居丧的问题。

第二节　食管癌患者常见症状的精神科管理

一、焦虑

（一）概述

焦虑障碍（anxiety disorder）又称焦虑症或焦虑性疾病，是一组以焦虑情绪为主要临床相的精神障碍，当焦虑的严重程度与客观的事件或处境不相称或持续时间过长则称为病理性焦虑，包括急性焦虑和慢性焦虑两种临床相，常伴有头晕、胸闷、心悸、呼吸困难、口干、尿频、尿急、出汗、震颤和运动不安等。英国一项食管癌研究显示，有34%的食管癌患者可能存在焦虑。国内研究显示食管癌患者焦虑发生率可高达48.9%。

（二）诊断标准

目前临床主要使用的诊断标准是国际疾病分类第10版（International Classification of Diseases-10，ICD-10）中精神和行为障碍的分类，是世界卫生组织170多个成员国家共同使用的现行分类系统，是临床上经常使用的诊断标准。在ICD-10的诊断里，焦虑障碍包括恐怖性焦虑障碍（F40）和其他焦虑障碍（F41）。肿瘤患者常见的是惊恐障碍（间歇性发作性焦虑）、广泛性焦虑障碍及社交恐怖，它们可以出现在肿瘤诊断之前、诊断肿瘤时或者接受治疗时。

（三）评估工具

医院焦虑抑郁量表（Hospital Anxiety and Depression Scale，HADS）具有良好的信效度，广泛应用于综合医院患者焦虑和抑郁情绪的筛查和研究。国外常用的医院焦虑抑郁量表经中文翻译并校对后在我国综合医院患者中开始应用，研究以9分为分界点，焦虑和抑郁分量表灵敏度均为100%，特异度分别为90%和100%。Mitchell AJ等2010年对45个短或超短评估工具进行了综述分析，结果显示在肿瘤临床中使用HADS既能保证结果的有效性，也能确保临床应用的可接受性。

广泛性焦虑障碍自评量表（General Anxiety Disorder-7，GAD-7）包含7个条目，每个条目评分为0～3分；制定者推荐≥5分、≥10分和≥15分分别代表轻度、中度和重度焦虑。我国综合医院普通门诊患者的研究以10分为临界值，灵敏度和特异度分别为86.2%和95.5%，具有较好的信效度。肖水源等研究发现GAD-7在恶性肿瘤患者的应用中有较好的信效度，能有效地筛查和评估恶性肿瘤患者中广泛性焦虑的状况。

汉密尔顿焦虑量表（Hamilton Anxiety Scale，HAMA）由Hamilton于1959年编制，用于评定焦虑症状的严重程度。HAMA是精神科临床和科研领域对焦虑症状进行评定的应用最广泛的他评量表，具有良好的信效度，广泛应用于肿瘤临床。

（四）焦虑的干预

对焦虑最有效的干预应包含心理干预和药物干预。Traeger等于2012年对恶性肿瘤患者进行一项荟萃分析，结果发现基于证据的文献均支持使用社会心理和精神药理的干预方式来预防或减轻焦虑症状。

1.心理社会干预　针对恶性肿瘤患者的心理社会干预方法有很多，包括教育性干预、认知行为治疗、正念疗法、支持性疗法、补充和替代疗法。认知行为疗法是治疗焦虑障碍的一线治疗，研究显示认知行为疗法可行，而且能改善患者焦虑。Piet等报道的一篇荟萃分析显示虽然目前临床试验的总体质量差异很大，但相对高质量的随机对照试验中有一些积极的证据支持正念疗法可以改善癌症患者及生存者的焦虑抑郁。支持性疗法经常会以团体的形式来进行，但是研究结果比较混淆，需要进一步研究。关于补充和替代疗法，如针灸等，很多非盲法的研究并没有显示令人信服的证据。但是按摩和创造性的艺术治疗（如艺术疗法、音乐、舞蹈、写作等）在积极治疗期间对患者焦虑有直接的短期影响，但在随访时没有影响。一项关于催眠对癌症患者焦虑影响的荟萃分析显示，催眠可以降低癌症患者的焦虑，特别是可减轻儿童医疗操作性检查相关焦虑。

2.药物干预　一般而言，通过焦虑症状的严重程度可决定是否使用药物来治疗焦虑。轻度焦虑患者使用支持性治疗或行为治疗已足够，但持续恐惧和焦虑的患者需要药物治疗，药物治疗疗效显著且起效较快。应用抗焦虑药时需考虑抗焦虑药物和恶性肿瘤治疗药物之间可能存在相互作用，药物从小剂量开始服用，如果耐受好再逐渐增加剂量。由于恶性肿瘤患者的代谢状态发生了改变，药物维持剂量要比健康个体低。表13-2-1列出了常用于恶性肿瘤患者的抗焦虑药。

表13-2-1　常用于恶性肿瘤患者的抗焦虑药

药物	剂量范围	备注
苯二氮䓬类		
劳拉西泮	0.25 ～ 2.0mg，p.o.，q4 ～ 12h.	无代谢方面不良反应，可用于肝脏肿瘤或转移瘤，减轻恶心和呕吐
阿普唑仑	0.25 ～ 1.0 mg，p.o.，q6 ～ 24h.	快速起效，快速耐受
奥沙西泮	7.5 ～ 15mg，p.o.，q8 ～ 24h.	无代谢方面不良反应
地西泮	2 ～ 10mg，p.o./i.m.，q6 ～ 24h.	对慢性持续焦虑有效
氯硝西泮	0.5 ～ 2.0mg，p.o./i.m.，q6 ～ 24h.	对慢性持续焦虑、发作性焦虑或冲动行为有效
抗抑郁药		
帕罗西汀	20 ～ 40mg/d，p.o.	治疗惊恐障碍，恶心、镇静作用较强
艾司西酞普兰	10 ～ 20mg/d，p.o.	治疗惊恐障碍，恶心、疲乏
文拉法辛	75 ～ 225mg/d，p.o.	治疗广泛性焦虑障碍，恶心
曲唑酮	50 ～ 100 mg/d，p.o.	治疗伴有抑郁的焦虑障碍，头晕、恶心
抗精神病药		
奥氮平	2.5 ～ 10mg/d，p.o.	镇静作用较强
喹硫平	25 ～ 50mg/d，p.o.	镇静作用较强

二、抑郁

（一）概述

抑郁是癌症患者常见的症状之一。英国一项食管癌研究显示，23%的食管癌患者可能存在抑郁。抑郁性障碍的发生与肿瘤的发展进程相关，相比早期肿瘤，进展期肿瘤患者更易出现抑郁。

抑郁是伴随负性生活事件（如肿瘤诊断和治疗应激）的正常心理体验，但如果人们不能良好地应对肿瘤这种疾病，肿瘤就会明显影响他们的生活、工作和社会功能，从而导致抑郁的发生。肿瘤相关性抑郁（cancer related depression，CRD）是指由肿瘤诊断、治疗及其合并症等导致患者失去个人精神常态的情绪病理反应。研究发现，心理社会因素在肿瘤的发生发展中占重要地位，两者相互促进，相互协同，严重影响患者的生活质量。

（二）临床表现

1.*核心症状*　情绪低落、兴趣缺乏、精力不足，这是抑郁的关键症状，诊断抑郁状态时至少应包括其中的1个或2个。

2.*心理症状群*　焦虑，自责自罪，认知症状（注意力和记忆力下降），自杀观念和行为，精神运动迟滞或激越。

3.*躯体症状群*　睡眠障碍，食欲紊乱，性欲缺乏，晨重夜轻，非特异性躯体症状（如全身疼痛、周身不适、胃肠功能紊乱、头痛、肌肉紧张）等。需要注意很多躯体症状是由肿瘤及其治疗本身引起的，而不是抑郁伴随的躯体症状。

（三）评估工具

评估工具主要包括汉密尔顿抑郁量表（HAMD）、ZUNG氏抑郁自评量表（SDS）、患者健康问卷-9（PHQ-9）、流调用抑郁量表（CES-D）、Beck抑郁量表（BDI）等。在所有的患病率筛查中，自评问卷得出的患病率可能高于精神科医生或临床心理师的诊断，使用精神障碍诊断与统计手册（The Diagnostic and Statistical Manual of Mental Disorders, DSM）相关障碍的结构性临床访谈进行诊断的患病率更低于其他诊断性访谈。

（四）治疗

抑郁的治疗包含精神药物治疗和心理治疗。轻度到中度抑郁患者可选择心理治疗，而重度抑郁患者则首选药物治疗。大多数情况下，可选择药物治疗联合心理治疗改善抑郁。

1.*药物治疗*　选择性5-羟色胺（5-HT）再摄取抑制剂是近年临床上广泛应用的抗抑郁药，主要药理作用是选择性抑制5-HT再摄取，使突触间隙5-HT含量升高从而达到治疗抑郁障碍的目的，具有疗效好、不良反应少、耐受性好、服用方便等特点。主要包括舍曲林、氟西汀、帕罗西汀、西酞普兰和艾司西酞普兰。

5-HT及NE再摄取抑制剂文拉法辛、度洛西汀除了可以改善癌症患者的焦虑、抑郁外，还可以改善癌症患者的神经病理性疼痛。此外，米氮平除了可以改善癌症患者的失眠、焦虑、抑郁外，还可以改善癌症患者的恶病质、恶心等症状（表13-2-2）。

表13-2-2 肿瘤患者常用抗抑郁药物

药物	起始剂量	维持剂量	主要不良反应
选择性5-HT再摄取抑制剂（SSRI）			
舍曲林	25～50mg早餐后	50～150 mg/d	恶心、镇静作用较强
氟西汀	10～20mg早餐后	20～60 mg/d	恶心、性功能障碍
帕罗西汀	20 mg早餐后服用	20～60 mg/d	恶心、镇静作用较强
西酞普兰	20 mg早餐后服用	20～60 mg/d	恶心、疲乏
艾司西酞普兰	10 mg早餐后服用	10～20 mg/d	恶心、疲乏
三环类抗抑郁药（TCA）			
阿米替林	6.25～12.5mg睡前服用	12.5～25 mg/d	高度镇静，抗胆碱能不良反应，主要用于神经病理性疼痛
5-HT及NE再摄取抑制剂			
文拉法辛	18.75～37.5 mg	75～225 mg/d	恶心
度洛西汀	20～30 mg	60～120 mg/d	恶心
其他类型抗抑郁剂			
米氮平	15 mg	15～45 mg/d	镇静
曲唑酮	25～50 mg	50～400mg/d	头晕、恶心

2. *心理治疗* 在药物治疗的同时，心理治疗也十分重要。目前认为抑郁的心理治疗可以达到几个目的：减轻和缓解症状；恢复正常心理社会功能；预防复发；改善对服药的依从性；矫正因抑郁发作所继发的后果。常用的心理治疗方法有支持性心理治疗、认知行为治疗等。一般而言，支持性心理治疗适用于所有就诊对象，各类抑郁障碍患者均可采用，该治疗可以帮助患者减少孤独感，学习应对技巧。认知行为治疗可以缓解患者特殊的情绪、行为和社会问题，以获得减轻焦虑、抑郁和痛苦的效果。

三、失眠

（一）概述

失眠（insomnia）指患者对睡眠时间和（或）质量不满足，并持续相当长一段时间，影响其日间社会功能的一种主观体验。失眠是癌症患者常见的心理症状之一。研究发现，癌症患者在病程的各个阶段都常伴随着不同程度的睡眠障碍，失眠是发生在癌症患者中最为常见的睡眠障碍，患病率为17%～57%，是普通人群的2～3倍。

（二）临床表现

入睡困难（入睡时间超过30分钟）、睡眠维持障碍（多梦、易醒、整夜觉醒次数≥2次、觉醒持续时间延长）、早醒（比往常早醒2小时以上和日间瞌睡增多）、睡眠质量下降、睡眠后不能恢复精力及总睡眠时间减少（通常少于6小时）。

（三）治疗

1.药物治疗

（1）镇静催眠药物：根据专家共识，选择非苯二氮䓬类药物作为治疗失眠的一线药物。

1）非苯二氮䓬类药物：新型苯二氮䓬类受体激动剂（BZRA），选择性拮抗γ-氨基丁酸-苯二氮䓬（GABA-BZDA）复合受体，主要发挥催眠作用，增加总睡眠时间，而无镇静、肌肉松弛和抗惊厥作用。

2）苯二氮䓬类药物非选择性拮抗GABA-BZDA复合受体，具有诱导入睡、镇静、抗焦虑、肌肉松弛和抗惊厥作用；通过改变睡眠结构延长总体睡眠时间，缩短睡眠潜伏期。

（2）抗抑郁剂：某些抗抑郁剂兼具催眠作用，也可作为治疗失眠的药物，用于治疗抑郁或焦虑患者伴发的失眠，如米氮平、曲唑酮、阿米替林等。

（3）其他药物：新型抗精神病药物如喹硫平、奥氮平等也有较强的镇静催眠作用，小剂量使用可以改善癌症患者的入睡困难，延长睡眠时间。

常用治疗失眠药物的用法及不良反应见表13-2-3。

表13-2-3　常用药物的用法及不良反应列表

药物	用法	不良反应
非苯二氮䓬类药物		
唑吡坦	5～10mg睡前口服	可能出现头痛、头晕、嗜睡、健忘、噩梦、早醒、胃肠道反应、疲劳等。严重呼吸功能不全、睡眠呼吸暂停综合征、严重或急慢性肝功能不全、肌无力者禁用
佐匹克隆	3.75～7.5mg睡前口服	可能出现嗜睡、口苦、口干、肌无力、遗忘、醉态、好斗、头痛、乏力等；长期服药后突然停药会出现戒断症状。呼吸功能不全、重症肌无力、重症睡眠呼吸暂停综合征的患者禁用
苯二氮䓬类药物		
阿普唑仑	0.4～0.8mg睡前口服	可能出现镇静、困倦、肌无力、共济失调、眩晕、头痛、精神紊乱等。长期使用可能出现依赖或戒断症状，尤其是既往有药物依赖史的患者。慎用于急性酒精中毒、肝肾功能损害、重症肌无力、急性或易于发生的闭角型青光眼发作、严重慢性阻塞性肺疾病患者等
艾司唑仑	1～2mg睡前口服	
奥沙西泮	7.5～15mg睡前口服	
劳拉西泮	0.5～1mg睡前口服	
地西泮	5～10mg睡前口服	
氯硝西泮	1～2mg睡前口服	
抗抑郁剂		
米氮平	15～30mg睡前口服	可能出现食欲及体重增加、镇静、嗜睡等。糖尿病、急性闭角型青光眼、排尿困难者应用时需注意

续表

药物	用法	不良反应
曲唑酮	25～50mg睡前口服	可能出现嗜睡、疲乏、头晕、紧张、震颤、口干、便秘等。肝功能严重受损、严重的心脏疾病或心律失常者、意识障碍者禁用
阿米替林	12.5～25mg睡前口服	可能出现视力减退、精神紊乱、心律失常、肌肉震颤、尿潴留等。严重心脏病、近期有心肌梗死发作史、癫痫、青光眼、尿潴留、甲状腺功能亢进、肝损伤者禁用
新型抗精神病药		
喹硫平	25～50mg睡前口服	可能出现头晕、困倦、口干、便秘、心动过速等
奥氮平	2.5～5mg睡前口服	可能出现食欲、体重增加，血糖、血脂升高。已知有闭角型青光眼危险的患者禁用

2. *心理行为治疗* 针对失眠患者的有效行为治疗方法主要是认知行为治疗，应在药物治疗的同时进行认知行为治疗。其包括多个治疗部分，通常是认知治疗和行为治疗（如刺激控制疗法和睡眠限制疗法）的综合应用，也可以增加松弛疗法及睡眠卫生教育。认知疗法侧重改变患者对睡眠的错误认识和态度，通常连续治疗6周以上，与其他方法合用有助于失眠的治疗。

四、恶心呕吐

（一）概述

恶心呕吐是化疗常见的不良反应，由化疗导致的恶心呕吐称为化疗所致恶心呕吐（chemotherapy-induced nausea and vomiting，CINV），其发生率高达54%～96%。CINV中有一种特殊类型，与精神心理因素高度相关，称为预期性恶心呕吐（anticipatory nausea and vomiting，ANV），其定义如下：患者已经历2个周期以上的化疗，在下一次化疗药物使用前即开始发生的恶心呕吐。预期性恶心呕吐的特点是由一些与化疗相关的环境因素诱发。例如，闻到医院的味道；看到装有化疗药物的治疗车；听到化疗药物的名称；甚至看到化疗期间为自己输液的护理人员都会出现恶心呕吐的反应。一旦发生预期性恶心呕吐，一些常规的镇吐治疗，如使用5-HT_3受体拮抗剂昂丹司琼几乎起不到缓解作用，而精神科药物和心理治疗却能够有效地预防和缓解预期性恶心呕吐。

（二）预期性恶心呕吐的诊断

目前对于预期性恶心呕吐的诊断主要根据患者的临床表现。如果患者之前接受过化疗，且化疗后出现过恶心呕吐，在下一次化疗前，如果患者由化疗相关因素（如走进医院、住进病房、听到化疗药的名称等）诱发，产生恶心呕吐并伴有焦虑或恐惧情绪，在排除疾病因素和药物因素的前提下，就可以考虑诊断预期性恶心呕吐。

（三）评估

如果患者恶心呕吐发生在化疗之前，且恶心呕吐容易被化疗相关因素诱发，同时伴有焦虑或恐惧等情绪问题，并排除了由疾病或药物直接导致，就要考虑患者是否有预期性恶心呕吐。但目前对于预期性恶心呕吐的评估还只是关注症状发生的时间和强度，还没有同时评估症状和相关心理因素的专门的评估工具，特别是缺乏在预期性恶心呕吐发生前就能预测其发生的评估工具。

（四）预期性恶心呕吐的预防和治疗

1.精神科药物干预　当预期性恶心呕吐发生时，快速起效、短效的苯二氮䓬类药物有助于控制恶心呕吐的症状。肿瘤治疗相关呕吐防治指南中也推荐苯二氮䓬类降低预期性恶心呕吐的发生，可用药物有阿普唑仑和劳拉西泮等，同时指出，其有效性随化疗的持续而下降。第二代抗精神病药物奥氮平能够有效缓解其他常规镇吐药无法控制的化疗引起的恶心呕吐，有效预防预期性恶心呕吐的发生。

2.非药物治疗　据以往文献报道，心理治疗，特别是行为疗法（如系统脱敏）能有效减轻预期性恶心呕吐。除此之外，催眠、生物反馈、引导性想象疗法也是常用的治疗预期性恶心呕吐的心理治疗方法。

系统脱敏广泛地被用于缓解预期性恶心呕吐。系统脱敏疗法中会使用到渐进性肌肉放松训练及引导想象的技术。催眠疗法是最早用于治疗预期性恶心呕吐的心理治疗方法。催眠疗法首先是运用一定的技术使患者达到一种特殊的意识状态，然后通过暗示性的语言，帮助患者消除一些躯体或心理症状。生物反馈疗法主要是利用现代生理科学仪器，通过人体内生理或病理信息的自身反馈，使患者在经过训练后，能有意识地控制自己身体的一些生理活动（如呼吸、心率、血压、胃肠道活动等），从而消除病理过程、恢复身心健康。利用生物反馈来缓解预期性恶心呕吐的严重程度，主要是通过让患者达到一种放松状态来实现的。引导想象疗法是指在化疗的过程中，治疗师通过描述一些画面，将患者的注意力从输注化疗药物的场景中转移，聚焦到一些积极的想象（如温暖的海滩、宁静的草地），从而达到一种放松状态。

五、疲乏

（一）概述

癌症相关疲乏（cancer related fatigue，CRF）是一种常见而又容易被忽略的症状，癌症患者无论是在早期、进展期，还是在终末期，甚至在癌症被确诊之前就会出现疲乏的表现。疲乏也是肿瘤常规治疗中最常见的不良反应之一，这种疲乏不能通过常规的休息和睡眠得以缓解，增加了患者在疾病过程中的症状负担，降低了总体生活质量。NCCN对疲乏的定义如下：一种痛苦而持续的主观感受，为肿瘤本身或抗肿瘤治疗所致的躯体、情感和（或）认知上的疲乏或耗竭感，且与近期的活动量不符，并影响患者的日常功能。

（二）筛查及评估

1.筛查工具　相关指南推荐最简短的筛查方法为0～10分筛查工具，便于临床操作且能达到筛查严重程度的初级目标。进一步筛查可以选择目前已经有研究证实其心理测量学数据的量表。简明疲乏量表（brief fatigue inventory，BFI）是一个多维度量表，可评估包括疲乏的严重程度和对生活带来的影响，已在多个国家不同癌种患者中得到数据证实；癌症治疗功能评估-疲乏量表（function assessment of cancer therapy-fatigue，FACT-F）是一个仅针对疲乏严重程度的单一维度量表，包括13个条目，可以用于肿瘤临床。以上就多维度量表和单一维度量表分别举例说明，相比单一维度量表，多维度量表尤其是包含疲乏对日常生活影响的量表更有优势，因为其影响程度相对于0～10分量表区分轻度、中度、重度疲乏有非常重要的意义。

2.综合评估　鉴于筛查量表的局限性和筛查原则，各指南推荐在筛查程序完成后针对筛查阳性的患者进行详细的评估，评估结果可以详细地指导下一步的干预措施。筛查后的综合评估更加具有针对性，如需要评估所有可能会促使患者出现疲乏的影响因素、病史、实验室检查结果等，必要的情况下对患者的体质状况和活动能力进行检查。此外，评估还包括患者目前的疾病状况、治疗的种类和持续时间、疾病和治疗导致疲乏的可能性、患者对治疗的反应、疲乏对身体功能带来哪些影响，疲乏出现时间、出现形式、持续时长、随时间如何变化，哪些因素可加重或减轻疲乏等。对可引起疲乏的影响因素也需进行评估，主要包括焦虑、睡眠障碍、营养状况、活动水平、药物、酒精/物质滥用、贫血及其他共患病。

3.治疗

（1）药物治疗：关于疲乏的药物治疗包括中枢兴奋剂（哌甲酯、莫达非尼）、抗抑郁剂（安非他酮）、激素、补品或替代药物（如人参、维生素D等），见表13-2-4。

表13-2-4　用于CRF的治疗药物

药物分类	药物名称	用法与用量	主要不良反应
神经兴奋剂	哌甲酯	5～20mg/d　早晨口服	失眠、眩晕、头晕、头痛、恶心、厌食、心悸等
	莫达非尼	50～200mg　早晨口服	恶心、神经过敏和焦虑，加量过快可出现轻度至中度头痛
类固醇激素类药物	地塞米松	0.75～8mg/d	长期使用可出现物质代谢和水盐代谢紊乱、消化性溃疡、骨质疏松、并发感染等 精神症状：欣快、激动、烦躁、失眠、谵妄等
	甲泼尼龙	2～32mg/d	长期使用可出现物质代谢和水盐代谢紊乱、消化性溃疡、骨质疏松、并发感染等 精神症状：欣快、激动、烦躁、失眠、谵妄等
抗抑郁药	安非他酮	75～450mg/d	临床常见的不良反应事件有激越、口干、失眠、头痛/偏头痛、恶心/呕吐、便秘和震颤

（2）非药物治疗：在患者出现疲乏时，通过自身的调整和外界的帮助来保存精力是很重要的，尤其是对于进展期癌症患者。此外，适当的躯体活动或锻炼也可以帮助患者改善疲乏。研究表明，针对疲乏设计的认知行为治疗可有效改善患者的疲乏严重程度和功能受损程度。ASCO指南中也提到，有证据显示正念、瑜伽、针灸可以改善癌症相关疲乏。

六、厌食和恶病质

（一）概述

厌食（anorexia）是指因食欲下降或消失导致进食量下降和体重降低，是晚期癌症患者的常见症状。厌食和恶病质常同时出现，厌食和恶病质会影响患者的治疗、增加治疗不良反应，降低患者的生活质量。恶病质严重影响患者的生活质量，缩短患者生存期，影响抗癌治疗的疗效，增加医疗费用。

（二）诊断

根据2011年欧洲姑息治疗研究协作组发布的国际专家共识提出的癌症恶病质的诊断标准：①无节食条件下，6个月体重下降＞5%；②体重指数（BMI）＜20 kg/m²及体重下降＞2%；③四肢骨骼肌指数符合肌肉减少症（男性＜7.26 kg/m²；女性＜5.45 kg/m²）及体重下降＞2%。

（三）评估

根据国际恶病质专家共识，评估癌症恶病质的重要指标为体重，每个月体重下降＞2.75%已经被作为判断癌症患者预后的重要指标。恶病质的全面评估应包括三方面内容：身体成分、生活质量和生理功能。

（四）治疗

对于厌食患者，应根据预期生存期的不同，给予不同的治疗指导，推荐早期和多模式干预，仅靠肿瘤医师是远远不够的，应该寻求包括疼痛麻醉学医师、姑息护理人员、营养师、理疗师及其他相关专业的专家，共同制订最有效的治疗方案。临床常采用个体化多学科综合治疗模式，针对可控病因进行治疗，给予营养治疗、药物干预治疗、心理治疗等。

1.精神科药物治疗

（1）米氮平：可以改善姑息治疗患者的很多症状，包括抑郁、皮肤瘙痒、厌食、失眠和恶心，常见的不良反应包括口干、日间困倦和便秘，米氮平的药物相互作用较少，但要避免联合使用会增加5-羟色胺综合征风险的药物。

（2）奥氮平：在临床用于处理癌症患者的失眠、焦虑和谵妄。奥氮平的不良反应包括短期的轻度镇静、体重增加。鉴于奥氮平良好的预防和治疗恶心呕吐的作用，有学者推荐将奥氮平作为化疗所致恶心和晚期癌症相关恶心的一线药物，推荐用于治疗癌症恶病质，改善患者的恶心，增加食欲。

（3）喹硫平：在临床可用于处理癌症患者的失眠、焦虑、抑郁和谵妄。用于癌症或老年患者时起始剂量为25mg/d，如果患者躯体状况差，起始剂量为12.5mg/d。喹硫平常见的不良反应为困倦、头晕、口干等。喹硫平有增加体重的作用，因此临床上也用喹硫平来改善厌食患者的体重下降，但目前缺乏喹硫平改善厌食的研究证据，尚需进一步的研究证实。

2.心理治疗　心理治疗可以促进患者与家属的沟通，因为双方对食物的冲突是最常见也最令人痛苦的问题，厌食的患者常食欲缺乏，被家属催促进食而感到很有压力，家属会认为患者没有努力进食。心理治疗师需要帮助患者和家属认识在进食问题上的误区，可以建议患者到营养科进行饮食咨询。

对于终末期难治性恶病质患者，应帮助患者和家属理解终末期肠内外营养获益十分有限，而且存在感染、液体超负荷及加速死亡的风险，帮助家属接受终末期撤除肠内外营养的决定。

七、谵妄

（一）概述

谵妄是癌症患者常见的一组神经精神综合征，并且与肿瘤共病率和死亡率密切相关。同时还会导致一系列负性结局，如医疗花费增加、住院时间延长、长期认知功能下降，导致患者、家属及工作人员的心理痛苦。国外研究表明，癌症住院患者的谵妄发生率为10%～30%，而在终末期癌症患者可达85%。

在癌症患者中，谵妄十分常见，病因通常为多因素的，近50%的患者无法明确病因。一般谵妄被认为与很多危险因素有关，如年龄超过80岁，既往存在痴呆，患有严重疾病，尤其是癌症晚期、感染、手术后，心包切开或股骨颈骨折修复后，应用精神活性药物或者镇痛麻醉药，视觉损害、氮质血症、脱水、高热或体温过低等。

（二）临床表现及分型

1.临床表现

（1）注意力损害：谵妄的核心特征之一就是注意力的集中、保持和转移的能力下降。谵妄患者很容易因为环境的变化而分散注意力，他们可能记不住指令而重复提出问题。

（2）记忆力损害和定向力障碍：谵妄损害记忆的摄取、保持和回忆等重要方面。由于注意缺陷或者知觉障碍，患者不能将事件存入记忆当中，所以患者的即刻回忆和近事记忆是异常的。患者恢复后，对整个发作过程是遗忘的，或者仅能回忆一些孤立的片断事件。

（3）知觉障碍：包含错觉或者幻觉。错觉是歪曲的知觉，是现实感觉刺激的错误解释，如将一条输液管看成一条蛇。幻觉是虚幻的知觉，是在现实中并不存在某种事物的情况下，患者却感知到它的存在。幻视最常见，言语性幻听较为少见，幻视内容多生动而逼真。

（4）思维障碍：在谵妄患者中，思维流、形式、内容的障碍突出。注意缺陷损害了信息的获得、组织和利用，导致思维变得无逻辑、无条理甚至不连贯。患者不能做出正确的决定，不能完成简单的任务，或者生活不能自理。谵妄伴发的妄想可能与定向力障碍、记忆损害有关，通常是短暂、模糊和不系统的。

2.分型　谵妄分为三个亚型：兴奋型、淡漠型及混合型。兴奋型谵妄可表现为易激惹、定向障碍、幻觉和妄想，这种类型患者的表现需与精神分裂症等精神疾病与激越型的痴呆相鉴别。淡漠型谵妄则表现为情感淡漠、过于安静和定向障碍等意识模糊状态，老年患者多容易合并此种类型，这种患者不容易被感知，而容易被误诊为认知能力下降、抑郁或痴呆。早期研究认为淡漠型谵妄患者缺乏相关的情感体验，并且认为通常是不可逆的，但是最近的研究表明，淡漠型谵妄患者其实也存在难以理解的感受、强烈的情绪体验及恐惧的感受。混合型谵妄的表现在兴奋型和淡漠型之间波动，在不同时期可有不同表现。

3.评估　在临床实践中，谵妄的风险可以根据易感因素（高龄、之前存在认知功能问题、共病等）和诱发因素（手术、感染、疼痛等）来评估。易感因素越多，则越少的诱因会导致谵妄。在谵妄确诊后，需要仔细深入评估可逆性原因；所有可纠正的影响因素都应予以重视并给予适合的处理。常见的评估工具有简明精神状态检查量表（MMSE）和谵妄评定量表（DRS）。

4.治疗　首先应尽可能纠正谵妄的病因，如抗感染治疗、纠正代谢紊乱、调整抗癌治疗方案等，疼痛用阿片类药物治疗。但是，阿片类药物和苯二氮䓬类药物通过降低警觉性也可引起谵妄，如果怀疑是阿片类药物或苯二氮䓬类药物引起的谵妄，应逐步撤除阿片类药物和苯二氮䓬类药物，突然撤除可引起过度警觉，也导致谵妄。常用药物见表13-2-5。

表13-2-5　肿瘤患者谵妄的常用药物

药物	剂量范围	优缺点
抗精神病药物		
氟哌啶醇	0.5 ～ 2.0mg，p.o./i.m./i.v.，q4 ～ 12h	i.v.途径是p.o.作用的2倍，不良反应较少，对严重的激越患者可2 ～ 5mg静脉注射或持续静脉滴注
氯丙嗪	25 ～ 100mg，p.o./i.m./i.v.，q4 ～ 12h	强镇静作用，可持续静脉滴注，监测血压
利培酮	0.5 ～ 2.0mg，p.o.，q12 ～ 24h	老年患者有效，对严重激越患者无效
奥氮平	2.5 ～ 5.0mg，p.o.，q12 ～ 24h	对恶性肿瘤患者有效，镇静作用较强
喹硫平	12.5 ～ 50mg，p.o.，q12h	合并用药安全，过度镇静
苯二氮䓬类药物		
劳拉西泮	0.5 ～ 4.0mg，p.o.，q4 ～ 12h	与抗精神病药一起应用时最有效，单药可能加重谵妄

注：p.o.＝口服；i.m.＝肌内注射；i.v.＝静脉注射。

第三节　食管癌患者的心理治疗

一、早期食管癌患者心理治疗

（一）肿瘤临床医护人员能够实施的心理治疗方法

1.支持性心理治疗（supportive psychotherapy）　是一种间断的或持续进行的治疗性

干预，旨在帮助患者处理痛苦情绪，强化自身已存在的优势，促进对疾病的适应性应对。它能在相互尊重与信任的治疗关系中，帮助患者探索自我，适应体象改变和角色转换。医护人员凭借自身知识的权威性，通过与患者建立信赖关系和对患者病情的掌握，更容易为患者提供心理支持。支持性干预常常以团体的方式进行，最为常见的是作为团体干预的一个重要元素而出现，但一对一的简单的支持性干预也能够起到积极的作用。

2.教育性干预（educational intervention） 是指通过健康教育提供信息来进行的干预。教育内容包括疾病及治疗相关信息、行为训练、应对策略和沟通技巧，以及可以利用的资源等。其中，行为训练即通过催眠、引导想象、冥想及生物反馈训练等教授患者放松的技巧；而应对技巧训练则通过教授患者积极的应对方式和管理压力的技巧来提高患者应对应激事件的能力。

对于那些可能对疾病有误解，甚至没有概念，以及对询问这类信息抱有迟疑态度的患者，教育性干预不仅为他们提供了有关疾病诊断和治疗的具体信息，而且还增强了他们的应对技巧。研究结果显示，以提供信息为主的单纯教育性干预或许会有帮助，但是当教育性干预作为综合性干预的一部分时，干预的有效性更为明显。

对于食管癌患者，建议在治疗前进行结构性的教育性干预，包括以下几个方面。

（1）术前教育：①向患者讲解肿瘤及治疗康复等方面的相关知识和手术的必要性，术前准备、术中配合及注意事项，术后插管的重要性，进食的目的等；②坚定患者治疗的信心，鼓励患者讲出顾虑，进行心理疏导，纠正患者对疾病的态度，从而改善情绪。

（2）术后教育：①向患者讲解术后消化系统生理功能的变化，让患者了解合理饮食对提高生活自理能力的重要性，讲明半卧位的意义及常见的并发症等；②术后放化疗的过程及可能的不良反应；③出院后按时复查，对患者进行自我护理宣教等。

（二）专业人员实施的心理治疗

1.认知行为治疗（Cognitive behavioral therapy，CBT） 是通过帮助来访者识别自己的歪曲信念和负性自动思维，并用他们自己或他人的实际行为来挑战这些歪曲信念和负性自动思维，以改善情绪并减少抑郁症状的心理治疗方法。

研究显示，CBT能显著改善乳腺癌患者的疼痛和心理痛苦，是改善重度抑郁最有效的方法，且对患者的远期心理社会功能和生活质量有积极影响。

2.正念减压训练（mindfulness-based stress reduction，MBSR） 正念（mindfulness）是指自我调整注意力到即刻的体验中，更好地觉察当下的精神活动，对当下的体验保持好奇心并怀有开放和接纳的态度。正念减压训练是所有正念疗法中研究最多的，也是最成熟的一种治疗方法，该疗法能够帮助患者纾解压力，从认知上完全地接纳自己，因此适用于所有类别和分期的恶性肿瘤患者。大量研究表明，坚持正念减压训练的恶性肿瘤患者的免疫功能达到更健康的水平，可有效改善恶性肿瘤患者的焦虑、抑郁，但疗效持续时间尚未确定。正念减压联合图文回馈教育能够显著改善早期食管癌患者术后的焦虑、抑郁情绪，提高希望水平，促进患者以积极面对的方式处理问题。

3.接纳–承诺疗法（acceptantce-commitment therapy，ACT） 是一种基于现代行为心理学的心理干预方法，应用正念、接纳、承诺和行为改变来创造心理的弹性，能够接纳自己的认知，活在当下，选择适宜的价值观，并付诸行动，其目的是增加我们的心理弹性，让我们能够同时体验和接纳好的感受和不好的感受，让我们的行为能够创造更有意义和更丰富的生活。

接纳-承诺疗法包括以下策略：①了解并尝试用比喻或体验为导向的练习；②帮助将患者置于“创造性绝望的状态”；③帮助患者区分一级痛苦和二级痛苦，接纳一级痛苦，认识并摆脱二级痛苦；④帮助患者与自我伤害的语言和思维模式保持距离；⑤帮助患者去体验一种与我们认为的我们应该怎样无关的自我；⑥帮助患者了解他们自己的价值观，并制订相关的目标，并在每天的生活中坚持践行这些目标。

接纳-承诺疗法不仅适用于癌症患者，还适用于患者家属。此法能够帮助他们更好地应对负性情绪和负性思维，减轻他们的痛苦，并且让他们学会善待自己，学会了解艰难的经验带给他们的价值。除此之外，他们感到干预支持他们获得新的观点，从感恩和更为积极的角度看待他们的经历。

4. *战胜恐惧疗法*（conquer fear）　是一种短程个体心理治疗，治疗目的不是完全消除对于复发的担心，而是帮助高恐惧复发转移的人减少对这一问题的重视和关注，为未来制定目标，为他们的生活赋予目的、意义和方向。2017年澳大利亚发表的一篇战胜恐惧疗法的多中心（纳入17个多中心）大样本（$n=121$）随机对照研究显示，战胜恐惧疗法在干预结束后即刻及干预结束后3个月和6个月对于减轻复发恐惧的疗效均优于对照组（注意力控制疗法）。

5. *叙事疗法*（narrative therapy）　是在叙事理论的基础上形成的，叙事疗法关注来访者带到治疗过程中的故事、观点和关键词，以及这些故事、观点和关键词对患者本人及周围人的影响。叙事疗法的基本方法可以在个体、夫妻和团体干预中应用。目前叙事疗法通常被应用于儿童、青少年和老年恶性肿瘤患者，以及恶性肿瘤患者团体治疗、居丧团体。叙事疗法是一种相对新型的治疗方式，但截至目前，有关叙事疗法效果的研究数量十分有限。

二、进展期食管癌患者心理治疗

进展期食管癌患者可能同时存在躯体症状的负担、人际关系的压力、死亡迫近的威胁、生存和死亡的痛苦，对于这部分患者的心理治疗，可以增加积极应对，增加情感的沟通与理解，重塑生命意义。研究表明，对于进展期癌症患者的抑郁而言，心理治疗优于药物治疗。目前推荐用于进展期癌症患者的治疗模式有CALM（Managing Cancer And Living Meaningful）治疗、意义中心疗法、尊严疗法和生命回顾疗法。

1. *CALM治疗*　是一种专门为进展期癌症患者设计的半结构化的个体心理治疗，翻译成中文为“癌症疾病管理与有意义地生活”，干预目标为处理进展期癌症患者的心理痛苦，促进患者心理成长，适用于预期生命≥6个月的患者。CALM治疗的理论基础包括关系理论、依恋理论和存在理论，包含3～6个治疗单元，每个单元时长为45～60分钟，在3～6个月完成。治疗涉及4个主题：①症状管理及与医护人员的沟通，探索症状管理的经验，支持患者与医护人员建立合作关系，帮助患者积极参与治疗和疾病管理；②自我的改变及与他人亲密关系的改变，处理自我感受的损害，以及社会关系、亲密关系因为进展期疾病影响而发生的变化；③灵性、意义感和目的感，探索患者的灵性需求，探讨患者面对痛苦和疾病时生活的意义和目的，促进患者将创造意义作为一项适应性的策略；④思考未来、希望和死亡，探索预期性的恐惧和焦虑，提供一个公开讨论生命结束和死亡准备的机会，将患者的死亡焦虑正常化。

研究表明CALM治疗对于进展期或转移性癌症患者是可行、可接受且有效的治疗方法，接受CALM治疗的患者更少表现出严重抑郁症状。Rodin等的随机对照研究显示CALM治疗可改善晚期癌症患者的抑郁症状，帮助患者做好终末期准备。

2. *意义中心疗法*（meaning-centered psychotherapy，MCP） MCP是一种适用于进展期癌症患者的心理治疗方法，通过维持或强化患者的意义感，帮助患者面对死亡的绝望和无望感，消除寻求速死的念头，改善患者的灵性健康状况。MCP的基本概念包括对意义的期望、生命是有意义的、自由的意志。Breitbart等的随机对照研究显示MCP可以帮助进展期癌症患者维持和增强意义感，改善患者的灵性幸福，减轻患者的抑郁，减少对死亡的焦虑和渴求。

有大量的证据表明，意义感的存在或灵性的安适对进展期癌症患者来说非常重要。意义感是指人们在最有活力的时刻的感受，与存在相连接，无论过去的事是喜是悲、是好是坏，当人们回顾它们的时候，会发现生活带来的肯定。生命的意义有四个主要的来源：①创造性来源（工作、事业、事迹、作品等）；②体验来源（艺术、自然、幽默、爱、美、关系、角色等）；③态度来源（个体对于苦难和存在性问题的立场）；④历史来源（从祖先那里继承到的价值观、美德，现在和将来维持或增强意义的关键因素，如我们的成就和我们能够留给后世的遗赠）。

MCP通常包括七个单元：第一单元聚焦意义的概念和来源，从日常生活和癌症两个方面来探讨；第二单元讨论癌症与意义，聚焦于患者癌症确诊前后的身份认同感；第三单元的主题是“生命是一种遗赠”，探讨意义的历史来源；第四单元通过讨论遭遇的生命局限来探讨意义的态度来源，探索这些局限在人们面对癌症寻找意义的过程中造成哪些影响；第五单元探索意义的创造性来源，包括患者既往在生活中通过各种方式进行的主动创造，以及在工作、家庭、社区等承担的责任；第六单元探讨意义的体验来源，并据此将爱、美丽、幽默与生命连接；第七单元回顾以前的单元，反思治疗经历，分享对未来的希望。

MCP帮助进展期癌症患者面对疾病和有限的生存期，为患者创造体验意义和创造意义的可能性，帮助患者在患癌期间发现、重建、维持甚至增强生命的意义，促进对意义来源有更好的理解，帮助患者寻找确诊癌症之后依然可以获得的意义资源，帮助患者重构癌症经历，将面对疾病与死亡时遭遇的障碍转化为拥有真实生活的可能性。MCP通过增强意义感和目的感、优化应对方式，使患者能最大限度地利用生命中剩下的时间，无论时间多长或多有限。

3. *尊严疗法*（dignity therapy） 尊严（dignity）是一种有价值感、被尊重或尊敬的状态，对于濒死的患者来说，尊严还意味着要维持躯体舒适、功能自主、生命意义、灵性慰藉、人际交往和归属关系。尊严疗法是对生存期已很短暂的人们所面临的现实困难和心理社会痛苦施予帮助，其独特性在于鼓励患者追忆生命中重要的、难忘的事件，对他们的人生有重要影响的思想和感受，以及生命中有意义的事和取得的成就，并鼓励患者与亲人分享他们的梦想与希望，传递他们的忠告或箴言，并讨论在他们离世后希望亲人以何种方式怀念他们。系统综述显示尊严疗法帮助进展期癌症患者增加活着的尊严感、意义感和目标感。

尊严疗法能够让饱受疾病折磨的终末期患者感受到自己是有价值的，是值得尊重的，从而保护终末期患者的尊严，帮助他们减轻心理痛苦，也帮助他们为即将到来的死亡做好准备，同时为患者家属留下宝贵的、充满爱意的书面资料，让家人丧亲的情感有所寄托，有利于减轻家人在居丧期的痛苦。尊严疗法的实施流程如下。

实施尊严疗法时，首先向患者介绍尊严疗法，然后为患者安排治疗，一般为1～2次，每次不超过1小时，两次治疗之间间隔1～3天，如果患者愿意在治疗过程中让家人陪伴在身边是可以的，录音是必需的，这是为了后期整理文字资料时不遗漏重要的资料，待书面资料整理完毕，录音可根据患者的意愿，删除或给患者/家人留存。治疗师要将录音材料转换成文本，让患者审阅编辑好的书面资料，并在接下来的1～2天根据患者的意见进行修改，最终把定稿的书面资料给患者。患者可与生活中的重要他人一起分享或赠与这份书面资料。治疗过程中，治疗师应根据患者的语言习惯，邀请患者参与到对话中来，并逐层展开主题对话，引导和鼓励患者进行回忆和讲述。在整个互动的过程中，治疗师需要营造一种尊严感，让患者感到自己是被接纳和尊敬的。

4. *生命回顾疗法*（life reviewing intervention，LRI） 是协助生命终末期患者回顾整个生命历程，从比较正面的角度重新诠释他们过往的生活经历，通过重新整理、分析、评价过去的岁月，达到生命的整合，为即将到来的死亡做好准备。生命回顾疗法尤其适用于老年肿瘤患者，对于老年人来说，他们的社会支持在逐渐缩减，回忆过往的生活经历对于他们来说有一种特殊的功能，可以让他们从生活往事中获得成就和意义感。给患者机会，让他们分享自己生命的故事，能够促进家庭内外情感的交流，帮助他们克服被遗弃和死亡的恐惧。

参考文献

罗亚利，2021．早期食管癌患者内镜黏膜下剥离术后癌症复发恐惧的影响因素．食管疾病，（2）：153-156.

马晓楠，2019．正念减压联合图文回馈教育对食管癌患者术后焦虑抑郁的影响．中国健康心理学杂志，2019（4）：589-593.

石小红，张学秀，杨磊，等，2021．早期食管癌内镜黏膜下剥离术前焦虑现状．中国健康心理学杂志，29（5）：666-669.

唐丽丽，王建平，2012．心理社会肿瘤学．北京：北京大学医学出版社.

Anderson LJ，Albrecht ED，Garcia JM，2017．Update on management of cancer-related cachexia．Curr Oncol Rep，19（1）：3.

Bortolato B，Hyphantis TN，Valpione S，et al，2017．Depression in cancer：the many biobehavioral pathways driving tumor progression．Cancer Treat Rev，52：58-70.

Breitbart W，Rosenfeld B，Pessin H，et al，2015．Meaning-centered group psychotherapy：an effective intervention for improving psychological well-being in patients with advanced cancer．J Clin Oncol，33（7）：749-754.

Breitbart WS，Poppito SR，2021．进展期癌症患者意义中心个体心理治疗手册．唐丽丽，译．北京：北京大学医学出版社.

Hellstadius Y，Lagergren J，Zylstra J，et al，2016. Prevalence and predictors of anxiety and depression among esophageal cancer patients prior to surgery. Dis Esophagus，29（8）：1128-1134.

Lu ZH，Fang Y，Liu C，et al，2021. Early interdisciplinary supportive care in patients with previously untreated metastatic esophagogastric cancer：a phase III randomized controlled trial. J Clin Oncol，39（7）：748-756.

Martínez M，Arantzamendi M，Belar A，et al，2017. 'Dignity therapy'，a promising intervention in palliative care：a comprehensive systematic literature review. Palliat Med，31（6）：492-509.

Meyer F，Fletcher K，Prigerson HG，et al，2015. Advanced cancer as a risk for major depressive episodes. Psychooncology，24（9）：1080-1087.

Okuyama T，Akechi T，Mackenzie L，et al，2017. Psychotherapy for depression among advanced，incurable cancer patients：a systematic review and meta-analysis. Cancer Treat Rev，56：16-27.

Rodin G，Lo C，Rydall A，et al，2018. Managing cancer and living meaningfully（calm）：a randomized controlled trial of a psychological intervention for patients with advanced cancer. J Clin Oncol，36（23）：2422-2432.

Watson M，Kissane DW，2016. 癌症患者心理治疗手册. 唐丽丽，译. 北京：北京大学医学出版社.

第四篇

食管癌的精准康复与随访

第14章

食管癌的精准康复

以手术为主的多学科综合治疗模式是食管癌根治性治疗的主要方式。随着全国性食管癌规范化诊疗培训的开展，我国食管癌外科治疗技术和规范化诊疗模式不断发展并逐渐趋于成熟。食管癌术后管状胃得到了广泛的应用，已逐渐取代传统的食管胃吻合术，管状胃的优势较为明显，其并发症、近期疗效及远期生活质量均优于其他食管重建方法。近年来，胸腹腔镜微创技术的日益成熟、组织器官保护理念的重视、管状胃技术和吻合技术的提高，使食管癌术后并发症的发生率降低，患者术后的康复需求也和以往不同。与此同时，随着移动数字医疗和患者自我报告结局相关研究的发展，电子化的患者自我报告症状监测（electronic-patient reported outcome，e-PRO）不断发展并应用于临床，这些也为食管癌临床康复带来了新的突破。

第一节　食管癌全程精准康复理念和管理策略

一、食管癌全程精准康复的理念

肿瘤全程管理是一种新的理念和治疗策略，从肿瘤的预防到终末期的姑息治疗，管理贯穿着肿瘤康复的全程，从简单的患者管理上升为健康管理。肿瘤康复全程管理是从肿瘤患者的早期诊断、综合治疗、康复随访到临终关怀的一系列疾病发展过程的介入、干预和指导管理模式。肿瘤康复全程管理的根本目的是为肿瘤患者制订一整套基于循证医学下的个体化康复方案。食管癌全程精准康复的定义如下：基于多学科合作团队，以食管癌患者的需求为中心，从诊断开始直至生命结束，所提供的一系列身心及社会支持、医疗与服务。

二、食管癌全程精准康复的管理策略

1.“因时制宜”的食管癌康复管理策略　根据肿瘤康复的不同时期及目的，采取不同的管理策略。①预防性康复期：广泛普及防癌知识，采取积极措施预防肿瘤的发生，对肿瘤患者应尽早明确诊断，尽早治疗，预防或减轻身心功能障碍的发生。②恢复性康复期：患者肿瘤得到治疗控制，进入恢复期时要使患者的身心功能受损状态尽快减轻到最低程度或得到代偿，使其可自理生活，参加力所能及的工作，回归社会，提高生存质量。③支持性康复期：治疗后患者的肿瘤没有得到控制而带瘤生存或病情继续进展时，应尽量减缓肿瘤的发展，预防或减轻并发症，延长存活期，改善健康和心理状况，减轻功能障碍。④姑息性康复期：患者肿瘤进入晚期应尽可能减轻症状，预防和减轻并发

症，使其精神得到安慰和支持，直至临终。

2."因地制宜"的康复管理策略　根据我国人口学分布特点及城乡区域发展的不同、城乡居民医疗卫生条件的差异，分别采取不同的管理策略。①农村：全科-家庭医学管理模式。建立包括区/县卫生疾控中心、乡镇卫生院、家庭医师的三级网络体系，成立督导小组，建立督导体系；由于我国农村居民较普遍存在卫生健康意识较落后的特点，主要由乡镇卫生院负责对农村癌症幸存者进行点对点康复管理。②城市：以社区为基础的网络化管理模式。我国城市居民多以社区为单位居住，社区卫生服务中心为辖区内的居民提供基本的健康服务，在肿瘤康复中发挥着重要作用，建立医院-社区卫生服务中心网络化管理模式。社区可建立肿瘤患者登记随访电子档案，并与上级医院形成网络关联，形成一套从筛查、诊断、治疗到姑息治疗期的全程康复管理体系。

第二节　食管癌综合康复需求的精准评估

康复治疗前首先需要对每一位患者进行康复需求的个人评估。评估内容包括患者的日常生活能力、症状、心理、社会支持等方面。通常采用对患者进行问诊、体格检查的方式或心理专家通过常规心理困扰因素筛查程序进行心理评估来完成。评估方法的核心即应用标准化评估量表测定患者的生命质量，并确定患者的哪些康复需求可以得到满足。这既可以是通用的康复问题，也可以是针对患者的某些具体问题进行。除了协助入院前或者住院时的患者康复需求评估外，这些量表也能有效地用于评估患者出院或随访时临床肿瘤康复方案的效果。常用量表介绍如下。

（一）普适性生活能力评估

1. ADL量表　日常生活能力评定量表（Activity of Daily Living Scale，ADL），该量表由Katz于1959年提出，1976年修订。评估的指标包括洗澡、穿衣、如厕、进餐、床椅转移及大小便自我控制等6项日常活动。修订的ADL量表分躯体活动（physical ADL）和日常家务活动（instrumental ADL）两部分。前者是维持躯体活动的基础，后者是维持社区活动的基础。该量表主要用于评估慢性疾病患者和老年人的基本生活能力，也用于评估肿瘤患者的基本生活能力。

2. Barthel指数（BI）及改良Barthel指数　Barthel指数是评估日常生活活动最基本的、具有共同性的身体动作，该量表可对进食、洗澡、修饰、穿衣、控制大便、控制小便、如厕、床椅转移、平地行走及上楼梯十项日常活动的独立程度进行打分，借此对患者的生活能力进行评估，生活独立能力与得分呈正相关。改良Barthel指数是在评定内容不变的基础上对Barthel指数等级进行加权，将十项评估项目细分为1～5级，更加细化每一项指标占最终评分的权重，以达到评估患者日常生活能力的目的。改良Barthel指数可作为癌症患者康复目标评估的基本方法之一。

（二）癌症患者生命质量评估

1. EORTC QLQ-C30量表系列　为欧洲癌症研究与治疗组织（European Organization

for Research and Treatment）的生命质量核心量表。该量表最早是针对癌症患者开发的共性量表，此后在共性量表的基础上增加不同的特异性条目（模块）即构成不同病种的特异量表。EORTC QLQ-C30第1版于20世纪90年代初开发成功，几经修改后于1999年推出了第3版。该版本量表共30个条目，其中条目29、条目30分为7个等级，其他条目分为4个等级进行评分。根据条目是生命质量构成部分中的不同方面，该量表分为15个领域（维度），包括5个功能领域（躯体、角色、认知、情绪和社会功能）、3个症状领域（疲劳、疼痛、恶心呕吐）、1个总体健康状况量表和6个单一条目（每个作为一个领域）。目前该量表系统已针对不同病种开发出了多个特异性模块，包括食管癌专业量表。

2.*癌症治疗功能评价系统（functional assessment of cancer therapy，FACT）量表系列*　是由美国西北大学转归研究与教育中心（Center on Outcomes Research and Education，CORE）的Cella等研制的。该系统由一个测量癌症患者生命质量共性的普通量表FACT-G和一些针对特定癌症病种的子量表模块构成。FACT-G在整个体系中起着关键作用，也是基础部分，各种癌症的生命质量测定均需使用，其既可以与各特异模块结合使用，也可以单独使用测定共性部分4。FACT目前已经发展到第4版（V4.0）。FACT-G（V4.0）由27个条目构成：生理状况7条、社会/家庭状况7条、情感状况6条和功能状况7条。国内目前应用较广泛的FACT-G中文版是CORE严格按照量表翻译的一套方法程序，由27个相应的中文条目构成。

（三）健康相关认知

1.*疾病感知问卷（IPQ-R）*　为了测量疾病感知，Weinman等于1996年编制了疾病感知问卷（illness perception questionnaire，IPQ），Moss-Morris等于2001年将其修订成改良疾病感知问卷（the revised illness perception questionnaire，IPQ-R），该问卷共包括70个条目，分为3个部分：第1部分是症状识别维度，包括14个基本症状或体征；第2部分原作者未具体命名，共7个维度38个条目，包括病程长短、预后、自我控制信心、治疗信心、疾病一致性、复发及情感陈述；第3部分为病因维度，共包括18个条目。后2个部分每个条目的回答均采用1～5级评分，分别为完全不同意、不同意、没意见、同意和完全同意。该量表能较全面地评估患者对疾病的感知情况，临床可应用于恶性肿瘤、心血管疾病、神经系统疾病等疾病患者。

2.*多维度健康状况心理控制源量表（multimentional health locus of control，M HLC）*　是由Wallston于1978年以Levenson的IPC（internality，powerful others，and chance scales）量表为基础编制的。它包括2个平行的可互换的版本——表A和表B，条目均为18项。1994年，原作者又编制了一种MHLC的条件特殊性版本（MHLC-C），该量表分为内控性量表（IHLC）、有势力的他人控制量表（PHLC）和机遇量表（CHLC）3个子量表，每个子量表均有6个条目，评估采用Likert 6点法，得分范围为6～36分，从不同方面评定个体对健康的看法。该量表是目前使用最广泛的心理控制源评定量表，主要运用于健康人，如学生、护士、秘书、医师等，也可用于糖尿病、高血压及正在接受血液透析或化疗的癌症患者。

（四）癌症的应对

1.照顾者负担问卷（CBI） CBI是Novak等于20世纪90年代末期编制的，采用量性研究和质性研究相结合的方法。该量表共包含5个维度，即时间依赖性负担和发展受限性负担（各包含5个条目），身体性负担和社交性负担（各包含4个条目），以及情感性负担（包含6个条目）。评分采用Likert 5级评分法，每个维度的得分最低为0分，最高为24分；量表总分最高为96分。分数越高，家庭照顾者负担越重，CBI最初是为阿尔茨海默病患者的照顾者研制的，后逐渐推广应用于其他慢性病，包括癌症患者。

2.应对量表（COPE） COPE是Carver等制定的用来测评人们应对反应的基本策略的测量工具，被国内外学者广泛使用。COPE所涉及的测评维度在同类量表中最多，最初版本包含53个条目，14种应对方式。后来Carver补充了一些条目，增加了“幽默”这一维度。目前常用量表包含积极重新解释与成长、心理隔离、情绪专注与宣泄、寻求工具性社会支持、积极应对、否认、宗教应对、幽默、行为隔离、压抑、寻求情绪性社会支持、使用烟酒/药物、接受、抑制干扰性活动和计划15个维度，每个维度所包含项目数均为4个，评估采用四点计分法。该量表以其丰富的测评维度，为临床提供了详细评估一般个体及癌症患者应对活动的可能性。

（五）症状评估

1.埃德蒙顿症状评估量表（edmonton symptom assessment scale，ESAS） 是一个公认的以患者为中心的评估晚期癌症患者生活质量的问卷量表。它评估包括疼痛、疲倦、恶心、抑郁、焦虑、思睡、食欲、幸福感及气紧9个方面在内的生活质量相关项目，是一个多症状调查量表，量表中每个方面采用0～10分的分级法对躯体症状、心理症状及整体的自我感觉进行评价，得分越高，提示症状越严重，目前ESAS也被用于肿瘤患者生活质量的评估。

2.安德森症状评估量表（MD Anderson Symptom Inventory，MDASI） 是由美国得克萨斯州大学安德森癌症中心的Cleeland等于2000年研制的多症状自评量表，该量表由两部分组成，第一部分包含疼痛、疲劳、恶心、睡眠不安、苦恼、气短、健忘、食欲减退、嗜睡、口干、悲伤、呕吐、麻木感13个核心症状条目。每项从0分到10分，0分表示“无症状”，10分表示“能想象的最严重的程度”，用以评估以上症状的严重程度；第二部分是评估上述症状对一般活动、工作、情绪、行走、人际关系、生活乐趣6项日常生活的干扰程度，每项采取相似的计分方法，0分表示“无干扰”，10分表示“完全干扰”，该量表是广泛适用于不同类型和治疗的癌症患者。此后根据不同癌种各自的特点，量表制定者又在原量表基础上增加了针对不同癌症特有的症状，形成MDASI的一些特异性模块，用于不同病种癌症患者的症状评估。

3.记忆症状评估量表（memorial symptom assessment scale，MSAS） 由美国纪念斯隆-凯特琳癌症中心研制，该量表包括生理症状、心理症状和总困扰指数3个分量表。其中，24个条目从4个维度评估患者在疾病和治疗期间相关症状的发生率、频繁程度、严重程度及困扰程度。另外8个条目从3个维度评估相关症状的发生率、严重程度及困扰程度。发生率通过“有”或“无”来反映，频繁程度、严重程度采用Likert 4级评分法，1～4分分别代表“极少”至“几乎一直有”“轻度”至“很严重”，困扰程度采用Likert 5级评分法，0～4分分别代表“完全没有”至“非常多”。该量表是一个多症状、多维度的评估工具，目前已广泛应用于癌症患者临床症状的评估。

（六）心理评估

1. 医院焦虑抑郁量表（hospital anxiety and depression scale，HADS） 由Zigmond和Snaith于1983年编制，是筛查躯体疾病患者焦虑抑郁的最常应用工具之一，广泛应用于临床各科焦虑和抑郁的检测。该量表由2个分量表共14个条目组成，7个条目评定焦虑（HADS-A），7个条目评定抑郁（HADS-D）。每个条目均采用Likert 4级计分（0～3分），每个分量表的计分范围为0～21分。目前国内外多项研究结果显示，公认的是以9分为临界点筛选焦虑和抑郁较为可靠，但HADS在晚期癌症患者中的特异度和灵敏度均较低，因此HADS仅用于早期癌症患者的焦虑和抑郁症状的筛查，不推荐用于晚期癌症患者发生抑郁的判定。

2. 贝克忧郁量表（Beck Depression Inventory，BDI） 是应用广泛的抑郁症状自评量表之一，在各种疾病人群和普通人群的抑郁症状评估中均得到应用。该量表的第1版由贝克等于1961年编制，其中文版在国内获得广泛使用。1996年贝克等在第1版基础上，根据DSM-Ⅳ抑郁症诊断标准进行修订，编制第2版量表。该量表把抑郁分为3个维度：①消极态度或自杀，即悲观和无助等消极情感；②躯体症状，即表现为易疲劳、睡眠不好等；③操作困难，即感到工作比以前困难。量表共包含21项抑郁症患者常见症状和态度，如抑郁、失败感和自杀想法等，由受测者根据有无症状及症状严重程度选择回答，各项目评分相加得总分，根据总分高低评定有无抑郁和抑郁严重程度，贝克忧郁量表具有简洁、有效等特点，是应用最为广泛的测量抑郁水平的工具。

3. 简明症状量表（brief symptom inventory，BSI） 是由Derogatis在SCL-90的基础上简化后编制的，其条目数由SCL-90的90条减少至53条，是短版本的SCL-90。BSI量表的条目均选自SCL-90各因子中具有较高因子负荷的条目，用于评估精神病患者、内科患者和健康人群的心理状况。该量表共含9个因子，包括躯体化、强迫症状、人际关系敏感、抑郁、焦虑、敌对、恐怖、偏执、精神病性，采取0～4级评分，分数越高表明健康问题越严重，其用于评估肿瘤患者的临床症状，较SCL-90耗时更短，实用性更高。

4. 心理痛苦温度计（distress thermometer，DT） 是NCCN推荐使用的快速识别患者心理痛苦的筛查工具，该量表分为两部分：第一部分为心理痛苦温度计，包括0～10共11个尺度（0表示无痛苦，10表示极度痛苦），患者对自己近1周所经历的平均痛苦水平进行打分，1～3分为轻度痛苦，4～6分为中度痛苦，7～9分为重度痛苦，10分为极度痛苦。第二部分为心理痛苦相关因素调查表，包括实际问题6个条目、交往问题4个条目、情绪问题9个条目、躯体问题20个条目和精神宗教信仰问题1个条目，共计5个维度40个条目，每个条目采用“是”或“否”进行评价。该量表填写简便、操作性强，在肿瘤患者心理状况评估中有较大的应用价值。

5. 一般健康问卷（General Health Questionnaire，GHQ） 又可翻译为总体健康问卷，

由英国医师Goldberg等于1972年编制。问卷原有60项问题，后经过逐渐简化，发展为30项问题的GHQ-30、28项问题的GHQ-28和12项问题的GHQ-12三个缩减版本。目前使用最普遍的是GHQ-28和GHQ-12。GHQ-28包括28个项目，由躯体症状、焦虑/失眠、社会功能障碍和严重抑郁4个因子组成。评估采用4级评分法，回答前两项者计0分，回答后两项者计1分，分数越高，表示受试者的近期心理健康状况较前几周越差，GHQ问题简单易懂，评定重点是受试者最近的心理变化，临床可用于评估肿瘤康复患者的精神状况。

（七）社会支持评估

我国学者肖水源在参考国外有关资料的基础上，编制了适合我国国情的社会支持评定量表。研究提示该量表具有良好的信效度，适合国内研究使用。社会支持评定量表包括客观支持（3条）、主观支持（4条）和个人对社会支持的利用度（3条）3个维度，共10个条目和37小项内容。①主观支持：是指个体在社会中受尊重、被支持、被理解的情感体验。②客观支持：是指客观的、可见的或实际的支持，包括物质上的直接支援，社会网络、团体关系的存在和参与等。③个人对社会支持的利用度：个人遭遇生活事件时能利用别人支持和帮助的程度，个体对社会支持的利用存在差异，有些人虽可获得支持，却拒绝别人的帮助，并且人与人的支持是一个相互作用的过程，一个人在支持别人的同时，也为获得别人的支持打下了基础。测试时间与运动能力和日常生活活动能力评估同期进行。量表分析方法包括①总分：即10个条目计分之和；②客观支持分：2、6、7条评分之和；③主观支持分：1、3、4、5条评分之和；④对支持的利用度：第8、9、10条。

为制定食管癌术后精准康复措施，四川省肿瘤医院胸外科中心团队采用MDASI量表对食管癌患者术后1日、3日、5日、7日、14日、21日、30日、90日的症状进行纵向追踪评估，该研究结果显示食管癌患者术后疼痛、疲乏、口干、失眠和心理困扰是影响患者术后康复的核心症状。该研究是第一个食管癌患者术后高频次纵向症状监测研究，将为食管癌患者术后精准康复提供重要参考。患者自我报告症状监测研究和移动数字化医疗的发展，将为食管癌患者提供更加便捷和科学的康复干预措施。

第三节　食管癌精准康复计划及方法

一、制订食管癌康复计划所需条件

1. 制订食管癌康复计划的准备　在给患者制订肿瘤康复计划前，首先需拟制一个合适的如何进行肿瘤康复计划的计划，要防止与其他计划重复：需要准备计算机设备记录病例；选择比较合适的人制订计划书并执行评估（医务人员，经过语言对话训练并具有二级心理训练二级证书）；时间的管理（患者和计划者都是从最初肿瘤的诊断开始，直到患者痊愈或临终）；选择合适的评估工具，还需与多学科团队合作。这里需要说明的是，在美、英等国，制订计划的人选为研究护士，研究护士是大学毕业，有的可以有处方权，在中国制订计划书的人选应为临床医师。

2.制订肿瘤康复计划书的基本内容　计划书的内容一般包括患者姓名和识别信息，进行评估的医疗专业人员的姓名和完成日期，描述患者的关键问题或需求，协商解决关键需求的行动（可能包括已经实施的任何服务或支持的说明），帮助患者知道联系谁可以获得更多帮助。

二、食管癌康复计划的整体评估需求和规划

1.制订食管癌康复计划的全面评估的实施　评估交流对话本身是一种高影响力的干预，它应该具有治疗价值及它自己的权利。因此康复计划应该表达患者的真实需求（并且应征得患者同意），以满足他们的需要。确保提供足够的信息，以避免其他人做繁琐而耗时的重复工作。虽然康复计划没有硬性的结构，但在评估患者的康复计划中至少应该包含以下内容：①患者的姓名和可辨别身份的信息。②评估日期和评估者的姓名。③描述患者的关键问题所在或患者的需求。④同意解决关键需要的方式（这里可能包括原有的康复和治疗）。⑤记述者已知道获得帮助的联系信息。⑥特别要记录患者是否同意评估信息与其他健康和社会护理人员分享。

2.食管癌全面评估信息的分享和衡量评估的有效性　在被评估患者同意的情况下，肿瘤全面评估信息可与患者的家庭医师、地区护士、社会关怀团队、医院专家、相关的康复团队、有关健康人员、临终关怀团队、社区姑息治疗团队、社会工作者及福利权益顾问等分享。而肿瘤全面评估的有效性往往通过肿瘤患者的问卷和反馈来评估。

食管癌康复的全面评估可参考当前其他国家已成熟的经验和有关政策，根据患者人群的身体素质、社会和经济环境而制定出具有中国特色的食管癌全面评估的政策和具体实施条例。

三、食管癌全程精准康复方法

食管癌全程精准康复涵盖了患者康复全过程中的生理、心理和社会等方面的需求，由于疾病的特殊性，结合患者的具体康复需求，食管癌全程精准康复方法主要包括心理康复、营养康复和运动康复。营养相关内容已在本书第13章详细介绍，因此本部分将重点阐述心理康复方法和运动康复方法。

（一）心理康复方法

据研究报道，食管癌合并心理障碍患者的比例为20%～60%，晚期患者的比例可高达70%。不良情绪对癌症的发生、发展和结果有很大的影响，甚至加速癌症的恶化。同时，手术、放疗及化疗等针对食管癌的治疗方法常引起各种不适症状，会进一步加重患者的上述心理问题。心理压力过大常引发免疫及内分泌功能障碍，推动病情继续发展，甚至导致患者死亡。因此，加强心理治疗、缓解心理压力对于提高患者免疫及内分泌功能、改善患者预后具有重要作用。

1.心理干预治疗原则

（1）心理疏导：对于晚期食管癌患者，除了提供药物或手术治疗，对其进行心理疏导也至关重要。医护人员要注意观察患者的情绪变化，对患者的心理状态进行科学的评

估，积极与患者进行交流沟通，耐心倾听患者心中的诉求，及时发现患者的痛苦与焦虑情绪，尽量满足患者的合理需求，减轻患者的心理压力，消除不良的心理反应，帮助其建立比较乐观积极的心态，增强其战胜疾病的信心。

（2）疼痛护理：疼痛是晚期食管癌患者的主要且最重要的症状，医护人员应指导患者正确表达疼痛，及时帮助患者分析疼痛出现的原因，解释与疼痛有关的生物心理学问题，多与患者交谈疾病以外的话题，以转移其对疼痛的注意力。同时要按照WHO三阶段止痛原则遵医嘱给予镇痛药物，并根据患者的喜好、生活背景、文化水平采用分散注意、放松疗法、皮肤刺激法等个体化干预方式缓解其疼痛。另外，还可以让患者通过听音乐、读报、看书等形式放松心情，以便保持愉悦的心理状态，从而缓解疼痛。

（3）家庭社会支持：充分利用家庭社会支持系统，鼓励患者多与其他患者、家人、朋友进行积极的交流与沟通，学会用宣泄、倾诉的方式减轻焦虑和抑郁情绪，获得家人精神上的支持与帮助，提高对焦虑、抑郁、疼痛等的应对能力。同时鼓励患者主动接受亲朋好友的帮助，增加与外界的联系。

（4）生理舒适支持：将兴趣爱好相投的患者安排在同一病室里，鼓励他们相互交流，沟通食管癌康复方法，以取得心灵上的共鸣，相互鼓励，以期提高治疗的契合度。

（5）饮食护理支持：晚期食管癌患者往往会有吞咽困难、营养不良等症状，更容易出现负性情绪，这些不良心理问题严重影响治疗效果和生活质量。因此，医护人员应做好晚期食管癌患者的饮食指导，为患者制订科学的饮食计划，指导患者少食多餐，建议他们适当吃一些富含高蛋白、高维生素的流质或半流质饮食，以弥补其体能消耗，嘱患者不要进食寒凉的、不洁或不新鲜的食物。

（6）充分尊重：在日常护理过程中将患者视为有尊严、有需要、有思想、有愿望的完整个体，在治疗过程中充分尊重患者的隐私权、知情权、宗教信仰和生活习惯等。

（7）临终关怀：是为生命即将结束的患者提供全面的身心照护，尽可能地减轻临终患者生理、精神及心理上的痛苦，增加患者的舒适程度，提高患者的生存质量，维护临终患者的尊严。同时，医护人员还应对年龄、性格、社会阅历、病程长短各不相同的患者采取不同的方式，帮助患者正确认识生、老、病、死这一自然规律，认识到生命的真正价值在于质量，帮助其摆脱对死亡的恐惧和不安，尽可能提高患者的生存质量，同时医护人员应尊重患者的意愿，允许其保留自己的生活方式，有尊严地走完自己最后的人生旅程。

2.心理治疗的方式 对癌症患者实施心理治疗是为了帮助患者在患病期间培养积极的应对方式，改善负性情绪，促进其康复和心理成长。许多适用于普通人群的心理治疗模式也能够应用于食管癌患者。常见用于癌症的心理治疗方式包括个体心理干预模型、团体心理干预模型、夫妻和家庭干预模型及跨越不同生命周期的干预。

有研究显示，认知行为干预能够纠正放疗、化疗癌症患者对疾病本身及治疗产生的负性情绪和伴有的不良行为，减轻患者身体和心理的不良反应，有效改变患者潜在的功能失调性认知假设，减轻躯体症状。目前有专为癌症患者设计的心理治疗，如支持-表达团体心理治疗；也有一些令人振奋的新干预模式不断被提出，目前正在效果检验中，如CALM心理治疗。这些治疗极大地改善了对癌症患者的照护。

在所有心理治疗方法中，支持性心理干预是最简单也是最重要的一种。支持心理治疗几乎是所有癌症患者心理治疗方法中的必备要素，目的是帮助患者处理痛苦情绪，强化自身已存在的优势，促进对疾病的适应性应对；在相互尊重与信任的治疗关系中帮助患者探索自我，适应体象改变和角色转换。治疗内容包括以下几项。

（1）为患者提供一个安静的、支持性氛围。

（2）耐性倾听患者的故事，并对患者的不良情绪给予理解、正常化和共情的回应、减轻他们的病耻感。

（3）与患者一起讨论造成紧张气氛、引起他们强烈情绪反应或影响其应对疾病的信息帮助患者积极处理负性情绪。

（4）为患者及其家人提供他们需要的信息和可利用的资源。

（5）在患者遭遇打击而出现心理危机时给予干预。

（6）通过认知行为技术和问题解决策略帮助患者改善认知，做出合理的决策。

（7）促进患者与照护者、医护人员的沟通。

（8）如果有必要，在患者允许的情况下，也可以将家人也纳入支持治疗。

3.*心理康复治疗过程中应注意的问题* 在对食管癌患者进行心理治疗的过程中，需注意治疗形式（治疗的时间、地点、治疗关系设置等）和治疗内容两方面的问题。

（1）治疗形式的问题

1）治疗时间：食管癌患者的精力和体力是随疾病和治疗而不断变化的，因此在进行心理治疗的过程中要考虑到患者的疲乏程度和疾病阶段。常规的心理治疗一般是每次40～60分钟，对于精力、体力比较差的患者，有时治疗要缩短到20分钟甚至更短。对于身体状况比较差的患者，即使对话很简短，会谈也可以很有意义。

2）治疗频次：通常设置为每周一次，可随患者实际情况而调整。如果患者体力较差或家离医院较远，心理治疗的频次可以与患者规律回医院接受治疗的频次保持一致，这样不会增加患者的额外出行负担。如果患者进入康复期，觉得能够谈论疾病之外的话题时，会谈频次也可以适当减少。一旦患者遇到新的心理挑战，如治疗失败、家庭变故等，治疗频次又会变得密集。

3）治疗地点及形式：心理治疗室是最佳的治疗地点，单人病房也是不错的选择。对于一些体力差的住院患者，有时也可以进行床旁心理治疗。对于交通不便的患者，有时可以选择电话、邮件、网络视频的方式，重要的是让患者感受到心理上的陪伴和支持，让患者觉得“你一直和他（她）在一起”。

4）治疗关系的设置：传统的心理治疗要求治疗师应避免与来访者进行肢体接触，但对于癌症患者来说，有时肢体接触是允许的，如握着患者的手或拍拍患者的肩膀。另外，在治疗的过程中需要注意患者的状态，是否有一些小的需求，并提供帮助。例如，帮助口渴的患者递水杯，或者帮助患者坐得更舒服等。当然，帮助要有一定的限度，治疗师还是不能替代患者家属或主管医师、护士的角色。

（2）治疗内容方面的问题

1）关注患者的病情：除了治疗形式更加灵活，在对食管癌患者心理治疗的过程中，很重要的一点是要了解患者的疾病阶段和病情发展趋势。在初次访谈的时候，需要了解患者的诊断、分期、预后、目前的治疗和治疗常见的不良反应，必要的时候甚至要与患者的主治医师或之前的治疗师进行联系，全方位了解患者的病情及心理社会背景。这样可以发现患者对疾病是否有不恰当的认知，便于纠正患者的不良认知。如果治疗师对患者医疗背景的了解不足，或对疾病和治疗缺乏相关知识，就很难取得患者的信任，从而不能为他们提供有效的心理支持。

2）治疗内容的灵活性：经验丰富的临床医师需要保持治疗的灵活性，这一点在癌症患者心理治疗的过程中更为重要。因为在癌症患者身上，似乎只有变化恒定不变。对于刚刚得知诊断的患者来说，治疗的内容应该是帮助他们面对疾病，并尽快做出适合他们的治疗决策；而对于治疗期的患者，治疗应帮助他们正确认识治疗的效果和不良反应，有效地与医护人员进行沟通。帮助患者学会放松和转移注意力。在治疗结束时，患者的心理常常会很矛盾，一方面，痛苦的治疗即将结束，治疗带来的不良反应也会随之缓解，另一方面，治疗结束后患者与医护人员接触的机会减少，因此治疗带来的安全感也随着治疗结束而结束了。临床医师需要体会患者这种矛盾心理，帮助患者缓解由内心矛盾而产生的焦虑和不安。食管癌患者在治疗过程中不得不面对他们身体某些部分或功能的缺失，如饮水、进食时支架带来的不适、手术吻合口狭窄或食管瘘等，这些毁灭性缺失会让患者陷入深深的悲伤。倾听、陪伴、帮助患者接纳自己并探索可能的替代性解决方法是这一阶段的患者所需要的。当病情缓解时，患者可能会更多地考虑家庭事务或深层次的个人问题。这时，根据患者的需要，也可以将话题转移到癌症之外更有意义的事情上，帮助他们通过患病获得更多的心理成长，更好地回归正常的生活。

3）注重细节：在癌症患者心理康复过程中，有一些细节是需要特殊关注的，如不要在治疗过程总是责备或否定患者。很多患者在患病后存在内疚和自责心理，觉得是自己不好的性格或不良的生活习惯导致自己患癌，给家人带来了负担，这个时候责备患者是没有意义的。另外，不要给患者提供与实际不符的安慰或保证，如"别担心，一定会康复的"。

总之，国内癌症患者对心理治疗在肿瘤康复治疗中的重要性缺乏足够的认知，治疗依从性低，如何更好地把心理治疗介入康复治疗是目前我国癌症康复治疗过程中有待重视和解决的问题，值得开展相关临床研究促进患者的康复治疗。

（二）运动康复方法

食管癌引起的相关疲劳、进食障碍、心肺耐力下降等是常见的症状，即使在根治术后也会延续多年，给癌症存活者带来了相当大的痛苦。传统上认为，癌症出现相关疲劳者应该限制活动、降低能量消耗、依赖他人完成日常生活中所需要的活动。但是越来越多的研究新证据表明，癌症患者进行适当的体力活动能够给生理、心理带来大量的益处。

1.运动测试　食管癌高发于中老年人，因此有一些疾病很可能与恶性肿瘤并存，如心肺疾病、糖尿病、骨质疏松症和关节炎等。治疗食管癌的方法有外科手术、放射治疗、化学治疗和生物疗法。在消灭癌细胞的过程中，一些治疗手段也能破坏健康组织。患者在治疗期和治疗后可能经历一些限制运动能力的不良反应。此外，由于有氧能力、肌肉组织和关节活动度的下降，身体总体功能普遍减弱。即使在存活5年或有更多后期治疗的恶性肿瘤幸存者中，一半以上可能出现身体活动能力受限，包括屈膝/站立2小时、举重10磅（4.5kg）和步行1/4英里（0.4km）。

在恶性肿瘤患者的运动测试和训练的安全问题上，目前还没有一致的专家共识和立场。参考美国运动医学学会（American College of Sports Medicine，ACSM）运动测试与运动处方指南对食管癌患者进行运动测试。如果有并存疾病、某种特定疾病的相关症状或者治疗相关不良反应，要求根据下述情况对测试过程进行调整。

（1）恶性肿瘤和恶性肿瘤的治疗有可能影响健康相关体适能的组成部分，如心血管功能、肌肉力量和耐力、身体成分、柔性、步态和平衡。理想的情况是，恶性肿瘤患者应该接受一个全面的体适能评估，包括健康相关的体适能的所有组成部分。

（2）在运动测试前，应对恶性肿瘤并发症和运动禁忌证做一个全面的筛查，包括病史、身体检查和实验室检查，如全血细胞计数、血脂测试和肺功能测试，并与肿瘤科医生一起了解患者恶性肿瘤的发生部位、治疗相关情况和特殊的脏器功能改变。

（3）强烈推荐在症状限制性或者最大运动试验中进行医务监督。

（4）关于测试协议书的决定可能受个体特殊疾病或者治疗相关限制条件的影响。然而，次极量强度测试至少应达到个体日常活动能力预期的强度水平。

（5）关于测试方法的决定可能受个体特殊疾病或者治疗相关的限制条件的影响。

2.运动处方　关于每种类型恶性肿瘤患者运动处方的最佳组成建议，目前还不充分。现有的推荐给恶性肿瘤患者的训练方案的组成与美国运动医学学会对有氧运动、抗阻和柔韧性练习的原则一致，也与美国癌症协会关于恶性肿瘤患者每周至少5天、每次30～60分钟的中等到较大强度体力活动的建议一致。

在较大强度运动前应进行医学检查。在运动前、中、后应该监测血压、心率和其他相关生命指征。如果有异常症状出现（如头晕、恶心或胸痛），要立即停止运动。

频率：每周3～5天有氧运动，每周2～3天抗阻运动，两组抗阻运动之间至少有48小时恢复时间；每周2～7天柔韧性运动。强度：有氧运动强度达到40%～60%储备摄氧或储备心率；40%～60%最大力量强度的抗阻运动；做柔韧性练习时，缓慢牵拉拉伸点。时间：有氧运动，每天30～60分钟（如果必要，可分为几组进行）。抗阻训练，1～3组，每组练习重复8～12次，体质差、疲乏和虚弱个体的最大上限是15次。柔韧性训练，每次牵拉持续10～30秒，重复4组。类型：有氧运动，使用大肌肉群进行长时间、有节奏的活动（如走路、蹬车、蹬脚踏车、游泳）。抗阻训练，如重力练习、抗阻练习器、负重功能练习（如坐-站练习），着重练习主要肌肉群。柔韧性训练，进行主要肌群的伸展和关节活动度练习，尤其注意由激素药物、辐射或手术引起的关节或肌肉的受限部位。

运动的频率、强度、时间、类型等是运动处方制订中的基本原则。其中运动强度是关键因素，影响运动效果可导致心血管、骨关节肌肉损伤等意外事故。运动强度可选择持续性中等强度或高强度间歇训练的模式，目前高强度间歇训练仍然是一个热门话题。癌症患者由于经历了手术、放射治疗或化学药物治疗等临床治疗阶段，机体的生理、心理方面受到很大影响，在实施运动干预时，运动强度的选择尤为重要。

3.患者运动干预途径　一般情况下，患者都是从肿瘤科医师那里获得有关体力活动的口头推荐或者一份书面运动方案建议，这种干预方式是否能够充分提高癌症患者的运动行为还不太清楚。Esther等通过一项随机对照研究，将8名癌症患者随机分成两组：

常规组42名（口头推荐＋书面运动方案建议）、多媒体组46名（口头推荐＋书面运动方案建议＋家庭运动DVD），结果显示两组在改善癌症相关的疲劳、心情、运动行为、运动自信心方面均有一定效果，而且多媒体组改善作用较明显。

4.食管癌患者运动的注意事项

（1）目前正接受化疗、放射治疗或免疫功能受累者，使用公共场所健身器材时要注意预防感染。

（2）在开始运动计划前，要按照ACSM运动处方指南的要求判断运动的相关禁忌，如正在接受放疗、化疗或长期受癌症手术影响的患者出现运动风险的可能性。

（3）极度疲劳、贫血、共济失调者不能进行运动。

（4）因治疗而感到重度疲劳的患者如果不愿意参与系统运动，可以每天进行10分钟的牵拉活动。

（5）对未治愈的恶性肿瘤患者来说，恶病质或肌肉失用是普遍存在的，且根据肌肉失用的程度，很有可能限制运动。

（6）体内留置导管、中心静脉置管或营养管的患者和接受放射治疗后的患者，应避免游泳。

（7）患者接受化学治疗期间可能反复出现呕吐和疲劳，因此要经常调整运动处方，如降低运动强度、减少每次运动的持续时间等。

第四节　食管癌患者精准康复实践

食管癌是我国常见的消化道恶性肿瘤之一，目前食管癌的治疗方法为以手术为主、放化疗为辅的综合治疗方法。外科治疗仍然是目前食管癌治疗的最佳手段，规范化综合治疗是提高远期疗效的有效途径，随着精准医学时代的到来，分子分型指导下的靶向治疗和免疫治疗为食管癌患者带来了新的希望。近年来，随着胸腹腔镜微创技术的日益成熟，组织器官保护理念逐渐受到重视、管状胃技术的提高、吻合技术的突破和一些突破传统认识新理念的提出和应用，加速康复外科（enhanced recovery after surgery，ERAS）在食管癌外科领域也取得了突破性进展。在食管癌患者围手术期，以外科为主导，结合麻醉、护理、营养、心理等多学科团队，采取一系列康复措施，减轻围手术期创伤应激反应，维护患者生理功能，从而达到促进患者康复的目的。

一、手术的精准康复实践

1.术前评估与准备

（1）术前宣教：准备行食管切除术的患者及其家人、护理者应接受术前宣教。术前宣教重点介绍治疗过程及手术方案，增加患者对手术方案的了解，从而促进术前准备和减少焦虑。

（2）术前营养风险筛查、评估与干预

1）营养风险筛查及评估：患者入院24小时内由专职营养护士［取得公共营养师证书且肿瘤目标营养疗法（GNT）培训合格的护士］完成首次营养风险筛查及营养不良评估。营养风险筛查工具使用NRS-2002，该工具操作简便，循证医学证据充分，被多项指南和专家共识推荐为包括食管癌在内的住院肿瘤患者最合适的营养风险筛查方法。对于有营养风险的患者，应该进一步接受营养状况评价，以判断患者有无营养不良并评估其严重程度。当前没有专门针对食管癌患者的营养评估工具，患者参与的主观全面评定（PG-SGA）是专门为肿瘤患者设计的营养状况评估量表，是美国饮食协会（America Dietetic Association，ADA）和中国抗癌协会肿瘤营养与支持治疗专业委员会推荐用于肿瘤患者营养评估的首选方法。最后，医师根据营养评估、患者检验检查结果等进行营养不良诊断。

2）术前营养方案：根据患者病情及膳食调查情况，选择合适的途径及营养制剂，实施术前目标营养，如表14-4-1所示。目标营养遵循以下原则：能量25～30kcal/（kg·d），液体入量30～40ml/（kg·d），蛋白1.5～2.0g/（kg·d），脂肪1.5～2g/（kg·d），糖3～4g/（kg·d），体重为实际体重与理想体重的均值。制订食管癌患者个体化目标营养干预方案并落实，如表14-4-2所示，向患者及家属解释具体的实施项目、注意事项及配合要点，让患者及家属全程参与营养管理。并通过宣传资料、视频等进行个体化营养健康教育指导。医师、营养师、护士、患者和家属共同督促方案落实，定期监测评估，实时调整营养干预方案。

表14-4-1　术前目标营养

PG-SGA分值	营养模式
0～1	日常饮食
2～3	日常饮食＋患者及家属饮食教育（营养专科护士）
4～8	日常饮食＋口服营养补充＋肠外营养
≥9	日常饮食＋口服营养补充＋肠外营养＋免疫营养制剂

（3）术前呼吸道准备

1）戒烟酒：对吸烟者，指导患者立即戒烟，并讲解吸烟的危害，让其在心理上能够主动戒烟，术前戒烟至少2周，戒烟4周可降低围手术期并发症发生率。ERAS相关指南推荐术前戒酒4周。

2）呼吸功能锻炼：术前呼吸锻炼方式包括腹式呼吸法、缩唇呼吸法、吹气球、呼吸功能训练器、有效咳嗽训练、登楼梯训练及原地下蹲运动等。为提高患者依从性，呼吸训练指导方式应多样化，采用图文、动画、音频、微视频、微信等丰富多彩的宣教形式，进行个性化的健康宣教。对患者年龄、既往史、职业、文化程度、个人习惯与意愿、社会支持进行综合评估，建立以“需求为导向”，指导患者选择适合自己的方法进行呼吸训练。

（4）术前肠道准备

1）在食管切除术和胃重建术前不应常规使用机械性肠道准备（mechanical bowel preparation，MBP）。术前灌肠等传统肠道准备措施对患者是一个应激刺激，可能导致脱水及电解质失衡，特别是老年患者。因此，术前机械性肠道准备适用于有严重便秘的患

表14-4-2 目标营养指导单

食管疾病目标营养指导单										
姓名 床号：	入院	NRS2002： 分	PGSGA： 分	体重： kg	握力： kg	入院日期：			手术：是□ 否□	
目标：能量30～40 蛋白1.5～2.0	出院	NRS2002： 分	PGSGA： 分	体重： kg	握力： kg	出院日期：			住院天数：	
24小时膳食调查 分	病前饮食习惯	营养支持方式			饮食摄入					出院指导
		饮食建议	管饲	静脉	月 日	月 日	月 日	月 日	出院日	1.心情保持愉悦；2.睡眠6～8小时/天；3.科学运动（散步、抗阻力运动）；4.合理营养；5.每周测量体重一次（空腹、薄睡衣）；6.定期复查；7.口服营养补充坚持3个月（首选药品、特医食品、不购买保健品）；8.摄入不够70%，一定到就近医院就诊
早餐：	鸡蛋 个/周 鸭蛋 个/周 牛奶 盒/周			卡文 □ 卡全 □ 脂肪乳 □ 氨基酸 □ 其他	米面 g 蛋 个 奶 盒 肉 g 安素 勺 能全素 勺 米粉 g 乳清蛋白 g 其他	米面 g 蛋 个 奶 盒 肉 g 安素 勺 能全素 勺 米粉 g 乳清蛋白 g 其他	米面 g 蛋 个 奶 盒 肉 g 安素 勺 能全素 勺 米粉 g 乳清蛋白 g 其他	米面 g 蛋 个 奶 盒 肉 g 安素 勺 能全素 勺 米粉 g 乳清蛋白 g 其他	米面 g 蛋 个 奶 盒 肉 g 安素 勺 能全素 勺 米粉 g 乳清蛋白 g 其他	
中餐	白肉 次/周 红白肉 次/周									
晚餐：	猪肉 次/周 牛肉 次/周									
加餐	吸烟 支/天 饮酒 g/天	ONS指导	ONS指导							
能量： kcal 蛋白： g	目标能量： kcal	目标蛋白： g								
入院时症状	症状干预指导			症状	腹胀□ 腹泻□ 呕吐□ 疼痛□ 厌食□ 便秘□	腹胀□ 腹泻□ 呕吐□ 疼痛□ 厌食□ 便秘□	腹胀□ 腹泻□ 呕吐□ 疼痛□ 厌食□ 便秘□	腹胀□ 腹泻□ 呕吐□ 疼痛□ 厌食□ 便秘□	腹胀□ 腹泻□ 呕吐□ 疼痛□ 厌食□ 便秘□	
腹胀□ 腹泻□ 呕吐□ 疼痛□ 味觉□ 嗅觉□ 厌食□ 便秘□ 吞咽困难□ 睡眠（ h）DT（ 分） 其他：										
稀饭1两30千卡 蛋白0.7克 干饭1两80千卡 蛋白1.4克 鸡蛋1个80千卡 蛋白7.0克 牛奶1盒170千卡 蛋白8.0克 馒头1两110千卡 蛋白3.5克	包子1两120千卡 蛋白3.5克 生肉1两70千卡 蛋白10克 蔬菜1两9千卡 蛋白0.6克 水果1两25千卡 蛋白0.2克 鱼汤100ml 45千卡 蛋白2.8克	水饺1两125千卡 蛋白3.5克 安素1勺42千卡 蛋白1.5克 菜汤100ml 20千卡 蛋白0.7克 面条1两60千卡 蛋白1.3克			能全素1勺 22千卡 蛋白0.5克 佳膳1勺 36千卡 蛋白1.5克 益力佳1勺 37千卡 蛋白1.8克 米粉100克 400千卡 蛋白6.8克		三餐清流质如羹汤，豆浆，奶等：300kcal蛋白小于15g（1分） 三餐半流质（粥、烂面条、鸡蛋、不吃肉）：300～600kcal 蛋白15～30g（2分） 一餐固体饮食＋两餐半流质：600～900kcal 蛋白30～40g（3分） 二餐固体饮食＋一餐半流质：900～1200kcal 蛋白40～50g（4分） 三餐固体饮食（可以5～6两主食、3两肉及相应的脂肪）：1200～1500kcal 蛋白50～60g（5分） 成年男性握力≥26kg；成年女性握力≥18kg			
备注										

者，对肠道准备要求低的食管癌手术的患者建议术前使用缓泻剂，以尽量降低对患者的医源性不良刺激。当考虑使用结肠进行食管重建时，外科医师通常会进行术前灌肠。

2）传统观念认为应该在手术前一晚开始禁止经口进食、进水以便降低麻醉中的误吸风险，但目前尚无证据支持食管癌手术术前长时间的禁食可避免误吸的观点。进食能够降低分解代谢、外科手术的压力反应及潜在的胰岛素抵抗。术前6小时进食固体食物和术前2小时进清流质食物是安全的，能减少术前的口渴、饥饿及烦躁，降低术后肌肉损耗、减轻恶心和呕吐症状，并能显著地降低术后胰岛素抵抗的发生率；患者处于一个更适宜的代谢状态，减少了术后高血糖及并发症的发生，实现尽早出院。现在许多国家的麻醉学会推荐，无胃肠道动力障碍者麻醉6小时前可进食固体饮食、2小时前可进食清流质食物，经临床研究证实，此做法安全可行，但对有吞咽困难或梗阻的患者应予以注意，临近手术的进食可能因为梗阻导致麻醉中误吸等意外发生。

（5）术前心理护理：所有食管癌患者入院时、手术前均给予常规心理干预，由心理专科护士主动与患者沟通交流，建立良好护患关系。心理痛苦温度计（DT）是NCCN推荐使用的快速识别患者心理痛苦的筛查工具。DT评分0～3分为无痛苦或轻度痛苦，可由责任护士进行一对一健康宣教，了解患者对食管癌与自身病情的认知，根据患者的具体情况，实施耐心的心理疏导，讲解手术和各种治疗与护理的意义、方法、大致过程、配合与注意事项，提高患者对食管癌的认知水平，降低对食管癌的恐惧感。同时讲解心理情绪与疾病的关系，鼓励患者积极面对食管癌及胸腔镜手术，减少负性情绪。DT评分4～6分为中度痛苦，7～10分为重度痛苦，临床工作中DT评分大于等于4分应引起特别关注，应由心理小组成员进行心理痛苦深度访谈，躯体问题由医疗团队为患者答疑解惑，交往、情绪问题则应进行心理干预，对于不能改变的实际问题，只能通过帮助患者使其改变对这件事情的认知和态度，从而减轻心理痛苦。对可疑焦虑、抑郁等问题，则请心理咨询门诊会诊处理。

（6）术前预防抗生素的使用：在食管癌手术中预防性地使用抗生素有利于减少感染，但须注意应在手术开始前半小时使用，如果手术时间大于3小时，可以在术中重复一次剂量。

（7）心肺评估：研究表明在食管切除术患者的术前心肺评估中，常规检查如超声心动图、肺功能、平板试验可能会识别一些高危患者，但不能有效降低术后并发症发生率和死亡率。

（8）其他准备：指导患者按时刷牙，保持口腔清洁；教会患者术后翻身及肢体运动的方法；练习床上大小便；术前1天给予药敏试验及配血。

2.术中康复管理

（1）采用全身加硬膜外的麻醉方案，可减少全身麻醉药物的使用剂量，使患者尽快复苏，以便尽早进食及下床活动；术后持续硬膜外给药，充分镇痛消除不适，降低术后应激反应；减少阿片类药物的使用，能避免术后的副作用及早期并发症，加速术后功能重建等。

（2）全身麻醉或硬膜外麻醉时均可引起外周容量血管扩张，导致血管内容量相对不足及低血压，应适当使用血管收缩药和控制液体输入量，从而减少液体潴留及组织水肿，促进吻合口及切口的愈合。

（3）采用胸腔镜微创手术方式，对患者的创伤小、术后恢复快、并发症少。

（4）避免低温：术中低体温是指术中机体中心温度低于36℃，多由麻醉药物抑制机体体温调节功能及手术导致热量大量丢失所致。低体温可导致凝血功能异常、心血管事件增加、免疫功能抑制及药物代谢异常。避免术中低体温可以减少这些不良反应，加速术后患者的恢复。推荐在术中应常规监测体温及采用必要的保温措施，如保持温暖环境、覆盖保温毯、加温液体及气体等。

3.食管癌手术后康复管理

（1）生命体征监测：术后1～2天持续心电监护，严密监测心率、呼吸、血压、血氧饱和度情况，必要时15～30分钟监测生命体征一次，并做好记录。观察并记录尿量和引流液的颜色、性状、量，出现异常情况及时报告医师处理。

（2）体位：食管癌术后采取半卧位休息，即床头抬高30°～45°。有利于胸腔积液下流至膈肌，使胸腔积液、积气及时经胸腔引流管排出，减少肺不张的发生率。同时半卧位有利于减轻伤口张力，减轻疼痛，提高患者舒适度。食管癌手术由于解剖结构的改变，胸腔胃内容物容易发生反流，而半卧位能够有效防止反流的发生，甚至患者出院后卧床时仍需采取半卧位。

（3）术后评估

1）身体情况评估：手术方式、麻醉方式及病变组织切除情况，术中出血、补液、输血情况及术后诊断等。观察呼吸形态，有无呼吸浅快、发绀、呼吸音减弱等。了解患者伤口敷料是否干燥，有无渗液、渗血，各引流管引流是否通畅，引流液的颜色、性状和量等。

2）风险评估：评估患者是否有压疮、跌倒/坠床、管道滑脱高危风险。针对年龄≥75岁、既往有深静脉血栓/肺栓塞病史、下肢静脉曲张、重度肥胖（BMI≥35）的患者，还要评估患者是否有下肢深静脉血栓（DVT）高危风险，针对高危患者采取相应措施进行处理。

3）心理-社会状况评估：评估患者有无焦虑、紧张、恐惧等不良心理，能否配合治疗护理工作，能否安静入睡；能否配合康复训练；有无家庭功能失调及对患者支持无力等情况。

（4）呼吸道管理

1）指导患者术后根据个体情况选择一种或者多种方式进行呼吸功能锻炼，包括腹式呼吸法、缩唇呼吸法、吹气球、呼吸功能训练器等。

2）咳嗽训练：上身稍向前倾，一手按住胸部，一手按住腹部，做深呼吸2～3次后微张口，深吸一口气，从肺部深处向外咳嗽3次。

3）协助排痰：术后每2小时给予翻身，拍背，促进排痰。①震动法拍背：手指弯曲，手心呈“凹”形，自下而上，由内向外力量均匀地拍打患者背部，每次15～30分钟。②刺激咳嗽法：对于无力咳嗽的患者，在吸气末，护士手指压患者胸骨上窝的气管，并通过滑动来刺激气管，引发咳嗽。③鼻咽吸痰法：通过用吸痰管刺激患者咽部来引发咳嗽或者于气管深部吸痰。④支气管纤维镜下吸痰：对于有大量黏稠痰而无力咳出的患者，经刺激咳嗽及鼻咽部吸痰效果不佳，可采取支气管纤维镜下吸痰。

4）雾化吸入：通过雾化吸入给药，可以达到缓解支气管痉挛、稀释痰液、防止呼吸道感染的作用。

（5）口腔护理：食管癌手术后，由于禁食，患者唾液分泌减少，再加上鼻胃管影响，经口呼吸增加，口腔自洁作用减弱，易引起口腔菌群失调，发生口臭、口腔溃疡甚至吻合口瘘。胃管留置期间，口腔护理每日2次；同时每日早晚刷牙2次，勤漱口，特别是患者咳痰后，要及时给予漱口，及时清理口腔内残余的痰液。结肠代食管的患者，因结肠逆蠕动，患者常闻到大便气味，需向患者解释原因，并指导其加强口腔卫生。

（6）各引流管的管理

1）胸腔闭式引流管：应保持管道密闭，严格无菌技术操作，防止上行感染、保持引流通畅，做好观察记录。引流液观察包括：术后24小时引流液量＜500ml属正常范围，颜色呈淡红色。若术后引流液颜色为鲜红色，且1小时引流液量＞100ml，连续3小时，可考虑为活动性出血；进食后胸腔引流液若为乳白色，应考虑是胸导管损伤所致乳糜胸；若引流液颜色浑浊，可考虑胸腔感染；胸引瓶观察包括：观察水封瓶中水柱波动情况，有无波动是提示引流管是否通畅的重要指标。水柱波动幅度间接反映了胸内残腔大小，正常波动在4～6cm。若水柱波动幅度过大，提示可能存在肺不张；若无波动，提示引流管不通畅，应检查胸腔引流管内是否有血块堵塞、引流管是否受压、打折等，积极采取措施，促使其通畅；如果引流管内不断有气泡逸出，可能是手术造成的肺漏气，应视情况予以处理。

拔管指征：传统的拔管指征为术后24小时后，查胸片示肺复张良好、无漏气，无明显积液；Cerfolio等研究发现，24小时非乳糜性引流液＜450ml且无肺漏气时拔管不增加相关并发症。张晔等认为，引流量300ml/24h时拔管能缩短住院时间，不增加气胸、胸腔积液、管口渗液等并发症的发生率。和传统的拔管标准相比，早期拔管使患者疼痛减轻、下床活动增多、咳痰有效、肺膨胀充分，胸膜残腔减少，残存气液很快通过壁胸膜重吸收消除。

2）胃肠减压：术后早期胃管内可有少量血性液或咖啡液引出，之后颜色逐渐变浅，若持续为咖啡色或暗红色或引出大量新鲜血性液，应及时报告医师对症处理。每日用20ml生理盐水冲洗胃管2次并及时回抽，避免管腔堵塞、胃液引流不畅使胃扩张，导致吻合口张力增加而并发吻合口瘘。食管切除术后采用鼻胃管进行胃肠减压，胃管固定方法有多种，如胶布固定法、棉带固定法、透明敷料固定法等。无论采取哪一种固定方法，都要告知患者导管留置的相关注意事项，切勿自行拔管。胃管脱出后应严密观察病情，不应盲目插入，以免戳穿吻合口，造成吻合口瘘。

拔管指征：2018年欧洲加速康复外科协会《食管切除术围术期护理指南》推荐临床上应考虑尽早（术后第2天）拔除。

3）尿管：术后尿管快速拔除对预防术后尿路感染发生有积极作用。48小时内拔除导尿管后尿潴留的发生率较高。早期拔除导尿管是值得尝试的，但是需要有严格的方案来评估患者是否可能会再置入尿管。拔管后注意观察患者排尿情况，有无尿频、尿少等尿路刺激症状。针对年老体弱、前列腺肥大的患者，可酌情延迟拔除尿管时间。

4）腹腔/颈部引流管：应做好妥善固定，避免导管扭曲、受压、打折，保持引流通畅。观察引流液颜色、量、性状并准确记录。随着食管癌加速康复外科的推行，提倡术后早期拔管，术后第一天常规行胸部X线片检查后，如胸胃不大，各引流管引流量均不多，于术后第1天拔出颈部血浆引流管、腹腔引流管。

5）空肠造瘘护理：每周消毒造瘘周围皮肤，保持清洁干燥，观察穿刺及缝线皮肤处有无红肿、渗液、缝线脱落、出血、渗漏、瘘形成、感染等。

（7）术后营养支持管理

1）尽早进行肠内营养支持：以往的观念认为，患者术后早期应避免进食或肠内营养，使肠道得到足够的休息。最近的研究显示，术后6～12小时，小肠即恢复蠕动及吸收功能，而且及早给予肠内营养能够促进肠道蠕动、减少腹腔感染、吻合口瘘等。因此，术后第1天可给予浓度较低的肠内营养液，以后逐渐增加患者肠内营养的浓度与剂量。

2）营养液输入的护理：采取半卧位，床头抬高30°～45°，以防营养液反流。保持营养管路固定及通畅，每次输注前要确认营养管位置，评估患者的状态，确定营养液的配方、量、输注的速度，确认通畅后开始输注。输注前后用30ml温开水冲洗管腔；禁忌在肠内营养剂中添加任何药物，以免产生化学反应；管喂固体药物时要充分研磨溶解，给药前后用30ml温开水冲管，注意药物之间的配伍禁忌。管喂营养需调整好“五度”：①温度，38～40℃，接近人体温度，做好营养液的加温和保温，过热易致黏膜损伤，过冷易致腹泻。②速度：由慢到快，25滴/分开始，逐步加快，最快不超过125ml/h，具体输入速度还应根据患者排便情况进行调整。③浓度：加入营养粉，由少到多。④角度：低半卧位—防反流。⑤清洁度：现配现用。

3）常见肠内营养并发症的预防：①误吸（最严重），抬高床头30°～45°以上，并在鼻饲后半小时内保持半卧位；②腹泻（最常见），浓度应该由低到高、速度由慢到快、注意配置的卫生；③腹胀：减慢肠内营养速度、适当加强运动、增加可溶性纤维的摄入；④管道堵塞：管喂前后用温开水冲管，管喂期间每4小时冲管1次；⑤倾倒综合征：进食后患者突然出现恶心、呕吐、腹部胀痛、心慌、头晕、出汗甚至虚脱等。防范方法：少量多餐，避免过甜、过咸、过浓流质饮食。

（8）术后疼痛管理：国际疼痛研究学会（IASP）指出：疼痛是患者的主观感受、应充分相信患者的主诉。充分的术后镇痛可以减少心肺并发症，加速术后康复性活动，减轻手术应激，有利于患者康复。护士应根据患者的年龄、社会文化背景，选择合适的疼痛评估工具，并解释疼痛评估的目的。常用的评估方法有主诉疼痛程度分级法（VRS）、数字评分法（NRS）、视觉模拟法（VAS）、脸谱法（Faces）。整个住院过程中，对同一位患者应使用同一种主观或客观疼痛评估工具。每日评估1～2次，并在体温单上记录。疼痛护理包括：①非药物处理，包括心理支持、选择舒适卧位、物理疗法。②药物治疗，根据“三级止痛阶梯”原则使用镇痛药物，按时正确给药（口服、肌内、静脉给药）。疼痛管理目标：患者疼痛评分≤3分；24小时内暴发性疼痛频率≤3次；24小时内需要解救药物频率≤3次。

（9）患肢功能锻炼：早期、及时、有效地进行患肢功能锻炼可促进开胸术后患肢功能恢复，防止“冻肩”的形成。具体方法如下。

1）手术当日：用健侧手托住患侧上肢的肘部，协助患侧上肢以肩部为轴心进行内旋、外展、上抬等活动。频率：每次每项锻炼10下，每日3次。

2）术后一日：除继续进行术日患侧上肢的内旋、外展、上抬等活动外，增加患侧上肢的上举运动。频率：每次锻炼10～20下，每日3次。

3）术后二日：除继续进行术后第一日的患侧上肢的内旋、外展、抬举等活动外，增加患侧上肢的摸头枕部运动。频率：每次3～5下，每下持续1～3分钟。其余锻炼项目同前。

4）术后三日：爬墙运动，患侧上肢上举，手指沿墙向上攀爬。频率：每日3次，每次进行5～10分钟。

5）术后四日：开始肩膀运动，逐步将患侧手放于枕部，触摸对侧耳朵。开始时可用健侧手予以协助，逐渐将患侧手越过头顶，触摸对侧耳朵，每次3～5分钟，每次3次。

6）术后五日：开始综合运动，包括摆臂运动、双手左右大幅度运动。为避免患侧和健侧差别，应共同用力。上肢上举动作、双上肢交替上举、扇动臂膀运动、双手十指在脑后叠加，每项运动每次3～5分钟，每天3次。

7）出院至术后2个月：继续对患侧肩关节、肩胛骨、肘关节做进一步大幅度练习。鼓励患者生活自理，如用患侧上肢穿衣服、吃饭等。

（10）出院准备服务：根据患者情况评估Barthel指数、营养、疼痛、患者个体资料和家庭功能、照护者能力等，进行出院准备服务。第一阶段（术后3～4天）：讲解、演示管喂营养液操作及相关知识；冲洗营养管、更换固定营养管胶布操作及相关知识（出院后需经营养管行营养支持者）。第二阶段（术后5～6天）：照护者操作管喂营养液、冲洗营养管、更换固定营养管胶布等，护理人员对照护者操作及时予以指导与纠正（出院后需经营养管行营养支持者）；补充口服营养相关知识及指导匀浆膳制作方法。第三阶段（术后第7天至出院）：管喂或经口进食目标能量、食物选择、频次、分段饮食计划指导；肠内营养并发症及对应指导；常规出院指导。

（11）分阶段饮食指导：食管癌术后初期吻合口处于充血水肿期，加之胃肠蠕动尚未恢复正常，应采用分阶段饮食（禁食—流质—半流质—软食—普食）。①排除吻合口瘘等并发症后，一般先开始试饮水，若未出现呛咳，1～2天后给予半流质饮食，如粥、软面等，逐渐过渡到普食。进食前后饮少量温开水，起到润滑和冲洗食管的作用。②进食不宜过饱，少量多餐，小口慢咽，每日6～8次，依据个体情况，以能耐受为宜。③少食豆制品产气食物，防止胃部胀气，鼓励患者每日2～3次吞咽面团等弹性食物，克服吞咽食物时产生的哽噎感，强调弹性食团可有效扩张吻合口，可防止吻合口挛缩，避免轻度吻合口狭窄发展为中、重度狭窄。④食管癌术后由于胃位置、消化道解剖结构发生改变，进食后常感饱胀不适，消化不良，饱餐后偶有胸闷、气急等肺部压迫症状。应注意进食体位，进食时采取半卧位。指导患者饭后0.5～1小时保持坐位、直立体位或散步，促进胃部消化和排空，以防呕吐及反酸。睡前2小时内避免进食，睡觉时适当垫高枕头或摇高床头。

4.术后常见并发症与康复

（1）吻合口瘘：吻合口瘘是食管癌术后的一种常见的严重并发症，如不及时有效处理，可导致感染性休克、营养耗竭，甚至死亡。根据吻合口瘘产生的时间分为早期瘘（术后1～3天）、中期瘘（术后4～13天）、晚期瘘（术后超过14天）。

康复措施如下。

1）病情观察：吻合口瘘的临床表现包括局部症状及全身症状，其可因吻合口瘘的位置、吻合口大小、患者自身情况等特点而表现各异。术后密切观察患者的病情变化是及早发现的前提。患者无基础疾病，术后体温持续高于38.5℃；心电监护仪显示心律失常，主诉突感胸闷、气促、呼吸困难等现象；血常规检查示白细胞偏离，X线检查示吻合口周围出现包裹性积液，则为吻合口瘘的间接征象。颈部吻合口瘘可表现为畏寒、发热，进食后颈部切口红肿渗液，并随吞咽及进食渗出增多，皮下积气、积液。胸内吻合口瘘早期可表现为急性张力性气胸、高热、呼吸困难，有的患者开始进食即可表现为剧烈胸痛、胸闷，甚至发生感染性休克及猝死。

2）吻合口瘘处理：吻合口瘘的治疗分为保守治疗和手术治疗。手术治疗包括瘘口修补术、瘘口切除、食管残胃吻合术、瘘口及残胃切除、食管空肠或结肠吻合术等。也有报道采用支架置入、人造补片修复、内镜下经瘘口负压吸引等技术治疗吻合口瘘，有一定的疗效。但是目前吻合口瘘的治疗主要以保守治疗为主，处理方法如下：首先，一旦明确发生吻合口瘘应立即禁食，予持续胃肠减压，定时挤压、冲洗胃管，保持胃管通畅，避免胸胃液气体潴留和过度膨胀，保证胃和吻合口有良好的血液供应。向患者宣教胃肠减压的目的和重要性，避免出现自行拔除胃管现象。其次，保持胸腔闭式引流管通畅和有效地胸腔冲洗是治疗吻合口瘘的主要措施，发生吻合口瘘时，如胸管已拔除，应立即重新置管。密切观察引流瓶内水柱波动情况、引流量、颜色及性状，同时做脓液培养，选择敏感抗生素，有效控制感染。最后，积极进行营养支持，留置十二指肠营养管或空肠造口管，进行肠内＋肠外综合营养支持，对鼻饲管或造瘘管应牢固固定，输注前后用温开水冲洗导管，防止脱出和堵塞，鼻饲时应取半卧位，防止误吸。

（2）肺部感染：食管癌手术由于肿瘤切除、食管重建的创伤性极大，易并发术后肺部感染。肺部感染诊断标准：①咳嗽、脓痰；②发热、体温＞38.0℃；③肺部闻及湿啰音；④白细胞计数大于12.0×10^9/L；⑤胸部X线片或胸部CT可见肺部浸润影或炎性病灶；⑥痰细菌培养阳性。具备以上3项或3项以上可确诊为肺部感染。

康复措施如下。

①密切观察生命体征及氧分压的变化，给予吸氧，调整给氧流量，使氧分压保持在90mmHg以上。②协助排痰，给予患者背部叩拍，从肺底由下向上、由外向内叩拍胸壁，每侧肺叶反复叩击1～3分钟，同时鼓励患者咳痰；若患者分泌物较黏稠，可采用纤维支气管镜肺泡灌洗，根据镜下所见结合影像学资料选定病变吸痰部位，并留取痰标本做细菌培养及药敏，同时用温生理盐水＋糜蛋白酶＋地塞米松进行灌洗并吸出黏稠痰液。③给予足量抗生素，并根据药敏结果调整抗生素。④加强营养，纠正水电解质平衡，补充白蛋白。

（3）心律失常：是食管癌术后比较常见的一类并发症，仅次于肺部并发症，严重者甚至并发心力衰竭；患者年龄≥60岁、既往心脏病、术前放化疗、高血压、糖尿病和心电图异常等病史是食管癌术后出现心律失常的主要危险因素。

康复措施如下：术后给予心电监护，严密监测血压、心律、心率及心电图的动态变化，发现心律失常及时给予抗心律失常药物。

1）窦性心动过速多发生于术后24小时内，若心功能良好，适当给予美托洛尔等β受体阻滞剂，减慢心率。

2）心房纤颤患者，有胸闷、心悸等不适症状时，给予去乙酰毛花苷、呋塞米等药物治疗，并给予低流量氧气吸入，并注意观察洋地黄类药物的不良反应及中毒症状。

3）室性期前收缩者，若为偶发的室性期前收缩，可暂不处理；若为频发的室性期前收缩（即＞5次/分），可致心排血量降低，易引起乏力、头晕、胸闷、心绞痛发作等并发症，要及时应用利多卡因稀释液静脉注射，必要时予以除颤处理等。

（4）乳糜胸：食管癌术后乳糜胸的临床特征是术后3天胸腔引流液量不减少，反而增加，可为淡黄色或淡红色或清亮，特别是饮食后引流量迅速增加，早期症状不明显，随着乳糜流失量增加，可逐渐出现心悸、心率增快、乏力等低血容量表现，大量胸腔积液可引起胸闷、胸痛、气促、咳嗽等不适；血常规白细胞计数不升高，血红蛋白下降，出现低蛋白血症、水电解质紊乱；胸腔引流液静置后分三层，上层油样，中层透明，下层组织细胞残渣样改变。

康复措施如下。

1）对于禁食患者，给予全胃肠外静脉营养支持，保持生命体征稳定和水电解质及酸碱平衡，而对于能进食的患者，则给予高热量、高蛋白和低脂肪食物，同时给予肠外营养支持和输血浆等治疗，以减少乳糜液的外溢，促使胸导管伤口愈合。

2）应用生长抑素和质子泵抑制剂。

3）对引流量持续在500ml左右者，保持引流管通畅，持续低压吸引，鼓励或刺激患者咳嗽，使肺充分扩张，促使脏壁胸膜粘连，封闭胸膜腔。经胸管注入胸腔灌注粘连剂后，如无胸闷气促，应指导患者正确翻身（头低足高位、头高足低位、俯卧位、仰卧位和左右侧卧位），每10分钟翻转1次，确保药物充分分布于整个胸腔，促进脏壁胸膜广泛粘连，有利于胸导管瘘口粘连愈合。

4）胸管引流量达1500ml/d持续2天，或1000ml/d持续3天，或500ml/d持续7天，可考虑手术治疗；术前低脂及高蛋白饮食，术前2小时经胃管注入高脂流质如橄榄油200ml，以便术中更好地寻找胸导管破口，经原切口进胸，术中吸出胸腔积液及胶冻状物质，大量温盐水冲洗食管床，以便观察乳白色的液体流出部位，术中能找到瘘口则在其上下方缝扎，若找不到瘘口则在膈肌上低位缝扎胸导管，此外可加胸膜机械闭锁或胸膜切除术。

（5）喉返神经损伤：术后喉返神经损伤是食管癌手术常见的一种并发症，双侧喉返神经走行于气管食管沟内，左喉返神经绕主动脉弓后走行于气管食管沟内，位置较固定，右喉返神经先上行于气管食管沟内，然后勾绕右锁骨下动脉再进入气管食管沟内。在手术切除食管肿瘤及淋巴结进行清除时，尤其是经右胸、上腹、颈部三切口淋巴结清扫根治术，难免损伤一侧或双侧喉返神经，文献报道其发生率为3%～12%。

康复措施如下。

1）熟练掌握喉返神经走行及分布，游离食管瘤体及清扫淋巴结应有意识避免伤及喉返神经，解剖时细致、精准，如有出血，切忌盲目钳夹、结扎或用电凝止血，可暂时压迫止血；手术应右侧开胸，直视下清除左、右喉返神经链淋巴结；右侧喉返神经多在甲状腺下动脉前方，左颈部吻合能降低喉返神经损伤的发生率。

2）喉返神经损伤处理：单侧损伤，由于喉返神经有很强的再生能力，一般无须特殊处理，不宜喝水及进食流质，会引起呛咳，只能进半流质或干食如馒头或面包等，等待声带协调闭合功能的恢复，多在3个月左右恢复正常；双侧喉返神经损伤，应及时行气管切开术，延长胃肠减压留置时间，防止胃内容物反流，给予广谱抗生素预防肺部感染，经气管套管行雾化吸入，鼓励患者咳痰或经气管套管吸痰，待病情稳定半个月后尝试封堵气管套管，通过肠内营养管加强营养。

（6）吻合口狭窄：食管癌术后出现食管胃吻合口良性狭窄，文献报道发生率为5% ～ 10.5%。临床表现为术后1 ～ 2个月出现进食不畅，并逐渐加重，造成患者进食梗阻、吞咽困难，严重时完全不能进食。

康复措施如下。

1）改进吻合技术，如分层吻合或荷包缝合收缩吻合部胃壁后再上吻合器吻合法可明显降低食管癌术后吻合口狭窄的发生率。

2）食管癌术后2周内禁食，通过静脉营养，以及十二指肠或结肠造瘘营养管行肠内营养，可减少吻合口瘘的发生，从而预防吻合口狭窄。

3）饮食指导：患者恢复进食后，每天至少吞咽2 ～ 3次弹性食团，如面包、馒头、干饭、饺子等，可有效扩张吻合口，防止吻合口挛缩及狭窄；每次进食前先饮少量温开水润滑食管以利于食物顺利通过，进食后再饮40℃左右淡盐水3 ～ 4口，以减少食物残渣残留于吻合口处而感染吻合口。

4）食管良性狭窄的治疗：内镜下扩张治疗是目前针对食管良性狭窄的一线治疗方法，不推荐将食管支架置入作为食管良性狭窄的一线治疗方法。内镜下扩张治疗是通过机械张力撑裂食管狭窄处的黏膜肌层来达到扩张的效果。对发生急性食管穿孔或食管穿孔未完全愈合的患者，不要进行食管扩张治疗；对有凝血功能障碍、严重心肺疾病无法耐受治疗、近期消化道手术史、咽部或颈部畸形的患者，必须充分权衡食管扩张的利弊。重复扩张治疗的频率取决于食管狭窄和患者症状复发的快慢，通常需要1 ～ 2周重复扩张治疗。对于扩张的终点，目前没有一致意见。扩张至18mm的患者可摄入普通饮食，＜13mm的患者通常存在固体食物吞咽困难，扩张至15mm的患者可摄入改良的普通饮食。国外指南推荐将直径15mm的扩张器可以轻松通过作为扩张终点。每次扩张结束后应在恢复室至少进行医学观察2小时，并对患者术后饮食水、用药、随访等进行详细的宣教。

5）难治性食管良性狭窄的治疗：内镜下扩张术或切开术联合局部注射激素、体外自助式扩张球囊、内镜下支架置入可用于治疗难治性食管狭窄。

二、放疗的精准康复实践

1.放疗流程及注意事项

（1）制订最适合的放疗方案，放疗预期大致能达到怎样的效果，可能出现的一些并发症等，并签署放疗知情同意书。

（2）体位固定及模拟定位，通常颈段及胸上段食管癌患者选择颈肩膜固定，而胸中下段食管癌患者选择真空垫或体膜固定，并增强CT扫描，为保证每次放疗时良好的体位重复性，患者须穿统一厚度的紧身低领棉质内衣，减少体位变动误差对精确放疗的影响。

（3）放疗靶区的确定、计划设计优化及放疗计划验证复位。

（4）放疗实施，为了确保以后每次治疗精确，第一次摆位需要仔细验证，放疗期间要注意保护体表标记的完整清晰，千万不能洗掉，如有模糊应及时找主治医师重新确定体表标记，照射时患者的手脚姿势要与第一次放疗一致。放射治疗是个复杂的系统过程，需要医师、物理师、技师及患者的相互协调，有机配合才能准确完成。

2.放疗期间的饮食指导　鼓励患者摄取高蛋白、高维生素、高热量、低脂肪易消化饮食；定时定量进食，不宜过饱，少量多餐，进餐后散步或处于坐位30分钟后再平卧休息，以免引起食物反流加重食管黏膜炎症；进食速度宜慢，食物须捣碎，细嚼慢咽，进食前可喝少许生茶油或鱼肝油，润滑食管，以免块状食物卡在食管狭窄处；忌烟酒、酸食，忌过咸、辛辣刺激性食物，以减少对食管黏膜的化学性刺激；忌粗纤维、硬、油炸食物，防止骨头、鱼刺等损伤食管黏膜，可进软食或半流质、流质饮食；食物温度40℃左右，以免温度过高烫伤食管黏膜，或使放疗后初愈的黏膜再受损伤；进食后饮少量温开水以冲洗食管；减少食物残渣滞留食管，减轻黏膜的充血、水肿，减轻食管炎症状；放疗后1个月若没有明显放射性食管炎症状，可逐渐恢复正常饮食，但最后避免硬食及粗纤维食物，以免对食管造成损伤。

3.放疗常见并发症与康复

（1）放射性食管炎：放射线引起食管黏膜、神经及肌肉的损伤，称为放射性食管炎。放射性食管炎常见于放疗后1周或数周，随着照射剂量增大，食管损伤逐渐变重，通常在治疗结束的2～3周得到缓解。

典型的临床症状为咽下疼痛或胸骨后疼痛，严重者可出现胸部剧痛、发热、呛咳、呼吸困难、呕吐、呕血。

最突出的症状为进食后出现明显的胸骨后疼痛，严重者会影响患者的进食。

康复措施：①根据病情，选择最佳的放疗剂量、合理的分次剂量，避免严重的放射性食管炎；②鼓励患者摄取高蛋白、高维生素、高热量、低脂肪易消化饮食；③食物避免辛辣、过热、过酸及粗糙；④进食后应饮几口清水，将黏附于食管壁上的残渣冲入胃中，保持食管清洁；⑤少食多餐，不宜过饱，进餐后散步或处于坐位30分钟后再平卧休息，以免引起食物反流加重炎症反应；⑥忌烟酒、酸食、过咸、辛辣刺激性食物，减少对食管黏膜的化学性刺激；⑦忌粗纤维、硬、油炸食物，防止骨头、鱼刺等损伤食管黏膜，可进软食或半流质、流质饮食；⑧部分药物可以保护黏膜少受细菌侵袭，减轻放射性食管炎的严重程度，如维生素B_{12}合剂、康复新液等，此类药物吞服时宜采用平卧位或半卧位，服药后1小时内不进食和饮水，以免破坏保护层，影响疗效。

（2）放射性肺炎：指正常肺组织受到放射线照射而产生的无菌性炎症。

放射性肺炎的发生与多种因素相关，包括①受照射肺的面积：剂量相同时受照射肺组织面积越大，发生率越高。②受照射剂量：放射剂量＜15Gy时，很少发生放射性肺炎；＞60Gy则会发生不同程度的放射性肺炎。③分割方式：总剂量相同时，分割次数越少，总疗程越短，放射性肺炎的发生率越高。④受照射部位：上肺及近纵隔的肺组织较下肺及周边肺组织更容易发生放射性肺炎。⑤合并化疗：患者在放疗前或放疗期间接受化疗会增加放射性肺炎的发生率。某些化疗药（如博来霉素、环磷酰胺、长春新碱、甲氨蝶呤等）与放疗同时使用时，除对肿瘤有增敏作用外，也提高了正常组织的放射敏感性。因此，化疗时即使是小剂量照射也可能发生严重的放射性肺炎。⑥肺部的健康状况不良、老年人及儿童、吸烟者易发生放射性肺炎。

放射性肺炎分为急性放射性炎症改变和慢性纤维化病变。前者多发生在放疗后1～2个月，主要表现为肺泡细胞肿胀、坏死，肺泡腔内纤维蛋白沉积物和透明膜形成，同时会发生毛细血管内皮细胞肿胀及血栓形成，造成动脉壁玻璃样变、支气管黏膜坏死等。急性炎症可自行消散，也可转变为结缔组织增生和慢性纤维化，因此需要早期康复措施。慢性纤维化病变常发生于放疗后半年或更晚，主要表现为广泛肺泡纤维化、肺泡萎缩，血管内壁增厚、玻璃样变和硬化，管腔狭窄或阻塞以致气体交换功能降低和肺动脉压力增高。

放射性肺炎的临床表现为低热、刺激性咳嗽、咳少量白色黏痰、胸痛、气短等，严重者有高热、胸闷、呼吸困难、剧烈咳嗽、咯血痰、夜间睡觉时会憋醒。晚期患者常伴有杵状指和慢性肺心病体征，严重者可并发急性心力衰竭而死亡。

康复措施：①对于吸烟患者，应提前1～2周戒烟，并且避免二手烟的吸入。②进行适当的腹式呼吸锻炼，以提高肺活量、降低肺部感染的概率。腹式呼吸方法为吸气时候鼓起腹部，呼气时回缩腹部。呼吸动作慢而深长，尽量让氧气与血液有足够的接触交换时间；用鼻子吸气，缩唇呼气；每次腹式呼吸锻炼时长以5～15分钟为宜，2次/日。③个体化选择正确的放疗技术，精确勾画靶区，优化放疗计划，尽量降低正常肺组织受照剂量和体积。对于合并肺部疾病的患者，应适当缩小照射面积及剂量。④在放疗过程中，应密切观察有无呼吸道症状及体温升高。并定期行胸部影像检查，如发现肺炎，应立即停止放射治疗并进行相应的治疗。

（3）放射性心脏损伤：是放射治疗后一系列心血管并发症的统称，主要包括无症状心肌缺血（隐匿性冠心病）、心律失常、心包炎、心绞痛、心肌梗死、缺血性心力衰竭，甚至猝死，潜伏期长。

心脏受照射体积和照射剂量是最重要的影响因素，吸烟、高血压、血脂异常、肥胖、糖尿病等是高危因素，联合化疗可能会增加其发生率。

康复措施：①减少放射性心脏损伤的危险因素，包括科学合理制订放疗计划、放疗前开始戒烟、有效控制高血压和高血脂；②血管紧张素转化酶抑制剂（ACEI）能抑制心肌纤维化。

4.放射性皮肤反应的预防

（1）嘱患者穿宽松、柔软衣物。

（2）外出时放射区皮肤避免阳光直射。

（3）保持局部皮肤清洁干燥，照射野皮肤可用温水和柔软毛巾轻轻沾洗，切勿使用肥皂水、粗糙毛巾擦拭清洗及热水浸浴。

（4）照射野皮肤避免冷热刺激，如热敷、冰袋等。

（5）放射区皮肤发生灼痛、瘙痒、结痂时，不可用手搔抓，皮肤脱屑禁止撕剥，并要勤洗手、勤剪指甲。

（6）照射野皮肤禁用碘酒、酒精等刺激性消毒药物，不可随意涂擦药物、护肤品或贴胶布，不可用含氧化锌等重金属的软膏或贴剂，因重金属可产生二次射线，加重皮肤反应。

（7）当患者开始放疗时，可使用皮肤保护剂涂抹照射部位（1～2mm厚），并轻轻按摩至完全吸收，每日2～3次以防止放射性皮肤炎。

5.放疗期间心理康复指导 食管癌患者在放疗之后面临着很多问题，包括病情、生活、情绪等很多方面，首先对患者进行安慰，加强与患者的沟通，建立良好的医患关系，请已康复或基本康复的患者介绍自己认识的转变过程、切身体会及如何积极配合治疗的经验，从而增强患者对治疗的信心。讲解食管癌放射治疗知识，可能发生的不良反应及并发症，应向患者做好解释工作，说明吞咽梗阻是放疗后组织水肿，以减轻患者的焦虑心情。另外，由于治疗不适感及疼痛感，可以在病房为患者播放电视或舒缓的轻音乐、指导患者呼吸放松训练、看报纸、看手机和散步等，转移患者的注意力，缓解患者的情绪。鼓励患者家属多陪伴关心患者，帮助其宣泄情绪，并建立院外病友交流群。

6.常见不良反应及干预措施

（1）放射性皮肤反应：放疗皮肤反应的程度与射线的种类、放射治疗总剂量、放射治疗技术等有关。干性皮肤反应以保护性措施为主，在照射野皮肤均匀涂抹皮肤保护剂，大量补充多种维生素，促进表皮修复。湿性皮肤反应，以暴露疗法为主，保持照射野局部皮肤清洁、干燥，避免摩擦，如已破溃需停止放疗，给予换药，1～2次/天，用重组人表皮生长因子喷破损处，2～3次/天，或使用新型敷料覆盖，促进愈合。

（2）放射性肺炎：主要症状为刺激性咳嗽或干咳（或伴少许白色泡沫痰），伴有呼吸急促和胸部疼痛，部分患者有低热甚至高热症状出现。

1）咳嗽的护理：观察患者的咳嗽情况，咳嗽较频繁的患者可给予止咳药物；咳嗽时饮少许温开水，可以减轻咽喉部刺激而使咳嗽缓解；痰中带血时，观察带血量及颜色，大量出血时，立即将患者置于平卧位，头偏向一侧，及时清除呼吸道分泌物，以保持呼吸道通畅，防止窒息；夜间加强巡视，关注患者的睡眠情况，咳嗽常影响患者睡眠，应及时处理。

2）发热的护理：监测体温变化；体温≥39℃时，给予物理降温；加强基础护理，特别是口腔卫生和受压皮肤管理；鼓励患者进食高热量、高蛋白、高维生素的清淡饮食，忌辛辣、刺激性食物；进食少者给予静脉补液，输液速度以40～50滴/分为宜。

3）呼吸困难的护理：取半卧位，增加潮气量，给予氧气吸入（3～4L/分），观察患者呼吸频率、节律和动度，监测生命体征和氧饱和度，根据患者病情使用激素、抗生素等。

（3）放射性食管炎：主要表现为吞咽痛，吞咽梗噎感较治疗前加重，主要原因是食管黏膜经过射线治疗后出现黏膜充血、水肿、糜烂及渗出等。首先，要做好患者的心理护理，让患者清楚放射性食管炎是食管癌放疗过程中不可避免的正常反应，有的程度轻，有的程度重一些。治疗时给予磷酸铝凝胶、康复新液等保护黏膜、促进修复的药物。对于严重的疼痛，可以考虑使用镇痛药物，进食前10分钟口服麻醉药物如普鲁卡因等以减轻食管疼痛。必要时给予消炎、静脉营养或鼻饲管营养支持等。经过治疗后，绝大多数症状会得到缓解。

（4）骨髓抑制：放疗可能导致骨髓抑制，表现为白细胞计数、中性粒细胞计数或血小板计数降低。①给予营养支持，如高蛋白质、高热量、高维生素饮食，多饮水，避免进食生冷不卫生的饮食。②白细胞特别是粒细胞数量下降时，感染风险将加大，尤其是当白细胞数低于1.0×10^9/L时，要采取保护性隔离措施，避免交叉感染。患者应注意保暖，避免感冒，同时注意口腔、皮肤卫生，避免感染。③血小板数量低时应注意预防出血，协助患者做好生活护理，密切观察有无出血症状；嘱患者少运动、缓慢活动，避免磕碰，进食软食，保持大便通畅，避免抠鼻、剔牙、用力咳嗽，男性患者避免使用刮胡刀刮胡须等行为；避免服用阿司匹林等含水杨酸类的药物，注意定期监测出血、凝血时间，一旦出血，患者会自觉疲乏，应嘱患者多休息，必要时遵医嘱给予吸氧和输血治疗；定期查血常规以了解白细胞、中性粒细胞或血小板计数的情况。

（5）放疗后出现气管食管瘘：典型表现为进食呛咳，有些患者症状不典型，可以表现为进食后胸骨后灼痛、吞咽困难、痰液明显增多、发热等症状。一旦出现气管食管瘘的症状，首先指导患者暂时禁饮禁食，并做好后续处理的准备工作（抗感染、放置覆膜支架、鼻饲管、胃造瘘或外科修补瘘口术等，关注患者及家属的心理状况，做好心理护理）。

三、化疗的精准康复实践

1.化疗药物的安全输注

（1）给药前需要确认回血功能，执行回血检测。

（2）给药前需先给予生理盐水或5%葡萄糖注射液静脉滴注，并确认在一般重力情况下静脉滴速是否正常。

（3）两次给药之间，必须使用生理盐水或5%葡萄糖注射液冲洗管道。化疗给药之前或给药过程中，再次确认静脉注射部位的通畅。

（4）化疗期间加强巡视，持续观察注射部位的局部反应。

（5）静脉通路给药时若发现阻力，需立即停止推注，重新评估导管功能。

2.化疗期间的心理问题及干预　化疗前耐心向食管癌患者讲解化疗的目的、方法及注意事项，在化疗过程中多与患者沟通，了解其内心的想法，及时消除患者对化疗的恐惧心理，使患者有充分的心理准备，并接受化疗，配合采用相应的防范措施，同时应用音乐疗法和行为放松技巧，转移患者的注意力，提高化疗依从性和对治疗的信心，减轻化疗反应及提高化疗效果。

3.化疗期间饮食指导

（1）对于恶心、呕吐者，指导其进食温热适中、易消化的饮食，少食多餐，同时增加食物品种，多食用富含维生素B的食物，避免过分油腻，以增进患者食欲，鼓励患者多进食，让家属尽量做患者平时爱吃的食物，饮食可适当偏咸，以促进患者多饮水，多吃些利尿的水果如西瓜等，以降低膀胱内药物的浓度，加速化疗药物代谢废物从尿液中排出；使用有肾毒性的化疗药如顺铂等时，需进行水化，每日输液量3000ml，并使用利尿措施，适当补充钾；患者出现恶心、呕吐时及时清理，协助漱口，开窗通风，给患者创造良好的进食环境，坚持完成化疗。

（2）便秘患者应多吃含膳食纤维素多的食物，如新鲜蔬菜、水果，每天起床后早餐前喝1杯温开水，可刺激肠蠕动，并适当进食有润肠通便作用的食物，如蜂蜜、芝麻、核桃等。忌油炸、烘烤食物，忌烟酒刺激性食物，忌长期使用泻药。指导患者适当进行运动，对卧床不能行动者，指导其揉腹按摩，即用自己的手掌按于脐部或脐上四指处适当加压，顺时针方向揉动、按摩腹部，每天早、晚各1次，10分钟/次，促进排便。

（3）口腔及食管黏膜炎患者宜进食温流质或无刺激性的易消化软食，以及富含维生素及蛋白质的食物，少食多餐，多饮水，少食用牛奶及乳制品，少吃高纤维素和辛辣刺激食物，以防加重胃肠道反应。

4.化疗期间护理康复　化疗期间应定期查血常规、肝肾功能及电解质，连续观察出入量、体重、皮肤弹性、水肿情况、意识状况等。紫杉醇、奈达铂等化疗药物可引起过敏反应，大多发生在用药后15分钟内，故在用药前应做好预处理，同时备好急救药品及器材，先小剂量溶解于0.9%生理盐水250ml中，缓慢静脉滴注，滴注开始后医护人员应在床边守护10～15分钟，并进行心电监护，每15分钟测1次血压、心率、呼吸，若患者无不适反应，逐渐加快滴速。

5.常见不良反应及干预措施

（1）化疗所导致的脱发尤其会对女性患者造成极大的心理负担，告诉患者化疗所引起的脱发可以再生是可逆的，停药后1～2个月毛发开始再生，且往往比以前会长出更好的头发，减轻患者对脱发的恐惧和害怕。鼓励患者买一个匹配、逼真的假发套，患者戴上假发后给予赞美。

（2）化疗引起的恶心、呕吐、疲劳乏力、肌肉酸痛等严重影响患者的日常生活，可通过一些心理干预措施如化疗前放松练习、催眠疗法等得到缓解。

（3）化疗引起的体重下降及形体改变可使患者外表形象受损，使患者缺乏自信、伤及自尊心，应对患者进行营养和健美方面的指导，促进患者的机体功能恢复并增强患者的自我幸福感。

四、免疫治疗的精准康复实践

1.免疫治疗前充分评估　免疫检查点阻断可导致炎症不良反应（irAE），在开始免疫治疗前，须对患者进行irAE易感性的评估，包括病史、一般状况、自身免疫性疾病、基线实验室检查和影像学检查。有自身免疫疾病病史者或正在因自身免疫疾病而接受治疗的患者，有可能在接受免疫检查点阻断疗法后出现自身免疫疾病的恶化。既往因免疫治疗而出现irAE的患者，再次接受其他类型免疫治疗更容易出现irAE。一旦出现irAE，需要及时采取措施来防止不良事件的进一步恶化。如果发生严重的不良事件，应该考虑中止免疫治疗，并使用免疫抑制剂或免疫调节剂来控制毒性。

2.免疫治疗前充分沟通　治疗前医师与患者充分沟通，用药前详细介绍输注流程，就输注过程中可能出现的不良反应及预防措施进行宣教解释，从心理上帮助患者树立战胜疾病的信心，以便更好地配合治疗。使患者做到早期发现、早期报告，进而及时处理，减少相关不良反应的发生。

3.饮食指导　免疫治疗中应避免食用会加速肠蠕动的食物或饮料，如乳制品、果汁、水果、蔬菜、胡椒、辛辣食物等；同时调整饮食，进食高蛋白、高热量、少渣食物，避免对胃肠道有刺激的饮食；避免进食产气性食物如糖类、豆类、碳酸饮料等；出现胃肠道毒性反应，如严重腹泻时，应先进流质饮食，腹泻停止后逐渐改为半流质饮食直至普食。同时注意大便的次数、数量、性质，如是否有水样便、血便、夜间便，如有异常，留标本送检，疑有感染时需行培养，并给予口服抗感染治疗，注意药物配伍禁忌。

4.治疗中及时观察处理　医护人员需要密切观察患者生命体征，及时倾听患者的主诉，治疗过程中定期复查，做到早诊早治。

五、靶向治疗的精准康复实践

1.生活指导　靶向治疗药物不良反应不同于传统化疗药物，但总的来说靶向治疗药物较传统的化疗药物毒性明显降低，大多数为轻症，且多为可逆性，减量或停药后自行缓解。主要有药物相关性高血压、皮肤毒性、手足综合征、黏膜炎、出血及血栓、蛋白尿、乏力、心脏毒性、间质性肺炎等。需要注意相关方面的宣教，主要包括改善生活习惯，避免过度日照，必要时使用防晒霜，减少使用碱性洗涤剂，减少使用空气过度干燥的保暖设施等。在使用相关靶向治疗药物时，特别是秋冬季节，应注意预防性保护手足皮肤，避免手掌或足底的机械性损伤和摩擦。

2.治疗中密切观察　根据患者耐受情况综合评估，密切随访，积极沟通，消除患者顾虑，规范用药，以期患者得到最大获益。

参考文献

黄晓琳，燕铁斌，2013．康复医学．5版．北京：人民卫生出版社．

黄峥，文书锋，陈祉妍，等，2010．应对量表的结构效度研究．中国临床心理杂志，18（1）：5-7．

蒋然，魏珂，2019．食管切除术围手术期麻醉管理现状研究进展．医学综述，25（22）：4438-4443．

李印，2016．食管癌加速康复外科治疗策略与展望．中华胃肠外科杂志，19（9）：965-970．

任娜，吕静，2016．食管癌围术期呼吸道管理的护理研究进展．中国老年学杂志，36（7）：1769-1772．

唐小丽，张婷，王国蓉，等，2018．目标营养管理对胃癌患者营养状况及术后康复的影响研究．肿瘤代谢与营养电子杂志，5（3）：297-302．

万崇华，2000．常用生命质量测定量表简介．中国行为医学科学，9（1）：69-71．

万崇华，陈明清，张灿珍，等，2005．癌症患者生命质量测定量表EORTC QLQ-C30中文版评介．实用肿瘤杂志，20（4）：353-355．

万崇华，孟琼，汤学良，等，2006．癌症患者生命质量测定量表FACT-G中文版评介．实用肿瘤杂志，21（1）：77-80．

王德生，王爱平，2013．安德森症状评估量表在癌症病人症状群研究中的应用．护理研究，27（19）：1923-1924．

王海军，韩泳涛，2016．食管癌术后吻合口瘘诊治进展．临床外科杂志，24（7）：543-545．

叶颖，陈娇花，王杰宁，2016．癌症康复研究现状．医学研究杂志，45（4）：14-16．

张叶宁，张海伟，宋丽莉，等，2010．心理痛苦温度计在中国癌症患者心理痛苦筛查中的应用．中国心理卫生杂志，24（12）：897-902．

郑磊磊，王也玲，李惠春，2003．医院焦虑抑郁量表在综合性医院中的应用．上海精神医学，15（5）：264-266．

中国抗癌协会肿瘤心理学专业委员会，2016．中国肿瘤心理治疗指南2016．北京：人民卫生出版社．

中国抗癌协会肿瘤营养专业委员会，中华医学会肠外肠内营养学分会，中国医师协会放射肿瘤治疗医师分会营养与支持治疗学组，2020．食管癌患者营养治疗指南．中国肿瘤临床，47（1）：1-6．

中国医师协会放射肿瘤治疗医师分会，中华医学会放射肿瘤治疗学分会，中国抗癌协会肿瘤放射治疗专业委员会，2020．中国食管癌放射治疗指南（2020年版）．国际肿瘤学杂志，47（11）：641-655．

中国医师协会胸外科分会快速康复专家委员会，2016. 食管癌加速康复外科技术应用专家共识（2016版）. 中华胸心血管外科杂志，32（12）：717-722.

中华医学会消化内镜学分会，中国医师协会内镜医师分会，北京医学会消化内镜学分会，2020. 中国食管良恶性狭窄内镜下防治专家共识意见（2020，北京）. 中华胃肠内镜电子杂志，7（4）：165-175.

Hellstadius Y，LagergrenP，Lagergren J，et al，2015. Aspects of emotional functioning following oesophageal cancer surgery in a population-based cohort study. Psychooncology，24（1）：47-53.

Jeon JY，Meyerhardt，JA，2013. Exercise after cancer diagnosis：time to get moving. Oncology（Williston Park），27（6）：585-586，588.

Low DE，Allum W，De Manzoni G，et al，2019. Guidelines for perioperative care in esophagectomy：enhanced recovery after surgery（eras）society recommendations. World J Surg，43：299-330.

Luo X，Xie Q，Shi QL，et al，2021. Profling patient-reported symptom recovery from oesophagectomy for patients with oesophageal squamous cell carcinoma：a real-world longitudinal study. Support Care Cancer，30（3）：2661-2670.

Singh F，Newton RU，Galvão DA，et al，2013. A systematic review of pre-surgical exercise intervention studies with cancer patients. Surg Oncol，22（2）：92-104.

Van Gerpen R，Becker B，2013. Development of an evidence-based exercise and education cancer recovery program. Clin J Oncol Nurs，17（5）：539-543.

第15章

食管癌的精准随访

随访是指医院对曾在医院就诊的患者以通信或其他的方式，定期了解患者病情变化和指导患者康复的一种观察方法。通过随访可以提高医院医前及医后服务水平，同时方便医师对患者进行跟踪观察，掌握第一手资料以进行统计学分析、积累经验，同时也有利于医学科研工作的开展和医务工作者业务水平的提高，从而更好地为患者服务。在近期随访中，医师主要观察患者治疗的效果及某些反应，并根据随访情况和复查结果来调整用药及指导功能锻炼；远期随访可获得某一治疗方案的长期效果、远期并发症及生存时间，有利于筛选出更有效的治疗方法，并且建立资料档案，掌握某一疾病的发展规律，有助于医学科学的发展。严格来说，临床工作是一个连续的过程，所有疾病都应该是治疗和随访相结合的一个整体过程。随访是管理患者的方式，也是患者反馈疾病治愈、康复情况的重要途径。

我国食管癌发病与死亡占世界食管癌发病与死亡的50%以上。目前，食管癌的主要治疗措施仍为以外科为主的综合治疗，但其治疗效果仍不能令人满意。食管癌在生物学方面具有局部复发和全身转移的特性，对于大部分肿瘤的治疗，需要采取周期性的治疗方法，而患者治疗间歇期或治疗结束后的心理状态、用药、饮食、定期复查情况、治疗效果、复发转移情况、生存状况等必须依靠随访来实现。因此，开展肿瘤病例随访的实践并构建可行的随访模式和随访系统，及时发现和解决随访中的问题、探讨改进办法，将有助于推动医院科研、肿瘤诊治及患者康复的可持续发展。所有确诊食管癌的患者治疗后均应终身规律随访，以便医师了解患者的病情变化、治疗的不良反应、康复情况和营养状态。随访不仅有利于有症状患者的及时确诊和治疗，而且有利于及时发现无症状患者或有慢性轻微症状患者病情的变化，以便及时诊断和治疗。

近年来，医院随访信息系统日新月异，能实现信息共享，利用信息系统，对食管癌患者治疗后进行精准随访，能为食管癌临床、科研提供真实、准确的随访资料，同时也是体现医疗服务人性化的重要环节。

第一节　食管癌精准随访概述

一、精准随访的意义

（一）对患者的意义

通过随访，与患者建立理解和沟通，采取疏导、安慰、鼓励等措施，引导患者以积极的心态和良好的情绪对待疾病，树立战胜疾病的勇气和信心，有利于疾病的早日康复。可以及时提醒和帮助患者遵从医嘱，正确服药，提高患者对治疗、护理的依从性。通过随访，不仅能及时反馈患者经过治疗后的信息，提高患者的诊疗和恢复效果，还能在随访的同时实现护理服务的延伸和人文关怀，增加患者战胜肿瘤疾病的信心，改变其不良生活方式，提高其日常生活能力。定期随访还能与患者建立长期的医疗、护理、保健关系，有目的、有针对性地追踪观察，为患者提供饮食营养、功能恢复锻炼、心理、护理等方面的指导，预防可能发生的并发症，减少肿瘤的复发、转移和第二原发肿瘤的发生，有助于实现肿瘤个体化治疗，提高生活质量，有效延长患者的生存时间。

（二）对医院的意义

随访是医、护、患沟通的平台、联系的纽带。随访交流可以增进医患的相互了解和理解，可针对不同患者进行个体化指导，真正体现以人为本和以患者为中心的服务理念，提高患者对医院服务的认可度和满意度。肿瘤患者随访适应了现代管理理念和护理观念，不仅可以融洽医、护、患之间的关系，还可以弥补社区健康教育的不足，丰富肿瘤随访新外延、新理念、新方法。预约随访还可使患者就诊数量增加，降低医疗服务成本，不仅具有良好的社会效益，而且可以提高医院的收益。通过对患者进行追踪随访，可以获得不同肿瘤的发病或死亡的构成比及诊治指标的分布信息，不断总结肿瘤的发生、发展及预后演变等规律，积累经验，从而达到提高医疗、护理质量和肿瘤诊治水平的目的。结合医院管理，随访还可以将患者对医务人员的服务态度、医德医风，收费是否合理，饮食、就医环境、医院设施等方面提出的意见和建议进行分类、汇总，及时制订整改措施并实施。在提高医院诊疗水平和护理质量的同时，进一步提升医院的管理水平。

（三）临床意义

肿瘤随访有利于开展早期发展、早期诊断、早期治疗工作，可在早、中期发现肿瘤，提高临床根治率，节约社会卫生资源成本。例如，对结直肠息肉进行肠镜下息肉切除术，并长期随访，可明显提高结直肠癌的早诊率；此外，对肿瘤患者出院后进行随访监测，是对医疗实践结果的检验，也是医疗服务在患者出院后的延续，可以满足患者院外的康复需求。

（四）对流行病学的意义

通过对肿瘤的监测随访，可以了解某类肿瘤的发病率、死亡率，为流行病学提供依据，此外，通过对肿瘤随访监测中形成的档案进行数据分析，可为肿瘤的大规模临床研究提供数据平台。

二、影响精准随访的因素

（一）年龄、性别、地域等

通常情况下，年龄越大，随访难度越大，＜40岁患者的随访成功率高于50～59岁及＞60岁的患者，女性患者随访成功率高于男性患者，农村居民随访成功率较高。

（二）患者的依从性

患者的主动性与依从性是影响肿瘤随访成功率的重要因素之一，由于部分患者本人及其家属不愿提及所患疾病，特别是一些已死亡患者的家属，在随访过程中不愿配合，可明显降低随访成功率。

（三）随访信息的完整程度

患者随访信息是获取随访资料的主要方法，常见的随访信息不完整主要表现如下：病案首页书写不完整；患者信息没有统一标识，多次住院信息不完全一致；因人口流动、人事变迁、住址变更而失去联系；患者及其家属的不重视等。为每个门诊和住院患者建立统一标识，实现患者随访信息的自动登记，可确保信息完整性，提高随访效率。

（四）随访模式的不同

有学者在建立肿瘤生存者管理数据库和随访质量的基础上运用不同的随访模式对肿瘤生存者进行随访率统计与分析，显示其随访成功率如下：被动模式，24%；主动回顾模式，65.5%；程序随访模式，96.2%；总随访率为40.1%。

（五）随访信息、数据管理方法

若仅通过电子病历系统对患者进行随访追踪管理，而缺少专门的随访信息系统，就不能有效地进行随访数据的统一整理、归档保存和统计分析，影响随访成功率。改变随访工作模式和随访数据管理方法，可提高随访成功率。

（六）随访系统或随访人员

肿瘤随访可以由预防工作者、诊疗人员和护理人员来实施，取决于随访的内容、人员培训的程度、形式的规范与统一的程度。随着护理工作模式向整体化人文护理发展的转变，护理人员在临床随访中的作用也日益突出。

第二节　食管癌精准随访的实施

一、精准随访的准备

（一）随访人员准备

组建多学科协作精准随访团队，团队应包括胸外科、放疗科、内科、药剂科、营养科、康复科、信息科等相关学科及部门，制订随访制度，确定随访团队成员，团队成员应具有相应的能力并通过培训考核。

（二）患者准备

1.随访前评估（评估条目）　出院前，主管医师和责任护士对患者进行全面的随访前评估，内容包含常规随访的基本内容，以及是否纳入专病随访范畴和是否是保护性医疗的需求，必要时事先确立随访联系人。同时医务人员应提供适合患者需求的随访前指导，可包括目前治疗方案、随访计划、自我保健、何种情况需紧急就医和如何在紧急情况下得到医疗帮助等，以取得患者的知情和配合。

2.随访前指导（患者及家属指导）　应以书面、口头等形式告知患者和（或）家属，取得理解和配合，并在出院记录中体现。如果患者因病情或能力无法理解随访指导的内容，则家属应参与随访前指导的过程。如家属参与后续的医疗过程，他们也应参与随访前指导。

二、精准随访的实施

（一）精准随访的方式

精准随访的方式包括信函随访、电话随访、上门随访（家访）、（预约）门诊随访、建立数字化随访系统、社区随访，以及网络随访（包括电子邮件、信息、QQ、微信、APP）等。信函随访是经典而重要的方法，可用于医学随访、行风随访、科研随访等。缺点是因信函丢失、地址变更、患者文化程度、患者病故等因素导致随访失败或随访率降低。电话随访是直接交流的随访方式之一，能明显提高随访效率，获得的资料也比较准确可靠。家访是提高随访率的重要措施之一，也是提高随访质量的重要环节。但家访成本高，而且在偏远地区或者搬迁较为频繁的地区难以实现。门诊随访是临床随访的有效方式，但不适合应用于病情较重的患者。随着时代的快速发展，网络随访将成为一种新的便利的随访手段，具有时效性好、互动性强等优点，今后在肿瘤随访中的作用会越来越突出。

（二）精准随访的模式

1.被动随访　属于传统随访模式，肿瘤幸存者在完成住院治疗后，根据医师的要求定期到医院门诊就诊，在医师的指导下进行相关检查，对肿瘤情况进行监测评估，并接受相关的健康宣教，医师对患者的肿瘤生存信息或者随访信息以电子病历或者网络数据的形式保存，是目前应用较多的一种随访模式。

2.主动回顾随访　医师根据临床总结等研究需要，对一类或几类癌症生存者进行定时随访，随访主要由电话随访完成，部分随访可能采用上门随访或门诊预约随访的方式，但主要局限于医师预期进行病例分析的患者群体。

3.程序随访　该模式主要针对参加临床试验的人群，了解各类治疗方案的远期疗效情况，根据提前设计好的随访方案，按照标准随访模式，定期通过电话、网络等方式进行数据交流，多适用于前瞻性研究。

4.社区－医院综合随访　在医院完成诊疗工作后，医院对患者的居住地信息进行统计，并将患者的信息保存至医院－社区数据网络系统，联系当地社区医师对患者进行随访，两家医疗机构实现数据管理网络，数据共享，社区医师对患者的随访情况以报告的形式通过网络传递回医院。

（三）精准随访时间及建议

精准随访最主要的目的是及时发现复发或转移病灶，并给予及时治疗，以提高患者的生存，因此，基于治疗后复发转移的模式是制订随访策略的主要方法。由于食管癌特殊的解剖位置和生物学行为、错综复杂的治疗模式，其复发转移模式及预后也是千差万别，迄今为止尚缺乏统一的食管癌随访规范和标准。提倡针对不同治疗模式、肿瘤分期及个体治疗反应等，采取个体化、精准化的随访策略。在实现传统随访功能如疗效评价、康复指导的同时，优化医疗资源配置，促进食管癌的规范化治疗。

1.*食管癌根治术后患者的随访* 手术切除是食管癌的主要治疗手段。对于极早期食管癌（Tis，T1aN0M0），根治性食管手术切除后的5年总生存率高达100%，5年无复发生存率超过95%。极早期食管癌手术后虽然仍然有5%左右的复发率，但均在腔内局部复发而罕见转移，必须依靠胃镜才能获得早期诊断，且有研究认为在出现伴有吞咽梗阻等症状时进行挽救性治疗并不影响其预后。因此，我们认为传统的例行随访并不适合极早期食管癌切除术后患者。除非进行临床研究，否则对于极早期食管癌切除术后患者的随访密度和内容可以适当地宽松一些，可以在出现症状时进行随访。其随访的主要目的是评估生命质量和必要的心理健康指导。然而，对于T1b及以上的患者，5年总生存率明显下降（OS在80%左右），因此，虽然属于早期患者，但建议采取与局部进展期患者相同的随访策略。

对于局部进展期食管癌，强调以手术为主的综合治疗，包括术前的新辅助放化疗、术后的辅助放化疗，但总体疗效差，报道5年生存率徘徊在30%左右，其中局部复发和远处转移是主要的原因。研究认为，经过手术为主的综合治疗后，进展期食管癌50%以上的复发和（或）转移发生在根治术后1年内，75%以上发生在术后2年内，90%以上发生在术后3年内，3年以后每年发生复发或转移的概率仅为2%～3%，复发后及时治疗可显著改善患者的生存。因此，根治术后的前3年是随访重要时间段，需要密切随访复查，以早期、及时发现复发转移病灶。

食管癌根治术后患者仍有较高的复发率，且90%的患者在根治术后3年内复发。因此，第一次随访（术后1个月）的主要目的是检查手术情况、评估营养状态、病理结果讨论和是否进一步辅助放化疗；术后3个月至术后24个月，每3个月复查一次，术后24个月至术后36个月，每6个月复查一次，术后36个月后，每12个月复查一次，术后随访的主要目的是早期发现复发或新的原发肿瘤、手术效果质量评估、营养评估、治疗术后并发症和增强患者信心。

2.*治疗（放化疗或放疗）后获CR（完全缓解）或无症状食管癌患者的随访* 虽然手术是主要的治疗手段，但由于肿瘤位置、分期及患者的生理条件等原因，初诊只有40%的患者可以接受根治性手术切除。对于不能手术的患者，放化疗是主要的治疗手段。放疗的延迟效应导致接受根治性放化疗患者治疗后的随访比手术切除患者复杂很多。与根治性手术后以转移为主的失败模式不同的是，局部复发是同步放化疗的主要失败模式。因此，对于接受根治性同步放化疗食管癌患者的随访策略明显不同于手术切除患者。

有相关研究表明，大部分食管癌是患者放化疗后在较短时间内即出现肿瘤的复发或转移，＞70%的患者发生在治疗后1年内，＞90%的患者发生在治疗后2年内。因此，食管癌患者同步放化疗后的前2年是随访的重要时间段，应密切随访以便早期、及时发现复发转移病灶，从而提高患者的局部控制率和生存率。但也有研究认为，与手术切除不同的是，根治性放化疗后患者的复发转移不仅与肿瘤分期有关，还与治疗后的近期疗效密切相关。我们的研究发现，放化疗后的肿瘤退缩模式与肿瘤的复发有密切相关，并根据肿瘤退缩模式提出随访策略。

我们建议：对于放疗结束时肿瘤退缩达到CR的患者，随访策略与局部进展期根治术后类似。

（1）第一次随访日期应在放疗结束后1个月进行，主要目的是放疗近期疗效评估，决定是否进行辅助治疗，随访内容包括查体、血常规、生化、胸部CT、上腹CT或B超、上消化道造影、食管胃镜检查，必要时进行活检。

（2）放疗结束后2～24个月的随访，建议每4～6个月随访一次；最少每6个月进行消化道内镜检查一次；对于诊断困难者，有条件行PET/CT检查。

（3）放疗后24个月至术后36个月，每6个月复查一次。

（4）放疗后36个月之后，每12个月复查一次。

对于放疗结束时肿瘤退缩没有达到CR的患者，除非有挽救性手术机会，否则其预后极差。对于这部分患者的随访，建议：①第一次随访日期应在放疗结束后6～8周（最迟不能迟于3个月）进行，内容包括查体、血常规、生化、CT检查、上消化道造影、食管胃镜检查，主要目的是进行放疗近期疗效评估，决定是否可以进行挽救性手术。②鉴于目前辅助化疗的地位尚不明确，对于无手术机会的患者，除非进入临床试验，密切的随访并不能提高患者生存，随访的重点应该是吞咽功能、营养支持和心理安慰等人文关怀。

3.*转移性食管癌及治疗后有病灶食管癌患者的随访*　随访频率须增强，每周期化疗前检查内容包括症状评估、体格检查、一般情况、血常规、血清肝肾功能电解质、体重和营养状况等，每1～2个周期化疗前须复查胸腹部CT检查、食管X线造影、腹腔B超检查、必要时行消化道内镜及活检或PET/CT检查。

4.*食管癌姑息性治疗后的随访*　初诊远处器官转移的食管癌占所有食管癌患者的10%左右。虽然这部分患者的预后极差，但有研究认为，对于部分初诊远处器官转移的食管癌患者，局部治疗手段（包括手术和放疗）可以获得生存上的获益。因此，我们建议对于这部分患者的随访策略可以根据其初始治疗手段（手术或放疗）采取相对应的随访策略。对于只接受单纯化疗的远处转移患者，中位生存时间明显差于综合治疗，除非进入临床试验，随访的重点应该是吞咽功能、营养支持和心理安慰等。

（四）食管癌患者随访的具体内容

1.*人口学资料*　包括患者姓名、性别、年龄、民族、出生年月、身份证号码、家庭（单位）住址、网络账号，以及配偶（联系人）姓名、住址、联系电话等信息。

2.*疾病相关资料*　肿瘤的诊断及初次确诊时间，疾病治疗过程，目前状态及历次随访资料；治疗及肿瘤相关症状的记录随访，目前心理状况、营养状况、躯体功能状况、社会职业状况等康复情况。

3.其他疾病资料　包括既往生活饮食习惯、疾病史及其目前治疗控制情况，或呼吸系统、心血管系统、消化系统、泌尿系统、内分泌系统、血液系统、免疫系统等新发疾病，平时合并用药情况，尤其是与肿瘤或者其治疗密切相关的疾病及用药情况。

4.患者出院后资料　患者一般情况：情绪、饮食、睡眠、排泄等情况；患者出院带药的给药情况，药物的效果，有无不良反应；患者的伤口愈合情况；带管出院患者管道的维护情况，如PICC管、胃管、营养管等；康复评估和指导，如功能锻炼、正确使用家用医疗设备/护理产品等；出院后监测项目的实施，如化验、检查等；需紧急就医的情况。

5.卫生经济学资料　包括患者肿瘤治疗费用（分类别记录）、医疗保险类型、住院天数或者门诊复诊/随访次数，随访周期，用药情况等。

6.最终结局资料　包括无效、部分缓解、缓解及治愈等，或者基本自理、参加轻微劳动、正常劳动等；对于生命结局，可以包括健康生存、恶化、死亡等项目。

7.营养状况症状和监测　在食管癌的随访过程中，需要高度重视食管癌患者的营养评估和监测，包括体重、体重指数、皮下脂肪、血清学检查（血清白蛋白、前白蛋白、视黄醇结合蛋白）、人体成分测量等检查。

8.症状及生活质量　随着医学模式的改变，生活质量已成为评价癌症治疗效果的新指标。症状困扰与患者的功能状况紧密相连，症状困扰通过影响癌症患者的各个功能的正常发挥，成为影响癌症患者生活治疗的最强影响因素。食管癌患者治疗后由于组织损伤、代谢应激反应和神经内分泌反应等原因，会出现一系列症状，这可能会加剧症状的严重程度和功能障碍，延长康复期并对患者的健康相关生活质量产生重大的负面影响。食管癌治疗后的症状评估对进行症状管理至关重要。但目前，食管癌术后患者存在多种症状或者症状群，症状类型、症状持续时间及其恢复轨迹尚不清楚，且食管癌患者的生活质量常在随访中得不到足够的重视，甚至被忽略，因此，在随访中应使用一些特异性量表对患者症状及生活质量进行评估，同时加强心理指导、生活方式指导和康复知识宣教。

（五）精准随访执行

（1）随访由医务人员执行。首次随访和专病随访宜由专科医务人员执行。

（2）首次随访宜在出院后2周内完成，根据情况可适当延迟，建议不超过1个月。

（3）随访人员实施随访时需了解患者住院、出院情况和随访计划。根据患者随访前评估的结果开展个性化随访，了解患者的治疗效果、病情变化和恢复情况，为患者提供用药、康复、回院复诊、注意事项、病情变化后的处置意见等专业技术性指导，尽量采用通俗易懂的非医学用语。

（4）对实施保护性医疗的患者，随访时应根据保护性医疗的要求执行。

（5）随访过程中发现病情变化等突发事件，应及时指导患者紧急就医。医疗机构应建立对接重点随访患者的绿色通道。

（6）随访人员应将有特殊情况的案例告知患者主管医师，主管医师根据随访结果调整或制订后续随访计划或终止随访。

（六）精准随访数据库的建立

基于结构化电子病历的食管癌随访数据库是面向临床科研工作者和相关医务人员的一项应用型软件，通过该数据库管理平台能更好地录入、自动提取、管理、储存、检索查阅和分析食管癌患者的临床科研资料。

1.食管癌随访数据库的设计原则　为了更系统、安全、可靠及高效地构建食管癌随访数据库，数据库的架构设计及交互设计尤为重要，必须要遵循一定的规范要求。设计原则包括标准化与规范化、系统性与综合性、实用性与易操作性、可扩展性与可维护性、安全性与一致性。

2.食管癌随访数据库开发的关键技术　数据库的总体架构。目前，数据库软件开发的整体架构主要分为B/S架构与C/S架构，这也是当前数据库架构开发的两大主流模式。B/S架构（browser/server，浏览器/服务器模式）是继互联网兴起后的一种数据库架构模式。C/S架构（client/server，客户/服务器模式）即客户机和服务器架构。食管癌随访数据库的开发涉及的数据信息都是患者医疗信息，要求较高的保密性，这就要求数据库架构模式选择有很高的安全性。食管癌随访数据库的应用也不是面对所有人群开放的，它的直接用户群是有相关权限的医护及科研人员，相关安装客户端的计算机也必须严格管理，所以食管癌随访数据库的应用主要是在局域网内，而C/S架构模式（图15-2-1）则能很好地满足这些要求。

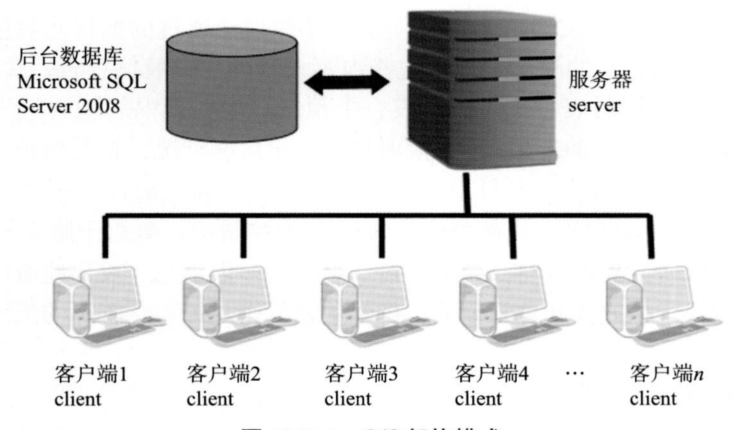

图15-2-1　C/S架构模式

食管癌随访数据库系统总体架构采用基于C/S架构的三层式结构体系（图15-2-2），可细分为表层（客户端）、中间层（功能程序层）、底层（数据库）。客户端即为访问食管癌随访数据库的入口，用户通过人机交互界面向服务器（程序层）发出请求，并把相关的信息反映给用户的界面。而中间层即为服务器上的功能程序，可实现用户所需求的验证登入、录入、检索、分析等指令，运行相关的逻辑进程。

3.食管癌随访数据库的开发编程工具　食管癌随访数据库并不是直接通过底层二维表格来体现其数据表现形式，而是依靠食管癌随访数据库服务器中的应用程序实现的，相关应用程序的开发是通过开发者利用开发编程工具来完成编程的。该程序提供给用户

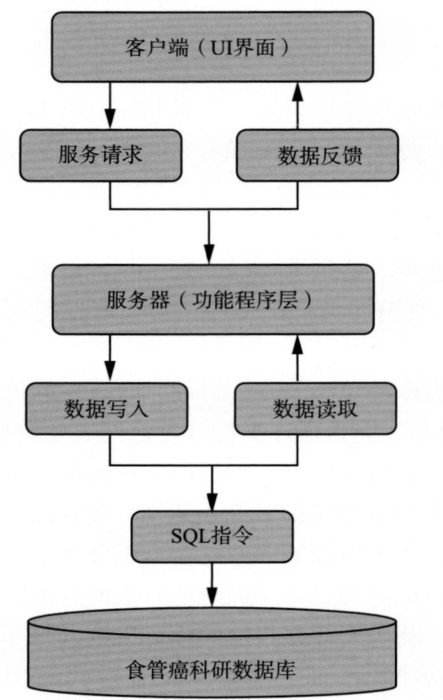

图15-2-2 食管癌随访数据库系统总体架构示意图

的功能包括录入管理、浏览查询、筛选及导出数据的功能，并且可为用户提供不同的访问权限，以保障数据安全。

4.食管癌随访数据库与结构化电子病历的数据交互　实现随访数据库与结构化电子病历之间的数据交互，就是让随访数据库能自动获取电子病历信息，并将数据信息按照数据库标准规范转换为规范化、有序化的数据库数据，这将大大简化以后临床数据录入的工作量，这也是基于结构化电子病历的食管癌随访数据库的一大特点。为实现这一功能，就需要食管癌随访数据库（SQL Server数据库）与结构化电子病历数据库（Oracle数据库）相对接，实现数据同步，这两种异构数据库数据之间同步可采用流复制（stream replication）技术来实现。

5.底层数据库表格设计　由多学科小组讨论通过的数据元素包括患者“食管癌发病—就诊—随访”的整个过程，这些内容大致分为一般信息表、食管癌地域表、食管癌类型表、病例资料表、危险因素表、干预方式表。其中病例资料为数据库的主体，包括入院前情况、就诊时情况，入院时情况、出院时情况，根据病程发展进行以下内容：采集患者病史、查体、专科检查、辅助检查、诊断、治疗、不良反应、疗效评价、随访及生物样本采集等；该部分内容和临床关系紧密，侧重于临床资料数据结构化，为食管癌临床研究提供资料及数据支持。患者的一般信息、发病地域信息、食管癌类型、危险因素及干预方式和食管癌流行病学关系紧密，可为食管癌的流行病学研究提供支持。

6.数据库的功能及使用

（1）数据录入功能：依据数据库内各数据表的相应字段将患者资料逐一录入。

（2）数据查询、检索及挖掘功能：数据具有强大的数据检索及挖掘功能，支持模糊检索、二次检索、精确检索、多条件交叉检索等功能。

（3）数据统计分析功能：使用数据库的统计功能，可将需要的数据生成特定的图表，如柱状图、饼状图及线性报表，也可以生成Excel或SPSS格式，直接用SPSS统计软件进行统计学分析。

（4）导入、导出及备份功能：可将数据表导出成Excel文档，用于后期整理及统计分析。也可将Excel格式的数据导入数据库相对应的数据表里。

（5）数据库可扩展操作：根据使用需求尚可对数据库中字段的内容进行修改、更新、补充和删除等操作。

（6）数据安全管理：根据数据重要性及不同的数据库使用者开放不同的使用权限，并在数据库使用中进行实时监控、在线预警和信息反馈等多种实时安全管理。

（7）数据库和医院信息系统（hospital information system，HIS）、实验室信息管理系统（laboratory information management system，LIS）及医学影像系统（picture archiving communiation system，PACS）相关联，可以自动录入住院食管癌患者的病例资料及检查、检验和影像学结果，获得食管癌相关的流行病学资料、临床诊疗情况及预后等数据，将这些数据归纳整理，设计临床试验，实现科研成果的转化；另外，数据库支持数据导入、导出及数据备份等功能，可使研究机构或医院进行信息共享，从而实现多中心、大样本的研究工作。

三、精准随访的质量控制

（1）随访纳入全院统一管理。医疗机构应明确患者随访工作的主管部门，可建立随访中心或配备专职人员管理与实施随访工作，随访中心人员宜由医护团队合作进行。

（2）医疗机构应按照本标准制订随访管理制度，内容包括随访准备、随访实施、随访质量管理等。

（3）医疗机构可制订随访工作质量评价标准，实施过程监控，持续提高随访工作质量。

（4）医疗机构应监控随访率、失访率和随访期内发现的不良事件。定期分析随访反馈中患者的安全相关的各种风险因素，监控患者紧急就医情况。

（5）医疗机构可建立随访相关医疗安全质量结果指标，包括但不限于如下指标。①患者出院2～15天非计划再入院率；②患者出院16～31天非计划再入院率；③院外非计划拔管率；④患者满意度等。

（6）医疗机构宜分析随访期内患者医疗不良事件的原因，根据原因确立随访重点对象。

（7）医疗机构宜建立“随访信息管理系统”或建立与社区服务中心数据共享的“随访信息网络”。

（8）医疗机构应落实随访患者隐私和信息安全保护工作。

参考文献

陈传贵，于振涛，金庆文，等，2015. 食管癌术后吻合口瘘的临床特点及危险因素分析. 中华外科杂志，53（7）：518-521.

段晓峰，于振涛，2017. 食管癌新辅助放化疗联合手术与单纯手术治疗效果的随机对照试验Meta分析. 中华胃肠外科杂志，20（7）：809-815.

辜德英，2021. 医护一体化互联网＋随访模式在头颈肿瘤患者随访管理中的应用. 护理实践与研究，18（11）：1675-1679.

雷海科，廖忠莉，李小升，等，2020. 重庆市食管癌患者生存随访调查及预后影响因素研究. 中国癌症杂志，30（2）：98-105.

毛友生，高树庚，王群，等，2020. 中国食管癌临床流行特征及外科治疗概况大数据分析. 中华肿瘤杂志，42（3）：228-233.

孙可欣，郑荣寿，张思维，等，2019. 2015年中国分地区恶性肿瘤发病和死亡分析. 中国肿瘤，28（1）：1-11.

周殷杰，2016. 基于结构化电子病历的食管癌科研数据库的构建与临床应用. 南宁：广西医科大学.

Bray F，Ferlay J，Soerjomataram I，et al，2018. Global cancer statistics 2018：globocan estimates of incidence and mortality worldwide for 36 cancers in 185 countries. CA Cancer J Clin，68（6）：394-424.

Chen WQ，Zheng RS，Baade P D，et al，2016. Cancer statistics in China，2015. CA Cancer J Clin，66（2）：115-132.

Leach CR，Hudson SV，Diefenbach MA，et al，2022. Cancer health self-efficacy improvement in a randomized controlled trial. Cancer，128（3）：597-605.

Rochette C，Michallet AS，Malartre-Sapienza S，et al，2021. Telephone follow-up of oncology patients：the contribution of the nurse specialist for a service-dominant logic in hospital. BMC Health Serv Res，21（1）：580.

Song CH，Cao JJ，Zhang F，et al，2019. Nutritional risk assessment by scored patient-generated subjective global assessment associated with demographic characteristics in 23，904 common malignant tumors patients. Nutr Cancer，71（1）：50-60.

Soriano TT，Eslick GD，Vanniasinkam T，2018. Long-term nutritional outcome and health related quality of life of patients following esophageal cancer surgery：a meta-analysis. Nutr Cancer，70（2）：192-203.

Stahl M，Budach W，Meyer H-J，et al，2010. Esophageal cancer：clinical practice guidelines for diagnosis，treatment and follow-up. Ann Oncol，21 Suppl 5：v46-v49.

Tan J，Xiong YQ，Qi YN，et al，2021. Data resource profile：XIAMEN registry of pregnant women and offspring（represent）：a population-based，long-term follow-up database linking four major healthcare data platforms. Int J Epidemiol，50：27-28.

Vashi PG，Dahlk S，Popiel B，et al，2014. A longitudinal study investigating quality of life and nutritional outcomes in advanced cancer patients receiving home parenteral nutrition. BMC Cancer，14（1）：593.

Zhang LY，Lu YH，Fang Y，2014. Nutritional status and related factors of patients with advanced gastrointestinal cancer. Br J Nutr，111（7）：1239-1244.

第16章

食管癌预后的精准预测

预后（prognosis）是指根据疾病的临床表现及特征、病因、病理、病情规律和治疗方式等因素进行疾病发展过程和后果的预测。对于食管癌而言，同一分期的患者其预后存在明显差异，这提示我们还需要发现崭新且精准的预后模型。要做好食管癌预后的精准预测需要了解疾病的发病特点、临床病理特征、治疗方式及其他影响患者预后的关键因素，然后利用生物大数据计算智能医学模型，并进行系统优化、组合分子分型的主要标志物，建立食管癌预后的精准预测模型。医学家可以通过食管癌临床表型特征及食管癌发生、发展和转归的分子机制，从中找到影响预后的关键因素，并减弱这些不利因素，进而降低死亡率，提高生存质量。

食管癌不良预后体现在低生存率及高治疗费用两个层面。预后不良会增加患者的治疗费用，延长住院时间，延缓身体康复，增加医疗费用，降低患者的生活质量及生存率。因此，我们需要对食管癌患者进行预后精准预测。

第一节　影响食管癌预后的主要临床因素

食管癌发病较隐匿，早期患者一般无明显症状且缺乏早期发现和高危人群筛查的有效方法，因此首次就诊多为中晚期，这是食管癌高死亡率的主要原因之一。另外，性别、年龄、体重指数、吸烟、饮酒、高/低发地区、城镇/农村、婚姻状况、治疗方式、病理分期等均与预后相关。本小节仅针对食管癌患者预后主要影响因素做以下阐述。

一、精准诊断

早期精准诊断有助于提高食管癌患者远期疗效。根据疾病诊断要点，依靠个人的医疗经验快速做出明确的诊断，是正确判断预后的第一步。然而，若临床医师经验不够丰富，可能误诊，从而影响患者的治疗与预后。对于食管癌的诊断，经历了早期的食管X线钡餐检查和食管拉网细胞学检查，到现代应用广泛的色素内镜活检病理检查及标志性的血清分子学检查。目前食管癌诊断的金标准是色素内镜活检病理检查。纵观食管癌诊断的各种检查方法的发展和演变过程，可以看出医学科学的进步和发展的动力来源于临床的需求，而科学技术的发展又促进了医学基础和临床研究的发展和提高。随着生物-心理-社会医学模式的转变，对各种检查方法的要求也会越来越高。

二、病理分期

由于早期食管癌缺乏特异症状和简便有效的筛查手段，仅有极少数患者能够在疾病的早期被发现。食管癌的病理分期与患者的治疗和预后密切相关，早期食管癌的5年生存率为90%以上，中晚期患者仅为20%左右。有研究结果表明82.1%的初次确诊为食管鳞癌的患者已经处于疾病的中晚期，而早期癌患者仅占17.9%。这与我国其他相关早期食管癌的检出率为10%左右的报道基本一致。造成临床这种早期癌检出率低的主要原因是早期食管癌缺乏特异症状，多数患者在经历了一段时间难以缓解的症状之后才去就诊，这时多数患者已发展为中晚期；内镜筛查虽然是诊断早期癌最有效的手段之一，但由于其具有成本高、操作复杂耗时、对内镜医师的操作和诊疗经验要求较高，以及应用于大规模人群普查困难等原因，造成了这种技术手段推广应用的局限性。

三、一般情况

1.性别　在中国，男性食管癌患者比女性更为常见，食管癌男女发病率比例约为2.6∶1。有研究报道，女性食管癌患者切除术后的预后要好于男性。此外，一些研究报道显示，女性食管癌的早期诊断概率高于男性，女性术后并发症发生率比男性低，这也许是女性食管癌患者的预后优于男性的原因之一。西方国家的两项研究提示雌激素作为一种女性性激素，可抑制食管癌细胞的增殖，进而影响食管癌的进展，这也可能是女性食管癌患者的预后优于男性的原因之一。总的来说，食管癌女性发病率低于男性，并且预后更好，原因可能是女性早期诊断率更高及雌激素可抑制食管癌进展。

美国SEER（Surveillance，Epidemiology，and End Results）数据库验证食管癌患者性别差异的报告显示，性别是食管癌患者预后的独立因素，女性预后更好。在中国，汤萨等也报道了女性食管癌患者的生存显著优于男性患者，在排除地区、年龄、淋巴结转移等因素后，女性患者预后优于男性患者的情况仍存在。由此可见，雌激素和雄激素对食管癌的发生和预后有着重要的影响，这将是今后食管癌研究的重要方向。

2.年龄　无论是西方国家的研究，还是东方国家的研究，大多显示高龄是食管癌患者预后不良的因素之一。栗家平等的研究提示高龄是食管癌术后预后不良及发生呼吸功能不全的危险因素。老年人由于机体免疫力较低、应激能力差、基础疾病多、抗感染能力差，其发生术后并发症的风险较高，所以预后较差。但是，王志永、张建云等也分别曾在报道中显示青年患者尤其是小于30岁的食管癌患者预后差，主要是因为年轻患者肿瘤分化程度差、淋巴结转移率高，其Ⅲ期所占比例高于中老年患者。所以在临床工作中针对青年高危人群应给予更多的关注，提高青年人可能患食管癌的意识，争取早发现、早治疗，才能改善青年食管癌患者的预后。

3.体重指数（BMI）　是用体重（kg）除以身高（m）的平方得出的数字，是国际上常用的衡量人体胖瘦程度及是否健康的一个标准。经研究表明，BMI与食管癌的发生和预后有一定的关系，特别是女性，其食管癌的最常见风险因素是BMI高和饮食中水果占比低。我国的一项研究表明，BMI与食管鳞癌患者死亡率之间存在强烈的负相关，BMI每增加5kg/m^2，就会使食管鳞癌死亡率降低25%。我国的另外一项研究也表明BMI可能是食管癌患者长期生存的独立预后因素，该研究发现BMI高的患者10年生存率明显高于BMI低的患者，超重和肥胖者可能具有更好的营养储备来抵抗癌症。该研究还指出癌症患者体脂流失严重是长期生存的危险因素，食管癌患者术前体重减轻≥10%可以使手术后的死亡风险增加10%以上；并且BMI损失与癌症分期密切相关，BMI损失越多的患者其T分期往往也比较高。值得强调的是，高BMI虽然是食管癌患者预后的重要保护因素，但它也是食管癌术后早期并发症尤其是切口感染存在的危险因素。

4.吸烟　相关研究表明吸烟与食管癌的发生、发展及预后都有很大关系。其中，男性最常见的风险因素就是吸烟和饮酒。一篇综述显示的13篇文章中12篇均验证了吸烟与食管癌的高死亡率关系密切，经研究表明，与不吸烟者相比，吸烟者死于食管癌的风险显著增加19%。李鹏等的研究表明香烟在燃烧过程中约释放4000种有害物质，其中尼古丁为主要成分。以往的研究认为尼古丁是一种潜在毒性的物质，具有较弱的致癌作用，但是事实证明尼古丁是一种具有遗传毒性的化学物质，在癌症的发生发展及预后方面起着严重的危险作用。

食管癌发病隐匿，早期一般无明显症状，大多数患者就诊时为中晚期，错过了最佳手术时机，预后差。在临床上对这类患者往往采用放化疗等综合治疗。陈洁等的研究表明吸烟患者的食管癌放射性肺炎发生率显著大于不吸烟的患者。并且患者体内血清VEGF、血清p53及Ki-67表达情况均与研究组患者治疗前的吸烟指数存在明显的正相关，这些因素在食管癌的进展中起着重要的作用，促进食管癌放化疗患者并发症的发生，影响预后。

5.饮酒　已有研究证实饮酒与食管癌的预后息息相关，一项研究表明饮酒会使食管癌患者的死亡风险增加36%。据我国一项持续约20年的前瞻性队列研究报道，治疗前每天饮酒量超过2单位的食管癌患者预后的风险增加；在饮酒持续时间方面，治疗前饮酒时间在25～45年的食管癌患者预后不良的风险增加；从饮酒的种类来看，饮用组合的烈酒影响食管癌患者预后的风险性最大，威士忌次之，啤酒和葡萄酒的风险最不显著。有日本学者还表示饮酒史与食管同步多原发癌有关，并且食管同步多原发癌的生存率极差，尤其是早期食管癌患者。同样，中国学者也表示饮酒能增加患者局部渗透性，抑制其免疫功能，可显著降低食管癌患者3年和5年生存率，饮酒是影响这些患者生存率的独立危险因素。我国的一项研究指出乙醇脱氢酶在乙醇代谢中起着重要作用，可以把乙醇代谢成乙醛；癌组织中的乙醇脱氢酶活性明显高于健康组织，导致有毒乙醛在癌组织内积累，从而促进食管癌的发展；并且该研究还发现在淋巴结阴性的食管癌患者中，饮酒是术后生存的独立危险因素。对于错过手术时机采取放射治疗的患者来讲，饮酒同样是影响预后的危险因素。曾婷等报道乙醇可激活恶性黑色素瘤细胞中的核因子κB（NF-κB），NF-κB可诱导或上调抗凋亡基因，从而发挥抗凋亡作用，所以饮酒患者肿瘤细胞放疗敏感性差。

6.体育锻炼　众所周知，体育活动可以预防和改善很多疾病。但是体育锻炼和食管癌的预后之间的关系仍存在很多争论。瑞典研究者进行的一项研究结果表明，体育锻炼与食管癌的长期生存之间没有显著关系，但是他本人在日本做的研究显示有体育锻炼习惯的食管癌患者生存率较高，因此他认为有必要进一步评估体育锻炼与食管癌预后的关系。另外一项研究报道术前适量的体育运动康复可改善接受食管癌手术患者的脏器功能，耐力训练和抵抗训练对食管癌患者有益处，体育运动能改善患者本人的身体素质和生活质量，并降低住院时间和术后肺部并发症。在中国，也有很大一部分学者做了相应的研究，有学者在对食管癌切除术患者的回顾性研究中发现每周大于9小时的体育活动更能改善患者的生活质量，有适量体力活动的患者更有精力享受生活，其睡眠良好，情绪和食欲好。并且还发现体育活动可降低食管癌患者23%的死亡率和53%的复发率。研究表明高循环胰岛素和胰岛素样生长因子-1（IGF-1）与血管生成、肿瘤生长及体内抗凋亡活性相关，而体育活动可以改变胰岛素抵抗和降低高胰岛素血症。此外，它还可以增加胰岛素敏感性、改变胰岛素生长因子水平、影响生活质量，降低癌症发病风险或疾病进展。另外，体育活动还可以增加抗炎细胞因子和减少炎性脂肪细胞因子，从而改变脂肪细胞因子水平，影响食管癌的发病率和死亡率。同时，还有研究报道体育活动可以调节免疫功能，改善癌症的不良预后。研究者发现体育活动可以通过促进肾上腺素和IL-6依赖的方式直接调节NK细胞的动员和再分配，从而使肿瘤的发病率和死亡率降低60%以上。

7.高发地区　中国的河南林州、河北磁县和涉县、四川盐亭等地都是食管癌高发区，经年龄调整后，平均死亡率约为60/100 000。对于高发地区食管癌患者预后的问题，许多学者已经做了研究，但是仍旧存在争议。胡守佳等报道高发区患者的生存优于低发区患者，低发区是影响食管癌患者预后的危险因素。该研究显示高发区早期食管癌患者的比例高于低发区，这与高发区患者对食管癌的认识逐渐升高有关。目前，我国政府在食管癌高发区大力宣传食管癌的健康教育，争取做到早发现、早治疗，有效降低了食管癌的发病率和死亡率。高发区食管癌患者较多，家族聚集现象明显，与低发区患者相比，高发区患者更有机会了解食管癌，其接受能力相对较好，心理负担小，从而进一步影响患者的生存。侯志超等也做了相关研究，其结果表明高发区食管癌患者的生存明显优于低发区，但是高发区患者的淋巴结转移概率高于低发区患者。另外，樊冰雨等的研究揭示了高发区食管癌患者因为环境、饮食和遗传等因素更容易发生多原发癌，多原发癌患者预后相对较差。因此，关于食管癌高发地区患者和预后的关系，不同学者所得的结论不同，需要进一步研究探讨。

8.城镇/农村　除了各大洲和各个国家的地理差异外，食管癌的发病率和死亡率在各国内部也显示出差异，特别是农村和城市。中国2008～2013年癌症发病率和死亡率的队列研究表明农村地区食管癌患者的生存显著差于城市地区。该研究分析造成农村患者预后较差的原因可能是生活方式、社会经济状况、环境因素，以及癌症筛查和治疗的医疗服务机会的不同，限制了生活在农村地区的人们获得适当癌症护理的机会。此外，高昂的医疗费用也降低了大多数农村患者向医院寻求治疗的可能性。一项中国胃肠癌研究显示，在城乡地区和不同的地理分布中，食管癌患者的发病率和死亡率仍存在巨大的差距，农村地区的发病率和死亡率较高，可能是因为诊断晚和治疗不及时，饮食习惯相对较差，所以癌症的预后较差。同样韩渭丽等也报道农村食管癌患者淋巴结转移的阳性率明显高于城市，阳性风险是城市的1.108倍，并且淋巴结转移的患者普遍比未转移的患者预后差，同期死亡率高于城市患者。该研究认为造成这种情况的主要原因为与城市患者相比，农村食管癌患者经济情况、医疗情况均较差，营养缺乏，对疾病的认识少，往往在就诊时已发展至疾病中晚期。然而，胡守佳等研究表明，农村食管癌患者术后总体生存优于城市患者，他们认为某些城市患者存在过度医疗的情况，农村患者比城市患者承受的压力较小，农村自然环境比城市好，所以农村食管癌患者的预后优于城市患者。

西方学者也对美国的城市、农村食管癌患者的预后进行了研究，未发现农村和城市食管癌分布有任何显著差异。类似的，未观察到总体生存率的显著差异。该研究分析，美国大城市与小城镇或农村地区之间，获得医疗保健和治疗质量的差异可能不会太大。因此，城镇和农村的食管癌患者预后的情况，与国家、地区的经济、医疗水平有极大关系，仍需要继续研究。

9.婚姻状况　作为社会支持的替代标志，无论是在普通人群中还是在癌症患者中，婚姻状况都已经被证实与生存有很大的关系。同样，人群的不同婚姻状况对食管癌患者生存的影响是不一样的。美国国家癌症研究所（National Cancer Institute）癌症登记结果显示，已婚癌症患者出现转移的概率低，并且能更好地接受治疗，在癌症患者中死亡率低。美国另一项研究报道称单身是食管癌风险增加的标志，结婚可以改善健康状况。未婚和离异的食管癌患者死亡率明显较高，而且未婚患者中吸烟和酗酒的比例较高，这些因素都与食管癌的关系尤其密切。瑞典通过人群研究报道未婚、离异或丧偶等因素与食管癌风险增加的关联性最强，与伴侣共处通常可以改善幸福感和健康状况。由于离婚、丧偶和其他原因而单独生活的患者会有更大不良生活方式的风险，从而影响食管癌患者的预后。但另一项瑞典研究表明，与其他婚姻状况食管癌患者相比，已接受食管切除术的已婚食管癌患者的生存率并未有任何不同，婚姻状况对已婚患者的生存率影响不大，手术后婚姻状况的变化对患者预后的影响有限。该研究认为尽管婚姻可能不会影响生存，但是良好的社会支持可能会有利于患者健康的生活质量。美国学者的研究则表明与已婚患者相比，未婚患者疾病转移率高，治疗不足且死亡率高。

我国学者研究表明，在中国，丧偶患者的生存期在所有患者中最差，单身患者次之。从社会经济的角度来看，癌症患者的医疗费用往往比较高，有另一个收入来源可以减轻这种经济负担，研究证明若没有足够的资金支撑，一些未婚患者很可能会拒绝治疗。从心理社会的角度来看，配偶也可以帮助已婚患者获得所需的护理，并鼓励已婚患者使其对自身的疾病保持积极态度，但这恰恰是未婚患者所缺乏的。我国学者也报道未婚或婚姻破裂的患者一般病情较重，预后差，婚姻能促进健康的生活方式和医疗资源的利用，有助于食管癌的早期发现。

四、治疗方式

目前，食管癌在西医治疗方面的主要方式为手术切除，尤其是针对胸段食管癌。随着科技的进步和微创技术的快速发展，胸、腹腔镜联合手术正逐渐应用于食管癌治疗。亦有研究报道其与常规的开胸手术治疗比较，胸、腹腔镜联合手术术中视野清晰，创伤小，出血少，术后恢复快，对手术患者肺功能影响小，能降低患者术后肺部并发症尤其是呼吸窘迫和呼吸衰竭。而常规开胸手术非常容易对患者肺组织进行牵拉和挤压，极易引起患者术后肺部并发症。

对于发现即为晚期或者因恐惧拒绝手术的患者，临床上一般采用放疗、化疗或者同步放化疗的方法进行治疗。随着放疗技术的不断成熟，应用放射治疗的食管癌患者5年生存率也在逐渐提高。然而，目前对于放射剂量是否对食管癌患者的预后有显著影响并未有定论。我国学者研究表明，放疗剂量＜60Gy为患者预后不良因素，放疗剂量是食管癌患者预后的独立影响因素。而祝淑钗等报道认为，使用放疗剂量＜65Gy的食管癌患者5年生存率显著高于放疗剂量＞65Gy的食管癌患者；赵快乐等的研究同样表明使用剂量≥70Gy的食管癌患者发生并发症的概率较大。临床上还有一部分患者选择同步放化疗的治疗方式，张东峰等研究报道使用单纯常规放疗的患者完全缓解率为20%，部分缓解率为50%，总有效率为70%；使用常规同步放化疗的患者完全缓解率为35%，部分缓解率为45%，总有效率为80%；使用适形同步放化疗的患者完全缓解率为45%，部分缓解率为45%，总有效率为90%。在不良反应方面，多数研究显示适形同步放化疗患者与单纯常规放疗的患者无差异并且优于常规同步放化疗的患者，因此他提倡将适形同步放化疗作为食管癌的一种治疗手段。

在手术与非手术治疗方面，张越栋研究报道认为，与手术治疗相比较，放射治疗对患者睡眠、心理等的影响较大，放疗需多次治疗，患者的心理压力大，远期生存质量影响有待进一步研究。张建国研究报道食管癌根治术后的辅助性放射治疗能够有效地提升患者的生存率。目前来看，辅助性放射治疗方式能够有效地预防患者淋巴结转移复发，从而提高食管癌患者根治术的治疗效果。

另外，肿瘤疫苗开发是肿瘤防治领域最有前景的方向之一，尤其是预防治疗后的复发和转移。由于目前缺乏合适的肿瘤特异性抗原及有效提呈抗原的方法，导致目前针对食管癌的肿瘤疫苗在临床上疗效甚微。近年来，利用高通量肿瘤外显子测序数据来筛选肿瘤特异性突变抗原的研究工作取得了不断的进展，推动了新一代疫苗的研发。食管癌防治国家重点实验室团队在前期工作中从300多例中国食管癌患者基因组测序数据中筛选了多个MHC-Ⅰ和MHC-Ⅱ特异性突变表位，预测了新抗原。后续将结合现有技术平台制备靶向新抗原的病毒疫苗库或病毒-新抗原肽复合物库，为中国人群食管癌免疫治疗提供新的方法和途径。

第二节　针对影响食管癌预后的分子学进展

一、基因和蛋白

1. *p53*　是一个重要的抑癌基因，可以防止癌变，帮助细胞修复缺陷的基因。研究表明，*p53*基因突变阳性患者的5年生存率为25%，阴性患者5年生存率为47%；p53蛋白的过度表达预示食管鳞癌患者肿瘤细胞具有较强的侵袭性，易发生转移、复发，导致患者预后较差。但也有学者认为*p53*基因突变和p53蛋白的表达对恶性肿瘤患者的预后并没有明显的价值，而且两者之间没有必然的联系。由于*p53*基因和p53蛋白的检测均需要获取肿瘤组织且方法复杂，价钱昂贵并且耗时，所以难以在临床上进行推广应用。

2. EGFR　为一个大分子的跨膜糖蛋白，相对分子量约为180000，具有配体诱导酪氨酸蛋白激酶的活性，一旦与表皮生长因子（epidermal growth factor，EGF）结合，则可启动细胞核内的有关基因，从而促进细胞分裂与增殖。一项研究通过免疫组化和荧光原位杂交评估食管鳞癌患者的EGFR表达和基因扩增状态，发现49.2%的患者出现EGFR过表达，同时，EGFR过表达还与临床分期和淋巴结转移显著相关可能成为组织学进展的生物标志物。因此，EGFR高表达可能是食管癌的一个不良预后因素。

3. EGF-2　是一类重要的生长因子，是类EGF大家族的一个成员，其为广泛存在于人和动物体内的小分子多肽，极少量即能强烈刺激细胞生长、抑制衰老基因的出现，延缓表皮细胞衰老。谭劲淘等通过荟萃分析结果发现，无论食管鳞癌者患，还是腺癌患者，EGF-2高表达者5年生存率均低于EGF-2阴性患者，从而认为，EGF-2阳性是食管癌患者5年生存率降低的影响因素。

4. *Nanog*基因　*Nanog*是干细胞的一种特异性生物标志物，在胚胎干细胞的自我更新和多潜能分化中起着关键的作用。异常表达的*Nanog*可在多种肿瘤中检测到，这表明*Nanog*可能与肿瘤发生发展有关，一项研究发现*Nanog*的表达可以促进肿瘤细胞增殖和侵袭，抑制细胞凋亡；对顺铂的敏感性会随基因的表达增加而减小，从而认为*Nanog*可能在食管癌的发展中起着重要的作用。近年来的研究发现Nanog在食管鳞癌组织中高表达，与患者生存时间相关，*Nanog*是影响食管癌患者预后的独立因素。也可以作为判断食管癌预后的重要指标，是食管癌治疗潜在的新靶点。

二、DNA甲基化

在真核生物基因组中，CpG双核苷酸的胞嘧啶的5'位置为DNA发生甲基化的位点，这种修饰对于基因的表达具有重要的调控作用。DNA甲基化的发生依赖于DNA甲基转移酶。在人类肿瘤中，启动子区高甲基化作为肿瘤抑制基因失活的机制已经被广泛接受，甲基化的肿瘤抑制基因参与食管癌的发展过程，如细胞周期调控、DNA修复、凋亡、转录调控、肿瘤代谢和耐药性、血管新生及细胞黏附等重要的过程。最近的一些研究将关注点放在了遗传学和表观遗传学方面，抑癌基因的启动子区异常甲基化与食管癌的临床分期及淋巴结的转移相关，提示其可以作为预后的判断指标。一项研究表明，发生甲基化改变的食管癌患者2年的生存率和无复发生存率都较未发生甲基化的患者低50%。另一项研究发现，*p14*、*CADM1*、*DCC*三个基因的非甲基化的临床Ⅰ期患者的5年无病生存率是这些基因发生高甲基化的临床Ⅰ期食管鳞癌患者的7.13倍。提示这些基因可以作为食管癌患者术后复发的预测指标。

三、lncRNA

lncRNA参与肿瘤细胞的增殖、凋亡、侵袭、转移等过程，并在肿瘤的发生发展过程中扮演重要角色。先前的研究表明lncRNA可能与食管癌的预后有关。一项关于lncRNA的荟萃分析研究发现，食管癌患者中高表达HOTAIR、SPRY4IT1、MALAT1、NEAT1、PCAT-1、ZEB1-AS1、uc002yug.2、CCAT2、TUG1、BANCR、BC200、AFAP1-AS1、ATB、FOXD2-AS1、LINC01296、XIST和NORAD预示着较差的生存期，低表达LOC285194、LINC00675、LINC01133、MEG3和GAS5预示着较差的生存期。lncRNA可能成为食管癌患者潜在的预后生物标志物，但这一结论尚需要更多的数据来证明。

四、miRNA

miRNA参与食管癌的发生和进展，经鉴定，有意义的miRNA可以成为食管癌化学治疗的潜在靶点和生存预后判断的生物标志物，具有实际的临床应用价值。研究发现，食管癌组织中高表达miR-16-2、miR-21、miR-30e、miR-92a、miR-103、miR-107、 miR-198、miR-200c、miR-214、miR-483或低表达miR-133a、miR-138、miR-145、miR-200b、miR-375、miR-302b的患者往往预后差，miRNA表达失调的食管癌患者死亡相对风险（OR）不同，高表达miR-198的患者OR可达3.5。值得注意的是，食管癌患者癌组织中低表达miR-296对生存具有保护作用，即使淋巴结阳性，其生存期仍可达到20个月以上。联合检测某些miRNA可能具有更强的预后参考价值。例如，同时具有高表达miR-21和低表达miR-375的患者具有显著更差的预后，OR可达3.8。综上，miRNA是食管癌预后的重要分子指标。

五、转录子STAT3

STAT3为转录信号转导子与激活子家族的重要成员之一，它若持续激活可导致肿瘤细胞周期调控因子及抗凋亡蛋白的上调，对肿瘤的异常增殖和恶性转化具有促进作用，在多种恶性肿瘤的发生、发展中起重要作用。STAT3蛋白，特别是经磷酸化的STAT3与其目的基因在肿瘤耐药细胞中异常激活或过度表达，提示其可增强肿瘤细胞的耐药性。STAT3在各种实体肿瘤中高表达并促进肿瘤进展和转移，人表皮生长因子受体2（HER-2）能激活STAT3并在食管癌肿瘤细胞中过度表达，而STAT3则能调节碳酸酐酶Ⅸ在体内的表达，同时促进IL-6依赖的肿瘤侵袭和转移。研究发现，在食管癌患者中，STAT3有较高表达，且与患者总生存率及无疾病生存期相关。从而认为，STAT3在食管癌的发展中具有重要作用，同时伴有HER-2、碳酸酐酶Ⅸ的患者肿瘤进展快，预后差。*LKB1*基因通过自身表达的下调，抑制STAT3活性，从而促进食管癌细胞增殖。磷酸化的STAT3在食管癌的发展中起着重要的作用，且其表达与HER-2状态相关，并与肿瘤进展和不良的预后相关。

六、免疫分子标志物

随着肿瘤免疫相关理论的深入研究，基于免疫应答的新型疗法使肿瘤治疗发生革命性转变，对判断预后具有指导意义。除PD-1及CTLA-4外，人们逐渐探索发现了新的免疫检查点。吲哚胺2,3-二加氧酶（IDO1）通过下调NK细胞受体及限制T细胞发挥功能，诱导食管癌发生免疫耐受反应。B7-H6是B7家族的新成员，与NK细胞表面的活化受体NKp30结合激活TNF和IFN介导的NK细胞杀伤肿瘤细胞。一项研究表明，90%以上的食管癌组织中存在B7H6蛋白表达，高表达患者生存差。但该研究有一定的局限性，存在选择偏倚及混杂偏倚，需要进一步验证。淋巴细胞活化基因-3（LAG-3）存在于肿瘤浸润淋巴细胞、NK细胞、B细胞，与PD-1同被认为是免疫抑制性受体。LAG-3表达与肿瘤临床分期显著相关，高表达预示患者的预后较差，尤其对于判断早期食管癌患者的临床预后具有重要意义。

七、IL-6

白细胞介素（IL，interleukin）是由多种细胞分泌并作用于多种细胞的一类细胞因子，是趋化因子家族的成员之一。它们功能复杂，互成网络。一项研究表明，IL-6阳性染色患者的生存期较短，同时IL-6在食管癌组织样本中表达量较非恶性上皮细胞中显著升高，血清中IL-6受抑制时，肿瘤的恶性行为和抗辐射能力可以在体外和体内受到抑制，IL-6的高表达与食管癌患者的不良预后相关。

八、血常规相关指标

研究表明炎症与食管癌发生发展紧密相关。血常规中常见指标可以反映机体炎症状态，预测食管癌患者治疗预后。目前血红蛋白水平、血小板计数研究较为成熟，预后价值明确。而NLR、PLR、LMR、CNP这些复合血常规指标的具体划分标准及其对食管癌预后的作用尚有争议。NLR、PLR、LMR、CNP都取自血常规检查，具有容易获取、创伤小、经济等优点。若经过研究，证实这些复合标志物在治疗前可预测不同治疗手段的预后，这可以帮助我们采取针对性治疗，从而降低复发率，提高生存率。显然这些观点尚需要大样本的随机对照试验进一步研究。

第三节　食管癌精准预后的展望

食管癌的发生是多种因素参与形成的复杂结果。尽管提倡早发现、早切除和多手段综合治疗，但大多数患者仍会经历较长时间的无症状期和诊断困难的早期阶段，往往确诊时已发展至中晚期，导致出现高死亡率，伴随生活质量低下。目前，基于常规病理变量，如肿瘤大小、分级和肿瘤分期，预测食管癌患者预后主要凭借医师丰富的临床经验，且受到一定个体异质性的影响，有同样分期的食管癌患者预后不同，这就说明TNM分期亟须增加分子分型达到精准预测。采用多维组学整合并与临床表型大数据关联分析等技术，获得癌前病变进展及食管癌组学特征谱，进行多中心规模化验证，获得可用于精准预测食管癌预后的关键分子标志物，为食管癌精准诊疗提供重要的技术支撑。

一、肿瘤免疫微环境TME评分

免疫细胞是肿瘤组织的重要组成部分，参与肿瘤微环境的形成。TME在肿瘤预后中起着至关重要的作用，并且与各种恶性肿瘤的患者生存相关。TCGA数据库（the Cancer Genome Altas）收录了160多例食管癌患者的数据，包括RNA-seq数据、SNP、CNV、miRNA微阵列数据、甲基化微阵列数据及其带有生存信息的相应临床数据。根据免疫细胞类型分型定义了两种TME亚型：TME评分高亚型和TME评分低亚型。不同的TME评分亚型与食管癌的预后显著相关，TME评分高亚型患者比具有TME评分低亚型患者具有更好的预后。TME评分可预测免疫检查点抑制剂（ICI）的疗效。基因组不稳定性在肿瘤微环境中普遍存在，并且TME评分低亚型患者相较于TME评分高亚型患者的染色体状态更不稳定（图16-3-1）。

二、可视化精准预测工具

结合计算机及软件工程学大数据，可开发便于临床医师精准预测食管癌预后的在线工具。瑞典卡罗林斯卡（Karolinska）医学院的学者构建了一个食管癌长期预后预测模型，并构建了一个可视化的在线网页，见图16-3-2。该模型纳入了瑞典的所有食管癌患者，排除了资料不全的，最后纳入1542名患者，手术时间跨度从1987年到2010年，随

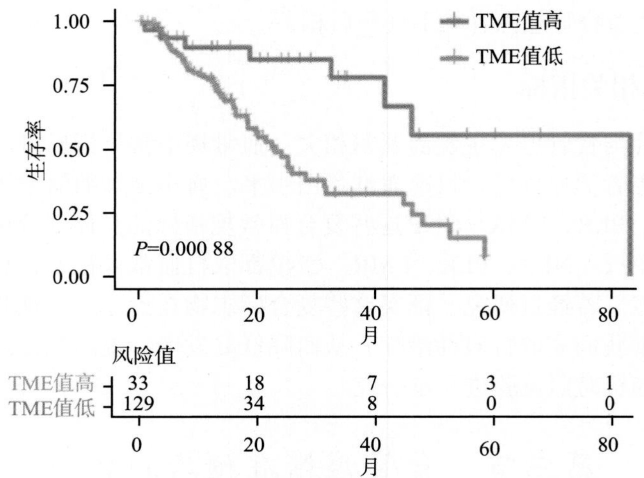

图16-3-1 根据TME评分精准预测食管癌的预后

访时间至2016年。预后评估指标包括1年、3年、5年的预后。构建的模型采用了多个临床指标：年龄、性别、病理性分期、肿瘤组织学等级、切缘状态、教育背景、新辅助治疗、再次手术及Comorbidity分数。基于此建立的在线工具可以便于临床医师根据临床信息快速进行精准预测预后。中国暂时缺乏与此类似的食管癌精准预后的在线工具，这是目前开发的重点。这种利用临床治疗和多个变量来构建数学模型的可用研究是一种非常好的工具，有效地提高了预后精准预测的直观感受和客观估计能力。

组学和临床流行病学大数据的积累将为实现食管癌精准预后奠定了重要基础，也是未来中国食管癌研究有望取得重大突破的主要领域，此外一些生物标志物可以较容易地从组织和体液中分离出来，可用于评估食管癌的预后。同时基于大数据和人工智能，利用软件工程，开发便于临床医师及时判断的更精准的食管癌预测工具，提高食管癌精准预测预后的直观感受和客观估计能力。

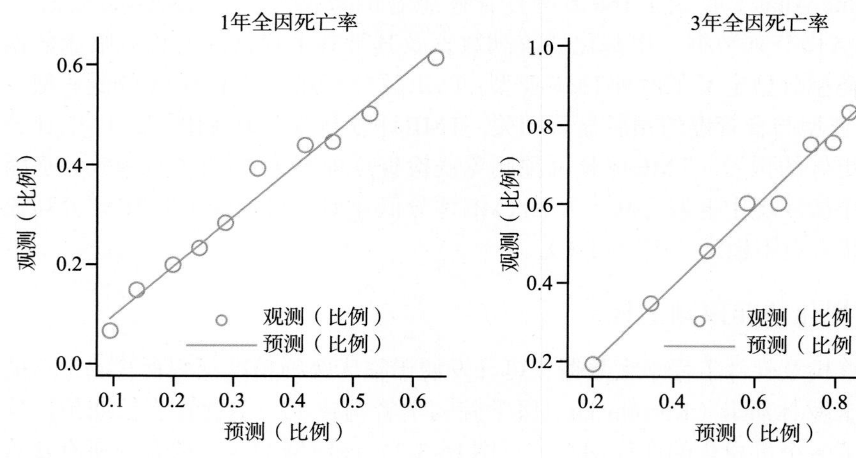

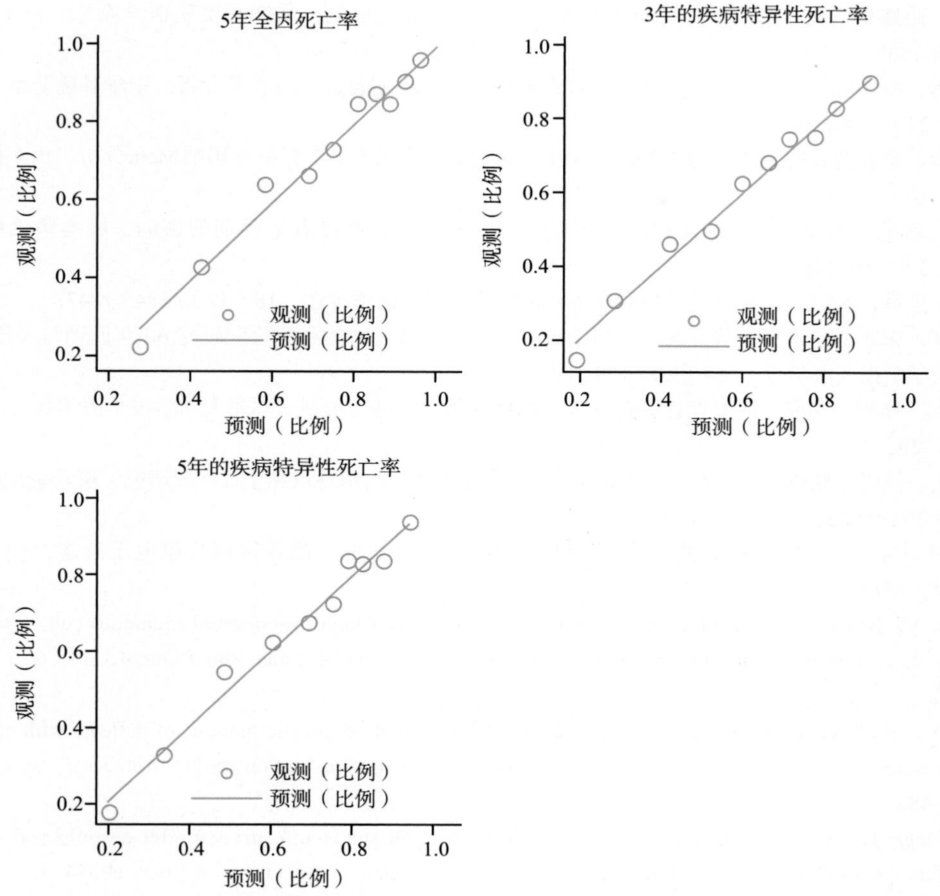

图16-3-2 Karolinska医学院学者构建的食管癌长期预后预测模型可视化在线网页

参 考 文 献

曾婷，袁志平，2018. 饮酒与食管癌放疗疗效及预后相关性分析. 华南国防医学杂志，32（7）：463-468.

陈洁，袁志平，2019. 吸烟对中晚期食管癌患者放化疗后相关并发症和相关指标及预后的影响. 东南大学学报（医学版），38（1）：47-50.

樊冰雨，鲍启德，孙雷，等，2019. 食管癌高、低发区食管鳞癌相关多原发癌的临床特点. 郑州大学学报（医学版），54（2）：160-164.

韩渭丽，胡守佳，李秀敏，等，2016. 农村与城市、低发区与高发区食管鳞癌患者淋巴结转移对比分析. 肿瘤基础与临床，29（2）：97-101.

侯志超，王伟鹏，黄佳，等，2014. 高、低发区食管癌患者淋巴结转移及其影响因素与生存期的关系. 肿瘤防治研究，41（3）：221-226.

胡守佳，范宗民，岳文彬，等，2019. 食管癌高、低发区食管鳞癌患者生存及其影响因素分析. 肿瘤防治研究，46（9）：829-834.

胡守佳，宋昕，赵学科，等，2017. 农村和城市食管鳞癌患者生存影响因素对比分析. 中国肿瘤临床，44（15）：773-777.

李鹏，张娜娜，张澍田，2012．吸烟与食管癌关系的研究进展．临床和实验医学杂志，11（20）：1668-1669．

李秀娟，赵铁峰，李明霞，等，2014．食管鳞癌组织Nanog表达临床意义分析．中华肿瘤防治杂志，21（24）：1962-1965．

谭劲淘，余春俊，陈晓杰，等，2015．HER-2对食管癌患者5年生存率的影响Meta分析．山东医药，55（10）：51-54．

汤萨，黄佳，董金城，等，2014．性别对高、低发区食管癌患者生存期的影响．肿瘤防治研究，41（3）：203-208．

王竞，姜斌，2012．STAT3与恶性肿瘤耐药的研究进展．医学综述，18（12）：1845-1847．

王立东，宋昕，赵学科，等，2019．河南省食管癌高发现场防治和实验室研究 60 年回顾与展望．郑州大学学报（医学版），54（2）：149-160．

王立东，郑树，2002．河南食管癌高发区人群食管和贲门癌变机制．郑州大学学报（医学版），（6）：717-729．

王志永，周强，柴雅枚，2015．不同年龄段食管癌患者临床病理特点和生存状况研究．医药论坛杂志，36（2）：30-33．

张越栋，2016．不同治疗方式对食管癌患者生存质量的影响．临床医药文献电子杂志，3（27）：5386，5388．

Ashida A，Boku N，Aoyagi K，et al，2006．Expression profiling of esophageal squamous cell carcinoma patients treated with definitive chemoradiotherapy：clinical implications．Int J Oncol，28（6）：1345-1352．

Baba Y，Yoshida N，Kinoshita K，et al，2018．Clinical and prognostic features of patients with esophageal cancer and multiple primary cancers：a retrospective single-institution study．Ann Surg，367（3）：478-483．

Brusselaers N，Mattsson F，Johar A，et al，2014．Marital status and survival after oesophageal cancer surgery：a population-based nationwide cohort study in Sweden．BMJ Open，4（6）：e005418．

Cai YM，Zhu H，Niu JX，et al，2017．Identification of herb pairs in esophageal cancer．Complement Med Res，24（1）：40-45．

Chen MF，Chen PT，Lu MS，et al，2013．IL-6 expression predicts treatment response and outcome in squamous cell carcinoma of the esophagus．Mol Cancer，12：26．

Chen WQ，Zheng RS，Zhang SW，et al，2017．Cancer incidence and mortality in China，2013．Cancer Lett，401：63-71．

Chung VCH，Wu XY，Hui EP，et al，2015．Effectiveness of Chinese herbal medicine for cancer palliative care：overview of systematic reviews with meta-analyses．Sci Rep，5：18111．

Cronin J，Mcadam E，Danikas A，et al，2011．Epidermal growth factor receptor（EGFR）is overexpressed in high-grade dysplasia and adenocarcinoma of the esophagus and may represent a biomarker of histological progression in Barrett's esophagus（BE）．Am J Gastroenterol，106（1）：46-56．

Du LJ，Kim JJ，Chen BR，et al，2017．Marital status is associated with superior survival in patients with esophageal cancer：a surveillance，epidemiology，and end results study．Oncotarget，8（56）：95965-95972．

Fahey PP，Mallitt KA，Astell-Burt T，et al，2015．Impact of pre-diagnosis behavior on risk of death from esophageal cancer：a systematic review and meta-analysis．Cancer Causes Control，26（10）：1365-1373．

Fang FM，Tsai WL，Chiu HC，et al，2004．Quality of life as a survival predictor for esophageal quamous cell carcinoma treated with radiotherapy．Int J Radiat Oncol Biol Phys，58（5）：1394-1404．

Groblewska M, Mroczko B, Sosnowska D, et al, 2012. Interleukin 6 and c-reactive protein in esophageal cancer. Clin Chim Acta, 413 (19-20): 1583-1590.

Gu WS, Fang WZ, Liu CY, et al, 2019. Prognostic signifificance of combined pretreatment body mass index (BMI) and BMI loss in patients with esophageal cancer. Cancer Manag Res, 11: 3029-3041.

Kalayarasan R, Ananthakrishnan N, Kate V, et al, 2008. Estrogen and progesterone receptors in esophageal carcinoma. Dis Esophagus, 21 (4): 298-303.

Kim J, Bowlby R, Mungall A, et al, 2017. Integrated genomic characterization of oesophageal carcinoma. Nature, 541 (7636): 169-175.

Koide N, Kitazawa M, Komatsu D, et al, 2011. Gender differences in clinicopathologic features and outcomes of esophageal cancer patients treated surgically. Esophagus, 8 (2): 107-112.

Lagergren J, Andersson G, Talbäck M, et al, 2016. Marital status, education, and income in relation to the risk of esophageal and gastric cancer by histological type and site. Cancer, 122 (2): 207-212.

Li L, Yue GGL, Lee JKM, et al, 2017. The adjuvant value of andrographis paniculata in metastatic esophageal cancer treatment-from preclinical perspectives. Sci Rep, 7 (1): 854.

Lin DC, Du XL, Wang MR, 2009. Protein alterations in ESCC and clinical implications: a review. Dis Esophagus, 22 (1): 9-20.

Ljung R, Drefahl S, Andersson G, et al, 2013. Socio-demographic and geographical factors in esophageal and gastric cancer mortality in sweden. PLoS One, 8 (4): e62067.

Ma QL, Liu WG, Jia R, et al, 2016. Alcohol and survival in escc: prediagnosis alcohol consumption and postoperative survival in lymph node-negative esophageal carcinoma patients. Oncotarget, 7 (25): 38857-38863.

Minnella EM, Awasthi R, Loiselle SE, et al, 2018. Effect of exercise and nutrition prehabilitation on functional capacity in esophagogastric cancer surgery: a randomized clinical trial. JAMA Surg, 152 (12): 1081-1089.

Okada E, Ukawa S, Nakamura K, et al, 2017. Demographic and lifestyle factors and survival among patients with esophageal and gastric cancer: The Biobank Japan Project. J Epidemiol, 27 (3S): S29-S35.

Pedersen L, Idorn M, Olofsson GH, et al, 2016. Voluntary running suppresses tumor growth through epinephrine- and IL-6-Dependent NK cell mobilization and redistribution. Cell Metab, 23 (3): 554-562.

Pretto G, Gurski RR, Binato M, et al, 2013. Increase of epidermal growth factor receptor expression in progression of GERD, Barrett, and adenocarcinoma of esophagus. Dig Dis Sci, 58 (1): 115-122.

Schoppmann SF, Jesch B, Friedrich J, et al, 2012. Phosphorylation of signal transducer and activator of transcription 3 (STAT3) correlates with Her-2 status, carbonic anhydrase 9 expression and prognosis in esophageal cancer. Clin Exp Metastasis, 29 (6): 615-624.

Smyth E, Lagergren J, Cunningham D, et al, 2017. Oesophageal cancer. The Lancet, 390 (10110): 2383-2396.

Sung H, Ferlay J, Siegel RL, et al, 2021. Global cancer statistics 2020: globocan estimates of incidence and mortality worldwide for 36 cancers in 185 countries. CA Cancer J Clin, 71 (3): 209-249.

Thrift AP, Nagle CM, Fahey PP, et al, 2012. The influence of prediagnostic demographic and lifestyle factors on esophageal squamous cell carcinoma survival. Int J Cancer, 131 (5): E759-E768.

Torre LA, Bray F, Siegel RL, et al, 2015. Global cancer statistics, 2012. CA Cancer J Clin, 65 (2): 87-108.

Wang L, Wang C, Guan SH, et al, 2016. Impacts of physically active and under-active on clinical outcomes of esophageal cancer patients undergoing esophagectomy. Am J Cancer Res, 6 (7): 1572-1581.

Wang SM，Fan JH，Jia MM，et al，2016. Body mass index and long-term risk of death from esophageal squamous cell carcinoma in a Chinese population. Thorac Cancer，7（4）：387-392.

Wang X，Niu HT，Fan QX，et al，2016. Predictive value of EGFR overexpression and gene amplification on icotinib efficacy inpatients with advanced esophageal squamous cell carcinoma. Oncotarget，7（17）：24744-24751.

Wang YQ，Dai WM，Chu XY，et al，2014. Downregulation of lkb1 suppresses stat3 activity to promote the proliferation of esophageal carcinoma cells. Mol Med Rep，9（6）：2400-2404.

Wang ZS，Goodman M，Saba N，et al，2013. Incidence and prognosis of gastroesophageal cancer in rural，urban，and metropolitan areas of the united states. Cancer，119（22）：4020-4027.

Wichmann MW，Zellweger R，DeMaso CM，et al，1996. Enhanced immune responses in females，as opposed to decreased responses in males following haemorrhagic shock and resuscitation. Cytokine，8（11）：853-863.

Xie SH，Santoni G，Mälberg K，et al，2021. Prediction model of long-term survival after esophageal cancer surgery. Ann Surg，273（5）：933-939.

Yaegashi Y，Onoda T，Morioka S，et al，2014. Joint Effects of smoking and alcohol drinking on esophageal cancer mortality in Japanese men：findings from the JAPAN collaborative cohort study. Asian Pac J Cancer Prev，15（2）：1023-1029.

Yang L，Zhang XD，Zhang MZ，et al，2012. Increased nanog expression promotes tumor development and cisplatin resistance in human esophageal cancer cells. Cell Physiol Biochem，30（4）：943-952.

Zhang QW，Lin XL，Zhang CH，et al，2017. The influence of marital status on the survival of patients with esophageal cancer：a population-based，propensity-matched study. Oncotarget，8（37）：62261-62273.

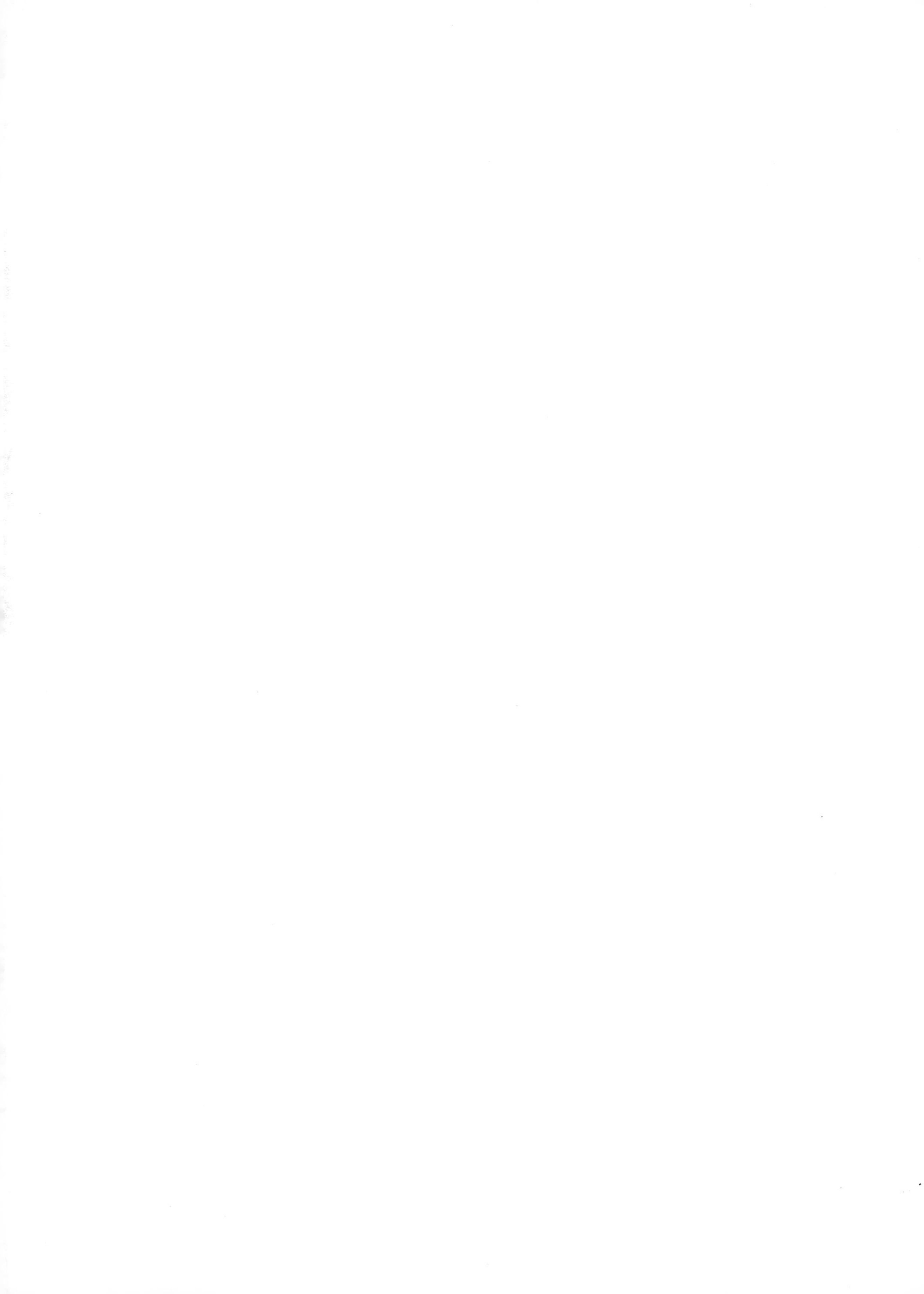